U0278916

荆楚中医药继承与创新出版工程·荆楚医学流派名家系列

（第一辑）

总 主 编　吕文亮

编　　委　（按姓氏笔画排序）

巴元明　左新河　叶松　李家庚

编写秘书　孙易娜　杨云松　周琳

荆楚中医药继承与创新出版工程

荆楚医学流派名家系列（第一辑）

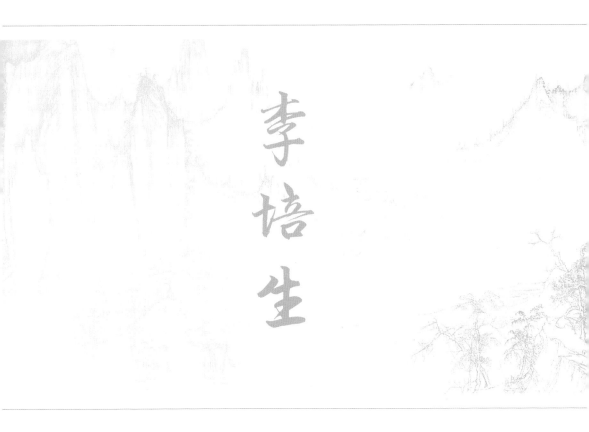

李培生

编　著　李家庚　蒋跃文

副主编　李必保　曾江琴

参　编　樊　讯　陶春晖　汪　珺　姜　林

陈　雨　郝　恒　杨浩杰

华中科技大学出版社

http://www.hustp.com

中国·武汉

图书在版编目（CIP）数据

李培生/李家庚，蒋跃文编著.—武汉：华中科技大学出版社，2022.4
（荆楚中医药继承与创新出版工程·荆楚医学流派名家系列.第一辑）
ISBN 978-7-5680-7943-3

Ⅰ.①李…　Ⅱ.①李…　②蒋…　Ⅲ.①中医临床-经验-中国-现代　Ⅳ.①R249.7

中国版本图书馆 CIP 数据核字（2022）第 069791 号

李培生　　　　　　　　　　　　　　　　　　　李家庚　蒋跃文　编著
Li Peisheng

策划编辑：周　琳
责任编辑：汪飒婷　张　琴
封面设计：廖亚萍
责任校对：刘　竣
责任监印：周治超
出版发行：华中科技大学出版社（中国·武汉）　　电话：(027)81321913
　　　　　武汉市东湖新技术开发区华工科技园　　邮编：430223
录　　排：华中科技大学惠友文印中心
印　　刷：湖北新华印务有限公司
开　　本：710mm×1000mm　1/16
印　　张：26.5　插页：10
字　　数：402 千字
版　　次：2022 年 4 月第 1 版第 1 次印刷
定　　价：128.00 元

《光华医药杂志》1

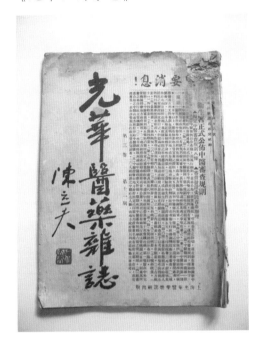

《光华医药杂志》2

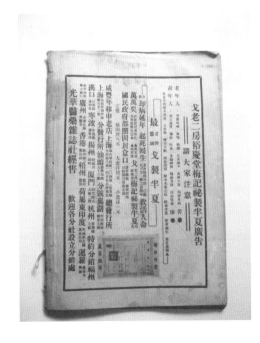

《光华医药杂志》发表《葶苈之研究》

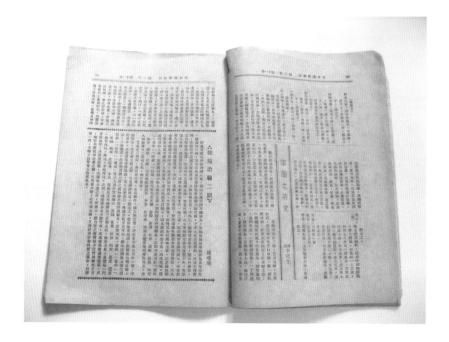

《柯氏伤寒附翼笺正》手稿

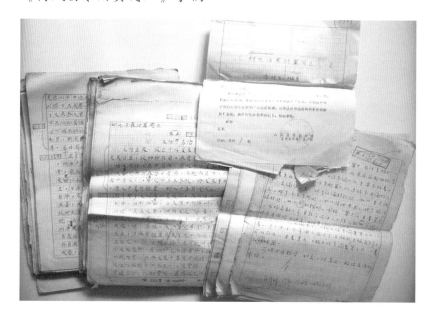

《续古今医案按》手稿

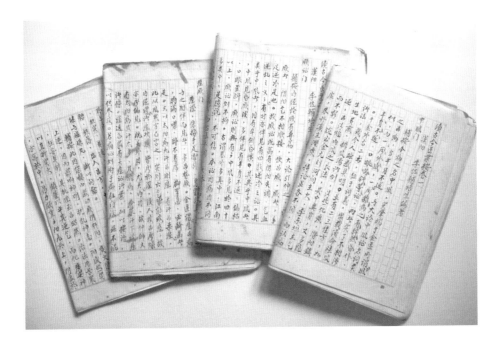

《中国医学》

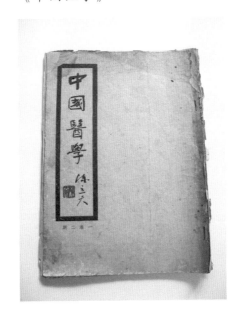

《中国医学》发表《药物考证集·桂枝》

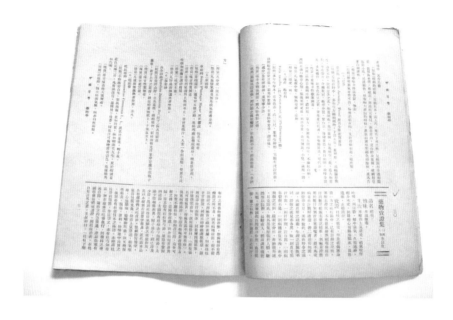

90 大寿时校领导看望李培生教授

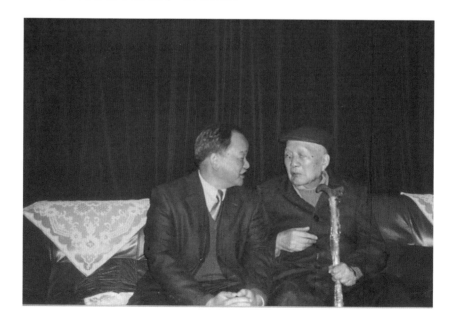

1978 年 5 月《伤寒论》教材编写组合影

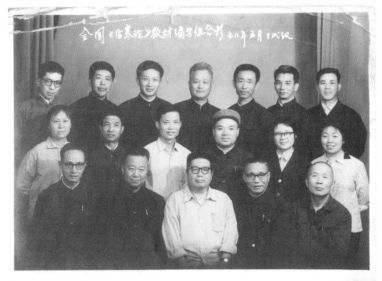

1982 年 7 月 29 日陕西讲学合影

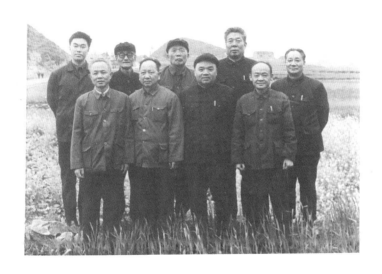

1992 年硕士研究生毕业论文答辩会 1

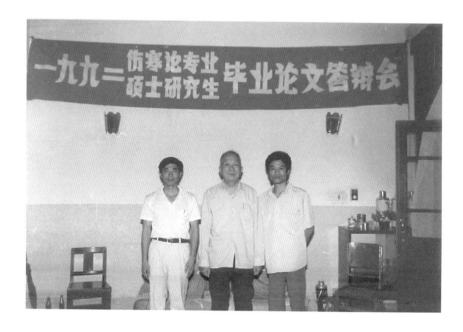

1992 年硕士研究生毕业论文答辩会 2

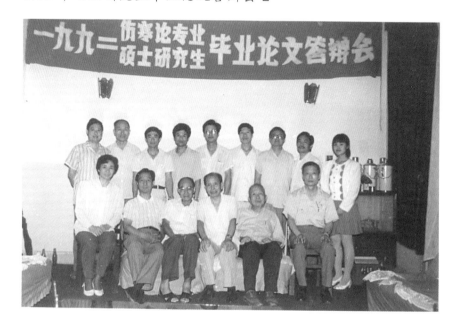

独撰柯氏系列三书

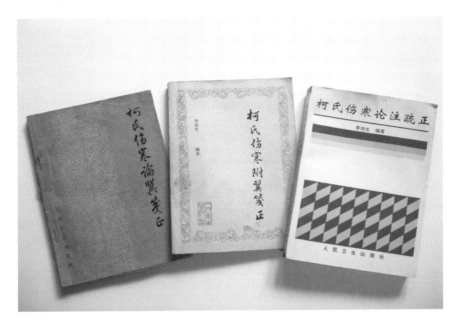

李培生教授早年手抄书籍1

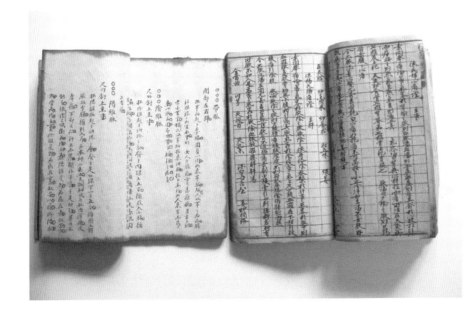

李培生教授早年手抄书籍 2

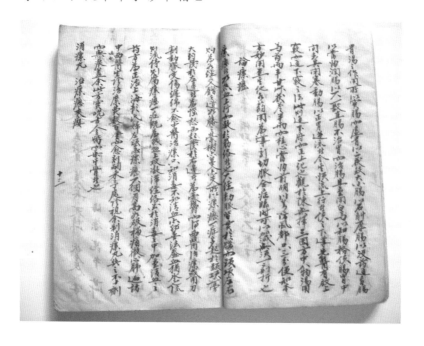

李培生教授晚年门诊照片

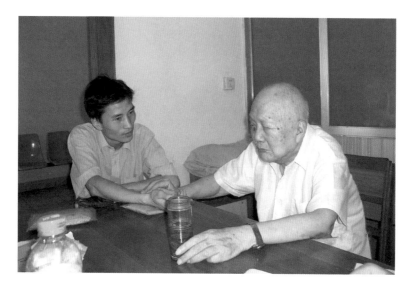

李培生教授指导年轻学生

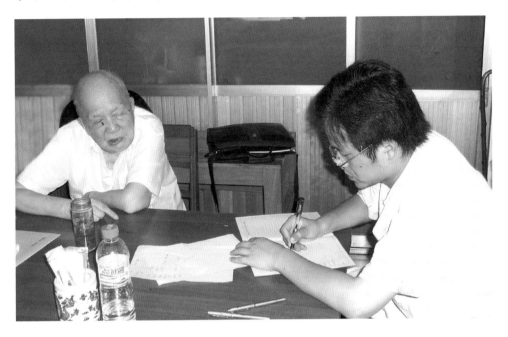

李培生教授全国优秀教师奖章

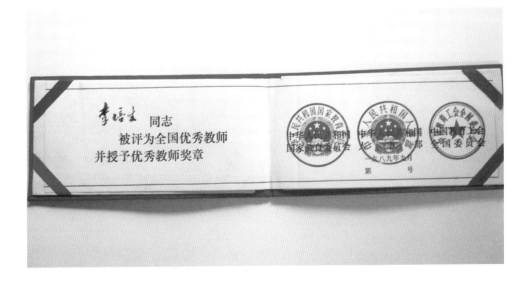

李培生教授与兄弟院校专家合影

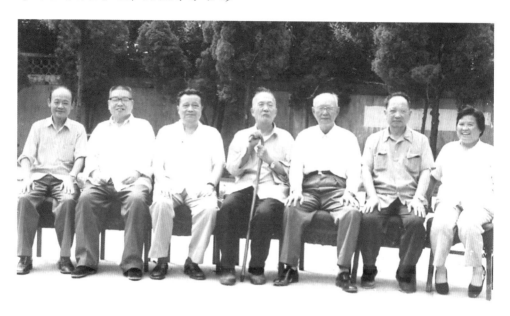

李培生教授与湖北中医学院（现湖北中医药大学）专家合影

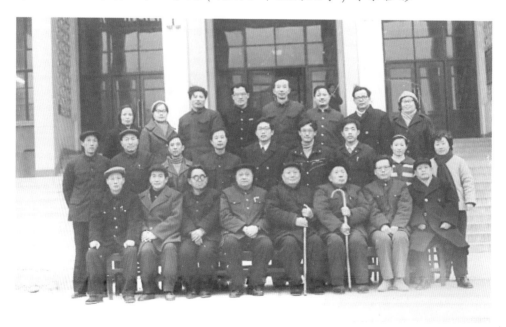

李培生教授与湖北中医学院（现湖北中医药大学）杨百茀院长等专家合影

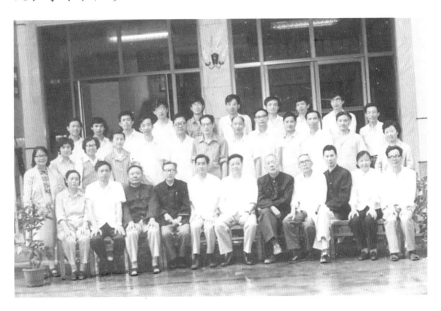

李培生教授工作照

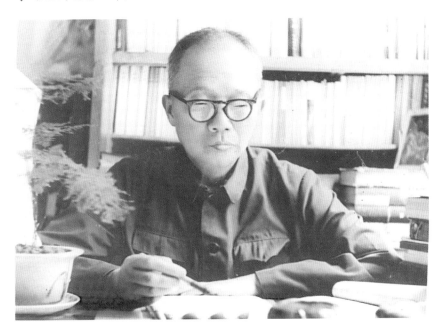

李培生教授与国内中医专家交流合影

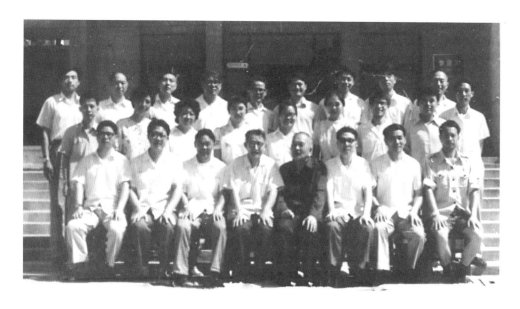

李培生教授与中医学界师生合影留念

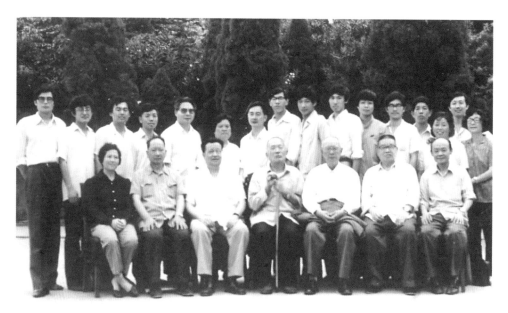

李培生教授晚年照片

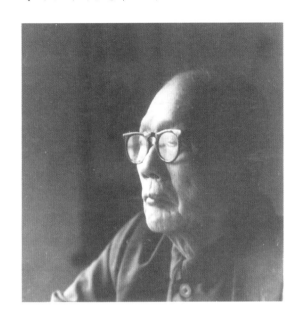

李培生教授在首批全国继承老中医药专家学术经验拜师会上的合影

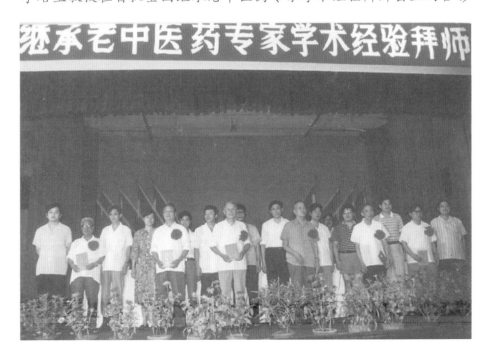

李培生教授与湖北中医学院（现湖北中医药大学）主要领导合影

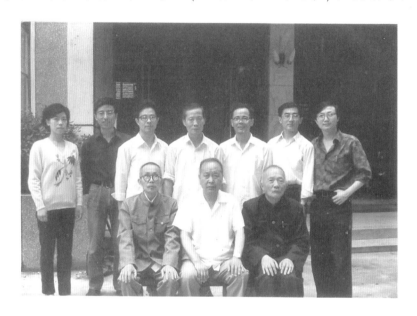

李培生教授受聘为广州中医学院（现广州中医药大学）特聘教授
及高等医药院校中医专业教材编审委员会委员

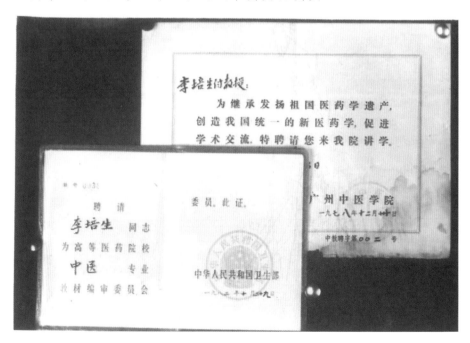

李培生教授晚年休闲时光

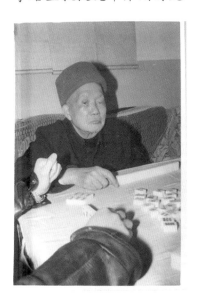

学生看望李培生教授

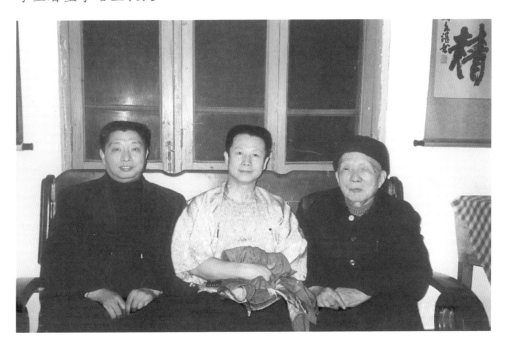

李培生教授参加硕士研究生毕业论文答辩会

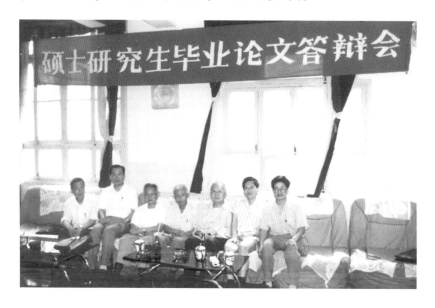

李培生教授在贵阳讲学时留影

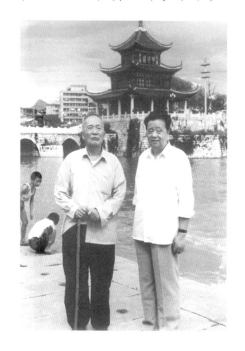

内容简介

本书是"荆楚中医药继承与创新出版工程·荆楚医学流派名家系列（第一辑）"丛书之一。

本书主要介绍李培生教授从医八十余年的学术思想及临证经验，主体共分为"医家传略""学术特色""著作简介""医典探幽""医论医话""医案精选""创新成果"七大部分。本书最后附上李培生教授生平大事记，记录其一生的生活、学习、工作轨迹。

本书可供中医及中西医结合临床医师、中医药院校师生及中医爱好者参考阅读。

总　序

　　中医药传承与创新非常重要，没有传承，创新就是无根之木、无源之水，而只有不断实践、创新，才能发展，并得以很好地传承。因此，要加强中医药文献整理和学术流派的研究，以及地方名医学术经验的整理与发掘工作。近些年来，很多业内人士已经清楚地看到，中医药文献与学术流派是现代中医药科学研究、教育以及临床发展的重要基础，系统梳理中医药历史源流，整理中医药学术思想精华，总结历代名医名家临证经验、学术思想和治学方法，尤其是对具有地域特色的医学体系、学术流派和临证经验进行整理，对于继承和发展中医药事业具有重要意义，也是践行习近平总书记提出的"传承精华，守正创新"指示的具体举措。在这方面尚有很多工作可做，值得大家重视。

　　中医学术流派是在长期的历史过程中通过不断积淀、传承、演变并凝练出独具特色的学术思想和诊疗技术而形成的，具有一定的历史影响和社会公认度，也是中医药文化传承发展的重要载体。中医学术流派特别是名医的学术思想和临证经验作为中医传统技艺的重要组成部分，已经成为中医理论和临床经验传承发展的关键。湖北省（荆楚）地域辽阔，历史悠久，九省通衢，交通便利，文化积淀深厚，药物资源丰富，历代名医辈出，具有鲜明的发展特色和规律。

　　荆楚医学源远流长。神农尝百草是荆楚医药学研究的开端。到了商周时期，荆楚医学开始发展，出现了具有个别性、自发性的零散的经验和认识，这一点从先秦的文献中可以看出。正是这些前期积累为战国到两汉时期医学体系的构建奠定了基础。湖北江陵张家山汉墓出土的医书竹简包括《脉书》《引书》。从内容可以看出，其出现的时间早于《黄帝内经》。毫无疑问，这些著作为《黄帝内经》的成书做出了贡献。晋唐到宋这一时期可以说是荆楚医学的兴起时期，这一时期出现了以王叔和、庞安时为代表的名医大家。王叔和精于脉学，整理编次了《伤寒论》，庞安时提出寒温分治，两人对《伤寒论》都深有研究。明清时期是荆楚医学发展的鼎盛时期，这一时期出现了临床大家万全、伟大的医药学家李时珍，此外，还有本草学家刘若金、"戒毒神医"杨际泰、内科名家梁学孟、制药名家叶文机以及他开设的知名药店"叶开泰"。近现代，荆楚地域更是名医辈出，有倡导扶阳的王和安，有内科名家蒋玉伯、张梦侬、熊魁梧，有与哈荔田有"南黄北哈"之称的妇科名家黄绳武，有伤寒名家李培生、洪子云，除此之外，还有很多当代的名医名家，他们所做的工作不仅推动了荆楚地域中医学的发展，而且对中国传统医学的发展做出了巨大的贡献。因此，对荆楚地域医家的学术思想以及临证经验进行研究既有必要，也有可为。

本丛书通过深入研究文献，勾勒出从汉水流域至长江中段荆楚医学从源到流的发展脉络，揭示了从东汉末年到明清的荆楚中医药学的发展历史，延续至今，一代代中医名家学术相承赓续，不断地传承与创新，特别是通过对当代代表性医家的医学思想、理论、技术的挖掘，系统而深刻地梳理出荆楚医学的传承与发展脉络，具有重要的社会意义和文化影响，亦是对中医药传承创新的贡献，也为全国各地中医流派整理、发掘研究做出了示范。

本丛书适合中医医史学、中医学术流派、中医药临床及中医药文化的研究和学习者阅读。

书将付梓，先睹为快，不揣粗简，乐而为序。

中国工程院　院　　士

天津中医药大学　名誉校长

中国中医科学院　名誉院长

2021 年 7 月于天津团泊湖畔

前言

李培生,字佐辅,1914—2009年,湖北汉阳县(今湖北省武汉市蔡甸区)人,生前为湖北中医药大学教授,是全国著名中医学家,为中医学界所公认的伤寒学大师。其父李席之,系清朝邑庠生,通晓诗文,精通医理,善治内科、妇科杂病。先生自幼诵读四书五经,兼读医学启蒙书,因家学熏陶,立志从医,于是随父学习医学经典,旁及各科。16岁时父亲病逝,便独自悬壶于汉阳古城,一面济世行医,一面自修深造。二十世纪三十年代初期,又遥从上海名医恽铁樵问业,恽氏以伤寒擅长。抗日战争爆发后,避难返乡,在安怀堂药店坐堂行医。新中国成立初期,供职于汉阳索河联合诊所,1957年到湖北省中医进修学校(湖北中医药大学前身)系统学习,随后留校任教。先后承担《黄帝内经》《温病学》《内科学》《伤寒论》等的教学工作。先后发表论文80余篇,撰有《柯氏伤寒论翼笺正》《柯氏伤寒附翼笺正》《柯氏伤寒论注疏正》等著作。主编全国高等医药院校教材《伤寒论选读》《伤寒论讲义》,全国高等中医药院校教学参考丛书《伤寒论》及全国西学中教材《伤寒论》等书。时卫生部几次主办"全国《伤寒论》师资班",皆被委以主讲的重任,并多次被邀请到外地讲学。曾被评为湖北省教育系统劳动模范和全国优秀教师,1992年被评为国家级有突出贡献专家,享受国务院政府特殊津贴。

李培生教授从医八十余年,热爱中医事业,治学勤勉,学识渊博,临床经验丰富,治病善用经方,然师古不泥,化裁灵活,运用自如,擅长内科、妇科杂病。李培生教授在湖北中医学院(现湖北中医药大学)任教三十余年,对伤寒学说的理论与临床研究尤为精深,为中医《伤寒论》教学和临床培养了大量的进修生、函授生、本专科生、研究生和西学中人才。

本书主要介绍李培生教授的学术思想及临证经验,主体共分为"医家传略"

"学术特色""著作简介""医典探幽""医论医话""医案精选""创新成果"部分。"医家传略"主要介绍李培生教授的生平、学习和工作经历,以及一些具有社会和业内影响力的事件。"学术特色"反映了李培生教授学治《伤寒论》的特点。"著作简介"介绍了李培生教授代表性著作的主要内容。"医典探幽"多为李培生教授研读《伤寒杂病论》及《黄帝内经》(简称《内经》)等经典著作的理论总结。"医论医话"多为李培生教授诊病用药的心得体会,诊治疾病的临床经验及针对某些学术观点的理论探讨。"医案精选"选取了李培生教授临床上疗效满意、病证典型的医案,每篇医案都有对该案例的证候表现、用药特点、治疗思路等方面进行解析的按语,可供读者参考。"创新成果"记录了李培生教授治疗肥胖、崩漏、食管炎、食管良性狭窄、偏头痛、三叉神经痛等在临床上行之有效、疗效满意、可以广泛推广的自创验方。本书最后附上李培生教授生平大事记,记录其一生的生活、学习、工作轨迹。

由于编者水平有限,不当或错误之处在所难免,恳请广大读者批评指正。

本书中引文,因来源资料年代久远,已无从查对最原始的版本,在编写过程中,编者和编辑对引文中少量明显错误之处,按现在的出版规范做了修改。

本书中方剂组成尽量与原方保持一致,但需关注国家重点保护野生药材的应用,此类药物在临床应用中应灵活处理,不可照搬照抄原方。

编　者

目 录

荆楚中医药继承与创新出版工程·
荆楚医学流派名家系列（第一辑）

李培生

医家传略

李培生先生1914年出生于湖北汉阳县(今湖北省武汉市蔡甸区)的一个中医世家。父为儒医,通晓诗文,系清朝邑庠生,然因家境贫寒,仕途险恶,终生郁郁不得志。先生六岁进学,从父习文,诵读四书五经,兼读医学启蒙书,如《濒湖脉学》《医学三字经》等。年岁稍长,即攻读《昭明文选》《古文辞类纂》等文史书籍。因家学熏陶,先生有志于医,父始授以医学经典,旁及各科。15岁便随父外出应诊,待人谦和,仁慈博爱。翌年父病逝,先生遂独自悬壶于汉阳城乡,自此开始了他行医治学的漫长生涯。

一、矢志中医,普救含灵

先生尝言:古人学医,强调道德修养,注重"精""诚"二字。"精"即技术精湛,"诚"乃医德高尚。要做到"精",则首先要热爱中医,献身中医,其次要树立学好中医药知识的信心和恒心。若无信心,又无恒心,学医数年,以病定方,以方套证,试而有效,则沾沾自喜;试而无效,则谓中医学术不过如斯乎。有的人甚至为迎合社会不良风气,弄虚作假,转而蔑视中医,凡此皆为人所不齿。作为学者,应有悲天悯人之心,"誓愿普救含灵之苦"(孙思邈语),这就是"诚"。要为人民群众解除疾苦,摒绝私利,专心致志地研读中医学,才能取得一番成就。若意志不纯,学风不正,则难成名医,甚至误入歧途。

济世救人,反对贪图名利,这是先生用自己的医术为他人、为社会服务而不计报酬所遵循的准则。有年,武汉市蔡甸区索河镇某妇女患血崩日久,气血大衰,病情凶险,急请先生诊治,拟以救脱摄血法救之,然因病家生活拮据,无力购买所需药物,先生目睹此状,不仅酬金分文不取,还解囊相助,使患者病情化险为夷,此感人之事一时在乡邻间传为佳话。

医生为人治病,要不畏劳苦,一心救治患者,先生以为此乃一名医生所应有的道德。昔日先生在乡村行医,四方以疾迎候者几无虚日,遇人邀诊,无不即往,虽雨雪载途,亦不为止。赴人之急,百里之外,无不应者。

先生告诫后学,行医治病,不要立奇方以取异,或用僻药以惑众,或用参茸热补之药以媚人，或假托仙佛之方以欺愚鲁之辈，高谈怪论，欺世盗名，造假伪说，瞒人骇俗等，此都为医德之所不容。医生应该实事求是，时时刻刻想着患者的利益。金朝医家李东垣曾以"觅钱"还是"传道"作为选择弟子的标准，先生对此深表赞同。感叹时下某些人为了"名利""金钱"而不顾医德，忘记本来，故常以"非其人勿教，非其真勿授"（《黄帝内经·素问·金匮真言论》）作为警语。

二、博览群书，师事百家

做一名好医生，必须博闻多识，勤学苦练，精通医理。先生说：要博闻多识，"精勤"乃是关键。青少年时代，先生家庭环境异常艰苦，正是艰苦的环境磨炼了他的意志。白天他外出应诊，晚间挑灯夜读，手不释卷，寒冬酷暑，从无间断。真可谓"焚膏油以继晷，恒兀兀以穷年"。家中的书读完了，他就借书读，借的书读完了，他就过江到湖北省图书馆阅读或抄写医籍。为得到一本重要的书籍，他曾写信到上海等地求购。若行医在外，遇有珍、善本医书，他也不惜重金购买。

先生读书的方法是基础理论书籍反复读，实用书籍重点读。为了练好基本功，基础理论书籍，如《黄帝内经·素问》《黄帝内经·灵枢》《难经》《神农本草经》《伤寒论》《金匮要略》《脉经》《本草从新》《医宗金鉴》《温病条辨》《温热经纬》等务必反复熟读，书中重点内容，要能熟练地背诵，不但初学者应如此，即使从医多年者也不可有半点松懈。实用书籍，像当时民间流传的明清八大家的临床书籍，如喻嘉言的《医门法律》、孙文垣的《赤水玄珠》、李士材的《医宗必读》、李时珍的《本草纲目》、张景岳的《景岳全书》、张石顽的《张氏医通》、叶天士的《临证指南医案》、尤在泾的《金匮翼》等，既有理论方面的丰富知识，又有临床方面的实用价值，须重点阅读。至于薛立斋、冯兆张等人的书籍，因观点偏颇，或价值一般，故作一般阅读即可。

又由于某些中医临床书籍篇幅甚繁，故学习时还可以采取重点阅读的方法。举例言之，如喻嘉言论秋燥、李士材谈泄泻、张石顽谈时疫、尤在泾论中风治法等,其立言有据,观点鲜明,切合时用,应当精读。有些书籍,如《诸病源候论》《千金要方》《千金方》《千金翼方》《外台秘要》,以及金元四大家的医学名著等,因博大精深,则应在学好中医基础之后,再反复研读。另有中医小本书籍,如吴又可的《温疫论》、葛可久的《十药神书》、张山雷的《中风斠诠》、王洪绪的《外科证治全生集》、沈尧封的《沈氏女科辑要》、王孟英的《霍乱论》、谢玉琼的《麻科活人全书》等,其专科性质颇强,或确有独到之处,亦应研读。此外,多阅读古人医案,如江瓘的《名医类案》、魏之琇的《续名医类案》、俞东扶的《古今医案按》等,都是前人在实践中得来的经验,应认真学习,汲取精髓。

读中医书,不仅要眼到、口到,而且要脑到、手到。眼到、口到是指仔细阅读,辅以背诵。脑到是将读过的内容反复思考,充分理解,加深记忆,即司马迁所谓的"好学深思,心知其意"是也。手到是勤做笔记,略有心得,则眉批于字里行间;获一良方,辄记录于簿页,既备他日问难之资料,又为自习之章本,于临证、写作殊有妙用。

《荀子·劝学》云:"学莫便乎近其人……学之经莫速乎好其人。"杜甫谓:"不薄今人爱古人""转益多师是汝师"。学习中医药学,先生从不囿于一家之言,而是师事百家,博采众长。二十世纪三十年代初期,上海名医恽铁樵招收函授弟子,先生遥从受业两年,受益很大。故恽师逝世时,他曾寄去一副挽联云:"医界几老成,造物无情,恸此日又弱一个;少年作弟子,宫墙远望,知我公自足千秋。"后载于《药盦医学丛书》。因当时名老中医张山雷、张锡纯等诸老前辈相继谢世,书此联盖纪其实尔。二十世纪四十年代初,中医名家冉雪峰、胡书诚等在武汉行医,名噪一方。先生虚心好学,四处收集他们的病案和处方,录存研习,以求进益。谦虚谨慎,不耻下问,更是先生成功的秘诀。忆抗日战争爆发后,先生避难回乡,悬壶于汉阳官桥、李家集。适福兴杂货店李某老丈,体素弱,有咳喘夙疾,某年冬天大发,延先生诊治。审视前方,均为疏肺化痰之剂。其面部浮肿,恶冷腰痛,呼吸迫促而不能平卧,少腹拘急不舒,大便尚可,小溲短少,舌淡苔白,脉沉细而弱。断为久病咳喘,势必及肾。肾为真阴真阳之本,肾虚不能温煦摄纳,故而出现上述种种症状。《黄帝内经·素问·逆调论》谓"肾者水脏，主津液，主卧与喘"，是其明证。故从前治肺、治脾无效，当用温肾益阳固本之法为宜。遂予八味肾气丸作汤服用，数剂后，诸症稍减，唯喘促仍存。仿都气丸意，将前方去肉桂，加五味子，服五剂，药有小效。又参都气丸合观音应梦散复方之意，用六味地黄丸加五味子、盐水炒补骨脂、胡桃肉、炒杜仲、煅磁石、怀牛膝、车前子与服。五剂后患者精神渐振，诸症减轻，唯稍动作仍感喘息不止。有老医李某在集上开仁育堂药店，先生持方请教。彼谓：此方温镇固摄，与证甚合，唯建议加沉香一味，以加强理气平喘作用。先生从其说，将前方煎汤后，每次用沉香末数分，随汤药吞下。又五剂，喘息渐平，病即告愈。盖沉香一物，李时珍谓："治上热下寒，气逆喘急，大肠虚闭，小便气淋，男子精冷。"用于此证，自有良效。而先生能于声誉日著之下，虚心诚恳地求教于同道，其严谨求实的科学态度，更属难能可贵。

三、潜心临床，崇尚辨证

读万卷书，行万里路。学好中医，重在实践。先生认为，一个中医学者，既是书生，又是医生。书生：必多读书，多写书，能由博返约。医生：就要学以致用，服务于临床，替群众解除疾苦。

临床诊病，先生崇尚辨证论治，谓医生要想对疾病采取正确的治疗，就必须首先掌握正确的辨证方法。辨出疾病的表现为何"证"，然后根据辨出的"证"，确定采用何种治法，再根据所定治法的要求，选用方药，随证变化，进行治疗。辨证论治的具体体现是理、法、方、药，在这四个方面，方药的比重最大，方药的灵活运用在辨证论治中显得尤为重要。因为证有一证之专方，一病又有一病之专药，如《伤寒论》太阳病中风表虚证有桂枝汤、伤寒表实证有麻黄汤，《金匮要略》阴阳毒有升麻鳖甲汤、肠痈有大黄牡丹皮汤，而茵陈、常山、白头翁分别是治疗黄疸、疟疾、痢疾的专药等，此即所谓"有是病者用是药，有是证者用是方"。但专方专药的应用，要注意专病的本质、特征及其阶段性，根据疾病的进退缓急予以灵活变化，切不能只知套用专方专药，却忽视辨证论治，而应在辨证前提下选择方药,或创制新方。

先生行医 80 余年,临床治病,善用经方,然师古不泥,化裁灵活,运用自如。1992 年初,20 岁的国家级运动员宁某反复呕吐、胃痛 3 年,并伴偏头痛史,日渐加剧,进食则吐,饮水呕吐更甚,胃脘疼痛如针刺,舌红苔白,脉细弦。服用西药雷尼替丁、灭吐灵、胃舒平等罔效,严重影响体育训练,其教练员偕来诊治。先生断为训练过度,脾胃气伤,升降失职,气机不畅,治用和胃降浊、理气行滞之法,遂以旋覆代赭汤化裁,用旋覆花、代赭石、党参、厚朴、橘红、炒枳壳、茯苓、砂仁、紫苏梗、焦三仙、炙甘草等。服药五剂,呕逆即止,未再复发。后宁某在比赛中,一举为国家夺得两项冠军。

先生用药一贯轻灵平稳,此主要受李时珍、叶天士、吴鞠通,以及恽铁樵、曹颖甫等医家的影响,但较前人有新的发展。如先生治湿热黄疸,在仲景治法的基础上,提出分三焦论治:湿热侵犯上焦,肺卫宣发失常,治用宣上,辛香宣透,芳化湿浊。常用藿香叶、杏仁、佩兰、枇杷叶、白蔻衣之类;湿热郁滞中焦,肝胃失和,治用宽中,清热燥湿,疏肝和胃,常用枳实、枳壳、陈皮、砂仁、建神曲、谷芽、麦芽、鸡内金、薏苡仁、藿香梗、白豆蔻之类;湿热蕴于下焦,或在大肠,或在膀胱,治用导下,导滞通腑,或泻热利尿,常用大黄、枳实、槟榔、厚朴、赤茯苓、滑石、通草、白茅根、车前子之类。药量一般在 6～15 g,非大病重病不用大剂重剂,而且不轻易使用辛燥太过之品,以防燥热燃起;同时亦反对重剂使用大黄等苦寒类药,虑其有伤脾败胃之弊;至于滋阴补气之药,如黄芪、党参等亦慎用之,以免滋腻助湿生满,加重病情。有人谓先生用药以量小著称,先生谓:“治方有大小,病势有缓急,药量有轻重。古人谓病大药大,病毒药毒,为人医者,岂能以滥投虎狼之剂而称道耶?”他赞赏近代名医施今墨、冉雪峰等人的用药特点,以为药量不大,方不见奇,而有良效。感叹当今之士,处方用药,动辄三五十克,或以为胆大,殊不知误人之迹甚多,且造成中药材的浪费。因此他在临床时,无问大小缓急之剂,当用则用,不当用则不用,既不畏峻剂重投,亦不以轻剂为敷衍藏拙。

四、勤栽桃李，学重伤寒

先生在湖北中医学院（现湖北中医药大学）任教三十余年，为《伤寒论》教学和临床培养了大量的进修生、函授生、本专科生、研究生和西学中人才。先生常教导他的学生，在学业上要"博学之，审问之，慎思之，明辨之，笃行之"，并说：弟子不必不如师，师不必贤于弟子，学生应该超过老师，中医事业才会兴旺发展，传统医学才会后继有人。

著书立说、撰写论文是继承和发扬祖国医学遗产的一个组成部分，其能总结经验、吸取教训、开拓未来，以更好地为教学和临床服务。先生常说：读书、临证、写作这三要素缺一不可。早在二十世纪三十年代，先生尚处在弱冠之年，即于读书、临证之余练习写作，边写边学。当时他就撰写了《药物考证集》，相继在《光华医药杂志》《中国医学》杂志上发表。后虽因抗日战争爆发，杂志停办，文章中止刊登，但他写作的激情却未因此而泯灭。先生熟知中医经典，尤其对于《伤寒论》有着深刻的研究。据一位同科室老师回忆，有一次在《伤寒论》教材编写讨论会上，有学者问及麻黄连轺赤小豆汤中潦水作何解释时，先生随即答曰："《诗经·大雅·泂酌》曰'泂酌彼行潦，挹彼注兹，可以餴饎'。"《孟子·公孙丑上》："麒麟之于走兽，凤凰之于飞鸟，泰山之于丘垤，河海之于行潦，类也。"《本草纲目》："降注雨水谓之潦，又淫雨为潦。"潦水即地面流动之雨水是也。娓娓道来，如数家珍，其学识之渊博，令人叹服。先生认为，汉代张仲景之《伤寒论》，是中医理法方药全俱的第一书，强调《伤寒论》的精髓是六经辨证，明辨六经辨证之理，于外感热病及内伤杂病之辨治均有实际意义。针对《伤寒论》文字古朴，义理深奥，注家繁多，实用性强的特点，先生提出学习时要注意四个方面：①熟读原文，重点掌握；②注重文法，理解本义；③参考注本，择善而从；④结合临床，学以致用。对于众多《伤寒论》注本，先生较推崇清代柯韵伯的《伤寒来苏集》，谓大量伤寒注家中，"柯氏心思独高，手眼尤细，其议脉论证，诚多精辟处，自来脍炙人口，为后学所乐诵。然因限于当时条件，属文间有偏激，大醇之中不无小疵"。故于"公余之暇,见其议论明畅,说理入微,能发前人所未发者,必力为表彰之;文字晦涩,义理难明,细循其说,又确有见地,不惜多方疏通而证明之;间有不合事实,势不能辗转附会者,不揣愚蒙僭为正之"(《柯氏伤寒论翼笺正·自序》)。先后撰成《柯氏伤寒论翼笺正》《柯氏伤寒附翼笺正》《柯氏伤寒论注疏正》,分别于1965年、1986年、1996年由人民卫生出版社出版。三部著作,前后联袂,互为羽翼,在某种程度上反映了先生研究仲景学说的成就,有较高的学术价值。此外,先生受时卫生部委托,先后主编了全国高等中医药院校教材《伤寒论选读》《伤寒论讲义》,全国高等中医药院校函授教材《伤寒论讲义》、全国高等中医药院校教学参考丛书《伤寒论》、全国西学中教材《伤寒论》等,并在全国各地中医学术刊物上发表《伤寒方可治杂病论》《附子汤的临床运用》等学术论文80余篇。多次被邀请到广东、陕西、贵州、湖南、江西等地讲学。时卫生部几次主办"全国《伤寒论》师资班",皆委其以主讲的重任。李培生先生的成绩,受到党和人民的赞誉,1986年被评为湖北省教育系统劳动模范,1989年被评为全国优秀教师,1992年经批准为享受国务院政府特殊津贴专家。

"老夫喜作黄昏颂,满目青山夕照明。"李培生先生生前年及九旬,但他人老不服老,仍然坚持每周多次门诊,为广大患者服务,深得患者的敬仰和信赖。每天清晨早读,学术上辛勤劳作、笔耕不辍,他想在有生之年奉献更多的余热。

荆楚中医药继承与创新出版工程·
荆楚医学流派名家系列（第一辑）

李培生

学术特色

　　李培生,字佐辅,1914 年生,湖北汉阳县(今湖北省武汉市蔡甸区)人,生前为湖北中医药大学教授。其父李席之,系清朝邑庠生,通晓诗文,精通医理,善治内科、妇科杂病。先生自幼诵读四书五经,兼读医学启蒙书,因家学熏陶,立志于医,于是随父学习医学经典,旁及各科。16 岁时父亲病逝,便独自悬壶于汉阳古城,一面济世行医,一面自修深造。抗日战争爆发后,避难返乡,在安怀堂药店坐堂行医。建国初期,供职于汉阳索河联合诊所,1957 年到湖北省中医进修学校(湖北中医药大学前身)系统学习,随后留校任教。先后承担《黄帝内经》《温病学》《内科学》《伤寒论》等的教学工作。先后发表论文 80 余篇,撰有《柯氏伤寒论翼笺正》《柯氏伤寒附翼笺正》《柯氏伤寒论注疏正》等著作。主编全国高等医药院校教材《伤寒论选读》《伤寒论讲义》、全国高等中医药院校教学参考丛书《伤寒论》及全国西学中教材《伤寒论》等书。时卫生部几次主办"全国《伤寒论》师资班",皆被委以主讲的重任,并多次被邀请到外地讲学。曾被评为湖北省教育系统劳动模范和全国优秀教师,1992 年被评为国家级有突出贡献专家,享受国务院政府特殊津贴。

　　李培生教授从医八十余年,热爱中医事业,治学勤勉,学识渊博,临床经验丰富,擅长内科、妇科杂病,对伤寒学说的理论与临床研究尤为精深。现就先生学术思想和临床经验择要介绍,以飨同道。

一、崇尚仲景,诠解伤寒

　　在数十年的中医教学与临床生涯中,先生为《伤寒论》的研究殚精竭虑,不遗余力,有较高造诣。针对《伤寒论》注家多的特点,他从历代《伤寒论》注本的数百家中,选取有代表性的二百余家悉心研究,然后择善而从,融会贯通,诠释伤寒,以广实用。其特点如下。

(一) 六经辨证与辨病相结合

　　治伤寒者,大多强调辨证,而忽视辨病。先生认为《伤寒论》之研究,既应强调辨证,又应重视辨病。何谓病？即《伤寒论》中之太阳病、阳明病、少阳病、太阴病、少阴病、厥阴病也。何谓证？如"脉浮头项强痛而恶寒"为太阳病。在太阳病脉证的基础上,"或已发热,或未发热,必恶寒,体痛,呕逆,脉阴阳俱紧者,名为伤寒"。若见无汗而喘,为麻黄汤证;若不汗出而烦躁,则是表寒里热,为大青龙汤证;见汗出而干呕咳喘,是表寒里饮,为小青龙汤证,等等。临证之时,辨病必须审证,审证又须辨病。先生谓此乃《伤寒论》之主要特色,亦是仲景"见病知源"之关键所在,与后世见证治证、头痛医头者大有不同。如下利一证,从征象看,当属于肠,与太阴阳明有关。但从六经衡之,三阴三阳之病,都可导致下利,其病机治法均有不同,不容相紊。所以仲景诊治疾病,重在辨病与辨证相结合。

（二）六经传变不以日数拘

六经分证,病机变化错综复杂,证候表现多种多样。在复杂的病变中,《伤寒论》根据证候交替此起彼落之特点,有"传"与"不传""转属""过经""转系""转入"等形容之词,先生认为不应在各词上找问题,而应从证候中寻症结。盖疾病之传变与否,从病因病机综合分析,取决于病邪的微甚,正气的盛衰,治疗得当否,护理是否适宜,以及患者有无宿疾等。如患者正气较旺,病邪轻微,虽得表病,亦不内传。故曰:"伤寒三日,三阳为尽,三阴当受邪,其人反能食而不呕,此为三阴不受邪也。"若在疾病发生发展过程中,治疗失当,则证候多变,病势易于内传。故太阳中、下二篇里,误用汗吐下后转为变证的条文,实占大多数。又有服桂枝汤,"服已须臾,啜热稀粥一升余,以助药力。温覆令一时许,遍身漐漐微似有汗者益佳"。若护理失当,汗出如水流漓,此在阳虚之体,则易漏汗亡阳,如桂枝加附子汤证;若属阳盛之体,汗出过多,又能形成热盛伤津,如白虎加人参汤证。又如阳明蓄血证,病因"本有久瘀血";阳明燥屎证,以"本有宿食故也"。说明某种疾病之形成,又与宿疾有关。是知疾病传变与否,当从多方面考虑,而不可拘泥于日数。

（三）六经辨证重视气化学说

先生谓自明代以来，注《伤寒论》者，不下数百余家，师承授受不同，仁智之见各异。而宗气化学说者，唯有张志聪、陈念祖、唐宗海等，用天人交感之至理，揭躯体幽微之奥秘，对于深究仲景学说而期为世所用者，自有真实之价值。

仅就现代而言，先生谓庚气病相对减少。然从所治大江南北之内科肠胃疾患来看，实以湿热证居多；若为肝胆疾患，则多见火化，故用药一涉辛温燥烈，则容易使病机向坏的方面转化，此与阳明、厥阴不从标本而从中见之化，有相暗合者。是知气化一说，求诸临床，征之可信，用事实可以说明。然探讨六经不能偏执一隅，须把六经证候和脏腑、经络、气化、病位等有机结合起来进行研究，方为全面。

（四）伤寒方可以治疗杂病

《伤寒论》是论述外感疾病（包括某些杂病）辨证论治的专书。伤寒方不仅可治伤寒，而且可治杂病，其治疗范围已广泛涉及内、外、妇、儿等科。苟能深明此理，通达要妙，将伤寒方广泛运用于临床之中，做到理论与实践统一，自能处理裕如，应变于无穷。

二、潜心临床，精通辨证

审病问疾，处方用药，先生的最大特点就是善辨证论治。

如曾治严某，男，47岁。1993年6月因患胸腺瘤做摘除术。术后出现眼皮下垂，四肢无力。经反复检查，几家大医院均诊断为"重症肌无力"。服中药益气之品后脘腹胀气；服升提之剂则烦冤不解；用西药地塞米松等又心胸不适。转延先生诊治，刻诊所见：上睑下垂，四肢无力，吞咽不利，口流涎水，胸脘闷胀，不知饥饿，嗳气频频，睡不安寐，大便带血（有痔疮史），小便短黄，舌尖红，苔黄腻，脉细而略数。先生诊之曰：此中医痿证也。《内经》谓本病与"肺热叶焦"有关，并提出"治痿独取阳明"。故后世医家多以肺热伤津、脾胃虚弱或肝肾阴亏立论，或清热润燥，或益气健脾，或补益肝肾。先生认为，本案例证属胸阳受损，痰热内阻，阴津伤耗。治当通阳宣痹、清热化痰为主，佐以清热生津、健脾益气之法。药用：炒瓜蒌皮、薤白、炒竹茹、香橼皮、陈皮、炒枳壳、法半夏、炒川黄连各 10 g，夏枯草、枇杷叶、茯神各 15 g，炒二芽各 15 g，芦根 20 g。此方前后加减共服 15 剂，患者精神大振，心胸舒畅，纳食增进，二便通利，上睑下垂症消失。继以通阳散结、清热化痰、健脾和胃之品调理而愈。

细析此案，病在胸阳损伤，气机郁滞，痰热内阻，热邪耗津，胸阳不能振奋，气机不得宣通，痰热不能清除，故病不去矣。先生不为成见所拘，从痰热立论，法从证出，方随法成，以瓜蒌薤白半夏汤合黄连温胆汤为主，结合证情变化，灵活化裁用药，终取良效。

三、善用经方，药取平稳

先生行医 80 余年，临床治病善用经方，然师古不泥，化裁灵活，运用自如。如曾治程某，男，45 岁，以种田兼缝纫为业，素嗜烟，并有咳喘宿疾。某年秋，因外感发热，咳嗽加剧，痰中见脓，有腥臭味。服中药清热解毒、宣肺化痰排脓之品，热势虽退，而他证未除。再延西医诊治，考虑为"肺脓疡"，注射青霉素、链霉素等抗炎针剂，咳嗽唾脓之症时而小愈，时而增剧，困卧床第，已将一年。患者为病势折磨，意志消沉，几欲自寻短见。其家属偕来恳求一速效良方处治。细询其证，胸闷异常，右胸部并有痛感，时唾浊痰腥臭，咽干不渴，苔黄脉数，是与《金匮要略》所云之肺痈相符。又阅前服中药处方，如苇茎汤、泻白散、排脓散、犀黄丸及鱼腥草、忍冬藤、葶苈大枣泻肺汤等均已服过，而未彻底收效。细审此证，虽旷日持久，元气已损，然脉来有神，似尚未至竭绝程度。唯肺部浊痰败脓，病久似已结成窠囊，必得攻坚拔积峻药，捣其病之症结处，背城一战，以冀转危为安。遂用三物白散方，以桔梗、川贝母各 10 g，巴豆（去壳，炒黑存性）3 g，共研细末，以白开水调下，作数次服。初一服未见动静，约一小时后再服，服后须臾，胸痛不舒，唾出顽痰败脓半升许，急令止药勿服，以米粥调养，和其胃气。此后胸膈见快,唾出浊脓亦稀。改用扶土生金法,仿参苓白术散加化痰解毒药调理而愈。

先生擅用经方,亦惯用时方,在运用的同时还根据自己的临床经验,创制新方。如治疗头部疼痛的清上定痛汤,治疗食管病变的清化解郁汤,治疗肝胆疾病的疏肝利胆汤,治疗崩漏下血的寒凝止崩汤等,均具有较好的临床效果,一直为先生临床所常用。

荆楚中医药继承与创新出版工程·

荆楚医学流派名家系列（第一辑）

李培生

著作简介

《柯氏伤寒论翼笺正》

清代柯琴(字韵伯)所著之《伤寒来苏集》,包括《伤寒论注》《伤寒论翼》《伤寒附翼》三书,其内容以辨证为主,并有伤寒方可以通治杂病等说,颇多创见,为历来学习《伤寒论》的重要参考书籍。柯琴的《伤寒论翼》有许多独到的见解,在学术上有研究价值,历来医家都很推崇它。本书就柯氏原著作了进一步的论证,即:对于议论精到处,加以重点阐发;对于文义欠明处,加以详细申述;对于提法偏颇处,加以剖析辨明,故称"笺正"。由于本书的"笺正"部分,多能结合临床实际,进行学术讨论,因此对于当前学习和研究《伤寒论》以及中医学术,均有参考价值。

柯氏《伤寒论翼》现通行版本有两种,一种是马中骅刊本,另一种是《艺海珠尘》丛书本。马本颇多篡改,有失原意,两相比较,后者为胜,故本书据以为蓝本。于原书内容精湛部分,而有词句晦涩难懂的,或理论不够完整的,则加以发挥,用"笺"字标出;如理论与事实不合的,则用"正"字标出;如某个段落中既需有所发挥,又宜加以辨正的,则用"笺正"两字标出。

《柯氏伤寒附翼笺正》

柯琴(字韵伯)的《伤寒附翼》有许多独到的见解,在学术上有研究价值,历来医家都很推崇,认为它是一部学习《伤寒论》的重要参考书籍。本书重在对柯氏《伤寒附翼》所述伤寒方论作进一步论证。对于议论精到处,加以重点阐发;对于文义欠明处,加以详细申述;对于提法偏颇处,加以剖析辨明,因此称为"笺正"。本书笺正,为李老数十年来教学临床之心得,能切实用。对于当前学习研究《伤寒论》,有一定参考价值。本书作为前述人民卫生出版社出版的《柯氏伤寒论翼笺正》一书的姊妹篇,可供中医教学、研究工作者及一般临床医师参考。

本书仍以《艺海珠尘》丛书本《伤寒附翼》为蓝本，与《柯氏伤寒论翼笺正》一样，于原书内容精湛部分，而有词句晦涩难懂的，或理论不够完整的，则加以发挥，用"笺"字标出；如理论与事实不合的，则用"正"字标出；如某个段落中既需有所发挥，又宜加以辨正的，则用"笺正"两字标出。

《柯氏伤寒论注疏正》

因历来阅读柯琴《伤寒来苏集》者众，惜醇中有疵，故李培生教授曩年有《柯氏伤寒论翼笺正》《柯氏伤寒附翼笺正》之作均已出版发行。为了加深对《伤寒论》的学术研究，又著有《柯氏伤寒论注疏正》一书，体例一如前二书之旧，即对于议论精到处，加以重点阐发；对于文义欠明处，加以详细申述；对于提法偏颇处，加以剖析辨明。因本书既能释仲景之文，又能解柯氏之注疏而通之，匡而正之，因此名曰"疏正"。本书的"疏正"部分，实倾注了李老的毕生心血，其内容既注重传统的中医理论，又能结合临床实际，进行学术讨论。对于学习和研究《伤寒论》及中医学术，均有参考价值。

《李培生医学文集》

中医药学是个伟大的宝库，是中华民族灿烂文化的重要组成部分，几千年来为中华民族的繁衍昌盛做出了重大贡献。本书在李培生教授 90 大寿之际出版发行，为李老公开发表的部分学术论文汇编，由"医论选萃""医案医话""医事余墨"三部分组成。"医论选萃"是选取了李老发表过的关于他对中医经典理论的看法、经典方药运用心得及治疗某些疾病的临证经验的文章。"医案医话"选取了李老治疗疑难杂病的经典案例、用药心得；"医事余墨"多记载李老的读书体会及生活轶事。全书共收集了李老公开发表的论文 75 篇，基本反映了李老的学术思想和独创的临床诊疗经验。本书可供广大中医药工作者阅读参考，可启迪后学，为中医药事业的继承与发扬起到积极的推动作用。

《李培生医书四种》

本书是李老晚年之作。所谓"医书四种",即《柯氏伤寒论翼笺正》《柯氏伤寒附翼笺正》《柯氏伤寒论注疏正》《温病证治括要》四本书。前三部系李老20世纪60、80、90年代所著,均由人民卫生出版社出版。而《温病证治括要》是以先生晚年克服目疾、耳闭、胸痛等烦恼,据平生所得著成。该书取清代名医吴鞠通所著之《温病条辨》重加编纂,晦者明之,阙者补之。其融伤寒温病于一炉,集学术临床研究为一体。编排体例,仍循吴氏之旧,突出三焦辨证,首分上、中、下三卷,列上焦、中焦、下焦三篇,次列各章及病目,分概述、证候分类等加以论述。证候分类之下,又有提要、证治歌括、按语、附方等子目。纲目分明,条理清晰,语言晓畅,概括性强,与一般温病书籍人云亦云、互相抄袭者不同。

对于《温病证治括要》与前《柯氏伤寒论翼笺正》《柯氏伤寒附翼笺正》《柯氏伤寒论注疏正》,先生均倾注了毕生心血,其内容既注重传统的中医理论,又能结合现代临床实际,进行学术探讨,对于学习和研究《伤寒论》《温病学》及中医学术,均具有较大的参考价值。

《李培生医论医案》

李培生教授是全国著名中医学家,伤寒学界的泰山北斗。行医80余载,撰写了《柯氏伤寒论注疏正》《柯氏伤寒论翼笺正》《柯氏伤寒附翼笺正》《温病证治括要》(合称《李培生医书四种》)等书,主编的教材有全国高等中医药院校教材《伤寒论选读》《伤寒论讲义》及函授教材《伤寒论讲义》与《伤寒论》教学参考用书等,发表论文80余篇。教书育人,桃李天下;行医治病,春暖杏林。

本书作者李家庚教授作为首批全国老中医药专家学术经验继承人之一,得以师从先生,由此能够更近距离地、更深刻地学习,领会先生的师德风范、学术思想、诊疗经验与为人医者的良苦用心。他将此予以整理,或记录于纸页,或公开发表于世，以为他日问难之资料，自习之章本云耳。内容涉及医论、医话、医案等部分。根据具体不同，书中又分"经典发微""伤寒方证通论""琴溪医话""医案拾遗"数端。"经典发微"，多为先生研究古典医籍心得，结合临床探讨，其中又以伤寒研究为重点。"伤寒方证通论"，为整理先生遗稿中发现其论述六经方证，细致入微，有发前人所未发者，对其进行整理而成。"琴溪医话"，原因先生曾久居汉阳古琴台处，后又应某国家级刊物之约并以此为专栏名，撰写过不少医事文章并发表，其间有先生亲自执笔者，亦有作者整理者，可为来者参考。"医案拾遗"，乃作者随师临证诊疗记录，完全从实际中来，后经不断整理完善，从中选出部分以应世需，可为医者鉴。

《李培生伤寒论讲稿》

李培生教授为全国著名中医学家、伤寒学家，《伤寒论》现代教育的奠基人。熟识中医经典，精通伤寒之学，善用经方辨治疑难杂病，具有丰富的教学与临床经验，为中医伤寒学界之一代宗师。

本书为先生当时受卫生部委托为湖北中医学院（现湖北中医药大学）主办的两届"全国《伤寒论》师资班"撰用的主讲稿，其中部分曾被师资班学员广为传抄。撰写时间当在20世纪70年代后期及80年代初期，后经不断修改，分十一章398条，条文次序以明代赵开美复刻宋本为依据，断目从"辨太阳病脉证并治上"始，至"辨阴阳易差（瘥）后劳复病脉证并治"止，章前缀有《李培生先生行医治学的漫长生涯》，以使学者了解先生其人、其事、其学、其道；书中每章自然段后，附有结语，以概括其主要内容，说明应该掌握的重点，有益于教与学。书末有条文索引、方剂索引，以便于后来者查阅。

书中概论，述及作者生平、时代背景、版本流传、六经实质、伤寒含义、学术成就、实用价值、生理病理、治则治法、《伤寒》论读法等。书中条文诠释，一般按提示、析义、证候、机制、辨证、治法、方药、参考等行文，但因条文内容不同，选项则又有所差异，不拘一格。就形式、内容而言，先生的这部讲稿，称得上是一部真正的讲稿,其依照课堂教学特点而设,按照教学规律而定,没有丝毫的繁文缛节,赘言废语。全书通俗易懂,明白晓畅,由博返约,与随文顺释、人云亦云者不同。条文讲解的重心,侧重于病机分析、证候辨证,于临床很实用,而对方药的分析,则往往一笔带过。究其原因,总在突出辨证论治思想,因方药的解释,诸教材都有较详尽说明,是以着墨不多。

荆楚中医药继承与创新出版工程·
荆楚医学流派名家系列（第一辑）

李培生

医典探幽

伤 寒 十 辨

　　中医学的辨证论治,是根据患者各种不同的具体病况,经过审疾问病等正常诊断程序,做出正确判断和决定合理治疗措施的重要方法。千百年来,它为广大中医医生所掌握,一直沿用至今。辨证论治这一名词的最早提出,当来源于后汉末期张仲景所著的《伤寒论》。如该书六经篇首,首先标出有"辨太阳病脉证并治""辨阳明病脉证并治"等。所谓"病",从六经含义来说,即"太阳之为病""阳明之为病",或简称为"太阳病""阳明病"。所谓"证",如太阳病以"脉浮,头项强痛而恶寒"为提纲,如兼发热汗出、恶风、脉缓,则名为中风,即桂枝汤证;若兼或以发热,或未发热,身疼腰痛,无汗而喘,脉阴阳俱紧等,名为伤寒,即麻黄汤证。所谓"脉",如太阳表证以浮为主脉,但脉浮中又有浮紧、浮缓、浮数或脉浮而迟等种种不同。所谓"治",如表病以发汗为大法,而汗法中又有辛温解表开泄腠理而发汗;或辛温解肌,调和营卫,而取漐漐微汗。从治法深入言之,更有主治、兼治、先治、后治、正治、反治等等不同。《伤寒论》在六经的前提下,对于复杂的致病因素和病理机制的千变万化,运用辨证论治的法则于诊断治疗方面,探讨其一般规律和特殊规律,较为突出的有以下几点。

　　1. 辨阴阳

　　《内经·素问·阴阳应象大论》谓:"阴阳者,天地之道也,万物之纲纪,变化之父母,生杀之本始,神明之府也,治病必求于本。"《伤寒论》六经辨证论治的基本规律,主要在于审察机体阴阳的消长,邪正的进退,以判断病变的症结所在和决定采取的合理治疗措施。故辨阴阳一项,实为探本求源的必要之路。

　　阴阳的含义:一般以疾病部位在表在上者为阳,在里在下者为阴;性质属热属实者为阳,属寒属虚者为阴。从六经划分,则太阳、阳明、少阳三阳病为阳,太阴、少阴、厥阴三阴病为阴。阳病多呈亢奋性、进行性,故治法以祛邪为主,宜于汗吐下和;阴病多呈退行性、衰减性,治法以扶正为主,或用温里扶阳,或宜育阴清热，或寒温并用，邪正兼治。阴阳这一概念，《伤寒论》在辨证论治的具体运用中，大抵可概括为病有阴阳、证有阴阳、脉有阴阳、治有阴阳四个方面。例如"太阳篇"在辨太阳提纲及风寒温三证之后，紧接着提出"病有发热恶寒者，发于阳也；无热恶寒者，发于阴也"（引自宋本第 7 条，宋本条文下同）。盖阳病病邪虽盛，正气犹实，卫外阳气反应较灵敏，故三阳病多有发热证。如太阳病恶寒发热，少阳病往来寒热，阳明病有身大热、汗自出、不恶寒、反恶热等。阴病则病邪既盛，正气虚衰，抗病机能低下，故三阴病多无发热证。如三阴虚寒，恶寒踡卧，甚至厥冷四逆。此为六经发病之通常病况。然太阳伤寒有或未发热者，阳明病有热深厥深者，少阳病有不往来寒热者。至于三阴，太阴病有手足温者，少阴病有反发热或里寒外热者，厥阴虚寒有先见厥利后转阳回而发热者，此又何故？盖六经病在其发展过程中，因致病因素略有差异，影响病机变化，往往可导致证候以另一形式出现，此则多为变局，似不可以此而否定发于阳、发于阴之非。故钱天来、柯韵伯等注家列此条为六经之首，提纲挈领，殊有卓见。

另有"病发于阳，而反下之，热入因作结胸；病发于阴，而反下之，因作痞也"（131 条）是因表证误下，阳热陷入，与心胸间痰水相结成实，证有心下胸胁硬满疼痛，此为热实结胸，故谓"病发于阳"。若表证误下，邪热内入，无水气相结，只为心下痞证，故谓"病发于阴"。是阴阳二者，又以结胸与痞之证候对勘而言，可以会意。

《内经·素问·阴阳应象大论》谓"善诊者，察色按脉，先别阴阳"，故仲景脉法，亦以阴阳为辨证纲领。《伤寒论·辨脉法》云："凡脉大、浮、数、动、滑，此名阳也；脉沉、涩、弱、弦、微，此名阴也。"盖阳病病位在表，受病较轻，正气充实，营卫气血流行滑利，故脉与之相应，多呈阳盛热实有余之象。反之出现沉涩等脉，则是病邪深入，阴盛阳微，不足之象，较为显著。此条虽属叔和所撰，实是仲景心法。

至于治法，《伤寒论》重在"阴阳自和"（参 58 条）。盖机体因感受外邪或内部脏器功能失调，而使阴阳气呈不相协调状态，即可出现六经中某一种病变。所谓"自和"，当非坐以待愈之谓。如阳实热盛者清下之，阴盛阳衰者温补之。

此即《内经·素问·阴阳应象大论》"阳病治阴,阴病治阳"之义。《金匮要略·百合狐蝨阴阳毒病脉证并治第三》谓:"见于阴者,以阳法救之;见于阳者,以阴法救之。"亦与此义略同。盖治法总须根据阴阳消长、邪正盛衰之不同病况,以补偏救弊,促使阴阳气处于相对平衡之固有状态,此即《内经·素问·生气通天论》所谓"阴平阳秘,精神乃治"。病势虽重,自可恢复。凡此可知阴阳两者,实为《伤寒论》六经中辨证的纲领,论治之准则。

2. 辨表里

表里上下,是就疾病的部位而说。《伤寒论》以太阳为六经之大表,其他各经都属于里。但表里的概念是相对的,如太阳主表,阳明主里,少阳则主半表半里。阳明对太阴来说,阳明主表,太阴主里。少阳对厥阴来说,少阳主表,厥阴主里。表里用于辨证方面,还当结合疾病的属性与病邪的盛衰、正气的强弱来进行分析。如太阳主表,太阳病以自汗脉缓为表虚证,无汗、脉紧为表实证。少阴主里,少阴病以脉微细、但欲寐、恶寒、蜷卧、下利等为里虚寒证,若见脉细数、舌质绛、心烦不得眠、咽干、咽痛等则是里虚热证。

《伤寒论》在某一证候中,亦有表里之分。如太阳蓄水,主方用五苓散,提出"有表里证"(74 条),其"表"当指中风发热六七日不解;其"里"是指烦渴、水入则吐、小便不利等证。又如阳明燥热伤津,"表里俱热"(168 条),其"表"当指身大热、汗自出、恶热;其"里"是指大渴引饮,舌上干燥而烦等证。但病之重点为"热结在里",故用白虎加人参汤直清阳明里热,兼以益气生津。

病有表里之分,则脉有浮沉之应。如太阳表病以浮为主脉。若脉浮而迟,则是表证里虚之象。沉为在里,然阳明燥热结实,则"脉沉实者,以下解之"。少阴阳衰阴盛,则"脉微细沉",则用扶阳抑阴之法。

治法方面,一般在表里证同见之时,先解其表,后治其里。例如太阳蓄血,其病较轻者,则曰:"其外不解者,尚未可攻,当先解其外;外解已,但少腹急结者,乃可攻之,宜桃核承气汤"(106 条)者是。若蓄血证重而病势甚急者,如"太阳病六七日,表证仍在,脉微而沉……其人发狂者,以热在下焦,少腹当硬满,小便自利者,下血乃愈……抵当汤主之"(124 条),则是表里证见,里证急剧,故用急则治里之法。此外,表里证俱,权衡其证候轻重相等,亦可采用同治之法,如少阳病兼表不解用柴胡桂枝汤,少阴病反发热、脉沉,用麻黄附子细辛汤,皆是其例。再者,表里同治之法,有根据证情而侧重于表者,亦有倾向于里者。前者如大青龙汤表里双解,发表清里,而以解表为主。后者如桂枝人参汤,亦属解表温里,表里同治之法,则是以温里为主。

3. 辨上下

《内经》论脉有三部九候之诊,论病机有上下之属,并有"气反者,病在上取之下,病在下取之上,病在中傍取之"(《内经·素问·五常政大论》)的治法。仲景撰用《内经·素问》,对病机进行简要概括,亦有"上焦得通"(230 条)、"理中者理中焦,此利在下焦"(159 条)、"以热在下焦"(124 条)等等。揆其词义,此处之三焦,是就上焦主胸胁,中焦主大腹脾胃,下焦指少腹大肠等而言,当是纯主疾病之部位,与手少阳经三焦,义自有别。此外,治法用于补偏救弊,或因势利导,根据病机上下之属,自有重要实际意义。如"伤寒不大便六七日,头痛有热者,与承气汤"(56 条)。治法是"高者抑之"(《内经·素问·至真要大论》)。若"少阴病,下利,脉微涩,呕而汗出,必数更衣,反少者,当温其上,灸之"(325 条)则是宗"下者举之"的治法。

表里上下,是赅机体调节功能的升降出入,若生理功能失常,即是病态。表里是偏于横的方面,上下则多指竖的方面。然而上与表、下与里又有千丝万缕的紧密联系。如"伤寒,先厥后发热,下利必自止。而反汗出,咽中痛者,其喉为痹。发热无汗,而利必自止,若不止,必便脓血,便脓血者,其喉不痹"(334 条),是厥阴厥利,阳回发热。若阳复太过,则热势向外向上,迫津外泄则汗出,上扰咽部则为喉痹;若热郁于里则发热无汗,伤及在下之阴络,则为下利不止,便脓血。此种病机变化互相影响之规律,当可供人们深入研究。

4. 辨虚实

外感热病整个发展的过程,就是邪正双方斗争激烈、此胜彼衰的全过程。

所谓邪,是指外感六淫之邪或因脏腑功能失调而产生的致病因素。所谓正,是指患者本身的正气及抗病能力。《内经·素问·通评虚实论》谓"邪气盛则实,精气夺则虚",故虚实二者,实为辨别邪正盛衰的纲领。

《伤寒论》在具体条文中,着重运用虚实理论而阐明病机变化。如"发汗后,恶寒者,虚故也。不恶寒,但热者,实也,当和胃气,与调胃承气汤"(70条)。说明同患表病,同在发汗之后,在阳盛之体,往往能伤津化燥,转化为燥热实证。若阳虚之体,则汗后促使表阳更虚,又易转为虚寒之证。故此条前者属汗后阳虚恶寒,与"发汗,病不解,反恶寒者,虚故也,芍药甘草附子汤主之"(68条)的病机略同;其严重者,并可发展为阳衰阴盛厥冷四逆的四逆汤证。后者汗后燥热成实,与"太阳病三日,发汗不解,蒸蒸发热者,属胃也,调胃承气汤主之"(248条)为同一类型,同为阳明胃家实之证。

后之释《伤寒论》者,运用虚实理论常结合六经之发病原因、部位及属性而分。如前文所云太阳伤寒为表实,中风为表虚。少阴病有里虚寒证,又有里虚热证者是。又如结胸,主证为心下、胸胁硬满疼痛,大便不通,脉沉紧有力。若伴见烦躁懊憹,舌上干燥而渴,则是痰水与热结于心下胸胁间,仲景特显著标明为"结胸热实"(135条)。若见结胸主证而"无热证者",则是寒痰结于心下,成为实证,病名"寒实结胸"(141条)者是。

《伤寒论》原文用于平脉辨证之中,有词句类似而其意义不同,甚至恰如反正之比者。例如,"阳明之为病,胃家实是也"(180条)。此条既指阳明病机总体为胃燥热实,又当赅有阳明主要脉证之身大热、汗自出、不恶寒、反恶热、脉滑数洪大等。若"脾家实",则是太阴受病,脾阳得振,转输功能恢复,寒湿浊邪得以下趋为顺。故曰:"虽暴烦下利日十余行,必自止,以脾家实,腐秽当去故也"(278条)。胃家实是阳明热实,病势多值发展阶段,为病进。脾家实为太阴寒证,病势已向好的方面转化,为病退。又有"脉沉实者,以下解之"(394条),其脉沉实有力,其证多有腹满痛,大便不通,小便黄赤,潮热,舌苔黄燥等燥结热实之象。"伤寒下利,日十余行,脉反实者死"(369条),则是阴寒邪盛,正气消索,脉见刚劲不柔之象,似即《内经》所谓真脏脉见,脉不应病。与一般实脉自有本质的区别,故直断为死证。

此外,又有虚证似实或实证似虚者。前者如少阴虚寒脉微下利而面赤,证为阴盛阳浮,下寒上热,病名为戴阳,亦即"至虚有盛候",故用白通汤以破阴寒,而回阳气。若"大实有羸状",在阳明胃燥热实,病久应下失下,往往见之。

5. 辨寒热

寒热是辨别疾病性质的纲领。凡病势亢奋呈进行性的多为热证,病势衰减呈退行性的多为寒证。一般热证是病邪虽盛,而正气较为充实;寒证则是邪盛正衰,抗病能力低下。故有"气实者,热也,气虚者,寒也"(《内经·素问·刺志论》)及"其身多热者易已,多寒者难已"(《内经·灵枢·论痛》)等说。《伤寒论》在六经的前提下,往往提出主证,结合寒热,以探讨疾病之本质,而决定治疗的措施。例如下利:"自利不渴者,属太阴,以其脏有寒故也。当温之,宜服四逆辈"(277 条),"下利欲饮水者,以有热故也,白头翁汤主之"(373 条)。一属太阴寒利,治宜温里扶阳;一属厥阴热利,方用苦寒清热。二者治法不容或紊。但汉代文字古朴,言简意赅。若进一步充实论证,分清寒热,当宗《内经·素问·至真要大论》"诸病水液,澄澈清冷,皆属于寒;诸呕吐酸,暴注下迫,皆属于热"之病机进行辨析,则寒利除不渴外,当有大便稀溏、小便清白、腹满时痛等脏寒之象。热利亦应有大便臭秽,小便黄赤,里急后重,或下脓血,渴欲饮水等热象,方足为据。又如同一少腹满亦有寒热之辨,如"太阳病六七日……脉微而沉,反不结胸,其人发狂者,以热在下焦,少腹当硬满,小便自利者,下血乃愈……抵当汤主之"(124 条),"病者手足厥冷,言我不结胸,少腹满,按之痛者,此冷结在膀胱关元也"(340 条)。前者为太阳邪热入于下焦,与血相结,而为蓄血,故呈现神志失常、阳盛发狂之热象。后者为冷结证,当属厥阴阴寒范畴,故有手足厥冷之阴寒证象。二者都以不结胸为辨,因结胸证重者,有"从心下至少腹硬满而痛,不可近"(137 条)之故也。

寒热之见于脉者,一般热证多见滑数洪大之象。如"服桂枝汤,大汗出后,大烦渴不解,脉洪大者,白虎加人参汤主之"(26 条),"阳明病,谵语,发潮热,脉滑而疾者,小承气汤主之"(214条)。盖白虎、承气,正以清下阳明里热。寒证则见迟涩之象,如"脉浮而迟,表热里寒,下利清谷,四逆汤主之"(225条),以急温少阴脏寒。盖其治法,正如《内经·素问·至真要大论》中的"寒者热之,热者寒之",亦即《神农本草经》中"疗寒以热药,疗热以寒药"之义。辨别疾病属性之寒热,实为中医入门下手诊病之第一工夫,不可忽视。

6. 辨真假

在疾病发生发展过程中,一般病机属寒,则证候呈现为寒象;反之则为热象。亦有病程颇久,邪入较深,病情严重,外表所呈现之证候与本质不一致者。因此,六经病证中又有"真寒假热""真热假寒"之辨。例如,"少阴病,下利清谷,里寒外热,手足厥逆,脉微欲绝,身反不恶寒,其人面色赤……通脉四逆汤主之"(317条)。此条之下利清谷,手足厥逆,脉微欲绝,是脾肾阳衰里寒危重之证。面色赤,身反不恶寒,则为外热。外热是假,里寒是真。里寒外热,实即阴盛格阳之象。故用通脉四逆汤以破沉重之阴寒,而回垂绝之阳气。再有"伤寒脉滑而厥者,里有热,白虎汤主之"(350条)。此证厥冷似寒,但滑为阳脉。此条以脉括证,以方测证,有口干舌燥,烦渴引饮,胸腹灼热,恶热,小便黄赤等热象在内,故云里有热,亦即"厥深者热亦深"(335条)之谓。热郁于里而不得外达,致使阴阳气不相顺接而为厥,是里真热而外假寒,故用白虎汤辛甘寒以清里除热。

另外《伤寒论》中,有证为阴寒而见阳脉者,亦有阳热实证而见阴脉者。如"病人脉数,数为热,当消谷引食,而反吐者,此以发汗,令阳气微,膈气虚,脉乃数也。数为客热,不能消谷,以胃中虚冷,故吐也"(122条)。此是中虚胃寒,虚阳上扰,不能消谷而反吐,故脉现阴躁而数之象。又"脉迟为寒"(333条),但有"阳明病,脉迟,虽汗出不恶寒者,其身必重,短气,腹满而喘,有潮热者,此外欲解,可攻里也。手足濈然汗出者,此大便已硬也,大承气汤主之"(208条)。此病为阳明燥热成实。燥屎阻塞肠道,热结于里,阻碍营卫气血流行之机,故脉迟。然阳热实证脉迟必按而有力,阴寒虚证脉数必按之无力,此从脉体中又当加以细审。

7. 辨类似

六经病中,辨相类疑似之证,篇幅最繁。如前所举"病有发热恶寒者,发于阳也;无热恶寒者,发于阴也"(7 条),是病有恶寒而以证候之发热与否而辨阴阳也。"伤寒不大便六七日,头痛有热者,与承气汤。其小便清者,知不在里,仍在表也,当须发汗……宜桂枝汤"(56 条),是同具头痛发热不大便之证,而以小便清否有表里之分也。其他如虚实寒热亦然。故有同属一经之病,因病因机理不同,则治法自有不同。例如太阳病,发热汗出恶风脉缓者,名为中风。太阳病,或已发热,或未发热,必恶寒,体痛,呕逆,脉阴阳俱紧者,名为伤寒。前者主用桂枝汤辛甘温以解肌祛风调和营卫。后者用麻黄汤辛温之剂,以开泄腠理,解表发汗。二者同属太阳表病,而病脉有风寒之别,证候有自汗脉缓、无汗脉紧之异,则其治法不容或紊。故曰:"桂枝本为解肌,若其人脉浮紧,发热汗不出者,不可与之也。常须识此,勿令误也。"(16 条)又如五苓与抵当两证,病位同在下焦少腹,后世均列为太阳腑证,但前者属蓄水证,病表邪入腑,膀胱水蓄,阳气不得宣化。其主证有少腹里急,烦渴,或渴欲饮水,水入则吐,小便不利。后者由太阳邪热随经入里,与血相结,而为蓄血。其主证有神志失常发狂或喜忘,少腹硬满疼痛。二者证情类似而实有不同。故蓄血证数条,均以小便自利为辨证眼目。再如"阳明病,口燥,但欲漱水,不欲咽者,此必衄"(202 条)。盖阳明为多血多气之经,故阳明热证,有气分之热者,亦有热在血分者。此为阳明热邪熏灼血分,因血属流质,津液尚能自润,故口燥但欲漱水,不欲咽;热灼血分,损伤阳络,但为衄血。是与阳明气分之热,病有口干舌燥,大烦渴不解者,自有不同。

亦有不属一经之病,但其证候相类,病情在疑似之间者。如太阳蓄水证有烦渴,小便不利,与胃热津干之口渴心烦,大相类似。但一属太阳蓄水,治宜通阳利水;一为胃热津伤,治须和胃生津。二者性质不同,故五苓证首先提出胃中干烦渴与蓄水证之辨,可以会意。另如"伤寒中风,有柴胡证,但见一证便是,不必悉具"(101 条)。其少阳病,往来寒热,胸胁苦满,默默不欲饮食,心烦,喜呕等,皆为柴胡主证之一。故有"设胸满胁痛者,与小柴胡汤"(37 条)、"呕而发热者,柴胡汤证具"(149条)等互为补充之条。然有类似柴胡汤证而不可用和解法者。如"得病六七日,脉迟浮弱,恶风寒,手足温。医二三下之,不能食,而胁下满痛,面目及身黄,颈项强,小便难者,与柴胡汤,后必下重。本渴饮水而呕者,柴胡汤不中与也,食谷者哕"(98条)。此条上段病属太阴里虚而兼表证。因误下更伤脾气,使脾阳功能不得充分运化水谷精微,湿不下行,进而影响肝胆疏泄功能,郁而不达,故出现面目身黄、胁下满痛等变证。下段为中虚水寒相搏而呕。此两例均与柴胡汤证类似而实不同,故仲景特为提出,以资鉴别。此外,如"胸中实"(324条)可吐证;或有恶风发热汗出而类似表证,但以头不痛、项不强为异;或有饮食入口即吐,心下温温欲吐,复不能吐,手足厥冷,脉弦迟等,类似少阴阳微,寒饮上逆。然此病属胸中实,自必有"胸中痞硬,气上冲喉咽不得息"(166条)或"心下满而烦,饥不能食"(355条)等主证确实可凭,故可因势利导,处以酸苦涌吐之法,而主用瓜蒂散。

8. 辨主次兼夹

六经辨证,往往从错综复杂的病候中,突出至关紧要之处,分清疾病中的主要矛盾和次要矛盾,从而制订合理的治疗措施及选择相适应之方药。此种例子,在合并病中尤为显见。例如"太阳与阳明合病,必自下利,葛根汤主之"(32条),"太阳与阳明合病,不下利,但呕者,葛根加半夏汤主之"(33条)。上条自下利是病已涉及阳明,但以方测证,必有头项(背部)强痛、恶寒发热无汗等主证在内,是病之重心主要在表,故用葛根汤以解表发汗为主,而主药葛根升发清阳,鼓舞胃气,实有兼治下利的作用。下条合病不下利而呕逆,自是承接上条文意,故仍主用葛根汤解表,而加半夏以降逆止呕。再有合并病之名,而无合并病之实者,如"三阳合病,腹满身重,难以转侧,口不仁,面垢,谵语遗尿……若自汗出者,白虎汤主之"(219条)。因太阳主背,少阳主侧,阳明主腹。今热邪弥漫于表里,充斥于全身,故腹满身重,难以转侧。其口不仁,面垢,谵语遗尿,自汗出,高热熏蒸,神识昏蒙,为阳明燥热独盛之象,故主用白虎汤以直清里热。亦有无合并病之名,而有合并病之实者,如"伤寒四五日,身热恶风,颈项强,胁下满,手足温而渴者，小柴胡汤主之"（99 条）。此证身热恶风、颈项强属太阳之表；手足温而渴，病已涉及阳明；其胁下满、颈项强则属少阳，故以和解为大法，而主用小柴胡汤。但病已涉及他经，治法以兼顾为宜。故柯琴谓"当用小柴胡去参、夏，加桂枝、瓜蒌根以两解之"是也。少阳病有"或渴"（96 条）证，治法照加减法如小柴胡去半夏加人参、瓜蒌根之例。若少阳病去而渴不止，审为阳明热盛伤津之证，则白虎加人参汤，清里热，益元气，生津液，又为必用之法。如"服柴胡汤已，渴者，属阳明，以法治之"（97 条），是同一为渴，有以渴为主证者，有作为其次者。主次不同，治法有别。又如"太阳病，外证未除，而数下之，遂协热而利，利下不止，心下痞硬，表里不解者，桂枝人参汤主之"（163 条）。此病在初期阶段，自以表证为主。今因数下损伤脾胃之阳，遂见协热下利，表里不解。方用桂枝人参汤，是以温里为主，而又兼治其表。综上所述，是辨证之主次中，治法针对主证，而又隐括治其次者。有用一法治其主证，而于方中略作加减，可以兼治其次者。更有突出治其主证，而不问其余者。亦有疾病矛盾转化，次证转为主证，又应以主证治之。盖病机变化纷纭复杂，故治法亦应适合病情，随证而变。

六经分证，每一主证立一主方。若有兼证，可于方中随证加减。如太阳病中风，以发热汗出恶风脉缓为主证。主方用桂枝汤，治法是取其解肌祛风，调和营卫。兼项背强则加葛根以疏通太阳经输；兼微喘加厚补、杏仁以平喘降逆；兼漏汗恶风，小便难，四肢微急，难以屈伸，则加附子以温经复阳，兼大实痛则加芍药、大黄以通下里实，缓和腹痛。又如下后脉促胸满，则去芍药以避中寒；若微（脉）恶寒，又直加附子以复阳等等。又如少阳病有五主证七或然证，其或然证亦当属于兼证范畴，故小柴胡汤多加减法。然须与上段辨主次之证合看。

水血痰食气郁等病，为杂病中常见之证。六经病中，有挟痰饮、挟宿食、挟瘀血等为患者，故论中有消水气、涤痰饮、去宿滞、活瘀血、舒郁理气等法。此类相夹之证，有因外感热病而致者，亦有属于宿疾因外感触发而加剧者。例如蓄血，有"以太阳随经，瘀热在里故也"（124 条），亦有"本有久瘀血"（237 条）。其他如水气、痰饮、宿食等亦然，可以仿此类推。

9. 辨轻重缓急

《伤寒论》在六经辨证的前提下,审其病候有轻重,病势有缓急,则治法有差等,而制方有大小以适应治之。例如"太阳中风,脉浮紧,发热恶寒,身疼痛,不汗出而烦躁者,大青龙汤主之"(38条),"伤寒表不解,心下有水气,干呕,发热而咳……或喘者,小青龙汤主之"(40条),此两条一则为表寒里热证。寒实于表,阳郁于里,产生内热而引起神志不安,以"不汗出而烦躁"为主证。因表证偏重,故治法为表里双解而偏重于表。用大青龙汤,方即麻黄汤倍麻黄、减杏仁、合姜枣以解表寒;用石膏以清内热。一则属于表寒里饮证。以伤寒表不解,心下有水气,干呕咳喘等为主证。用小青龙汤,取麻桂芍草,解表散寒,以调和营卫;姜辛夏味,温中降逆,而温化水饮。是其太阳表证自较大青龙汤为轻矣。又如"阳明病,脉迟,虽汗出不恶寒者,其身必重,短气,腹满而喘,有潮热者,此外欲解,可攻里也。手足濈然汗出者,此大便已硬也,大承气汤主之……若腹大满不通者,可与小承气汤,微和胃气,勿令至大泄下"(208条)。此是阳明腑热燥结成实,下证全具,自可用大承气汤以峻下热结。若潮热、手足濈然汗出等燥实证未全具,只有阳明腑实腹满不通之证存在,则应用小承气汤以和下为宜。

此外,同一表病,其发病原因、机理略同,因所续发证候中有轻重之殊,则治法自有缓急之异。如"伤寒,医下之,续得下利清谷不止,身疼痛者,急当救里;后身疼痛,清便自调者,急当救表。救里宜四逆汤,救表宜桂枝汤"(91条),"太阳病,外证未除,而数下之,遂协热而利,利下不止,心下痞硬,表里不解者,桂枝人参汤主之"(163条)。以上两者同为表病误下而表证不解,下利不止。但前者病为脾阳衰微,火不燠土,已属少阴虚寒重证。虽有表证,亦当先救其里,后解其表,是里急治里之治法。后者下利不止,心下痞硬,是下后脾阳受伤,不能转输水谷运化精微所致。病情略轻而病势稍缓,故主用桂枝人参汤温里解表。此法虽偏于治里,但仍属表里双解之治法。

又有同一种类病,亦有轻重缓急之异。例如太阳蓄血:"其人如狂""少腹急结"(106条)是蓄血轻证。故当先解其外,后用桃核承气汤以下其瘀热。若"少腹硬满"，或疼痛，"其人发狂"，则是蓄血重证而病势甚急，虽"表证仍在"(124)，亦宜急用抵当汤以破血消瘀。若蓄血证"少腹满"之126条，此条以方括证，当伴有神志失常或发狂喜忘等。但病势略缓，或属久病瘀血，不能一下而使病悉除，故用抵当丸缓而攻之。

少阴三急下证用大承气汤后，紧接"少阴病，脉沉者，急温之，宜四逆汤"(323条)一条，殊有深意存焉。盖少阴病属里虚，热证宜急消亡阳以救阴液，寒证宜急温阳气以祛阴寒。救阴救阳，其用皆不可缓。从上所举大承气、四逆汤之例，又可说明同一经方，其所主证候与治法，亦有轻重缓急之殊。此即伤寒注家所谓法中之法、方外之方，值得深入研究。

10. 辨预后

六经辨证，首在利用正确的诊断，分析病机变化的全过程，增强对疾病的预见性，决定可治与否的程度，殊有必要。故少阴虚寒证，《伤寒论》中分为欲愈、可治、难治、不治、死证等各种不同证型。如"少阴病，脉紧，至七八日，自下利，脉暴微，手足反温，脉紧反去者，为欲解也。虽烦下利，必自愈"(287条)，少阴脉紧下利，是阴寒内盛；脉暴微正指脉紧反去说，是七八日后病邪向衰；手足温而烦，为阳气来复之证，与太阴病手足温、暴烦下利必自止(见278条)的病机略同，故断其欲愈。又"少阴病，下利，若利自止，恶寒而蜷卧，手足温者，可治"(288条)，"少阴病，恶寒而蜷，时自烦，欲去衣被者，可治"(289条)，少阴下利，恶寒蜷卧，是阴寒内盛；若利止，手足温自烦，是里阳欲复。故此二条均属可治之例。再有"少阴病，吐利，手足不逆冷，反发热者，不死。脉不至者，灸少阴七壮"(292条)，少阴病，吐利，脉不至。此是阴寒暴中，吐利交作，一时正气不相接续所致。手足不逆冷，反发热，是阳气未至衰竭程度，并有来复之象，故断其不死。但须急以药物与温灸并用，以回阳气而祛阴寒为妥。若"少阴病，但厥无汗，而强发之，必动其血，未知从何道出，或从口鼻，或从目出者，是名下厥上竭，为难治"(294条)，少阴但厥无汗，是少阴虚寒，阴阳气血并损。此不可认其为表证而用汗法。若误用辛温发汗之剂，则激动营血，冲激阳络，使血上出而上竭，更虚下焦阳气而为下厥。虚虚之患,故称难治。然而育阴液,益阳气,阴阳气血兼顾之剂,又当急用以治矣。若"少阴病,恶寒,身踡而利,手足逆冷者,不治"(295)则是少阴虚寒,纯阴无阳,病趋危重,故曰不治。但从病情细致分析,尚未达到阳越阴竭的程度。治宜急投辛甘温热之剂,如参附并用,回阳救逆,扶正祛邪,庶可望其好转。其"少阴病,吐利躁烦,四逆者,死"(296 条)、"少阴病,下利止而头眩,时时自冒者,死"(297 条)、"少阴病,四逆,恶寒而身踡,脉不至,不烦而躁者,死"(298 条)、"少阴病,六七日,息高者,死"(299 条)、"少阴病,脉微细沉,但欲卧,汗出不烦,自欲吐,至五六日自利,复烦躁不得卧寐者,死"(300)五条,病属少阴虚寒,已至末期阶段,呈现"阴阳离决,精气乃绝"之危候,故直断为死证。

又有热证,有实热、虚热之分,亦当审辨其预后。如"伤寒,若吐下后,不解,不大便五六日,上至十余日,日晡所发潮热,不恶寒,独语如见鬼状。若剧者,发则不识人,循衣摸床,惕而不安,微喘直视,脉弦者生,涩者死。微者,但发热谵语者,大承气汤主之。若一服利,则止后服"(212 条)。此是阳明燥热腑实之证。阳热亢极,阴液潜消,病情相当严重。脉弦是病属热实,津液未至枯竭,正邪犹能相争,若得泻热去实之剂,尚可回生;脉涩是津液已竭,故曰死证。此外,虚热之证,《伤寒论》载于少阴篇,然简略而不详。若为太阳火逆证,似可窥其底蕴。如"太阳病中风,以火劫发汗,邪风被火热,血气流溢,失其常度。两阳相熏灼,其身发黄。阳盛则欲衄,阴虚小便难。阴阳俱虚竭,身体则枯燥,但头汗出,剂颈而还,腹满微喘,口干咽烂,或不大便,久则谵语,甚者至哕,手足躁扰,捻衣摸床。小便利者,其人可治"(111 条)。此条所载手足躁扰、捻衣摸床、发黄、哕逆等多属热病坏证常见之症状。仲景如实描写,实为后人研究病机变化规律之宝贵资料。其谓"小便利者,其人可治",是以津液之存亡,决病情之生死,故治热病当明救津液的重要性。

综上所述,是知诊外感热病,病情之生死、预后之顺逆,多取决于病邪之轻重,正气之强弱,以及与治疗适当与否有关。以上可以说明《伤寒论》六经辨治有扶阳气、存阴液两大重要法门。救阳救阴,均须图之于早,不可稍缓。若证候严重,病情已到危重程度,又必须大力图维,尽力抢救,不可因循推诿不治。

11. 结语

《伤寒论》根据外感热病在整个病变的全过程,着重运用脏腑经络阴阳气血等理论,对于生理功能失常所反映的病理变化机转,在《内经·素问·热论》的基础上,创立了六经辨证。故六经篇章之首,标明有"辨太阳病脉证并治""辨阳明病脉证并治"等。但对六经具体的病证、脉象、治法等应当怎样辨? 为什么要辨? 今试用中医理论,结合原条文,对六经辨证论治的某些基本规律和使用方法,做了些初步探讨。首先认为"治病必求于本",故列辨阴阳为辨证总纲,并分病有阴阳、证有阴阳、脉有阴阳、治有阴阳四个方面阐述。次对病位的表里上下、邪正的虚实、属性的寒热,做出了分析比较、推理阐述。末对六经证候中的主次兼夹、轻重缓急、真假类似、预后生死等,都做了辨析和阐明。可以使人们清楚认识到《伤寒论》六经辨证准确,立法有据,遣方有本,用药精当,为深入研究仲景学说打下良好基础。

六经辨证,不仅限于以上几种,而且有辨异同、辨常变等,愚因另有专题阐述,故未附入。

由于笔者水平有限,仓促草就,错误之处,祈指正为荷!

（原载于《湖北中医杂志》1982年第2期第1～5页及第3期第1～5页）

论《伤寒论》中之病与证

中医历来就讲究按照其本身的理论体系既辨证又辨病。这一辨证、辨病相结合的辨证思想,在《伤寒论》中体现得尤为突出。

何谓病? 即《伤寒论》中之太阳病、阳明病、少阳病、太阴病、少阴病、厥阴病是也。三阳为阳;三阴为阴。揆以《内经》"治病必求于本"之义,盖所谓三阳病者,邪入未深,病势尚浅,病位在上在表,正气抗邪能力较强,营卫气血流行之机,充盛有力,病多属实,故于三阳病多见发热证,即"病有发热恶寒者,发于阳也"（7条）。若三阴病邪入较深，病势沉重，病位在里在下，正气抗邪能力不足，阳气反应迟滞，病多属虚，故三阴病多无发热证，所谓"无热恶寒者，发于阴也"（7条）。是其所谓病者，盖仲景固从纷纭复杂千变万化之病候中，根据邪气之微甚，正气之强弱，脏腑经络营卫气血之反应，三因、四诊、八纲、八法之具体运用，始厘定此三阳三阴，亦即六经病。治伤寒如是，治杂病亦如是也。

《内经·灵枢·五变》谓"百疾之始期也，必生于风雨寒暑，循毫毛而入腠理。"凡外感疾病发生、发展的一般规律，多由表而深入及里。太阳主人身在外一层，总六经而统摄营卫，故外邪犯表，阳气被遏，在表营卫不和，则表现为太阳之为病，或简称太阳病。"太阳之为病，脉浮，头项强痛而恶寒"（1条），为太阳表病总纲。外邪束表，阳气失宣，反映出太阳病本质，则恶寒。然太阳病必有发热，因躯体阳气反应有迟速不同，如太阳伤寒，有"或已发热，或未发热"（18条），但不发热一般则非表病，因表病初则阴盛而寒，继则阳盛而热也。太阳经气受病，病机逆而上行，故头痛项强。太阳病势反映向外向上，故脉象应之而浮。

阳明主三阳之里，故阳明病偏重于里，以"胃家实"为提纲。又因阳明主燥热之化，故以"身热，汗自出，不恶寒，反恶热"（182条）为外证，以"脉大"为主脉。阳明之腑属胃与大肠，故阳明病既有腑实燥结证，又有气分大热证。

少阳主三阳中之半表半里，少阳之腑属胆与三焦，又因少阳主火化，故以"口苦，咽干，目眩"（263条）为少阳病提纲。其病机为枢机不利，正邪分争，少阳受病，进而影响脾胃。少阳主要病证，当与"往来寒热，胸胁苦满，嘿嘿（默默）不欲饮食，心烦喜呕"（96条）等互参。

三阴病属阴中之里。太阴病重点在脾，主寒湿之化。脾虚脏寒，故太阴病以"腹满而吐，食不下，自利益甚，时腹自痛"（273条）等为主证。太阴脏寒，累及下焦肾命真阳，往往形成少阴寒化证。

少阴病重点在心肾，以"脉微细，但欲寐"（281条）为提纲。少阴病分阳虚寒化与阴虚热化两大证型。阳虚寒化证有脉微细，但欲寐，恶寒踡卧或厥冷，下利或呕逆等；阴虚热化证，则有脉细数，舌质绛，咽干咽痛，心烦不得眠等。

厥阴病重点在肝。厥阴病以"消渴，气上撞心，心中疼热，饥而不欲食，食则吐蛔。下之利不止"（326条）为提纲。此是厥阴上热下寒、寒热错杂之证。但厥阴病又有寒证、热证、厥热胜复证及厥、利、呕、哕四大证型。

此外，三阳三阴病中，还可出现合病并病和病邪不自表而径入于里之三阴直中之证。

以上皆以六病立论——即三阳三阴之为病是也，何谓中医之无病乎？

盖三阳三阴之病，不是固定不变的，发病之后，其病机可以相互影响，并且可以转化。今以太阳表病为例，如病势轻浅，可以自愈；亦有病候始终稽留于表而持久不愈；有阳盛传入阳明之腑或转为少阳病的；有阴盛传入少阴之脏或转为太阴或厥阴病的；更有转为结胸、痞证等而属杂病范畴的。又以少阴里病为例：有阳回而自愈者；有兼表寒而反发热者；有纯阴无阳而成危重之证者；有阴盛阳衰而为格阳、戴阳者；有阴竭阳越而成不治之证者等。盖病之传变与否，多与病邪的盛衰、正气的强弱、宿疾的有无以及误治与否等有关。如正胜邪衰，虽是三阴病，也可以逐渐向愈；若邪盛正衰，则三阳病也可趋向严重。故必须随时根据病证变化的情况，细致审辨，方为得之。

然辨病必须审证，而审辨证候在《伤寒论》中，尤为具体而细致准确。何谓证？如"脉浮，头项强痛而恶寒"（1条），发热为太阳病。在太阳病脉证的基础上，若"或已发热，或未发热，必恶寒，体痛，呕逆，脉阴阳俱紧者，名为伤寒"（3条），见无汗而喘，为麻黄汤证；若不汗出而烦躁，则是表寒里热，为大青龙汤证；见无汗而干呕咳喘，为表寒里饮，是小青龙汤证；若无汗而项背强，则是表为寒束，经输不利，即葛根汤证。又如"太阳病，发热，汗出，恶风，脉缓者，名为中风"（2条），病机为营卫不和，卫强营弱，即桂枝汤证；见脉浮或脉浮数，发热汗出，少腹里急，烦渴或渴欲饮水，水入即吐，小便不利，为太阳蓄水，有表里证，即五苓散证等等。

阳明病以身热，汗自出，不恶寒，反恶热，脉洪大等为主要脉证。如见大烦渴不解，为气分大热，即白虎或白虎加人参汤证。若兼腹满痛，不大便，潮热，谵语等，为腑实燥结之证。腑实燥结，其证偏于心烦、谵语、蒸蒸发热者，为里热偏盛，是调胃承气汤证；偏于"腹大满不通"者，为浊气结滞，是小承气汤证；若邪热与宿垢结为燥屎,腹满痛不解,或痞满燥实坚数症俱备,则是大承气汤证。

少阳病以往来寒热,胸胁苦满,默默不欲饮食,心烦喜呕,口苦,咽干,目眩,舌苔白,脉弦等为主要脉证,亦即小柴胡汤证。兼表证有发热,微恶寒,肢节烦疼,心下支结者,为柴胡桂枝汤证;兼里实有潮热,不大便或下利属热结旁流者,为柴胡加芒硝汤证;兼呕不止,心下急,郁郁微烦,则是大柴胡汤证;兼水饮内结,证见胸胁满微结,小便不利,渴而不呕,往来寒热,心烦者,则是柴胡桂枝干姜汤证;兼胸满,烦惊,谵语,小便不利,一身尽重不可转侧者,是病邪弥漫于表里之间,寒热相混,虚实夹杂,为柴胡加龙牡汤证。

太阴病以腹满而吐,食不下,自利益甚,时腹自痛,不渴,脉弱等为主要脉证,实际即理中汤证。若里证已和,见脉浮可汗,则是太阴表证。如里证严重,累及少阴肾命真阳,下利厥冷,又是四逆汤证。

少阴病分阳虚寒化与阴虚热化两大证型:阳虚而寒的主要脉证有脉微细,但欲寐,恶寒踡卧或厥冷,下利或呕逆等。若少阴兼表,无里证,反发热,脉沉者,是麻附细辛甘草汤证;又少阴无热,背恶寒,身体痛,手足寒,骨节痛,脉沉,是阳虚而寒,即附子汤证;若少阴病,小便不利,腹痛,四肢沉重疼痛,自下利,是阳虚水泛,即真武汤证;又大汗大下而厥冷者,为四逆汤证;更有阴盛于内,阳扰于外,出现下利清谷,脉微欲绝,身反不恶寒,其人面色赤者,名格阳,即通脉四逆汤证。有少阴病脉微下利,面赤,为阴盛于下,阳浮于上,下真寒而上假热,名戴阳,即白通汤证。若利不止,厥逆,无脉,干呕心烦,即是白通加猪胆汁汤证。至于少阴阴虚而热的主要证型,一般有脉细数,舌质绛,心中烦不得眠,咽干咽痛等。如少阴病,心中烦,不得眠,是真阴亏虚,心火内扰,即黄连阿胶汤证。少阴下利,咽痛,胸满,心烦,是利下伤明,为猪肤汤证。若下利咳而呕渴,心烦不得眠,小便不利,是少阴阴虚而水热相结,即猪苓汤证等。

厥阴病,消渴,气上撞心,心中疼热,饥而不欲食,食则吐蛔,下利者,是厥阴寒热杂错、上热下寒之证。有先见厥利,后见发热者,为厥热胜复之证。厥阴病寒证,如手足厥寒,脉细欲绝之寒厥,为当归四逆汤证。又有热证,如热利下重,渴欲饮水,是白头翁汤证。

　　六经病中，主证之外，又有兼证。如太阳桂枝汤证，有兼项背强，兼微喘，兼阳虚漏汗者。少阳小柴胡汤证，有兼渴，兼腹痛，兼心下悸，小便不利者。此外，在六经病的过程中，往往出现属于杂病范畴之证候者，如结胸、痞证、悬饮等是。

　　审证又须辨病，尤为《伤寒论》之主要特色，亦是仲景"见病知源"的关键所在，与后世见证治证、头痛医头者大有不同。举例言之，如下利一证，从形象看，当属于肠，与太阴阳明有关。但从六经衡之，三阳三阴之病，都可导致下利。如"太阳与阳明合病者，必自下利，葛根汤主之"（32 条）。此云两阳合病，其病机实因表病而影响肠胃升降，引起下利。故治法重在解表，是表证下利也。"太阳病，桂枝证，医反下之，利遂不止，脉促者，表未解也；喘而汗出者，葛根黄芩黄连汤主之"（34 条），"太阳与少阳合病，自下利者，与黄芩汤"（172 条），以上二者，一见于太阳葛根汤证后，是表里俱热之下利；一称太阳少阳合病，是里热下利。实则都与阳明有关。又"下利谵语者，有燥屎也，宜小承气汤"（386 条），"阳明少阳合病，必下利……脉滑而数者，有宿食也。当下之，宜大承气汤"（256 条）。下利一证，使用下法，似属通因通用，但其下利实为热结旁流一类，虽流者似流，而结者自结，故当审结实的程度，而定下法的轻重。然阳热亢盛，阴液潜耗，如"少阴病，自利清水，色纯青，心下必痛，口干燥者，可下之，宜大承气汤"（321 条），虽见下利，亦应采取急下存阴一法，但仍有里实证在，此义又须明确。若"伤寒发热，汗出不解，心中痞硬，呕吐而下利者，大柴胡汤主之"（165 条），病属少阳而兼里实下利，故治宜和解通下并用之法。至于三阴虚寒，最易出现下利。如"自利不渴者，属太阴，以其脏有寒故也。当温之，宜服四逆辈"（277 条）是太阴脏寒下利。"大汗，若大下利而厥冷者，四逆汤主之"（354 条）是少阴阳衰下利。"伤寒，先厥后发热，下利必自止"（334 条）是厥阴厥热胜复之下利。少阴病有真武汤、白通汤、通脉四逆汤等方。厥阴病寒热杂错上热下寒之证，如乌梅丸、干姜芩连人参汤证等，都以下利为主证。此外，如"少阴病，下利，便脓血者桃花汤主之"（306 条），"热利下重者，白头翁汤主之"（371 条）。二者虽云下利，实侧重在便脓血，但前者属少阴寒利，后者属厥阴热利，不容相紊。

　　综上所述，是知仲景诊治疾病的中心思想，既重在辨病，又强调辨证，如此对于正确诊断患者邪正的盛衰、阴阳的变化、表里的出入、病势的轻重缓急,以决定正确治疗措施和相适应的方药,是有重要实践意义的。

（原载《湖北中医杂志》1984 年第 5 期第 1～3 页）

《伤寒论》合病并病证治规律探讨

六经之病,据临床实际验证,单纯者少,复杂者多;正病典型者少,合病并病居极大多数。《伤寒论》载合病七条,并病五条。本文总结六经病合病并病证治规律,供深入研究仲景学说者参考。

1. 合病

合病的意义,即数经的证候不分先后同时出现。如"太阳与阳明合病者,必自下利,葛根汤主之"(32 条),"太阳与阳明合病,不下利,但呕者,葛根加半夏汤主之"(33 条)。以上两条的呕、利已涉及阳明,但主方用葛根汤,以方测证,必以头项强痛、恶寒发热无汗等表证为主,故以解表为主法。又"太阳与阳明合病,喘而胸满者,不可下,宜麻黄汤"(36 条)。此证是寒邪束表,肺胃之气不得宣降,有传入阳明的可能,但病势重心仍在太阳之表。其喘而胸满与阳明腹满而喘不同,故不可下,宜麻黄汤。再有"太阳与少阳合病,自下利者,与黄芩汤;若呕者,黄芩加半夏生姜汤主之"(172 条)。此是表邪已解,里热下利。其主证当有发热口苦,利下臭秽,肛门觉热,小便短赤,或腹中拘急作痛,脉弦数等。故用黄芩汤微苦酸寒之剂,以清热坚阴止利为治。又"阳明少阳合病,必下利……脉滑而数者,有宿食也。当下之,宜大承气汤"(256 条)。此条用大承气汤治下利,则此下利当属热结旁流之类,必有腹满硬痛拒按、便而不爽、小溲黄赤、舌苔黄燥等实热证之象为凭,否则不可滥用。此外,三阳合病两条:一为"三阳合病,腹满身重,难以转侧,口不仁,面垢,谵语遗尿……若自汗出者,白虎汤主之"(219 条)。此云三阳合病,实则阳明气热偏盛,故用白虎汤以独清阳明里热。二为"三阳合病,脉浮大,上关上,但欲眠睡,目合则汗"(268 条),此则具有三阳合病之脉,其证为里热偏重而致神昏盗汗，但未提出明显之治法。从以上数条来进行分析，同一合病下利，有从表发汗而解者，有从里通下而愈者，亦有纯以清热止利为治者。可见合病治疗大法，仍当侧重以主证为重。

2. 并病

所谓并病，即一经证候未罢，而又陆续出现另一经证候。如"二阳并病，太阳初得病时，发其汗，汗先出不彻，因转属阳明，续自微汗出，不恶寒。若太阳病证不罢者，不可下，下之为逆，如此可小发汗"（48条）。此条主用小发汗，自是太阳表证未罢，阳明里热未盛之治法。若"二阳并病，太阳证罢，但发潮热，手足漐漐汗出、大便难而谵语者，下之则愈，宜大承气汤"（220条），则是二阳并病、表证已罢、燥实证重的治法。又太阳少阳并病三条，一为"太阳与少阳并病，头项强痛，或眩冒，时如结胸，心下痞硬者，当刺大椎第一间、肺俞、肝俞，慎不可发汗"（142条），一为"太阳少阳并病，心下硬，颈项强而眩者，当刺大椎、肺俞、肝俞，慎勿下之"（171条）。上二条所载证候略同，因病位重在太阳、少阳二经经脉，故均主用刺法以宣泄其邪。论其禁例，一则禁汗，一则禁下，是互文见意笔法，亦即太阳、少阳并病不可汗下之义。唯"太阳少阳并病，而反下之，成结胸，心下硬，下利不止，水浆不下，其人心烦"（150条），则是太阳、少阳并病，误用下法，脾胃阳气大伤，已成危重之证。综上所述并病治法，在二阳并病中，如表证未罢，里证未盛，则用小发汗法；如太阳表证已罢，纯属阳明腑实，则用下法。其太阳、少阳并病，治用刺法，并禁汗、下，亦寓太少并治之义。凡此都是"观其脉证，知犯何逆，随证治之"之范例。

3. 三种证型

《伤寒论》六经，从发病的起因、病变发展趋势的整个过程及其阶段性来进行严格分析：合病并病中，有的具有合病并病之名，而无合病并病之实，如合病条用麻黄汤、白虎汤，并病条用大承气汤等，皆是其例。实则大论三百九十八条中，合病并病病例最多，故亦有无合病并病之名，而有合病并病之实者。其合病并病交错出现之病况，用六经结合八纲理论来辨析，综合论之，大抵有三种证型:一为阳与阳合之合并病,如"伤寒六七日,发热微恶寒,支节烦疼,微呕,心下支结,外证未去者,柴胡桂枝汤主之"(146 条)。此条发热微恶寒,支节烦疼,是太阳轻证;微呕,心下支结,是少阳轻证,当属太阳少汤合病证类型,故用太阳少汤两解之治法。又"本太阳病,医反下之,因尔腹满时痛者,属太阴也……大实痛者,桂枝加大黄汤主之"(279 条),似即太阳、阳明并病,故用解肌兼通下之法。"阳明病,发潮热,大便溏,小便自可,胸胁满不去者,与小柴胡汤"(229 条),"阳明病,胁下硬满,不大便而呕,舌上白胎者,可与小柴胡汤"(230 条)。这两条发潮热,不大便,是阳明证。胸胁满而呕,为病属少阳。唯大便溏,小便自可,舌上白苔,则属阳明热证尚未形成阶段,故主用和解一法,亦即少阳阳明合病独取一经之治法。其"阳明中风,脉弦浮大……"(231 条),此云阳明中风,若以脉赅证,似属三阳合病之例,故治法亦偏向一经,而云"可与小柴胡汤"或"与麻黄汤"(232 条)。再有阴阳相合之合并病,如"太阳病,外证未除,而数下之,遂协热而利,利下不止,心下痞硬,表里不解者,桂枝人参汤主之"(163 条)。此云表里不解,主用温中解表之法,则所谓表证当是太阳未除;因误下后脾阳受伤,不能运化水谷精微,自属太阴脏寒下利,亦即太阳太阴合并病之证型。"少阴病,始得之,反发热,脉沉者,麻黄细辛附子汤主之"(301 条),"少阴病,得之二三日,麻黄附子甘草汤微发汗。以二三日无证,故微发汗也"(302 条)。此两条少阴阳虚而兼"反发热"表证,故用温阳解表双解之法,亦即太阳少阴合并病之治法。又"手足厥寒,脉细欲绝者,当归四逆汤主之"(351 条)则是厥阴血虚而寒郁于表,用当归四逆汤以活血复脉,温经通阳,似可列于厥阴太阳合并病之例。至于阴与阴合之合并病,大论原文似不多见。然据"自利不渴者,属太阴,以其脏有寒故也。当温之,宜服四逆辈"(277 条)仔细推究,与"下利清谷,不可攻表,汗出必胀满"(364 条),"下利腹胀满……先温其里……温里宜四逆汤"(372 条)等当属太阴少阴合并病。又"伤寒发热,下利至甚,厥不止者,死"(345 条)等,属三阴虚寒下利,阴盛而阳不复,形成"阴阳离决,精气乃绝"之逆证。

　　4. 五种治法

　　关于合病并病的治法,后人有"合病重在一经,并病数经兼顾"之说,自得其要,但不全面。实则合病治法亦有兼顾其次者,如葛根汤、黄芩汤因呕则加半夏、生姜等是。并病亦有独取一经者,如220条之用大承气汤是也。愚拟对于合病并病治法,混合归纳,为下列五种:一为突出治其主证而不问其余。如主证既除,则所伴次要之证,亦得悉解。上面所举阳明病主用小柴胡汤两例,及合病条用麻黄汤、白虎汤等是。二为治其主证而宜兼顾其次者,如桂枝人参汤证,用理中以温中为主,而加一味桂枝后下以解表。三为合并之病,权衡其轻重相等,则同治之法,自无孰轻孰重之殊。如柴胡桂枝汤双解太少之邪,麻黄附子甘草汤温阳解表,以治少阴阳虚而兼表证皆是。四是合并病有轻重缓急之分,则治法自有先后缓急之异,如从"救里宜四逆汤,救表宜桂枝汤"(91条)、"温里宜四逆汤,攻表宜桂枝汤"(372条)等条,可以体会其意。五为合并之病,一般先治原发病,后治续发病,如"阳明病,脉迟……若汗多,微发热恶寒者,外未解也"(208条)。此与下条"宜桂枝汤"脉证相同,有"其外不解者,尚未可攻,当先解其外"(106条)之义,亦是合病并病治法之一种。

合病并病之说,大论创之,柯氏启之。愚拟掇拾其大义,阐发其幽微,以期六经学说,广为世用。欠妥之处,尚祈指正为荷。

(原载《新中医》1982年第11期第10、11及43页)

试探《伤寒论》证治之常与变

《伤寒论》在六经分证总的原则下,其所载之证候、脉象有常有变,治法亦有常有变。所谓常,是指疾病证候脉象的一般情况及与之相适应的治法。所谓变,即指针对较为特殊的病证状况应当有随证而变的治法。但机体是复杂的,病变是多种多样的,在一定的病证下,治法又具有灵活多变性。学习时要从六经病证的全局观点出发,既要通其常,又要知其变,方能曲尽病情,体会出病机变化治疗法则的关键所在。今试撰此文,以供参考。

1. 脉证有变,治法不变

在讨论六经证治之常变中,愚认为研究重点当着重于变。六经病中,有脉证有变而主证不变,其治法自亦不变者。例如:"太阳之为病,脉浮,头项强痛而恶寒"(1 条)中头项强痛为太阳表证主证之一,故"病如桂枝证,头不痛,项不强"(166 条)则非表证。但表证有只头痛而项不强者,如"太阳病,头痛,发热,汗出,恶风,桂枝汤主之"(13 条)是也。恶寒亦为太阳表病主证,伤寒注家有伤寒恶寒、中风恶风之说。但中风证有"啬啬恶寒"(12 条)者,伤寒证亦有"恶风"(35 条)者。恶风较轻,恶寒较重,二者在程度上有不同,其性质无大差异,是又不必拘泥于此矣。表证恶寒多与发热伴见。但在表病初起阶段,如太阳伤寒亦有"或未发热"(3 条)者。太阳表证主脉为浮,伤寒则"脉阴阳俱紧",是浮紧为太阳伤寒主脉。所谓"脉浮紧者,法当身疼痛,宜以汗解之"(50 条),但亦有脉浮或脉浮数者,如"脉浮者,病在表,可发汗,宜麻黄汤"(51 条),"脉浮而数者,可发汗,宜麻黄汤"(52 条)是也。又如"太阳中风,脉浮紧,发热恶寒,身疼痛,不汗出而烦躁者,大青龙汤主之"(38 条),"伤寒脉浮缓,身不疼,但重,乍有轻时,无少阴证者,大青龙汤发之"(39 条)。以上两条脉证大有差异,而治法一样,何也?因其病机同为表闭阳郁而有内热,主证之"不汗出而烦躁",当为两条所共有。故可同用大青龙汤以大发其汗,兼清散郁热为治也。阳明病提纲为胃家实,其病多值燥热极盛阶段,以"身热,汗自出,不恶寒,反恶热也"(182 条)为外证,以"脉大"(186 条)为主脉。但有热结于里,使阴阳气不相顺接,演变为厥深热深,如"伤寒脉滑而厥者,里有热,白虎汤主之"(350 条)亦有因壮热太盛,汗液大泄,导致津气两伤,其证有见"背微恶寒"(169 条)者,有"时时恶风"(168 条)者,则白虎汤加人参汤清热兼以益气生津。凡此均须与表证做仔细鉴别,故曰:"伤寒,脉浮,发热无汗,其表不解,不可与白虎汤"(170 条)。自可窥其深意。若阳明里热燥结成实,脉多见沉实滑数。所谓"脉沉实者,以下解之"(394 条),"阳明病,谵语,发潮热,脉滑而疾者,小承气汤主之"(214 条)。然里热燥结于腑,营卫气血流行之机不畅,又可出现脉迟。如"阳明病,脉迟,虽汗出不恶寒者,其身必重,短气,腹满而喘,有潮热者,此外欲解,可攻里也。手足濈然汗出者,此大便已硬也,大承气汤主之"(208 条),但燥热结实之证,其脉迟必实而有力,此义又所当知也。少阳病以"往来寒热,胸胁苦满,嘿嘿不欲饮食,心烦喜呕"(96 条)等为主证，但论中有"设胸满胁痛者"（37条）、"胁下满"（99条）者、"胸胁满不去"（229条）者、"胁下硬满，不大便而呕"（230条）者、"呕而发热者"（149、379条）、"寒热，发作有时"（144条）者，治法均主用和解，主方为小柴胡汤。综上所述，可以证明少阳枢机不利，只要主证有一二存在，虽证候有些差异，而治法大体不变。此即仲景所谓"伤寒中风，有柴胡证，但见一证便是，不必悉具"（101条）之例。但见一证便是，愚意当不仅局限于柴胡一证。考前段所举大青龙汤两条，以及桂枝汤治太阳中风外，并治"时发热自汗出"（54条）或"常自汗出"（53条），总的病机为脏无他病，在表为营卫不和所致，故都可施用调和营卫之法。推之"自利不渴者，属太阴，以其脏有寒故也。当温之，宜服四逆辈"（277条），自利不渴，自属太阴主证，宜用温中，主方如理中汤（丸）。若脏寒太甚，侵及下焦肾命真阳，急宜温暖脾肾，补火燠土。故在下利证候的基础上，如"下利腹胀满……先温其里……温里宜四逆汤"（372条），"伤寒，医下之，续得下利清谷不止……急当救里……救里宜四逆汤"（91条），可见虚寒下止，脾肾阳微，虽证候略有小异，均可施用四逆汤以温暖脾肾，回阳救逆。但见一证便是，与愚所提脉证有变而主证大抵不变，则其治法不变之说，极有联系，故特此郑重提出，以供参考。

2. 脉证有变，治法亦变

六经病中，有脉证有变且主证有变，治法亦应随之而变者。如"脉浮数者，法当汗出而愈。若下之，身重心悸者，不可发汗，当自汗出乃解。所以然者，尺中脉微，此里虚。须表里实，津液自和，便自汗出愈"（49条），"脉浮紧者，法当身疼痛，宜以汗解之。假令尺中迟者，不可发汗。何以知然？以营气不足，血少故也"（50条）。此两条自属表证，本应汗解。因得病之前，本元素虚。或得病之后，又经误治，其脉证出现里虚之象，治法当以里虚为主：如气营不足，当用养营益气之法，如桂枝新加汤；如阳气虚衰，则用温阳补虚之剂，如附子汤。若辛温发汗，则犯虚虚之戒，不可滥用，义颇昭然。又"咽喉干燥者，不可发汗"（83条），"亡血家，不可发汗，发汗则寒慄而振"（87条），"病人有寒，复发汗，胃中冷，必吐蚘"（89条），或属阴虚，或属阳虚，或阴阳俱虚，都是表证兼里虚，治法为禁汗。

中心大意,略同于此。再以阳明病为例:如阳明气分热证,主证多为壮热多汗,烦渴引饮。然有"阳明病,法多汗,反无汗,其身如虫行皮中状者,此以久虚故也"(196条)。此类患者虽属阳明热证,但因病气虚,气不化津,无津不能作汗,故出现无汗,身如虫行皮中状,治法当以扶益元气、充养津液为主,虽是热证,不可专用寒凉清热之法矣。若阳明燥热成实,其主证多外见潮热,内有不大便。故不大便、发潮热最为辨证眼目,然当综合全部脉证细辨为是。如"伤寒不大便六七日,头痛有热者,与承气汤。其小便清者,知不在里,仍在表也,当须发汗"(56条),此证中不大便六七日,似为阳明腑实,当与承气汤类通下之。唯其小便清,知其里热未著,则此不大便当由表证影响肠胃功能所致,故当以头痛有热等证为主,宜用调和营卫法使表解而里自和。又有"阳明病,发潮热,大便溏,小便自可,胸胁满不去者,与小柴胡汤"(229条),"阳明病,胁下硬满,不大便而呕,舌上白胎者,可与小柴胡汤。上焦得通,津液得下,胃气因和,身濈然汗出而解"(230条)。此两条当属阳明少阳合病之病。由于少阳表证未罢,阳明里热结实,尚在未形成阶段,虽有不大便、发潮热,还当以少阳病为主,故主用小柴胡汤,以舒展枢机,和解表里。又有阴寒燥结酷似里热结实之证,亦可出现不大便,或发潮热,当以阴寒证候为主,不可滥用攻下之法。如"阳明病,潮热,大便微硬者,可与大承气汤,不硬者,不可与之。若不大便六七日,恐有燥屎,欲知之法,少与小承气汤,汤入腹中……若不转失气者,此但初头硬,后必溏,不可攻之,攻之必胀满不能食也。欲饮水者,与水则哕"(209条)。盖阳明胃中虚寒,致使脾之转输功能失职,亦可形成不大便,而具有先硬后溏所谓阴结之象。愚从临证观察,亦有虚阳外露,而见潮热。此证若误用攻下之法,必致使脾胃中气更虚,气逆而哕,而成危重之证。

3. 治有常法,亦有变法

六经治疗大法,通常贯穿着常与变两种形式:例如太阳表病,治法当因势利导,使病邪外透而解,一般使用汗法,即所谓"其在皮者,汗而发之"(《内经·素问·阴阳应象大论》),但汗法的具体运用,又有种种区别。如伤寒无汗不得用桂枝汤,中风汗出不得用麻黄汤。曰:"桂枝本为解肌,若其人脉浮紧,发热汗不出者,不可与之也。常须识此,勿令误也。"(16 条)然在一般与特殊的病变状况比较之下,治疗原则,既有常法,又有变法;既有定法,更有活法。如"伤寒发汗已解,半日许复烦,脉浮数者,可更发汗,宜桂枝汤"(57 条),是又不必拘泥于伤寒、中风之说矣。太阳表病如兼里虚,治法上或解表温里并用,或先救其里,后解其表。是又常法中有变法,定法中有活法矣。阳明里实,使用下法。仲景对下法施用,颇为审慎。如调胃承气汤的服法,一般以"温顿服之"为主。亦有根据病情,"若胃气不和,谵语者,少与调胃承气汤"(29 条)之法。大承气汤峻下热结,属阳明攻下之法。如"伤寒呕多,虽有阳明证,不可攻之"(204 条),"阳明病,心下硬满者,不可攻之"(205)等等。所谓可攻与不可攻,一般都是针对大承气汤方而说。然阳明腑实,证未显著,病情尚在疑似之间,恐有燥屎,有欲用大承气汤,先则少与小承气汤试探之法。然有阳明燥实,阳热亢盛,阴液潜消,值病甚重而其势又急,则又当放手急下,不必徘徊瞻顾,故又设有阳明、少阴六急下证之泻阳救阴之法。少阳受病,使用和法,通常而有汗吐下三禁。少阳兼有表证,用柴胡桂枝汤,或小柴胡汤去人参加桂枝,则是和解与解表并行之法。若兼有里实,则用大柴胡汤或柴胡加芒硝汤,又是和解通下双解之法。更有少阳病兼里虚,有先与小建中汤,后与小柴胡汤,先补后和之法。至于三阴虚寒,使用温法,亦须知其常,达其变。例如,四逆汤为治少阴病阳虚阴盛证主方。"大汗,若大下利而厥冷者,四逆汤主之"(354 条),"脉浮而迟,表热里寒,下利清谷者,四逆汤主之"(225 条),可以说明虚寒下利,脾肾阳微,正宜用此补火燠土、回阳救逆之法。然而太阴篇云:"自利不渴者,属太阴,以其脏有寒故也。当温之,宜服四逆辈。"(277 条)考太阴脏寒,法当温中,主方当用理中汤(丸)。四逆汤为治少阴虚寒回阳救逆之法,今云"宜服四逆辈",何也? 盖一个"辈"字,正与《金匮要略》肝病实脾之义略同。因脾肾功能互有紧密联系。太阴病轻,少阴病重,正恐病势由轻而向危重方向转化也。更有"少阴病,脉沉者,急温之,宜四逆汤"(323 条),极寓深意。因少阴病脉来沉而微细无力,其为阳衰阴盛之象显然,虽无吐逆下利之证,但其病变后果实不可测,故当急用急温之法,以温暖脾肾,回阳救逆,此条载于少阴三急下证之后,可征仲景示人救阴救阳两大法门,皆当重视,用之不可稍缓。凡此可知六经的治疗大法,常法中复有变法,定法中更有活法矣。

(原载《湖北中医杂志》1984 年第 1 期第 1～3 及 55 页)

《伤寒论》六经证治之异同辨

《伤寒论》六经病中,审其异同,实属辨证施治的关键。同一类型的疾病,因发病原因、病理机制不同,或各个病证在其发展阶段的性质不同,而不能采用同一治法。不同类型的疾病,因其发病主因、病理机制相同,或处于某一阶段的性质相同,又可施用同一治法。但疾病证候复杂、治法多样,故异同之辨,应当辨证看待。今就同中求异、异中有同及异中求同、同中有异两点,试为论述于次:

1. 同中求异,异中有同

六经病中,既有各个不同的类型病证,又有各个不同的治疗方法,故必须辨析其同中之异。例如太阳病,以脉浮,头项强痛而恶寒为主脉主证,若发热汗出,恶风,脉缓,名为中风,即桂枝汤证;或已发热,或未发热,必恶寒,体痛,呕逆,无汗而喘,脉阴阳俱紧,名为伤寒,即麻黄汤证。是二者同为太阳表病,而有中风、伤寒之分矣。阳明病以身大热,汗自出,不恶寒,反恶热,脉洪大为主脉主证,若见烦渴,是气分热证,为经证;若见潮热,谵语,腹满硬痛,大便不通,脉沉实,苔黄燥,为燥实热结,属腑证。是二者同为阳明里热之病,而有经腑之辨矣。少阳病以往来寒热,胸胁苦满,默默不欲饮食,心烦喜呕,口苦咽干,目眩,舌苔白,脉弦细为主脉主证,兼里实则有潮热或呕不止,心下急,郁郁微烦;兼水饮不化,则有胸胁满微结,小便不利,渴而不呕,但头汗出;兼发热,微恶寒等则为表未解之证。至于三阴,如太阴病以腹满而吐,食不下,自利益甚,时腹自痛为主证,兼表亦有发热恶寒等证。少阴病以脉微细,但欲寐为主脉主证,如兼背恶寒,身体痛,手足寒,骨节痛,口中和,脉沉,为少阴阳虚无热恶寒之证;兼腹痛,小便不利,四肢沉重疼痛,下利,是阳虚水泛之证;若病从始得之,有反发热,无汗,脉沉,则是兼有表证;更有病势危重,证见四肢厥逆,下利清谷,或脉微欲绝,身反不恶寒,面色赤等,则是少阴阳虚阴盛之寒厥,或为真寒假热格阳、戴阳之证。对于厥阴病,因原文叙证较杂,尚无明显案例可资佐证,故从略。

从同中求异,又反复推究其异中有同,则对于六经辨证论治之基本精神,更进一步有所认识。上举太阳病中风伤寒两证,伤寒用麻黄汤开泄腠理,解表发汗。方中麻桂并用,辛温宣发之义昭然。若桂枝汤解肌祛风,调和营卫,以治太阳中风,似不宜列为汗剂。但此方服后以"遍身漐漐微似有汗者益佳"。"脉浮数者,可更发汗,宜桂枝汤"(57 条),"脉浮者,可发汗,宜桂枝汤"(276 条),则桂枝汤仍属汗法,当无疑义。推之温病列于太阳表病,治法与伤寒中风自有辛凉、辛温之异。唯因势利导,使邪从外泄,亦当属于汗法范畴。《内经》谓"其在皮者,汗而发之"是也。阳明病主方如白虎汤辛甘寒,以清解气分大热;三承气汤苦咸寒,以通下腑实燥结。然阳明病以燥热为主,治法重点针对阳明邪热,虽有通下有形燥结与清解无形气热之分,但均属于"热者寒之"之治法。少阳病在半表半里,枢机不利。病不在表,则不可汗,又不在里,则不可下,故治法以和解为主。因病又有兼表兼里或兼水饮不化之别,故方有柴胡桂枝汤、大柴胡汤、柴胡加芒硝汤、柴胡桂枝干姜汤等之异。但柴胡类方,均从小柴胡汤增损变化而来,可以领会其重点仍具和法之意。太阴病属脏寒,法当温中,主方如理中丸。如偏于里虚,脾肾阳微,则补火燠土,"宜四逆辈"。如兼表证,则宜表里双解,方如桂枝人参汤。但立法总以温里为主。少阴病寒化各证,因病程有新久,感邪有微甚,正气受损之程度有轻重不同,故或用麻附细辛、甘草汤以温阳解表,或用附子汤温阳补虚,或以四逆汤回阳救逆等等。但因同属于少阴阳虚,治法重点仍在于温里扶阳方面。以上二者亦即"寒者热之"的治法。

2. 异中求同,同中有异

异中求同,"伤寒中风,有柴胡证,但见一证便是,不必悉具"(101 条)可用以说明其理。所谓有柴胡证,自以"伤寒五六日中风,往来寒热,胸胁苦满,嘿嘿不欲饮食,心烦喜呕……小柴胡汤主之"(96条)为最标准。其次为226条,叙证略同。此外,如"设胸满胁痛者"(37条)、"胁下满"(99条)、"胸胁满不去"(229条)、"胁下及心痛"(231条)、"胁下硬满,不大便而呕,舌上白胎者"(230条)、"呕而发热者"(149条)、"妇人中风,七八日续得寒热,发作有时,经水适断者,此为热入血室"(144条)等,虽证候小有差异,而均用小柴胡汤。说明只要病在少阳,枢机不利,虽证未全具,自可施用和解一法。但仲景文法,有以此例彼者,有举一隅而通向全盘者。故但见一证便是之例,实贯穿于《伤寒论》多数方证之中,所赅者广,如"太阳中风,阳浮而阴弱,阳浮者,热自发;阴弱者,汗自出,啬啬恶寒,淅淅恶风,翕翕发热,鼻鸣干呕者,桂枝汤主之"(12条)。其"头痛,发热,汗出,恶风"(13条)或"伤寒发汗已解,半日许复烦,脉浮数者"(57条),更有"时发热自汗出而不愈者"(54条)、"病常自汗出者"(53条),均用桂枝汤。是可证明只要病位在表,营卫不和,无论伤寒杂病,有无表证,皆可施用调和营卫一法。另如"太阳中风,脉浮紧,发热恶寒,身疼痛,不汗出而烦躁者,大青龙汤主之"(38条),"伤寒脉浮缓,身不疼,但重,乍有轻时,无少阴证者,大青龙汤发之"(39条),又"病溢饮者,当发其汗,大青龙汤主之"(《金匮要略·痰饮咳嗽病脉证并治第十二》)。此三条脉证大有差异,其发病或由风寒,或关水饮,又有不同。但其病机总为外寒束表,里热内郁,以"不汗出而烦躁"为主证,故可同用大青龙汤以解表清里、表里双解。再有"太阳病三日,发汗不解,蒸蒸发热者,属胃也,调胃承气汤主之"(248条)。其"伤寒吐后,腹胀满者"(249条)、"阳明病,不吐不下,心烦者"(207条),皆可与调胃承气汤。以上数条叙证不同,但其病机总为胃热燥结,其主证当有阳明肠胃成实,大便不通,故可同用和胃通下之法。

又如"太阳病发汗,汗出不解,其人仍发热,心下悸,头眩,身𥔥动,振振欲擗地者,真武汤主之"(82条),"少阴病,二三日不已,至四五日,腹痛,小便不利,四肢沉重疼痛,自下利者,此为有水气……真武汤主之"(316条)。两条之发病原因及所表现证候不同,一属太阳过汗,阳气浮越而寒水内动;一属少阴里虚,水气泛滥。但病机总为肾阳虚衰,水气冲逆。其主证当同为小便不利,可以会意。故二者皆用真武汤以温阳散水,健脾利湿。又"食谷欲呕,属阳明也,吴茱萸汤主之"（243条），"少阴病，吐利，手足逆冷，烦躁欲死者，吴茱萸汤主之"（309条），"干呕，吐涎沫，头痛者，吴茱萸汤主之"（378条）。此三者一为阳明中寒气逆；一为下焦阳气虚衰，阴寒之气冲逆于胃；一为厥阴浊阴之气，循经上逆。其总的病机为中虚气逆，胃中不和致呕。故可同用吴茱萸汤，以和胃散寒，降逆止呕。

以上为六经证治中异中求同之例，若在此基础上进一步推究其同中之异，则对证候之辨析，更为细致；对所采用之治疗方法，自能适合病情，使其恰到好处。如上所举"太阳中风……桂枝汤主之"（12条），是因表受风寒，其病机为阳浮而阴弱，亦即营卫不和，卫强营弱，故用桂枝汤辛甘温之剂，以解肌祛风，调和营卫，并用啜热粥及温覆取遍身漐漐微汗之法，以鼓舞胃气而加强助正祛邪之力。若"病常自汗出者"，当属卫气不和，卫外不固。卫气不与营卫相谐和，则"宜桂枝汤"调和营卫即可，似不必采用温覆取汗之法，以免汗多亡阳损阴之弊。至于"病人脏无他病，时发热自汗出而不愈者"，亦属卫气不和，用桂枝汤，采取"先其时发汗"之法，助正祛邪，此与《内经·素问·刺疟论》"凡治疟，先其发时如食顷而刺之，一刺则衰，二刺则知，三刺则已"之义较合。伤寒杂病同用桂枝汤，因具体病况不同，故治法又有不同。

前述阳明腑实调胃承气三证，其治法重在和胃泻热，故以"温顿服之"为主，亦有"若胃气不和，谵语者，少与调胃承气汤"（29条）一法。此外，大承气汤为阳明峻下热结之方，其主证如"阳明病，脉迟，虽汗出不恶寒者，其身必重，短气，腹满而喘，有潮热者，此外欲解，可攻里也。手足濈然汗出者，此大便已硬也，大承气汤主之"（208条），但仲景使用下法，颇为审慎，如证未全具，并有欲用大承气汤、先与小承气汤之试探法，更有阳明腑实病重而势甚急，阳热亢盛，阴液潜消，又有阳明、少阴六急下证之急下存阴法。是同用大承气汤，而治法中心大意，自有种种不同。

又少阴虚寒重证，用回阳救逆法，主方为四逆汤。其主证如"大汗，若大下利而厥冷者，四逆汤主之"（354条），但"自利不渴者，属太阴，以其脏有寒故也。当温之，宜服四逆辈"（277条），何也？考太阴主方为理中汤（丸），今云宜四逆辈,正与《金匮要略》肝病实脾之旨相发,恐病势由太阴而演变为少阴阳衰阴盛重证之义。又有"少阴病,脉沉者,急温之,宜四逆汤"(323条),以征少阴虚寒,救阳之法不可稍缓,虽无下利厥逆,亦当采用急温之法。更有"既吐且利,小便复利,而大汗出,下利清谷,内寒外热,脉微欲绝者,四逆汤主之"(389条),此条见于霍乱病篇,当是阴寒直中一类严重病候。吐利暴发,最易导致"阴盛于内,阳亡于外"之危急病势,其"里寒外热"当是真寒假热,病为格阳,用四逆汤,当如方后"强人可大附子一枚,干姜三两"之例,亦即通脉四逆汤方义,重用姜附以破阴回阳,取热药冷服之法,即《内经·素问·五常政大论》所谓"治寒以热,凉而行之",庶药气与病气无捍格之虞。以上同属四逆汤证,因证候有轻重、病势有缓急,故治法中心大意又有种种不同矣。

（原载《贵阳中医学院学报》1982年第2期第1～3页）

略论《伤寒论》六经证候之传与不传

六经分证,其病机变化是错综复杂的,其证候表现形式是多种多样的。在复杂的病变之中,《伤寒论》根据证候交替此起彼落之特点,有"传"与"不传""转属""过经""转系""转入"等形容之词。愚意不拟由名词上找问题,而应从证候中寻症结。故今只取"传与不传"为标题,以试探六经证候千变万化之规律。这对于疾病的诊断与治疗,当具有重要的实际意义。

1. 传与不传

《伤寒论》在太阳病提纲及中风、伤寒之后,紧接着提出:"伤寒一日,太阳受之,脉若静者,为不传;颇欲吐,若躁烦,脉数急者,为传也"(4条),"伤寒二三日,阳明、少阳证不见者,为不传也"(5条)。此是申述太阳表病有传与不传之别,并以辨明《内经·素问·热论》"一日巨阳""二日阳明"等之非。盖表病传与不传,当凭现有的脉证,不可拘泥于日数。且疾病之传变与否,从病因机理综合分析,实取决于病邪(致病因素)的微甚,正气(体质及抗病能力等)的盛衰,治疗是否得当，护理是否适宜，以及患者有无宿疾等等。如患者正气较旺，病邪轻微，虽得表病，亦不内传。故曰："伤寒三日，三阳为尽，三阴当受邪，其人反能食而不呕，此为三阴不受邪也。"(270条)若在疾病发生发展过程中，治疗失当，则证候多变，病势易于内传。故太阳中下二篇，误用汗吐下后转为变证条文，实占绝大多数。又有服桂枝汤，"服已须臾，啜热稀粥一升余，以助药力。温覆令一时许，遍身漐漐，微似有汗者益佳"。若护理失宜，汗出如水流漓，此在阳虚之体，则易漏汗亡阳，如桂枝加附子汤证；若属阳盛之体，汗出过多，又能导致热盛伤津，如白虎加人参汤证。又如阳明蓄血证，病因为"本有久瘀血"(237条)。阳明燥屎证，"本有宿食故也"(241条)，表示这种疾病之形成，又与宿疾有关。综上所述，是知疾病传与不传，实决定于多方面。太阳表病不传的类型约有两种：一则如"太阳病，头痛至七日以上自愈者，以行其经尽故也"(8条)。此是表病多日，正气渐复，病邪势衰，证候减轻，已属自愈之象。亦有病势虽不内传，而始终稽留于太阳之表者。如"太阳病，脉浮紧，无汗，发热，身疼痛，八九日不解，表证仍在，此当发其汗……麻黄汤主之"(46条)者是。又如"太阳病，十日以去，脉浮细而嗜卧者，外已解也；设胸满胁痛者，与小柴胡汤；脉但浮者，与麻黄汤"(37条)。此条当分三小段解释：首段述外已解的脉证，当是病势已退，正气来复之象，与上述自愈条的病理机制略同。末段"脉但浮者，与麻黄汤"则与46条中心大意类似。说明表病多日，邪病多流连于表，病势并未内传。但因表寒实证确实存在，故仍用解表发汗之法。次段"设胸满胁痛者，与小柴胡汤"则是表病内传入里，由太阳而转入少阳，故可用和解枢机之法。详情于下文讨论。

2. 六经相传

人体是一个统一的有机整体，全身经脉相贯，气血流通。故局部有病，往往与全身有紧密联系。例如太阳主人身最外层，为六经之大表而统摄营卫。凡六淫外邪自表而传入于里，各经皆可受病。故后人以太阳病为例，而有循经传（太阳传阳明）、越经传（太阳传少阳）、误下传（太阳传太阴）、表里传（太阳传少阴）、首尾传（太阳传厥阴）等不同名目。但表病内传的规律，一般有从阳从阴之别。

如病邪势盛,正气充实,正邪交争,则容易转属为阳证,故阳盛易入三阳之腑。如"太阳病,发汗后……若脉浮,微热,消渴者,五苓散主之"(71条)是病邪由表而入于太阳之腑,寒水蓄于膀胱,阳气不得施化,即所谓"有表里证"(74条),故用五苓散,以外散表寒、内利水道为治也。若"服桂枝汤,大汗出后,大烦渴不解,脉洪大者,白虎加人参汤主之"(26条),此是表病汗后,津气受伤,邪从阳明燥热之化,故主治以凉胃清热、益气生津之法。又有"太阳病三日,发汗不解,蒸蒸发热者,属胃也,调胃承气汤主之"(248条),则是表邪化热入里,胃燥成实,故主以和胃泻热之法,而用调胃承气汤。"二阳并病,太阳证罢,但发潮热,手足漐漐汗出,大便难而谵语者,下之则愈,宜大承气汤"(220条),此因二阳并病,太阳证罢,邪热尽归于阳明之里,腑实燥结之证比较突出,故主用峻下热结之法。若表病入里,由太阳而转入少阳,枢机不利,则施用和解之法。如"本太阳病不解,转入少阳者,胁下硬满,干呕不能食,往来寒热,尚未吐下,脉沉紧者,与小柴胡汤"(266条)即是其例。亦有患者在同一表病的基础上,正气虚衰,病邪势盛,阴盛阳微,则其表病容易转属为阴证,阴盛易入三阴之脏。如"病发热头痛,脉反沉,若不差,身体疼痛,当救其里,四逆汤方"(92条),此条是承上条而来,发热头痛,身疼痛,是表寒证。脉反沉,是里虚脉,以脉括证,自当有上条"下利清谷"之主证在内,故治法以救里为急,而用回阳救逆之四逆汤,亦与"少阴病,脉沉者,急温之,宜四逆汤"(323条)同义。另有"太阳病,外证未除,而数下之,遂协热而利,利下不止,心下痞硬,表里不解者,桂枝人参汤主之"(163条),此是太阳表病误下,导致中虚脏寒,病属表里不解,而里虚寒证重,似当列为太阴病之例。疾病的发生发展和变化,不离阴阳消长、邪正进退之机,太阳表病如此,其他各经亦然,如"服柴胡汤已,渴者,属阳明,以法治之"(97条)。此条当是火燥相合,由少阳而转属阳明病之例。又有"自利不渴者,属太阴,以其脏有寒故也。当温之,宜服四逆辈"(277条)。愚考太阴病主方为理中汤(丸),若以四逆汤为回阳救逆之主方,当属少阴范畴。此云"宜服四逆辈",正与《金匮要略》肝病实脾之旨略同。唯恐病势由轻而重,由太阴而转入少阴之意。另如厥阴寒厥、戴阳等证,宜用四逆、白通汤等回阳救逆法者,当亦与少阴病虚寒有关。

3. 表里相传

此外，三阳三阴之间，表里出入，最能影响病势相传与相互转化。故《内经·素问·热论》有"病一日则巨阳与少阴俱病""二日则阳明与太阴俱病""三日则少阳与厥阴俱病"之说，可谓已发其端。近人恽铁樵先生据柯琴及日医喜多村直宽之见，鲜明地指出："实则太阳，虚则少阴；实则阳明，虚则太阴；实则少阳，虚则厥阴。"此最具卓识，而有创见。盖六经病证传变之规律，既有一般普遍性，如上文所述有从阳从阴之别；又有各自特殊性，此则表里相传及疾病在表里之间的相互转化，至关重要。例如"太阳病发汗，汗出不解，其人仍发热，心下悸，头眩，身𥆧动，振振欲擗地者，真武汤主之"（82 条），"发汗，若下之，病仍不解，烦躁者，茯苓四逆汤主之"（69 条）。据上两条可知表病汗下之后，最易引起心肾阳气虚衰或寒水内泛等变证，故少阴里虚寒证，多见于太阳一篇，由此可见太阳少阴表里关系的重要性。又如"阳明病，潮热，大便微硬者，可与大承气汤，不硬者，不可与之。若不大便六七日，恐有燥屎，欲知之法，少与小承气汤，汤入腹中，转失气者，此有燥屎也，乃可攻之。若不转失气者，此但初头硬，后必溏，不可攻之，攻之必胀满不能食也。欲饮水者，与水则哕"（209 条），是阳明误用攻下，导致中虚脏寒，而病入太阴。亦可说明阳明太阴证候类似，最易混淆，故病之属实属虚，必须仔细审辨。唯少阳病传入厥阴之证，论中尚无明文可以稽考。反之，如"伤寒脉浮而缓，手足自温者，是为系在太阴。太阴者，身当发黄，若小便自利者，不能发黄，至七八日大便硬者，为阳明病也"（187 条）。此是太阴湿从燥化，而转属为阳明病之证。若"少阴病，八九日，一身手足尽热者，以热在膀胱，必便血也"（293 条），当是脏邪还腑，由里出表，由少阴而外达太阳之征象。又如"呕而发热者，小柴胡汤主之"（379 条），考小柴胡汤能和解少阳，宣展枢机，为少阳主方。此条见于厥阴篇，根据注家解释，似可属于厥阴转出少阳之证。盖阳证入阴，是病邪深入于里，病势发展迅速，病候较重，也就是病机向坏的方面转化，故其病为进；若阴证转阳，病邪由里出表，病势转为缓和，病候较轻，是疾病有向愈之机，故其病为退。

（原载《贵阳中医学院学报》1984 年第 2 期第 19～21 页）

《伤寒论》三百九十七"法"探微

宋臣高保衡、孙奇、林亿等校定《伤寒论》序云:"以为百病之急,无急于伤寒,今先校定张仲景《伤寒论》十卷,总二十二篇,证外合三百九十七法,除复重,定有一百一十二方,今请颁行。"自此说行,后之学者,多有踵而推寻其理,探索所谓三百九十七法者。元泰定年间,程德斋作《伤寒钤法》,其自序曰:"若能精究是编,则知六经传变三百九十七法,在于指掌矣。"又曰:"六经二百一十法,霍乱六法,阴阳易、差后劳复六法,痉湿暍九法,不可汗二十六法,宜汗四十一法,不可吐五法,不可下五法,可汗五法,可吐五法。余亦以其说通计之,却止得三百一十八法,于三百九十七法中,尚欠七十九法。观其序文乃如彼,考其所计乃如此,则知其犹未能灼然以得其实数而无疑也。"故王安道由此而反复推寻之,"以有论有方诸条数之,则不及其数。以有论有方、有论无方诸条通数之,则过其数。除辨脉法、平脉法并伤寒例及可汗不可汗、可吐不可吐、可下不可下诸篇外,止以六经病篇中有论有方、有论无方诸条数之,则亦不及其数。以六经病篇及痉、湿、暍、霍乱、阴阳易、差后劳复病篇中有论有方、有论无方诸条数之,则亦过其数。至以六经病、痉、湿、暍、霍乱、阴阳易、差后劳复病篇,有论有方诸条数之,则又太少矣,竟不能决……余今于三百九十七法内,除去重复者,与无方治者,止以有方治而不重复者计之,得二百三十八条。并以治字易法字,而曰二百三十八治。如此则庶或可通也。"(以上所引均见《医经溯洄集》)是三百九十七法,自宋讫元,仍在扑朔迷离之中,竟至不可得解。

明洪武年间芗溪黄氏曰:"仲景之书,六经至劳复而已,其间具三百九十七法,一百一十二方,纤悉毕备,有条而不紊也。《辨脉法》《平脉法》《伤寒例》三篇,叔和采摭群书,附以己意,虽间有仲景说,实三百九十七法之外者也。又痉、湿、暍三种一篇,出《金匮要略》,叔和虑其证与伤寒相似,恐后人误投汤剂故编入六经之上。又有不可汗、宜汗、不可吐、宜吐、不可下、宜下并汗吐下后证,叔和重集于篇末,此六经中,仓卒寻检易见也。……今一以仲景书为正,其非仲景之言者悉去之，庶使真伪必分，至理不繁，易于学者也。"（以上转引《伤寒论辑义》）后之注《伤寒论》者，如方、喻、钱、张诸家，悉宗其说，至此而三百九十七法之数，始得一确解。

三百九十七法，对于核实大论原文，研究仲景学说，自具有重要意义。唯宋人所载云云，其重点似侧重于"法"者。故王安道又云："若以法言，则仲景一书无非法也，岂独有方者然后为法哉？且夫论证论脉与夫谆谆教戒，而使人按之以为望闻问切之准则者，其可谓之法乎？其不可谓之法乎？"（《医经溯洄集》）王氏寥寥数语，似已识其要谛，并与仲景强调"以法治之"之精神相符，但尚未说得深切透彻。愚谓《伤寒论》六经病篇，所论病机之复杂变化，邪正之进退消长，前后相贯，似分又合，使人深刻理解病之所以生，证之所以成，脉象之所以产生，治法如何确立与夫方剂组合及药物之加减变化运用。简要言之，《伤寒论》一书，处处皆示人以大法，实为辨证之准绳，论治之宗本。故今分有论无方之证，有论有方之证以及方中有方，法外有法三个方面阐述，以探讨其微，而以供当代研究仲景学说者参考。

1. 有论无方之证，法也

《伤寒论》有论无方之证，共一百七十余条，所论六经之病脉证治，纲举目张，脉络宛然，实即处处示人以大法也。例如"太阳之为病，脉浮，头项强痛而恶寒"（1条）为太阳表病总纲。因太阳主表，外邪自表而受，正气抗邪于表，故脉应之而浮。病机向上向外，病变反映于太阳之经，故头痛项强。外邪袭表，卫阳被遏，则恶寒。其"发热，汗出，恶风，脉缓者，名为中风"（2条），"或已发热，或未发热，必恶寒，体痛，呕逆，脉阴阳俱紧者，名为伤寒"（3条），"太阳病，发热而渴，不恶寒者，为温病"（6条），三者均属太阳表病，因致病外邪不同，或与体质因素有类，各个具体脉证又有不同，而有风寒温之辨矣。"若发汗已，身灼热者，名风温"（6条）是由温病误汗致变。所述风温特征及"被下""被火"之变证，与后世风温咳嗽之证不同，与近顷所见温热病高热神昏之证，大相类似。所谓"一逆尚引日，再逆促命期"是示人温病治法，自以清邪热、保津液为主要大法也。

太阳表病,有病邪始终留恋于表者,有邪衰正盛而表病自愈者,如"太阳病,头痛至七日以上自愈者,以行其经尽故也"(8条)。此与《内经·素问》"七日巨阳病衰,头痛少愈"同义。更有表病不解,迅速内传者,其表病传变与否,必以现有脉证为显著标志,不可以计日相传之说而印定眼目,故曰:"伤寒一日,太阳受之,脉若静者,为不传;颇欲吐,若躁烦,脉数急者,为传也"(4条),"伤寒二三日,阳明、少阳证不见者,为不传也"(5条)。

伤寒有广狭两义,故《内经·素问·热论》谓:"今夫热病者,皆伤寒之类也。"热病早期,最宜首辨阴阳。"病有发热恶寒者,发于阳也;无热恶寒者,发于阴也"(7条)。恶寒发热,为热病必见证候,故以此作为辨证标准。发热恶寒,是病邪虽盛,正气充实,邪正相争于表,多属病发于阳;若无热恶寒,则病邪势盛,正气虚衰,病势深入于里,多属病发于阴。然在六经分证之中,发热恶寒,多属太阳病;无热恶寒,多属少阴病,故《外台秘要》谓:"发于阳者,可攻其外,发于阴者,宜温其内,发表以桂枝,温里宜四逆。"其"太阳病,欲解时,从巳至未上"(9条)因太阳主表,表病阳郁,故当解于日中阳旺之时,但必以证情变化而定预后之解否。次辨表里寒热。如"病人身太热,反欲得衣者,热在皮肤,寒在骨髓也"(11条)为表热里寒。"身大寒,反不欲近衣者,寒在皮肤,热在骨髓也"(11条)为表寒里热。盖表里主病之部位,寒热则主疾病之属性,均为辨证关键。其所喜、所恶颇能反映出疾病本质的真实性。如阳热盛则恶热而喜就阴凉,阴寒盛则恶寒而乐近温暖。《内经》谓"临病人问所便",自与此义相发。

读《伤寒论》,用伤寒方,既要辨其适应证,也要识其禁忌证。如桂枝汤主治太阳中风,脉缓自汗,为解肌祛风、调和营卫之剂,但亦须对证施用。如"桂枝本为解肌,若其人脉浮紧,发热汗不出者,不可与之也"(16条),是病之由于风寒不可不辨也。"凡服桂枝汤吐者,其后必吐脓血也"(19条),是证之属于寒热而不可不分也。"若酒客病,不可与桂枝汤,得之则呕,以酒客不喜甘故也"(17条),是患者之生活条件、喜恶嗜欲等各方面又不可不问也。至于"太阳病三日,已发汗,若吐、若下、若温针,仍不解者,此为坏病,桂枝不中与之也",是因表病叠经误治,证型错乱,已成坏病,自不可用解肌祛风之法。其"观其脉证,知犯何逆,随证治之"（16条），当是仲景诊治疾病之心法，不仅为坏病而设也。

太阳伤寒表实无汗，主方用麻黄汤以开腠理发汗，宣肺平喘。麻黄汤麻桂并用，辛温发表之力较峻，故仲景谆谆垂诫，如遇表实里虚之证，当须慎用。如"脉浮紧者，法当身疼痛，宜以汗解之。假令尺中迟者，不可发汗。何以知然？以荣气不足，血少故也"（50条），"脉浮数者，法当汗出而愈。若下之，身重心悸者，不可发汗，当自汗出乃解。所以然者，尺中脉微，此里虚。须表里实，津液自和，便自汗出愈"（49条）。推之"咽喉干燥者""淋家""病人有寒，复发汗，胃中冷"（83～89条）等条，或阴液素亏，或阳虚里寒，或阴阳俱虚，或汗下后里虚等等，虽有表证，皆当慎用汗法。仲景于此等证，特别强调的是"津液自和"。愚意"津液自和"与"阴阳自和"（58条）词虽小异，义则略同。盖治此类病证当重视机体内部正气，或益其阳，或复其阴，或虚实兼顾，或表里同治，使其汗源充沛，邪去而正不伤，斯为善治。盖既有不可发汗之大诫，复有得汗始解之治法，二者当斟酌其宜，知所变通矣。若认"自和"为无药之义，便是失却仲景治病心法，亦与临床实际不符。

太阳表证，治法当汗，即所谓"其在皮者，汗而发之"，亦即因势利导之治法。但如发汗太过，或汗后调摄失宜，皆能导致变证，如汗多、心阳虚而心悸、耳聋，或"发汗后，饮水多必喘，以水灌之亦喘"，或损伤中阳而"水药不得入口为逆"，或"吐下不止"等等（75、76条）。

表里同病，治法有先表后里者，亦有里急治里者。若表里先后颠倒失宜，亦属逆治，故曰："本发汗，而复下之，此为逆也；若先发汗，治不为逆。本先下之，而反汗之，为逆；若先下之，治不为逆。"（90条）

太阳表证，误用火法致变者，名为火逆。如"太阳伤寒者，加温针必惊也"（119条）当属损伤心阳的一种类型。因心阳外越，神明不安，故惊。若患者素体阴虚，或挟内热，误用火法，又能造成损伤阴液。如110条至116条，多属此种类型。特别需要提出的是，如111条所载欲衄、发黄、身体枯燥、但头汗出、腹满微喘、口干咽烂、小便难、谵语、哕逆、手足躁扰、捻衣摸床等，皆与近顷温热时疫（如出血热、乙型脑炎等）重证中最易出现之危急证象类似，所述病候，能与临床相互印证。所谓"小便利者，其人可治"，是以津液之存亡，决病情之生死，而治疗大法，自寓急救津液之意。是知伤寒为广义，后世温病学说，当从《伤寒论》发展而来，然其所载治法，又可补大论所未备也。

太阳变证，病位在心下者，有结胸、脏结、痞证之辨。结胸有热实、寒实之分，但以热实结胸为主，以"按之痛，寸脉浮，关脉沉"(128 条)为结胸主要脉证。脏结则"如结胸状，饮食如故，时时下利，寸脉浮，关脉小细沉紧"，"舌上白胎滑者，难治"(129 条)，"脏结无阳证，不往来寒热，其人反静，舌上白胎滑者，不可攻也"(130 条)。结胸、脏结二者证候类似，但其性质有根本不同，故脏结重者，多见死证，如"病胁下素有痞，连在脐傍，痛引少腹，入阴筋者，此名脏结，死"(167 条)者是也。热实结胸，其病机为水热相结，以邪热盛实，正气不虚，故治法应下，当用逐水泄热、去实破结之法。若"结胸证，其脉浮大者，不可下，下之则死"(132 条)，当是表证未罢，里未全实，故治法禁下。又"结胸证悉具，烦躁"(133 条)则是热实盛极、正气衰竭之死证。推之"太阳少阳并病，而反下之，成结胸，心下硬，下利不止，水浆不下，其人心烦"(150 条)虽是结胸，由于邪逆于上而水浆不下，阳郁于中而心烦，正衰于下而见下利不止，自是危笃重证。

结胸与痞证多由误下而得，故云："病发于阳，而反下之，热入因作结胸；病发于阴，而反下之，因作痞也"(131 条)，"脉浮而紧，而复下之，紧反入里，则作痞，按之自濡，但气痞耳"(151 条)。是痞证病位亦在心下，但按之较濡而不痛，自与结胸有别。唯结胸、痞证亦有不因误下而致者，综审全部《伤寒论》原文自明。

"阳明之为病，胃家实是也。"(180 条)盖阳明主燥热之化，病在阳明，多值阳盛极期。所谓胃家，当统括胃肠而言。实指燥热结实，并有《内经》"邪气盛则实"之义。故阳明病有气分热盛而为实者，有腑热燥结而为实者。胃家实为阳明病机总的概括。其反映于外证为"身热，汗自出，不恶寒，反恶热也"(182 条)，是热盛于里而蒸腾于外之象。其表现于脉诊，为"伤寒三日，阳明脉大"(186 条)，大为阳实热盛相类之脉，并主病进。但气分热盛则证必兼烦渴，脉多见洪大滑数；腑实燥结之证则必见潮热谵语、腹满胀痛、大便不通等，脉见沉实有力。

然"病有得之一日，不发热而恶寒者，何也?"盖阳明病在初期阶段，或表证未罢，或里热未著，故有恶寒。但既属阳明，则邪盛正实，热势炎炎，必显阳明燥化之本来面目，故曰："虽得之一日，恶寒将自罢，即自汗出而恶热也"（183 条）、"伤寒转系阳明者，其人濈然微汗出也"（188 条）。亦有病属阳明，津气素亏，而呈无汗者，如"阳明病，法多汗，反无汗，其身如虫行皮中状者，此以久虚故也"（196 条），故必须根据患者体质结合脉证而仔细审辨。

阳明病来路：有从太阳表病转属者，谓之"太阳阳明"；有从少阳而来者，谓之"少阳阳明"；有燥热素盛，病在初期，即显阳明燥实证象者，谓之"正阳阳明"（179 条）；有从太阴病转化而来者，如"伤寒脉浮而缓，手足自温者，是为系在太阴。太阴者，身当发黄，若小便自利者，不能发黄，至七八日大便硬者，为阳明病也"（187 条），推之少阴三急下之证，厥阴有小承气汤证，此皆"阳明居中，主土也，万物所归，无所复传"（184 条）义，但仍须活看。

太阳病转属阳明，有"本太阳初得病时，发其汗，汗先出不彻，因转属阳明也"，有"伤寒发热无汗，呕不能食，而反汗出濈濈然者，是转属阳明也"（185 条），更有"太阳病，若发汗，若下，若利小便，此亡津液，胃中干燥，因转属阳明"，既属阳明，必有胃家实典型证象。然阳明腑实燥结，其证候亦有轻重不等。故曰："不更衣，内实，大便难者，此名阳明也。"（181 条）

阳明病治法，既要熟识其适应证，又要了解其禁忌证。阳明热证，宜用清法。但有"伤寒，脉浮，发热无汗，其表不解，不可与白虎汤"（170 条），"凡用栀子汤，病人旧微溏者，不可与服之"（81 条）之例。说明寒凉之剂，必须对证而投，当根据具体病候结合患者体质以及有无宿疾等而辨，不可贸然施用。又如阳明腑实，当用攻下之法。有病机上逆，而未全入于腑者，如"伤寒呕多，虽有阳明证，不可攻之"（204 条）。有病位偏于心下，而未结于腹部者，如"阳明病，心下硬满者，不可攻之"（205 条）。有邪热怫郁于经，而未全聚于腑者，如"阳明病，面合色赤，不可攻之"（206 条）。以上三者虽属阳明，因证未全具，皆当慎用攻下之法。

谵语多见于阳明实热证，郑声多见于三阴虚寒证，故"夫实则谵语，虚则郑声。郑声者，重语也"。谵语有热盛而致者，亦可出现于亡阳伤津之危笃重证，如"直视谵语,喘满者死,下利者亦死"(210 条),"发汗多,若重发汗者,亡其阳,谵语。脉短者死,脉自和者不死"(211 条)。凡此可知病证预后必须据证而辨,不仅谵语如此。读此亦可知阳明无死证的说法不妥。

"阳明病,若能食,名中风;不能食,名中寒。"(190 条)盖太阳风寒,以有汗无汗辨,是重在肌表之疏密;阳明风寒,以能食不能食辨,是重在本因之寒热。发病部位不同,辨证标准自异,但所重在机体之本质一。故阳明中风,风湿袭表,有从表"濈然汗出而解者"(192 条)。若阳明中寒,如"阳明病,不能食,攻其热必哕,所以然者,胃中虚冷故也"(194 条),其证或"此欲作固瘕,必大便初硬后溏"(191 条)或"此欲作谷瘅"(195 条),治法当"于寒湿中求之"(259 条),切不可用寒凉攻下之法。可见仲景于阳明热实之证,必处处顾虑其反面,故反复申辨阳明中寒证如此。

"阳明病,口燥,但欲漱水,不欲咽者,此必衄。"(202 条)此是阳明热在血分致衄,与阳明气分大热证"大渴,舌上干燥而烦,欲饮水数升者"(168 条)不同。

湿热发黄,是热不得外透,湿不得下泄,湿热郁遏于中焦所致,如"阳明病,无汗,小便不利,心中懊侬者,身必发黄"(199 条)者是。

"少阳之为病,口苦,咽干,目眩也。"(263 条)盖六腑皆通气于口,口腔咽喉为摄入饮食物之通道,手足少阳经脉起讫于目外眦。少阳主火化,火势上炎,灼伤津液,故以口苦、咽干、目眩为提纲。然少阳主证兼证,当结合 96 条互参为是。

"少阳中风,两耳无所闻,目赤,胸中满而烦者,不可吐下,吐下则悸而惊"(264 条),"伤寒,脉弦细,头痛发热者,属少阳。少阳不可发汗,发汗则谵语,此属胃"(265 条),与"伤寒中风,有柴胡证,但见一证便是,不必悉具"(101 条),"伤寒五六日中风"(96 条)等,义可互参。盖少阳病成因,多为风寒外邪,但无论中风伤寒,一涉少阳之枢,即可施用和解大法。因病不在表,故不可汗;又未入里,故不可下;病非胸中实满,更不可吐。此谓少阳三禁。然少阳病亦有兼表兼里者,则于和解中自可用兼汗兼下之治法。

小柴胡汤为少阳病主方,病在少阳,证未全具,亦可施用。但证有疑似,或柴胡证罢,则不可援此以为口实而贸然误用。如98条、267条所云证候者是也。

少阳之邪,或正胜邪衰,而病欲愈,如"伤寒三日,少阳脉小者,欲已也"(271条)。或亦有阳盛可入阳明之腑,或阴盛易入三阴之脏,若中阳盛旺,脾胃气和,亦可不入三阴。故曰:"伤寒三日,三阳为尽,三阴当受邪,其人反能食而不呕,此为三阴不受邪也。"(270条)

"太阴之为病,腹满而吐,食不下,自利益甚,时腹自痛。若下之,必胸下结硬。"(273条)此是太阴病提纲。因脾虚脏寒,运化功能不及,寒湿停滞于中焦,遂致浊阴壅塞而上逆,故腹满而吐,食不下;清阳内陷而下注,故自利益甚,时腹自痛。本证与阳明腑实类似而实不同,若误用下法,则脾胃中气更伤,必显胸下结硬之变证。其"太阴中风,四肢烦疼,阳微阴涩而长者,为欲愈"(274条),"伤寒脉浮而缓,手足自温者,系在太阴……至七八日,虽暴烦下利日十余行,必自止,以脾家实,腐秽当去故也"(278条),皆示人太阴虚寒,所见脉证以阴盛为病重,以阳和为可贵。末节"太阴为病,脉弱,其人续自便利,设当行大黄芍药者,宜减之,以其人胃气弱,易动故也"(280条)说明太阴脉证,一显虚寒本象,则苦酸寒下之品,虽在当用之范畴,亦应审慎使用。

少阴属心肾,其病多属虚证,但有虚寒虚热之别。"少阴之为病,脉微细,但欲寐也"(281条)是少阴虚寒证提纲。因脉微主阳气虚衰,脉细主阴血不足,但欲寐是神情恍惚、意识朦胧、精气神极度衰疲之候,与少阴虚热呈现脉细数、舌质绛、咽干咽痛、心烦不得眠者,自有不同。是仲景于少阴一病,详于虚寒而略于虚热矣。少阴虚寒,水火不济,或阴盛阳浮,最易出现心烦、口渴、咽痛等假热之象,如"少阴病,欲吐不吐,心烦,但欲寐。五六日自利而渴者,属少阴也,虚故引水自救。若小便色白者,少阴病形悉具。小便白者,以下焦虚有寒,不能制水,故令色白也"(282条),"病人脉阴阳俱紧,反汗出者,亡阳也。此属少阴,法当咽痛而复吐利"(283条)。以上所举自利、小便白、脉沉紧等,都是少阴虚寒确据,仲景特别点出,务须注意审辨。

少阴虚寒,其预后以阳气之存亡,决病情之生死。然根据病机变化之轻重程度,又有欲愈、可治、不治、死证等不同。如"少阴病,脉紧,至七八日,自下利,脉暴微,手足反温,脉紧反去者,为欲解也。虽烦下利,必自愈"(287条),"少阴中风,脉阳微阴浮者,为欲愈"(290条),皆是阴寒消退,阳气回复,正胜邪却,故病可愈。其"少阴病,八九日,一身手足尽热者,以热在膀胱,必便血也"(293条)则是阳复太过、脏邪还腑之变。若"少阴病,下利,若利自止,恶寒而踡卧,手足温者,可治"(288条),"少阴病,恶寒而踡,时自烦,欲去衣被者,可治"(289条),则阳有来复之机,故病属可治之利。"少阴病,吐利,手足不逆冷,反发热者,不死。脉不至者,灸少阴七壮。"(292条)此是阴寒暴中,吐利急剧,脉道不续,证情颇剧,但阳气来复,故断其不死。然当急与回阳通脉之法救治为妥。又"少阴病,但厥无汗,而强发之,必动其血,未知从何道出,或从口鼻,或从目出者,是名下厥上竭,为难治"(294条),少阴虚寒,误汗则下焦真阳更虚,上部又动其血,阴阳俱损,下厥上竭,故称难治。"少阴病,恶寒,身踡而利,手足逆冷者,不治"(295条)则是纯阴无阳重证,然未至阴盛阳越之程度,施用大剂参附温补复阳,或亦可望生。其少阴死证五条(296、297、298、299、300条)皆是阴寒内盛、阳气外越或阴阳衰竭之死证。可征少阴虚寒重证,以阳生为贵,以阴盛为危也。

少阴虚证,无论虚寒虚热,汗下火法,皆在当禁之列,如284、285、286条等。然少阴亦有可汗、可下、可与温灸之证,细审全篇自明。

厥阴属肝,厥阴病有上热下寒、寒热胜复及厥利、呕哕四大证。"厥阴之为病,消渴,气上撞心,心中疼热,饥而不欲食,食则吐蛔,下之利不止"(326条)是厥阴病提纲。病机为水寒肆虐于下,火热燔灼于上,则是上热下寒、寒热错杂之证。其"厥阴中风,脉微浮为欲愈,不浮为未愈"(327条),"厥阴病,欲解时,从丑至卯上"(328条)是厥阴病虚寒重证,得阳和则其病欲解。"伤寒,先厥后发热而利者,必自止,见厥复利"(331条)论述厥利与发病的机理,亦即阴盛与阳复的关系。"伤寒病,厥五日,热亦五日,设六日当复厥,不厥者自愈。"(336条)此是厥热相等,邪正呈相持之势,故病可愈。"伤寒发热四日,厥反三日,复热四日,厥少热多者,其病当愈。四日至七日,热不出者,必便脓血"(341条)是辨厥少热多当愈与热复太过之变证。"伤寒,先厥后发热,下利必自止。而反汗出,咽中痛者,其喉为痹。发热无汗,而利必自止,若不止,必便脓血,便脓血者,其喉不痹"

（334条）则是阳复太过的两种病变：或热势向上向外灼伤津液而汗出喉痹；或热势向下向内而无汗下利不止为便脓血。并可说明病机外与上、内与下之密切关系。"伤寒厥四日，热反三日，复厥五日，其病为进。寒多热少，阳气退，故为进也。"（342条）此因寒多热少，故主病进。若"发热为厥，七日下利者，为难治"（348条）是阴寒盛于里、阳气越于外之危证。其"伤寒发热，下利厥逆，躁不得卧者，死"（344条）等前后五条，均是阴盛阳越或为亡血死证。

厥证病理机制："凡厥者，阴阳气不相顺接，便为厥。厥者，手足逆冷者是也"（337条）。盖阳受气于四肢，阴受气于五脏，阴阳之气相贯，如环无端，即所谓顺接。故无论证之虚寒、实热或属水血痰食有形之邪，阻遏脉道，使阴阳气不得充沛流通，皆能致厥。例如"诸四逆厥者，不可下之，虚家亦然"（330条）是寒证虚证致厥。"伤寒一二日至四五日，厥者必发热，前热者后必厥，厥深者热亦深，厥微者热亦微。厥应下之，而反发汗者，必口伤烂赤"（335条）则是热厥，应予清下之法治之，并以厥之轻重测热之微甚。其339条亦是热厥，唯证候较轻而有两种转归：或热除病愈；或热郁而伤及阴络而便脓血。"病者手足厥冷，言我不结胸，小腹满，按之痛者，此冷结在膀胱关元也"（340条）则是厥阴冷结证。余如水厥、痰厥、阳郁致厥等，《伤寒论》所载甚详，不能一一列举。

至如下利："伤寒四五日，腹中痛，若转气下趋少腹者，此欲自利也。"（358条）此是阴盛阳虚、水谷运行受阻，欲作自利之候。"下利，有微热而渴，脉弱者，今自愈"（360条），"下利，脉数，有微热汗出，今自愈，设复紧，为未解"（361条）。以上两条虚寒下利，阳气盛，阴寒退，则为欲解；反之为未解。"下利清谷，不可攻表，汗出必胀满"（364条），"下利，脉沉而迟，其人面少赤，身有微热，下利清谷者，必郁冒汗出而解，病人必微厥。所以然者，其面戴阳，下虚故也"（366条）。此是虚寒下利，里重于表，或呈阴盛于内、格阳于外之象。"下利，寸脉反浮数，尺中自涩者，必清脓血"（363条）则是阳复太过的便脓血证，367条亦同。"伤寒下利，日十余行，脉反实者死"（369条）则为邪盛正衰的危候。此外，如"呕家有痈脓者，不可治呕，脓尽自愈"（376条）即《内经》伏其所主、先其所因之义。凡病皆然，不仅呕证治法如此。又哕证两条，如"伤寒大吐大下之，极虚，复极汗出者,以其人外气怫郁,复与之水,以发其汗,因得哕。所以然者,胃中寒冷故也"(380条)是虚寒致哕。如"伤寒,哕而腹满,视其前后,知何部不利,利之即愈"(381条)则属实热之哕。此两条殿于厥阴篇末,以见寒热虚实,实为六经辨证中之关键。

2. 有论有方之证,亦法也

《伤寒论》有论有方之证,是在辨证论治的基础上,一病有一主方,一证有一主药,理法方药,规律谨严,有条不紊,疗效切实,亦即处处示人以大法也。例如太阳主表,治法当汗,即所谓"其在皮者,汗而发之"。因表病有中风伤寒之异,则汗法中自有解肌与发表不同。故太阳中风,亦称表虚证,以"发热汗出、恶风、脉缓"为主证,用桂枝汤,取其解肌祛风,调和营卫。服已须臾啜热稀粥一升余,助正祛邪,以助药力,是取遍身漐漐微似有汗之法。若兼项背强,则加葛根以疏通经输,输布津液;兼微喘加厚朴、杏仁以平喘降逆;兼表虚漏汗,又宜加附子以温经扶阳,固表止汗。

桂枝汤本桂枝、芍药、炙甘草、生姜、大枣五味药。主药桂枝辛而温,配以芍药苦酸微寒。桂枝得芍药,虽发汗而不致多汗;芍药得桂枝,和营气而宣通卫阳。故桂枝汤能调和营卫,为汗法中冲和之剂。特别值得提出的是,桂枝汤中桂枝、芍药二味,加减去取,都有法度。如"烧针令其汗……必发奔豚。气从少腹上冲心者……与桂枝加桂汤,更加桂二两也"(117条),是于调和营卫中加重通阳散寒之力,取其平冲降逆之效。"服桂枝汤,或下之,仍头项强痛,翕翕发热,无汗,心下满微痛,小便不利者,桂枝去桂加茯苓白术汤主之。"(28条)此是外有表邪,里有水饮,去桂枝是以去水气为急,故方后云:"小便利则愈。""本太阳病,医反下之,因尔腹满时痛者,属太阴也,桂枝加芍药汤主之",此于解肌表、和营卫中,加重芍药以缓肝理脾,和营止痛,是太阳太阴双解之法。"大实痛者,桂枝加大黄汤主之"(279条)则取其解表通里双解之法。"发汗后,身疼痛,脉沉迟者,桂枝加芍药生姜各一两、人参三两新加汤主之"(62条),此是汗后营虚血少之证,用桂枝新加汤以益气通阳,和营止痛,并可兼解未尽之表邪。又桂枝加芍药汤，再加饴糖，即是小建中汤，治"伤寒二三日，心中悸而烦者"（102条）或"伤寒，阳脉涩，阴脉弦，法当腹中急痛"（100条）是变解表之剂而为建中之法。然小建中汤于缓肝和脾中，能通达表里，燮理阴阳，调气血，和营卫，穷本溯源，而又不离其宗矣。至于"太阳病，下之后，脉促胸满者，桂枝去芍药汤主之"（21条）是表病误下，胸阳受伤，但正气亢奋，仍有向外之势。故去芍药之苦酸，以厚解肌表通胸阳之力。"若微寒者，桂枝去芍药加附子汤主之"（22条）。"微寒"当是脉微恶寒。虽是太阳表病，已露少阴底板，故在桂枝去芍药汤的基础上，更加附子增强其温经扶阳的作用。此与桂枝加附子汤同治表证阳虚，但有桂枝去芍药加附子与桂枝汤加附子的不同。此中胜义，只在一二味药去取，可供学者探索。

《伤寒论》所载一百一十二方，用药精简而药力宏，当是古之经方，亦即历代民间相传有效之验方。所谓方剂，自是各个药物之集合体。从其演变来看，大抵有由简到繁、由数味至多味药之过程。故在桂枝汤中，结合桂枝甘草汤、芍药甘草汤等加减运用，逐一讨论，殊有必要。如"发汗过多，其人叉手自冒心，心下悸，欲得按者，桂枝甘草汤主之"（64条），此是汗多心阳虚证，故心下悸，欲得外卫。方中桂枝、炙甘草并用，甘辛化阳，甘温益气，自具有温养心阳的作用。若桂枝甘草龙骨牡蛎汤主治"因烧针烦躁者"（118条），桂枝救逆汤主治"亡阳，必惊狂，卧起不安者"（112条），则不仅心阳不足，甚者心神不安，而发烦躁；更重者心阳外越，而为惊狂。故救逆汤收敛镇摄，安定神明，为治亡心阳之重剂，是又承桂枝甘草汤、桂枝甘草龙骨牡蛎汤之方意而来也。若"伤寒汗出……不渴者，茯苓甘草汤主之"（73条）或"伤寒厥而心下悸，宜先治水，当服茯苓甘草汤"（356条），是于温阳中而有宣利水气之效。"发汗后，其人脐下悸者，欲作奔豚，茯苓桂枝甘草大枣汤主之"（65条）则是温通心阳而增强淡渗利水、抑制冲逆的作用。"伤寒若吐、若下后，心下逆满，气上冲胸，起则头眩，脉沉紧……茯苓桂枝白术甘草汤主之"（67条）是于温通阳气中以健运脾气，渗利水湿。亦即《金匮要略》"病痰饮者，当以温药和之"之法。又有心阳不振、阴血不足之证，如"伤寒，脉结代，心动悸"（177条）用炙甘草汤，取其滋阴养血，通阳复脉，自是阴阳并治之法。

芍药甘草汤治"脚挛急"(29 条),取其和营血,舒筋脉,是甘酸化阴之法。愚用此方治胃痛、腹痛甚效,亦是从桂枝加芍药汤、小建中汤诸方推衍而来。若芍药甘草附子汤治"发汗,病不解,反恶寒者,虚故也"(68 条),则是运用阴阳双补之治法。

"太阳病,头痛,发热,身疼,腰痛,骨节疼痛,恶风,无汗而喘者,麻黄汤主之。"(35 条)方中麻桂并用,解肌表而发汗;麻杏相配,宣肺卫而平喘逆,此是太阳伤寒正治法。若大青龙汤主治风寒束表,表闭太甚,阳郁内热,以"不汗出而烦躁者"(38 条)为主证。故于大剂辛温之中,复入辛寒之品,以外解表寒,内清里热,又是表里双解侧重于表之治法。"伤寒,心下有水气,咳而微喘,发热不渴……小青龙汤主之"(41 条),"太阳病,项背强几几,无汗恶风,葛根汤主之"(31 条)。前者为外寒里饮。治法为外解表寒,内化寒饮。在麻黄、桂枝、细辛等辛温药中,复入芍药苦酸之品,正是不欲专于外发,兼具内疏水气之用。后者病在太阳经输,故于葛根麻桂解表药中,合以芍药,取其和营血,通经脉之功。以上二者都用芍药,而治法中心大意不同,然俱属麻桂二方互参活用之法。

太阳轻证的三种治法:如"太阳病,得之八九日,如疟状,发热恶寒,热多寒少,其人不呕,清便欲自可,一日二三度发……面色反有热色者,未欲解也,以其不能得小汗出,身必痒,宜桂枝麻黄各半汤"(23 条),因病有无汗,而表证轻微,故斟酌于麻桂二方之间,变大剂为小剂,合而用之,既解其表,又不伤正,斯为善治。若"服桂枝汤,大汗出……若形似疟,一日再发者,汗出必解,宜桂枝二麻黄一汤"(25 条),此因汗出后而肌表复闭,故麻杏药量较前方更小。其"宜桂枝二越婢一汤"(27 条),则是外解表寒,内清里热,适用于太阳表寒内热之轻证。

太阳里证,亦称腑证。一为蓄水:"若脉浮,小便不利,微热消渴者,五苓散主之。"(71 条)方后并云:"多饮暖水,汗出愈。"正取外解未尽之表邪,内以通阳利水,输布津液,里和表解,则病可愈。二为蓄血:其主证有如狂、发狂,少腹急结或硬满疼痛等。血热结于下焦而病蓄血的三种治法:证情较轻而病势较急者,用桃核承气汤以活血消瘀,去实泻热;证重而病势急者,用抵当汤以破血逐瘀,下热解结;证重而病势较缓者,宜用抵当丸缓而攻之。蓄血三方,当辨病之新久、血结程度之轻重，与夫病势之缓急而择用之。

太阳变证，有胸结、痞证等项。结胸有热实、寒湿之分：如"伤寒六七日，结胸热实，脉沉而紧，心下痛，按之石硬者，大陷胸汤主之"（135条），是水热结于心下胸胁成实，故主用泻水下热逐实破结之法。若"结胸者，项亦强，如柔痉状，下之则和，宜大陷胸丸"（131条），与上条病机略同。唯因病位偏于高处，故在大陷胸汤的基础上，再加杏仁、葶苈子以宣肺气，泄实满。和蜜为丸而服，自是"补上治上制以缓"之法。"小结胸病，正在心下，按之则痛，脉浮滑者，小陷胸汤主之"（138条）则是痰与热结，当属热实之列，唯病位只在心下，脉证俱轻，病势较缓，故只用清热涤痰开结之法为治也。其"寒实结胸，无热证者"（141条），与三物白散。是结胸证同，因病属寒实，故用温下之法，以祛寒实、除顽痰、破坚满。结胸多属实证，因病有大小之别，证有寒热之异，病位有高下之殊，故治法亦与之相应，制剂或汤或丸或散，以适合病情为宜也。

至于痞证，病位亦在心下，其特征为心下痞，按之濡，或硬满，但不痛，自与结胸不同。其证有邪热壅聚心下成痞者。如"心下痞，按之濡，其脉关上浮者，大黄黄连泻心汤主之"（154条），方用黄连、大黄二药，麻沸汤渍，是清热泄痞之法。"心下痞，而复恶寒汗出者，附子泻心汤主之"（155条）则是清热泄痞、温经扶阳之法，亦即清上温下、寒温并用之法。以上二证，当属同一类型。又有寒热错杂结于心下成痞者，如"但满而不痛者，此为痞，柴胡不中与之，宜半夏泻心汤"（149条）。此与《金匮要略》中"呕而肠鸣，心下痞者，半夏泻心汤主之"义当合参。病因寒热错杂结于心下成痞，上有呕逆，下有肠鸣下利。故用辛开苦降、调理中焦之法，以消痞降逆、温中止利。"伤寒汗出，解之后，胃中不和，心下痞硬，干噫食臭，胁下有水气，腹中雷鸣，下利者，生姜泻心汤主之"（157条），此证病机略同上条，因脾胃不和，水谷不得运化，故突出主药生姜以和胃降逆、宣散水气。又如"伤寒中风，医反下之，其人下利日数十行，谷不化，腹中雷鸣，心下痞硬而满，干呕，心烦不得安……此非结热，但以胃中虚，客气上逆，故使硬也。甘草泻心汤主之"（158条），则因脾胃偏虚，痞利俱甚，故以炙甘草为主药，以温中和胃为主治也。上列三种，当属痞证又一类型，治法重在调理中焦，故三方之煎服法,均取去滓再煎,具有中和之义。此外,"伤寒发汗,若吐若下,解后,心下痞硬,噫气不除者,旋覆代赭汤主之"(161条),亦属痞证类型。其主证噫气不除,当由脾胃中虚、痰饮上逆所致,故用益中虚、化痰饮、降逆气之治法。又有"伤寒胸中有热,胃中有邪气,腹中痛,欲呕吐者,黄连汤主之"(173条),此证病机为上热中寒,故用清上温中之治法以止呕住利。本方组合近似半夏泻心汤方,但立法大意又有不同。服法为昼三夜二,取其频服,有免致格拒而不能纳之义。

太阳篇末风湿相搏三证,冠以伤寒,可征广义伤寒包括风湿中于体表之证。风湿,即《内经》所云:"风寒湿三气杂至,合而为痹也。"如"伤寒八九日,风湿相搏,身体疼烦,不能自转侧,不呕,不渴,脉浮虚而涩者,桂枝附子汤主之",病由阳虚致风寒湿中于肌表而为痹,故用温经扶阳、祛风胜湿之法。桂枝附子汤与桂枝去芍加附子汤药味悉同,唯桂附用量偏重,故其主治证候又有不同。"若其人大便硬,小便自利者,去桂加白术汤主之"(174条),当是服前方后,风邪大去,湿邪犹存,且大便硬,小便自利,是阳气已得通行之象,故去疏风通阳之桂枝,而主胜湿除痹之白术。按术"古方不分赤白"(陶弘景语),故伤寒方古本多有作术者,可以窥其端倪。愚谓风湿用术,特别是此证当以苍术为胜。又"风湿相搏,骨节疼烦,掣痛不得屈伸,近之则痛剧,汗出短气,小便不利,恶风不欲去衣,或身微肿者,甘草附子汤主之"(175条),则是风寒湿痹于骨节。方用桂枝疏风,白术祛湿,附子温经扶阳,除寒湿痹。因风湿入里,不得一汗而解,故此方附子用量反较前方为轻。主以甘草和中止痛,并有重在缓行之义。

阳明主里,主燥热之化。阳明病以胃家实为提纲,其治法主要是热者清之,实则泻之。如"三阳合病,腹满身重,难以转侧,口不仁,面垢,谵语遗尿……若自汗出者,白虎汤主之"(219条),此条三阳合病,实是阳明气分大热独盛之证,故用白虎汤以直清阳明里热。若"阳明病,脉浮而紧,咽燥口苦,腹满而喘,发热汗出,不恶寒,反恶热,身重……若下之,则胃中空虚,客气动膈,心中懊憹,舌上胎者,栀子豉汤主之"(221条),此是阳明气分热证,因误治后致变。若下后热留胸膈,以虚烦心中懊憹为主证,则用栀子豉汤清宣上焦之热。"若渴欲饮水,口干舌燥者,白虎加人参汤主之"(222 条),此与"服桂枝汤,大汗出后,大烦渴不解,脉洪大者,白虎加人参汤主之"(26 条)机理略同。盖因邪热盛于中焦而伤及气液,故在白虎汤的基础上,加人参以益元气,生津液。"若脉浮发热,渴欲饮水,小便不利者,猪苓汤主之"(223 条)则是水热结于下焦,用猪苓汤,取其育阴润燥,清热利水之功。以上三条,旧本合为一条,柯氏谓为"阳明起手三法",并将栀豉列于阳明篇首,自具卓识。唯猪苓汤所治,当是阳明变局,而非阳明正局,故曰:"阳明病,汗出多而渴者,不可与猪苓汤,以汗多胃中燥,猪苓汤复利其小便故也。"(224 条)

阳明腑证,治法当下。阳明下法,不仅通其大便,而且重在泻其实热。如"阳明病,不吐不下,心烦者,可与调胃承气汤"(207 条),"太阳病三日,发汗不解,蒸蒸发热者,属胃也,调胃承气汤主之"(248 条)皆用调胃承气汤以和胃泻热。更有言者,伤寒初犯太阳之表,主寒水之化;若阳盛而入于阳明之里,则主燥热之化。故白虎、调胃二证,见于太阳三篇为多也。又"阳明病,脉迟,虽汗出不恶寒者,其身必重,短气,腹满而喘,有潮热者,此外欲解,可攻里也。手足濈然汗出者,此大便已硬也,大承气汤主之……若腹大满不通者,可与小承气汤,微和胃气,勿令至大泄下"(208 条),二方相比较,大承气汤为咸苦辛通法,功能泻热去滞,软坚通便,为下法中峻剂;小承气汤为苦辛通法,偏于理气导滞,其通下之力较缓;合之调胃承气汤咸苦甘法,重在和胃泻热。是即阳明通下三法。又仲景提出"不更衣,内实,大便难者,此名阳明也"(181 条)。阳明腑实,大便硬,故属阳明。若脾阴不足,大便硬,或"不更衣十日,无所苦也"(244 条),亦属阳明范畴。如"趺阳脉浮而涩,浮则胃气强,涩则小便数,浮涩相搏,大便则硬,其脾为约,麻子仁丸主之"(247 条)是润下法。若阳明病,"津液内竭,虽硬不可攻之,当须自欲大便,宜蜜煎导而通之。若土瓜根及大猪胆汁,皆可为导"(233 条)则是导下法。

阳明燥热,若与湿相合,则湿不得下泄,热不得外透,湿热郁于中焦则发黄。其特征为目四白黄、身黄、小便黄。栀子柏皮汤治"伤寒身黄发热"(261 条)为清泻湿热而退黄之剂,是清法。"伤寒七八日,身黄如橘子色,小便不利,腹微满者,茵陈蒿汤主之"(260条)是治湿热发黄而偏重于里之证,茵陈蒿汤为清下湿热之剂,是兼下法。麻黄连轺赤小豆汤治"伤寒瘀热在里,身必黄"(262条),是治湿热发黄而偏重于表之证,为清透湿热之剂,是兼汗法。此是阳明治黄三法。

少阳病位在半表半里,主火热之化,治法以和解为主,如"伤寒五六日中风,往来寒热,胸胁苦满,默默不欲饮食,心烦喜呕……小柴胡汤主之"(96条)。盖病入少阳,枢机不利,正邪分争,火郁而不得外达,水结则化而为饮。主方用小柴胡汤,具有和解表里、展利枢机、宣清降浊、扶正祛邪的作用。其或然证,如"若不渴、外有微热者,去人参,加桂枝三两,温覆微汗愈"是兼表汗之治法。"若渴",去半夏,加人参、瓜蒌根,是兼里清热生津之法。"或咳者",去人参、大枣、生姜,加五味子、干姜;"或胁下痞硬",去大枣,加牡蛎;"或心下悸、小便不利",去黄芩,加茯苓。以上均为水饮冲激,随三焦升降之气而蓄积于不同病位。故在和解的基础上,在少阳兼证中,又分上中下三部而使用温上、导下、软坚化痰等不同的治法。"或胸中烦而不呕",是痰火内郁,去半夏、人参加瓜蒌实以清火解结。"或腹中痛",去黄芩之苦寒,加芍药以和脾络,止腹痛。凡此或然证七种兼治之法,亦可概括少阳病一般的治法。

至于"伤寒六七日,发热微恶寒,支节烦疼,微呕,心下支结,外证未去者,柴胡桂枝汤主之"(146条),当是太少两阳合并病之治法,亦即和营卫、展枢机双解之法。其柴胡加芒硝汤治"伤寒十三日不解,胸胁满而呕,日晡所发潮热,已而微利"(104条),大柴胡汤治"热结在里,复往来寒热者"(136条)或"呕不止,心下急,郁郁微烦者"(103条)等,皆是少阴兼里实之治法,亦即和解通下并用之法。盖六腑之邪,以通降为顺,多借阳明为出路也。"伤寒五六日……胸胁满微结,小便不利,渴而不呕,但头汗出,往来寒热,心烦者,此为未解也,柴胡桂枝干姜汤主之"(147条),此是少阳火热郁蒸于上、水饮阻结于中之证,故用于和解中而兼温中化饮之法。若"柴胡加龙骨牡蛎汤主之"(107条),主治病证重点虽在少阳,但因表里混见,虚实夹杂,且又相火上扰而为烦惊。故治法于和解中而兼具通阳解表,泻热和胃,安神明,止烦惊。盖复杂之证,当以复杂之法治之。此外,"太阳与少阳合病,自下利者,与黄芩汤"(172条),因火热内迫而为里热下利,故以清热和中、坚阴止利为主治之法。

太阴主里,主寒湿之化。太阴病以脾虚脏寒为主,故"自利不渴者,属太阴,以其脏有寒故也。当温之,宜服四逆辈"(277条),是因脾虚脏寒而不能转输水谷,以灌溉四旁。故自利不渴,最能反映出太阴虚寒本质,但须与"太阴之为病,腹满而吐,食不下,自利益甚,时腹自痛"(273条)等合看。太阴治法以温中为主,主方为理中汤(丸)。此云"宜服四逆辈",当与《金匮要略》肝病实脾之义相发,正恐太阴病而转为少阴虚寒,亦即治未病之法。因少阴病重、太阴较轻故也。"太阳病,外证未除,而数下之,遂协热而利,利下不止,心下痞硬,表里不解者,桂枝人参汤主之"(163条),此用人参汤(理中汤)以温脏寒,加桂枝以和肌表,是太阴兼表之治法。虽义取双解,但仍是偏重于里之法。"得之便厥,咽中干,烦躁,吐逆者,作甘草干姜汤与之,以复其阳"(29条)是用干姜温中降逆,炙甘草益胃和中,甘辛化阳,义取理中之半,自是温暖中焦阳气之法。"发汗后,腹胀满者,厚朴生姜半夏甘草人参汤主之"(66条),此条以方测证,是病之重点当在腹满而吐,故用温中降逆、消胀利气之剂,亦是虚实兼顾之治法,但消过于补,此义当须明确,愚认为此证还属太阴病范畴。又按理中、小建中两方,均治太阴脾虚脏寒,但理中以下利为主证,小建中方以腹痛为主证,两者又有不同。

少阴主里,少阴病有虚寒、虚热两大类型,总的治则以扶阳抑阴或育阴清热为主。"少阴病,始得之,反发热,脉沉者,麻黄细辛附子汤主之"(301条),"少阴病,得之二三日,麻黄附子甘草汤微发汗。以二三日无证,故微发汗也"(302条)。两者均属少阴兼表阳虚不甚之证,故用温阳散寒两解之法。但前方有细辛,是其辛宣温散之力,自较重矣。"少阴病,得之一二日,口中和,其背恶寒者,当灸之,附子汤主之"(304条),"少阴病,身体痛,手足寒,骨节痛,脉沉者,附子汤主之"(305条)则是少阴虚寒无热恶寒之证,较之前证深重一层,故有此纯用温补一法。"少阴病,二三日不已,至四五日,腹痛,小便不利,四肢沉重疼痛,自下利者,此为有水气……真武汤主之"(316),此是少阴阳虚,寒水泛溢,主用温阳散水之法。若病势更为深重,演为纯阴无阳之危候,如"大汗,若大下利而厥冷者,四逆汤主之"(354条)、"脉浮而迟,表热里寒,下利清谷者,四逆汤主之"

（225条）等，则宜姜附并用，补火煖土，回阳救逆，正是对证救急之方，不可因循不用。又"恶寒脉微而复利，利止亡血也，四逆加人参汤主之"（385条），则在四逆证的基础上，不仅亡阳，而且亡血，故于回阳救逆中，加人参以益元气、生阴液，是即参附并用阴阳双救之法。更有病势危重而剧者，如"发汗，若下之，病仍不解，烦躁者，茯苓四逆汤主之"（69条），表证汗下后，阴阳俱虚而不相维系，内扰神明，则产生烦躁，宜于回阳救逆、益气生阴法中，加重茯苓一味，而具有心肾双补、安神定志的作用。"下之后，复发汗，昼日烦躁不得眠，夜而安静，不呕，不渴，无表证，脉沉微，身无大热者，干姜附子汤主之"（61条）是下后发汗，阳虚欲越，虽无四逆厥冷，亦当急予挽正复阳。故于四逆汤中，除去甘草之甘缓，采取顿服、急救之法也。上列二证，皆因新感表证叠经汗下误治所致，故仲景列于太阳篇内。实则阳证转阴，病势危剧，从六经分证衡之，似当属于少阴，应无疑义。更有少阴虚寒严重出现格阳、戴阳者，如"少阴病，下利清谷，里寒外热，手足厥逆，脉微欲绝，身反不恶寒，其人面色赤……通脉四逆汤主之"（317条），此是阴寒盛于内、浮阳扰于外之格阳重证，故在四逆方的基础上，重投姜附以破阴寒，而回阳气。又"少阴病，下利脉微者，与白通汤"（315条），此方用葱白，可参通脉四逆证"面色赤者，加葱九茎"之意。此为阴盛于下、阳扰于上之戴阳证，故于姜附回阳中，加入葱白，以为宜通阳气之用。然格阳、戴阳，亦可并见，观通脉四逆条中或然证可知。少阴虚寒，其证多有下利，或兼汗出，或兼呕逆，或病由汗下误治而来，既伤阳气，又损阴液，故仲景于挽正回阳方中，往往须兼顾阴液，如白通加猪胆汁汤、通脉四逆加猪胆汁汤等，是又不仅具有从治之意而已。至于"少阴病，下利，便脓血者，桃花汤主之"（306条），此属脾虚肠滑久利，或下焦不能固摄而为下利便脓血。证属虚寒，故用温中固摄之法。此与附子证之虚寒下利不同，更与热利便脓血者不同。

少阴虚热证，如"少阴病，得之二三日以上，心中烦，不得卧，黄连阿胶汤主之"（303条），此是真阴不足于下、火热独亢于上之证。用黄连阿胶汤，取其滋养阴液，抑制亢阳，亦为阳交济心肾之法。"少阴病，下利六七日，咳而呕渴，心烦不得眠者，猪苓汤主之"（319条），少阴阴虚，水热结于下焦，故用育阴润燥、清热利水之法。此与真武汤治少阴阳虚水泛之证，一寒一热，相为对待，立方精简而疗效卓著。治少阴水气之病，不能离此二法矣。又"少阴病，下利咽痛，胸满心烦，猪肤汤主之"(310条)，则是利久而损伤真阴，故用育阴润燥、和中止利之法，亦即"精不足者，补之以味"之法。后世用血肉有情之品，滋填下焦真阴之法，当是从少阴类方中而悟出。

厥阴主里。厥阴病就病理机制言，有上热下寒、寒热错杂之证者，亦有纯属寒证或热证者。以证象言，则篇中所载多数为厥、利、呕、哕四大主证。故今就厥阴篇之特殊方面，而参错交互言之。例如"蛔厥者，乌梅丸主之"(338条)，病由蛔虫内扰而为厥。但病机当属脏寒膈热，故主治用酸苦辛甘之法，以清下暖下，并具有温脏安蛔的作用。其厥阴提纲上热下寒之证，自可宗此法以治。"伤寒本自寒下，医复吐下之，寒格更逆吐下，若食入口即吐，干姜黄芩黄连人参汤主之"(359条)，亦是寒热杂错、上热下寒之证。因脾阳不足，中气紊乱，升降不相协调，阴阳互相格拒，上见吐逆而为真热，下有真寒而见下利，故于大补中气中而用清上温下之治法。又"伤寒六七日，大下后，寸脉沉而迟，手足厥逆，下部脉不至，喉咽不利，唾脓血，泄利不止者，为难治，麻黄升麻汤主之"(357条)，是因表证下后，正虚邪陷，阳郁下达，上见喉咽不利之上热证，下见泄利不止之下寒证。用麻黄升麻汤，是于散郁升陷、扶阳益阴中而具有清上燥温下寒之法。愚考临床所见之下湿上燥之证，采用此法，多有一定之效果。盖复杂之病，必以复杂之药治之，未可以此方药味庞杂而忽之。

厥阴寒证，如"手足厥寒，脉细欲绝者，当归四逆汤主之"(351条)，"若其人内有久寒者，宜当归四逆加吴茱萸生姜汤"(352条)，盖肝主藏血，血虚寒凝于表，故用活血通阳、散寒和表之法。若里有久寒，又当加入温中散寒、和胃降逆之品。"干呕，吐涎沫，头痛者，吴茱萸汤主之"(378条)所述是厥阴阴寒浊阴上逆之证。其头痛多为颠顶痛，因厥阴经脉与督脉会于颠顶之故。宜用暖肝和胃、降逆止呕之法。

厥阴热证，如"热利下重者，白头翁汤主之"(371条)是火热不得疏泄，下迫大肠，而为热利。用苦寒燥湿、清热坚肠止利之品，即热利正治法。其血痢治法,亦当宗此。厥阴篇中,所载白虎、承气、瓜蒂散诸证,当是与厥阴病证的类型作鉴别比较而设,不可认为是真正的厥阴病。

3. 方中有方,法外有法

读《伤寒论》,用伤寒方,可以体会到在一方主治之下,因主证不同,而治法中心大意自有不同。盖法寓于方之中,有正有反,有常有变,无不随方之所用而昭然,曲尽其妙。故古有"方中有方,法外有法"之说,此在仲景学说中最须深入探索,以期学以致用者也。首从太阳病言之,如"太阳中风,阳浮而阴弱,阳浮者,热自发;阴弱者,汗自出。啬啬恶寒,淅淅恶风,翕翕发热,鼻鸣干呕者,桂枝汤主之"(12 条),此用桂枝汤治中风,正取其解肌祛风、调和营卫的作用,并啜热稀粥,取漐漐微汗法,又是顾护胃气以加强助正祛邪之力。若"太阳病,头痛,发热,汗出,恶风,桂枝汤主之"(13 条),即柯氏所云:"此条是桂枝汤本证,辨证为主,合此证即用此汤,不必问其为中风伤寒杂病也。"因桂枝汤为表证习用之方,通治之法。然汗不出及有热象者,必须慎用。表证初起,多在早期阶段,即所谓"伤寒一日,太阳受之"。然《金匮要略·妇人产后病脉证治第二十一》记载"产后风续之数十日不解,头微痛,恶寒,时时有热,心下闷,干呕,汗出,虽久,阳旦证续在耳,可与阳旦汤",阳旦汤即桂枝汤,是有此病即用此法,不必顾虑病程之新久也,亦与"太阳病,十日以去……与麻黄汤"(37 条)同义。桂枝汤所治,自是表证,有因表证影响及里而用者。如"伤寒不大便六七日,头痛有热者,与承气汤。其小便清者,知不在里,仍在表也,当须发汗。若头痛者,必衄,宜桂枝汤"(56 条)是纯用解表而里自和之法。更有证见时发热自汗出,或常自汗出,病因不属风寒,如"病人脏无他病,时发热自汗出而不愈者,此卫气不和也"(54 条)宜桂枝汤,用先其时发汗之法,以和卫气则愈。又如"病常自汗出者,此为荣气和,荣气和者,外不谐,以卫气不共荣气谐和故尔"(53 条)宜桂枝汤,取复发汗法,以调和营卫则愈。以上两者似属杂病范畴,当与中风有异。但仲景同用一桂枝汤,可见异病同治之妙。另有表里同具之证,如属阳证热证,一般先解表,后治里。如"伤寒大下后,复发汗,心下痞,恶寒者,表未解也。不可攻痞,当先解表,表解乃可攻痞。解表宜桂枝汤，攻痞宜大黄黄连泻心汤"（164 条），"阳明病，脉迟，汗出多，微恶寒者，表未解也，可发汗，宜桂枝汤"（234 条），此与"阳明病，脉迟……若汗多，微发热恶寒者，外未解也"（208 条）（《千金翼方》《外台秘要》本下有"桂枝汤主之"五字）自是前后贯串之文，都具先表后里之义。若为阴证寒证，则当采取先温里后治表之法。如"伤寒，医下之，续得下利清谷不止，身疼痛者，急当救里；后身疼痛，清便自调者，急当救表。救里宜四逆汤，救表宜桂枝汤"（91 条）以及"温里宜四逆汤，攻表宜桂枝汤"（372 条）等都是。但表里同见之证，治法有先里后表者，或表里同治者，则又不在此例。另有表里证具，里证向愈；或里证未剧，病势向外，亦可用解表之法，如"太阴病，脉浮者，可发汗，宜桂枝汤"（276 条）、"吐利止而身痛不休者，当消息和解其外，宜桂枝汤小和之"（387 条）等，可以窥其大略。另外，《金匮要略》载妇人妊娠初期用桂枝汤，则是取其和中化气、调和阴阳之法。

"太阳中风，脉浮紧，发热恶寒，身疼痛，不汗出而烦躁者，大青龙汤主之"（38 条），"伤寒表不解，心下有水气，干呕，发热而咳……或喘者，小青龙汤主之"（40 条）是太阳表病，多从风寒得之。用大青龙汤，取其外解表寒，内清里热。若外解表寒，温化里饮，则用小青龙汤，又为不可移易之法。《金匮要略》云："病溢饮者，当发其汗，大青龙汤主之，小青龙汤亦主之。"大小青龙汤二方，不仅宜用于伤寒，又可用于杂病，但太阳病所标注之证候，仍为二者辨证之重要眼目。唯愚从临床实际观察，小青龙汤亦可施用于寒饮咳喘而并无表证者。如《金匮要略·痰饮咳嗽病脉证并治第十二》"咳逆倚息不得卧，小青龙汤主之"则是纯取其温宣寒饮之法。另外，《金匮要略·肺痿肺痈咳嗽上气病脉证治第七》"肺胀，咳而上气，烦躁而喘，脉浮者，心下有水，小青龙加石膏汤主之"则是用小青龙汤辛宣温化法，是治心下有水气，使肺邪得从皮毛透泄之意。其加石膏清里热，又为烦躁设，是此方寓有大小青龙汤互参合用之法。

阳明病主要有气分大热和腑实燥结二证，前者宜用清法，主方为白虎汤类；后者宜下法，如三承气汤类。阳明热证，如"三阳合病，腹满身重，难以转侧，口不仁，面垢，谵语遗尿……若自汗出者，白虎汤主之"（219 条）是清阳明里热独盛之治法。"伤寒脉滑而厥者,里有热,白虎汤主之"(350条)则是直清阳明里热,为厥深热深之治法。若阳明里热亢盛,既耗元气,又损津液,如"伤寒,若吐若下后,七八日不解,热结在里,表里俱热,时时恶风,大渴,舌上干燥而烦,欲饮水数升者,白虎加人参汤主之"(168条)则于清解里热中兼以益气生津为治。又《金匮要略·痉湿暍病脉证治第二》云:"太阳中热者,暍是也。汗出恶寒,身热而渴,白虎加人参汤主之。"此由感受暑热所致,因见证略同,故主用白虎汤,当即"夏暑发自阳明"之意。"若渴欲饮水,口干舌燥者,白虎加人参汤主之"(222条),此是阳明下后中焦热盛、津气受伤所致。又《金匮要略》消渴病篇亦载有此条。唯一属伤寒热病,一属杂病消渴,病因不同,但病机略同,故主用同一治法。

阳明实证,如"太阳病三日,发汗不解,蒸蒸发热者,属胃也,调胃承气汤主之"(248条)、"阳明病,不吐不下,心烦者,可与调胃承气汤"(207条)是阳明腑实,病机重在里热亢盛。硝黄之用,不独通其大便,重在泻其结热,故调胃所载之证,以燥热为辨。服法取"温顿服之,以调胃气"之法。然承气汤类,宜于实热而不宜于虚寒。若虚证转化为实,虽可施用,亦须审慎为善。故"若胃气不和,谵语者"有"少与调胃承气汤"(29条)之法。"阳明病,谵语,发潮热,脉滑而疾者,小承气汤主之"(214条)、"若腹大满不通者,可与小承气汤,微和胃气,勿令至大泄下"(208条)说明小承气汤于泻热通下中,具有利气消满的作用。《金匮要略》厚朴三物汤、厚朴大黄汤药味与小承气汤同,但厚朴用量较重,因前者重在泻热去实,后者侧重于利气消满也。又"下利谵语者,有燥屎也,宜小承气汤"(374条)。所谓"燥屎",是由阳明里热与宿食搏结而成实,多为大承气汤证,此因下利,邪热尚有出路,故不取峻下法,而用和下法。仲景对下法的使用,一般颇为审慎。如208、209、251等条,皆是欲与大承气汤而先与小承气汤为试探法。至于"伤寒,若吐若下后,不解,不大便五六日,上至十余日,日晡所发潮热,不恶寒,独语如见鬼状。若剧者,发则不识人,循衣摸床,惕而不安,微喘直视,脉弦者生,涩者死。微者,但发热谵语者,大承气汤主之。若一服利,则止后服"(212条),此条阳明腑实燥结之证,有微剧之别:微者宜用大承气汤,以峻下热结;剧者治法虽无明文可稽,但正虚邪实,病情危重,自当急用大承气汤,以泻亢盛之邪热，而救垂绝之阴液。《伤寒论》阳明、少阴急下六条，正可与此互相补充合看。而《金匮要略》治痉病危重之证，主用大承气汤，当与此义略同。盖仲景于下法使用，固为慎重，但遇病情急剧，有时则宜采取急下存阴一法，不必徘徊瞻顾。是知同用一大承气方，因证候不同，而治法中心大意自有不同也。

少阳病位在半表半里，治法以和解为主。"伤寒五六日中风，往来寒热，胸胁苦满，嘿嘿不欲饮食，心烦喜呕"（96条）主用小柴胡汤，自属和解少阳、展利枢机之法。服药后病解的机理，正如仲景所云："上焦得通，津液得下，胃气因和，身濈然汗出而解。"（230条）唯据"伤寒中风，有柴胡证，但见一证便是，不必悉具"（101条）之例，有"设胸满胁痛者"，有"呕而发热者"，均主用小柴胡汤。但其证候小有差异，而治法中心大意有所不同，故必须从主方中善为加减，而与证相合者也。又有"妇人中风，七八日续得寒热，发作有时，经水适断者，此为热入血室，其血必结，故使如疟状，发作有时，小柴胡汤主之"（144条），此属血结。因寒热发作有时，病势尚有外泄之机，故用和解枢机法，使邪热从外宣透，亦即因势利导之法。若"阳明病，发潮热，大便溏，小便自可，胸胁满不去者，与小柴胡汤"（229条），"阳明病，胁下硬满，不大便而呕，舌上白胎者，可与小柴胡汤"（230条），从六经分证之表里关系衡之，少阳为半表半里，属表；阳明为三阳之里，属里。此因少阳病证未罢，阳明里热未著，故用治表而里和之法。推之，用小柴胡汤治"阳微结"（148条）亦与此义略同。又"阳明中风"，其"脉弦浮大而短气"（231条）属三阳合并之脉；虽见发黄，又有三阳并见之证。与小柴胡汤，助其枢转，是使表里散漫之邪外宣内泄，得以悉解之法。其"先宜服小柴胡汤以解外，后以柴胡加芒消（硝）汤主之"（104条），是先宜治表、后兼治里之法。"伤寒，阳脉涩，阴脉弦，法当腹中急痛，先与小建中汤，不差者，小柴胡汤主之"（100条），则是用先补里后和表之法。

"伤寒十余日，热结在里，复往来寒热者，与大柴胡汤"（136条），此方治少阳热结在里之证，自为昭然。大柴胡汤为柴胡、黄芩、半夏、枳实、芍药、生姜、大枣七味，原本云："一方加大黄二两，若不加，恐不为大柴胡汤。"大柴胡方原有和解枢机兼通下里实与调和气血两法。愚意《金匮要略·腹满寒疝宿食病脉证治第十》"按之心下满痛者,此为实也,当下之,宜大柴胡汤"当用大黄,故方下载有"大黄四两"。若"伤寒发热,汗出不解,心中痞硬,呕吐而下利者,大柴胡汤主之"(165条),此证心中痞硬,如无痛感,呕吐下利,如泄下较畅,自可用无大黄法。其"呕不止,心下急,郁郁微烦者,为未解也,与大柴胡汤,下之则愈"(103条)似可斟酌于两者之间,灵活施用。此与《金匮要略·黄疸病脉证并治第十五》"诸黄,腹痛而呕者,宜柴胡汤"病由中焦湿热蕴积,肝胆不得疏泄,郁而发黄,乘脾而为腹痛,犯胃为呕,用柴胡汤法相似。仲景云"宜柴胡汤",愚意治法当衡量于小柴胡汤去黄芩加芍药或大柴胡汤之间。此与上例略相类似。可见仲景因证立法,既有一定原则,又具有适当的灵活性。

太阴主里,主寒湿之化。太阴病治法以温中为主,主方为理中汤(丸),所谓"理中者,理中焦"(159条)可以证明其义。"霍乱……寒多不用水者,理中丸主之"(386条),霍乱吐利,中焦虚寒,使用温中一法,最为合拍。然病起猝暴,丸剂性结,恐药不胜病,故云"然不及汤"。且"服汤后,如食顷,饮热粥一升许,微自温,勿发揭衣被"亦寓借谷味以温养中宫、辅助药力之义。若"大病差后,喜唾,久不了了,胸上有寒,当以丸药温之,宜理中丸"(396条),此由脾胃阳虚中寒不能摄液所致。用理中丸温中,缓而图之,又属正治之法。《金匮要略·胸痹心痛短气病脉证治第九》"胸痹心中痞,留气结在胸,胸满,胁下逆抢心,枳实薤白桂枝汤主之;人参汤亦主之",人参汤即理中汤。治法重在温补中焦之虚寒,以宣通心胸之阳气,则胸痹可开,气结自散。此与枳实薤白桂枝汤所治重在利气消满者,一虚一实,相为对待。可以说明同一类型疾病,有几种不同之治法,故必须以辨证为准。此外,"太阳病,外证未除,而数下之,遂协热而利,利下不止,心下痞硬,表里不解者,桂枝人参汤主之"(163条),此条当是太阳太阴同病,太阳外证未除,其里证当是太阴中虚脏寒,治法为"先煮四味"(理中汤)以温中,后"内桂"以解表,是表里双解、偏重于里之法。

甘草干姜汤为理中之半,以方类证,亦当属于太阴病范畴。如"得之便厥,咽中干,烦躁,吐逆者,作甘草干姜汤与之,以复其阳"(29条),治法主要是温中焦阳气以止呕降逆。《金匮要略·肺痿肺痈咳嗽上气病脉证治第七》云:"肺痿吐涎沫而不咳者，其人不渴，必遗尿，小便数，所以然者，以上虚不能制下故也。此为肺中冷，必眩，多涎唾，甘草干姜汤以温之。"此是突出温暖中焦法，以治肺痿属于虚冷者。可见太阴脾肺关系至为密切。从此可知"饮入于胃，游溢精气，上输于脾，脾气散精，上归于肺，通调水道，下输膀胱"（《内经·素问·经脉别论》）之旨，确能道破生理之奥秘，指导临床之实践。故小青龙、厚朴麻黄汤等方之宣化寒饮，虽有细辛之辛散，五味子之酸收，必借干姜温中之力，方能发挥其疗效。可见中医学术，经过长期医疗实践，理论与实践相统一，理法方药，规律谨严，自有其系统性、科学性，学者当循此探索而不可忽之。

少阴主里，少阴病有虚寒虚热之分。少阴虚寒，以脉微细但欲寐为主脉主证，治法以扶阳抑阴为主。若少阴病值初起，阳虚不甚，且兼表证，自宜施以温阳解表双解之法，如"少阴病，得之二三日，麻黄附子甘草汤微发汗。以二三日无证，故微发汗也"（302条）。然《金匮要略·水气病脉证并治第十四》云："水之为病，其脉沉小，属少阴……脉沉者，宜麻黄附子汤。"两者一为伤寒，一属杂证水气为病。但在天为寒，在地为水，其体性略同，且病位同属少阴，其机理又可互通。故可同用麻黄附子汤，一取温阳而发散表寒，一取温阳而宣散水邪，治法中心大意又有不同。

"少阴病，二三日不已，至四五日，腹痛，小便不利，四肢沉重疼痛，自下利者，此为有水气……真武汤主之"（316条），"太阳病发汗，汗出不解，其人仍发热，心下悸，头眩，身𣎑动，振振欲擗地者，真武汤主之"（82条）。上列二者同为阳虚水泛之证，故治法为温暖肾阳，宣利水气，大致相同。前者纯由水寒泛溢，故重在温暖里寒；后者得之表证汗后，其治法寓有招纳浮阳之意，则是同中有异。

"少阴病，得之一二日，口中和，其背恶寒者，当灸之，附子汤主之"（304条），"少阴病，身体痛，手足寒，骨节痛，脉沉者，附子汤主之"（305条），盖少阴虚寒，阳气虚衰而不得温煦，阴血不足而不得濡养，虚寒之象反映于表，则有恶寒身痛等证，亦即"无热恶寒发于阴也"。附子汤温经扶阳，益气和营，自是对证之法。《金匮要略·妇人妊娠病脉证并治第二十》"妇人怀娠六七月，脉弦发热，其胎愈胀，腹痛恶寒者，少腹如扇，所以然者，子脏开故也，当以附子汤温其脏"则是取其温暖子宫、补益下元,与上条治法有异。然附子汤为温阳补虚祖方,所治又不仅此也。

少阴虚寒,仲景采用灸法者凡三:其一,304 条与附子汤同用,纯取温阳暖火,益气补虚。其二,"少阴病,吐利,手足不逆冷,反发热者,不死。脉不至者,灸少阴七壮"(292 条)是取其通阳复脉的作用。其三,"少阴病,下利,脉微涩,呕而汗出,必数更衣,反少者,当温其上,灸之"(325 条),则取陷者举之,下者上之,是为温阳升提之法。

少阴虚寒,纯阴无阳危重之证,用四逆汤温脏寒,暖下元,回阳救逆,自是对证之法。如"大汗,若大下利而厥冷者,四逆汤主之"(354 条),"呕而脉弱,小便复利,身有微热,见厥者难治,四逆汤主之"(377 条)是也。又有脾肾阳气衰微,火不燠土,釜底无腐熟之权,亦是四逆汤主治范畴,如"伤寒,医下之,续得下利清谷不止,身疼痛者,急当救里……救里宜四逆汤"(91 条)者即是。仲景辨证,见微知著,知几其神,如遇阳衰脏寒重证,考虑有亡阳可能,则采用急温之法。如"少阴病,脉沉者,急温之,宜四逆汤"(323 条),此在少阴三急下证后,说明伤寒大病,救阴救阳,其势皆不可缓。可见《伤寒论》对条文的罗列、证候的描述,皆有深意存焉。然"吐利汗出,发热恶寒,四肢拘急,手足厥冷者,四逆汤主之"(388 条),"既吐且利,小便复利,而大汗出,下利清谷,内寒外热,脉微欲绝者,四逆汤主之"(389 条),这两条均为阴寒盛于内,阳气亡于外,里真寒而外假热,当是通脉四逆主治之证,今用四逆汤,何也? 盖四逆汤本一方两法,方后云:"强人可大附子一枚,干姜三两",即是通脉四逆汤方的药量。明乎于此,则对四逆汤的具体运用自可了然矣。

少阴虚热,论中所载颇略。如"少阴病,下利六七日,咳而呕渴,心烦不得眠者,猪苓汤主之"(319 条),此与阳明篇"若脉浮发热,渴欲饮水,小便不利者,猪苓汤主之"(223 条)当合看。病属水热结于下焦,当以小便不利为主证。唯前者为少阴阴虚,后者当阳明下后,是有不同耳。

厥阴属肝,主里。"厥阴之为病,消渴,气上撞心,心中疼热,饥而不欲食,食则吐蛔,下之利不止"(326 条)为厥阴病提纲。病机为上热下寒。主治之方虽缺，然用清上热，温脏寒，扶阳敛阴，寒热并用之法，如乌梅丸方，正与此证相合。其"蛔厥者，乌梅丸主之"（338 条）是取酸苦辛甘之法，以为温脏安蛔之用。"又主久利"，则是酸苦敛阴，辛甘扶阳，虽是寒热并用，而重在温暖下寒之法。"先食饮服十丸，日三服，稍加至二十丸"，皆有缓则治本之意。

《伤寒论》载吴茱萸三条：一见于厥阴篇"干呕吐涎沫，头痛者，吴茱萸汤主之"，病属厥阴肝寒气逆，用吴茱萸汤，是取辛甘以激发清阳健运，苦降以抑制浊阴上逆之法。再见于阳明篇"食谷欲呕，属阳明也，吴茱萸汤主之"（243 条），病是阳明中寒，故取温中和胃、降逆止呕之法。三见于少阴篇"少阴病，吐利，手足逆冷，烦躁欲死者，吴茱萸汤主之"（309 条），病属下焦阴寒之气上逆，突出犯胃而吐之证。故此时治法中温中降逆，实为必要之图，而无取于姜附四逆辈之回阳救逆也。又《金匮要略·呕吐哕下利病脉证治第十七》"呕而胸满者，茱萸汤主之"则是使用补益中虚、温化寒饮之法。以上数者主证都以呕吐为主，但发病的具体情况不同，故治法中心大意又有不同。

4. 结语

本文根据宋人《伤寒论》有三百九十七法之说，做了些简要的文献考证，并侧重就"法"的含义，从有论无方之证，有论有方之证及方中有方、法外有法三个方面，做出综合性的探讨。盖《伤寒论》一书所论六经之为病，前后贯串，首尾呼应，有正有反，似分又合。通篇每节文字所述，都是辨证之准则，论治之宗本，亦即处处示人以大法。明白此似又不必拘于每条一法之说。笔述于此，以供研究仲景学说者参考。不妥之处，祈指正是荷。

（原载《李培生医论医案》，科学出版社，2012）

谈李士材治泄泻九法及《伤寒论》治下利之法的辨证运用

泄泻，指大便稀溏或大便所下为水谷不分倾注下泻。方书以粪出少而势缓者为泄，有漏泄之义；粪大出而势直无阻者为泻，即倾泻之谓。是病有微甚之别,但病机相同,治法略同,故后世多以泄泻并称。

泄泻是常见病、多发病之一,吾鄂民间叫作"拉肚子",《伤寒论》中则名为下利。方书泄泻证治分类颇繁,难以得其要领。唯李士材《医宗必读》治泄泻有九法之说。论病原能紧扼其要,谈治法则曲尽其妙,有裨实用,颇益后学。兹特疏而正之,补而充实之,并结合《伤寒论》的具体条文来进行讨论、探索,对于泄泻的证治,当有更全面的了解,可供临证之一助。

李士材云:"《内经》之论泄泻,或言风,或言湿,或言热,或言寒,此明四气皆能为泄也。又言清气在下,则生飧泄,此明脾虚下陷之泄也。统而论之,脾土强者,自能胜湿,无湿则不泄,故曰湿多成五泄。若土虚不能制湿,则风寒与热,皆得干之而为病。"

按:泄泻或因风湿寒热,或因六气致病;或因脾虚气陷,此内因脾脏机能失调而致。然其病机重点实侧重在脾。盖脾主湿、恶湿,以升为健。脾脏功能健全,则清阳升发,浊阴下降,水道通调,泌别攸分,如是自无泄泻之患。若土运卑监,脾气转输失常,吸收功能不健,设再外感风寒,或内因寒湿,如是则泄泻之病,自易滋生。此段论泄泻之因,外因结合内因并侧重内因,气实则不泄,土虚皆得干之为病而立论,对泄泻证治,殊有指导意义。

"治法有九:一曰淡渗。使湿从小便而去,如农人治涝,导其下流,虽处卑隘,不忧巨浸。《经》云:'治湿不利小便,非其治也'。又云'在下者,引而竭之'是也。"

按:泄泻之因,多由湿胜,《内经》谓"湿胜则濡泄",因此,治法有"治湿不利小便,非其治也"之说。是淡渗之法,用于泄泻,自以湿重证候为标准。其证多有身重肠鸣,所下多水,腹部隐痛,或只感不舒,脉濡缓,舌苔白。水谷不化,清浊不分,治法以渗利小便、开通支河为最要。古方如五苓散、胃苓汤之类,可以选用。又脾胃运化失常之久泻,诸治无效,亦可参用利小便法。《伤寒论》谓"复不止者,当利其小便"(159条)者是。唯结合李说而辨,还是当以湿重之证为宜。

"一曰升提。气属于阳,性本上升,胃气注迫,辄尔下陷,升柴羌葛之类,鼓舞胃气,上腾则注下自止。又如地上淖泽,风之即干,故风药多燥,且湿为土病,风为木病,木可胜土,风亦胜湿,所谓'下者举之'是也。"

按:升提使用风药,李氏谓有二义,一则风能去湿,木可胜土;一则风药能鼓舞胃气,则注下可止。李氏所举,并有升阳除湿汤(苍术、柴胡、羌活、防风、神曲、泽泻、猪苓、陈皮、麦芽、炙甘草、升麻)一方,尚是以湿胜之证为主。愚意升提一法,用治泄泻,多对脾虚气陷之证而言。而所谓风药,必须与参、芪、术、草等补益中气药同用,方能鼓舞胃气,升发清阳,从而达到止泻愈病的目的。如东垣调中益气、升阳益胃诸方,既是补益中气之剂,又有升提止泻作用。又脾虚气陷之泄泻,多有数至圊而不多便的症状,对于此种特征中医术语叫作"虚坐努责",与痢疾的里急后重有别。《伤寒论》"少阴病,下利,脉微涩,呕而汗出,必数更衣,反少者,当温其上,灸之"(325 条)中所谓"必数更衣,反少者",当属此类。治法为温上用灸,注家以百会穴为解,正是病在下取之于上、陷者举之的治法。灸法治虚寒久泻,确有良好的疗效。此则升提一法,又不仅限于风药一途。

"一曰清凉。热淫所至,暴注下迫,苦寒诸剂,用涤燔蒸,犹当溽暑伊郁之时,而商飚飒然倏动,则炎熇如失矣,所谓'热者清之'是也。"

按:治泻使用清凉一法,自就热泻而言。其病机即《内经》所谓"暴注下迫,皆属于热"。其证候多有所下物为肠垢污积,粪出如汤,肛门灼热,小溲短赤,烦渴自汗,脉象数、舌苔黄等。治法为热者清之。李氏所举苦寒诸剂,因苦能燥湿,寒能清热,功效为能坚肠止泻,从而达到愈病的目的。如《伤寒论》治表里皆热,下利不止,用葛根黄芩黄连汤;太阳少阳合病自利,用黄芩汤;厥阴热利下重,用白头翁汤。以上三方不仅治热证泄利,并可治湿热痢疾。但须审证选用。

"一曰疏利。痰凝气滞,食积水停,皆令人泻。随证祛逐,勿使稽留。《经》云'实者泻之',又云'通因通用'是也。"

按:泄泻使用疏利一法,自属实证一类。如痰泻,证见头晕恶心,胸腹痞闷,或时泻,或时不泻,其脉弦滑,治宜涤痰理气,其泻自止。方用导痰汤、温胆汤之属,甚则用滚痰丸以攻逐之。泻因气滞,证见肠鸣矢气,胸胁痞胀,腹部拘急而痛,泻则稍安,须臾又急,亦有腹急气寒而不通者。《伤寒论》"少阴病,四逆……或腹中痛,或泄利下重者"(318 条),略与此证类同。方用四逆散加薤白,亦可供酌用。食积作泻,多嗳气如败卵臭,腹必绞痛,泻后痛减,治宜消积化滞,方用平胃散、保和丸之类以消导之,或用枳实栀豉加大黄汤、小承气汤以和下之。至于水渍入胃而为溢饮滑泻,多由饮冷水停,其证一般不渴,亦有渴能饮水,水下复泻而又渴,舌苔白,治宜通阳利水。《伤寒论》"伤寒厥而心下悸,宜先治水,当服茯苓甘草汤……不尔,水渍入胃,必作利也"(356条),方证可备互参。此外,《伤寒论》104、105两条均见下利,一用柴胡加芒硝汤以和解少阳而兼去燥实,一用调胃承气汤以下阳明热实,凡此病机多与热结旁流略同,其泻利正是邪热自寻出路,故可因势利导,采用疏利之法。

"一曰甘缓。泻利不已,急而下趋,愈趋愈下,泄何由止? 甘能缓中,善禁急速,且稼穑作甘,甘为土味,所谓'急则缓之'是也。"

按:甘缓法所治之证,当指久下虚泻而言。泻久不止,诸治无效,自可酌用甘缓之法,以扶脾益胃和中为治。如愚治小儿久泻,常用参苓白术散、七味白术散加减有效,即是其例。又甘缓法有甘温、甘凉之别,上述方证当属甘温之列。《伤寒论》"少阴病,下利咽痛,胸满心烦,猪肤汤主之"(310条),则是利下而损伤阴液,故用甘凉润燥之法,亦寓甘缓和中之义。

"一曰酸收。泻下有日,则气散而不收,无能统摄,注泄何时而已? 酸之一味,能助收肃之权,《经》云'散者收之'是也。"

按:酸收法所治亦是久泻虚泻之证。久下虚泻,于对证方中,酌加乌梅、木瓜、白芍、五味子、酸石榴皮等酸收之品,确有良好的效果。又《伤寒论》乌梅丸方"又主久利"(338条),可谓酸收止泻法之滥觞。

"一曰燥脾。土德无惭,水邪不滥,故泻皆成于土湿,湿皆本于脾虚,仓廪得职,水谷善分,虚而不培,湿淫转甚。《经》云'虚者补之'是也。"

按:此段"土德无惭,水邪不滥"二句,甚妙。盖脾胃之消化吸收功能,皆赖中气之强弱为之转旋。中气旺则土能制水,自无泄泻之患。设中气一衰,则火不燠土,水寒滋生,不仅易病泄泻,并为三阴虚寒久利之根源。其证如《伤寒论》"太阴之为病,腹满而吐,食不下,自利益甚,时腹自痛"(273条),治法当温中,主方如理中汤(丸)可备参用。

"一曰温肾。肾主二便，封藏之本，况虽属水，真阳寓焉！少火生气，火为土母，此火一衰，何以运行三焦，熟腐五谷乎？故积虚者必挟寒，脾虚者必补肾。《经》曰'寒者温之'是也。"

按：温肾治法，自是针对三阴虚寒下利而言，病情较上段为严重。盖脾为后天之本，主转输谷物，运化水湿；肾为先天之本，主藏精，司命火，真阴真阳寓焉！少火生气，故能运行三焦，腐熟五谷。设此火一衰，则脾虚土寒，最易患病泄利。然脾虚脏寒受病，亦易传变及肾。故《伤寒论》太阴病主治"宜四逆辈"，正与《金匮要略》"见肝实脾"之旨互发，寓有治未病之义。其证如少阴病，脉微细，但欲寐，恶寒踡卧，或四肢厥冷，下利呕逆，或下利清谷。主方为四逆、白通、附子、真武汤之类。或回阳救逆，或温阳补虚，或温阳利水，都是温肾正治法。又年老人病五更久泻，是肾阳衰惫所致，可用四神丸（补骨脂、吴茱萸、煨肉豆蔻、五味子、生姜、大枣）温补固涩，则是温肾治法中之另一种。

"一曰固涩。注泄日久，幽门道滑，虽投温补，未克奏功，须行涩剂，则变化不愆，揆度合节，所谓'滑者涩之'是也。"

按：久病肠滑泄泻，温补诸治无效，自可酌用固涩堵截之法。《伤寒论》治利不止，"此利在下焦，赤石脂禹余粮汤主之"（159条）。"涩可固脱，赤石脂禹余粮之属"，正可说明此类方药的固涩止泻之义。此证若兼阳虚水寒，愚意以用桃花汤温中固涩为好。

"夫是九者，治泻之大法，业无遗蕴。至如先后缓急之权，岂能预设？须临证之顷，圆相灵变，可以胥天下于寿域矣。"（以上所引均见《医宗必读·卷七·泄泻》）

按：对于上述治泄泻九法，李士材根据泄泻的各种发病机理，做出了精练的说明，针对泄泻的各种治疗方法，进行了简要的概括，这无疑对泄泻病证的诊断与治疗及后学是有一定帮助的。但病机错综复杂，证候变化多端，揆度李氏原意，仅有上述文字以求掌握泄泻病证的治疗方法，还是不够全面。因此，愚特借用《伤寒论》的原文，对泄泻的病有先后缓急，证有主次兼夹等各方面，做一些较深入的探讨。

（1）《伤寒论》的治疗大法，一般是先解其表，后治其里。又因病有先后，证有轻重，则治法自有缓急之别。例如"伤寒，医下之，续得下利清谷不止，身疼痛者，急当救里；后身疼痛，清便自调者，急当救表。救里宜四逆汤，救表宜桂枝汤"（91 条）与"太阳病，外证未除，而数下之，遂协热而利，利下不止，心下痞硬，表里不解者，桂枝人参汤主之"（163 条）的比较：二者同为太阳表证，同是表证下后而下利不止。但前者为下利清谷，已呈现脾肾阳微、火不煖土的危重证象，故治法采取急救其里，后治其表。后者下利不止，心下痞硬，病机重点只是脾虚脏寒，其证较轻，故治法虽偏重于里而仍兼以治表，采用表里双解之桂枝人参汤。

（2）同一泄利，因证候有主次兼夹，则治法侧重点自有不同。例如"太阳与阳明合病者，必自下利，葛根汤主之"（32 条），此条虽云合病，但病证重点实以恶寒发热、头痛、项强、无汗、脉浮之表证为主，故用葛根汤取其解表和里，下利可止之功。又如"太阴之为病，腹满而吐，食不下，自利益甚，时腹自痛。若下之，必胸下结硬"（273 条），此条特别点出"自利益甚"四字，实为辨虚寒证候的关键所在。故下文紧接着提出"自利不渴者，属太阴，以其脏有寒故也。当温之，宜服四逆辈"（277 条）。前人遇有此类辨证关键处，别具会心，总结有"三阳有发热证、三阴有下利证"之说，对于探讨躯体内在之活动，疾病发生发展之规律，并进而研究生命之奥秘，都具有切实启迪的意义。又如半夏、生姜、甘草三泻心汤方，主证有心下痞、呕逆、肠鸣下利等症状，治法采用辛开苦降，以和中降逆，消痞止泻，则是一种针对证候做出的综合性的治疗方法。凡此可见疾病的复杂性与治法的灵活机动性。

（3）同一泄利，因病有疑似，故预后不同，治法亦不相同。例如"少阴病，吐利，手足逆冷，烦躁欲死者，吴茱萸汤主之"（309 条）与"少阴病，吐利躁烦，四逆者，死"（296 条）的比较。二者证候略同，但前者为下焦阴寒冲逆犯胃，主证重在呕吐，阳气不得宣通，正与邪争，故用温胃降逆之吴茱萸汤；后者是阳虚脏寒，主证重在下利，阴寒太盛，阳气外越，虽断为死证，自应采用参附四逆之属，以回阳救逆，扶正挽脱，积极救治。又如"伤寒脉浮而缓，手足自温者，系在太阴。太阴当发身黄，若小便自利者，不能发黄。至七八日，虽暴烦下利日十余行，必自止，以脾家实，腐秽当去故也"（278 条）与"少阴病，脉微细沉，但欲卧，汗出不烦，自欲吐，至五六日自利，复烦躁不得卧寐者，死"（300 条），两者同为五六日或七八日而见下利心烦，但前者是太阴寒证，阳能胜阴，而转为腐秽，当去其病可愈之脾家实证；后者属少阴虚寒重证，病势迁延多日，而成为阳越阴竭、阴阳离决之死证。

综上所述，可知疾病之发生与发展，单纯者少，复杂者多，所以治疗内科杂病，必须以《伤寒论》为最基本书籍着手，精心钻研，方能通其常，达其变。对于某些患者，不仅泄利一证如此，当有更深入更全面的理解，充分认识到辨证论治的重要性。

（原载《光明中医》1993 年第 2 期第 4～7 页）

谈《伤寒论》中同病异治与异病同治

《伤寒论》是祖国医学宝库中一部理论联系实际的重要著作，它在充分运用辨证论治的前提下，对相同的疾病，有的采用不同的治法；对不同的疾病，有的采用相同的治法。相同的疾病，因发病的主要原因、病理机制，或各个病证在不同发展阶段又有具体情况的不同，故采用不同的治法；不同的疾病，由于发病的主要原因或病理机制相同，或处于同一病变阶段，故采用相同的治法。前者叫作同病异治，后者叫作异病同治。

1. 同病异治

《伤寒论》以"脉浮，头项强痛而恶寒"（1 条），名为"太阳之为病"，或简称"太阳病"，此是太阳表证之提纲。太阳受邪，在表阳气兴奋，起而与邪相争，故脉证俱现表阳充盛之象，其恶寒多与发热齐见，即所谓"病有发热恶寒者，发于阳也"（7 条）。自此以下又有"太阳病，发热，汗出，恶风，脉缓者，名为中风"（2 条），"太阳病，或已发热，或未发热，必恶寒，体痛，呕逆，脉阴阳俱紧者，名为伤寒"（3 条）的内容。前者由于表受风寒，其病理机制是营卫不和，卫强营弱，故治法宜用桂枝汤解肌祛风,调和营卫;后者是寒邪束表,卫阳被遏,营阴郁滞(主证当有"无汗而喘者",参 35 条),故治法用麻黄汤开泄腠理,解表发汗,宣肺平喘。至于"太阳病,发热而渴,不(此不字须活看)恶寒者,为温病"(6 条),则由感受温邪,或挟有内热所致,《伤寒论》未载主治方剂,自应参照后世温病治法,禁用辛温发汗,而宜辛凉解表。是风寒温三证,同属太阳表病,因其病因证候等各个具体情况不同,故治法又有不同也。

再如少阴阳虚寒化证中,"少阴病,始得之,反发热,脉沉者,用麻黄细辛附子汤主之"(301 条),温阳解表,义取双解。少阴病,口中和,背恶寒,或身体痛,手足寒,骨节痛,脉沉,为少阴阳虚,水寒不化,阳气虚馁不足以温煦肤表,阴血阻滞而不得畅通全身,即所谓"无热恶寒者,发于阴也"(7 条),故用附子汤(参 304、305 条)温补阳气,以消阴寒。更有少阴阳气虚衰,阴寒邪盛,证见四肢厥冷,下利清谷,虽有表证,亦当急救其里(91 条),而用四逆汤回阳救逆。若阴盛于内,阳扰于外,而并有"里寒外热,脉微欲绝"之危象,则当急用通脉四逆汤(参 317 条)以破阴回阳。盖少阴虚寒,其治法总以扶阳抑阴为主。但因阳虚有微甚,感邪有轻重,证候有缓急,病位有纯属于里或兼有表证的不同,故治法又有种种不同。

又有主证相同,而兼证不同,则治法自小有不同的。如太阳中风,宜桂枝汤解肌祛风,调和营卫。如兼项背强几几,是风邪中于太阳经输,则加葛根升津液,通经脉(14 条)。若兼喘逆,风邪犯表,肺失清肃,气息上逆,则加厚朴、杏仁平喘降逆(18 条)。兼汗漏不止,小便难,四肢微急,难以屈伸,是因既感风邪,又因过汗表虚,而使卫外功能失职,故加附子扶阳固表(20 条)等。

又如下利,《金匮要略》列于专篇,后世杂病方书、内科讲义,称其为泄泻或腹泻,一般皆与大肠传导失职有关。在《伤寒论》六经篇中,都载有下利。如"太阳与阳明合病者,必自下利"(32 条),是由表病偏重引起肠胃功能紊乱所致,故用葛根汤以解表为主而下利止。有表邪内陷,热势炎炎,暴注下迫,因而出现表里皆热的局面,证见喘而汗出,脉促(数)下利(34 条),则用葛根黄芩黄连汤解表清里以止利。有"太阳与少阳合病,自下利者"(172 条),病由少阳火热,内迫阳明，故用黄芩汤以治里为主，清热和阴而治下利。有"自利不渴者，属太阴，以其脏有寒故也"（277 条），证属太阴脏寒，可用温中止利法，如理中汤（丸）。如病势更重，证有恶寒蜷卧，四肢厥冷，下利或下利清谷，脉微等，则是脾肾虚寒，火不暖土，炎炎乎危及肾命真阳，当急用四逆汤回阳救逆。又有厥阴"热利下重者"（371 条）、"下利欲饮水者"（373 条），是肝火郁而不达，影响大肠而为热利或挟有便脓血，则用白头翁汤凉肝清热、坚肠止利，等等。同为下利，因寒热属性不同，病位表里不同，或病之新久、体之虚实及证情种种不同，故治法亦大有不同。

2. 异中有同

上述太阳病伤寒、中风、温病三证之治法，伤寒宜辛温发汗，中风宜辛甘温解肌祛风，调和营卫，温病则宜辛凉解表。证情不同，处理方法自有不同，但同属太阳表病，治疗当以解表为大法。

所举少阴阳虚寒化各种证候，治法有温阳解表，扶阳补虚，回阳救逆等不同，但同属少阴阳虚，治法重点仍在温里扶阳方面。

又如痞证，"心下痞，按之濡，其脉关上浮者，大黄黄连泻心汤主之"（154 条），"但满而不痛者，此为痞，柴胡不中与之，宜半夏泻心汤"（149 条）。一为邪热聚于心下而成痞，故用苦寒清上泻热法；一为寒热互结中焦不和而成痞，故用辛开苦降、调和脾胃法。但同属痞证，治疗大法当需从痞着手则一。

又如结胸病，"伤寒六七日，结胸热实，脉沉而紧，心下痛，按之石硬者，大陷胸汤主之"（135 条），"寒实结胸，无热证者，与三物小陷胸汤。白散亦可服"（141 条）。前者属于热实结胸，治法重在泻热去实，故用大陷胸汤，后者属于寒实结胸，治法当攻下寒实，宜用三物白散。但两者同属结胸实证，治疗大法当从宽胸破结、去实止痛等方面考虑则一。这都是同病异治、异中有同之范例。

3. 异病同治

异病同治之范例，在《伤寒论》中亦屡见不鲜。如吴茱萸汤证，一见于阳明篇"食谷欲呕，属阳明也"（243 条），病属阳明中寒，胃失和降，纳食更加气逆所致。一见于少阴篇"少阴病，吐利，手足逆冷，烦躁欲死者"（309 条），当属阴寒直中重证,下焦阴寒上冲犯胃,病势至急。一见于厥阴篇,病属阴寒,挟浊气上逆于胃,则"干呕,吐涎沫",上犯清阳,则"头痛者",以颠顶为甚(378条)。从六经分证而言,病候不同,然其病变机制,总与中虚寒盛、浊气上逆有关,故可同用吴茱萸汤以温中散寒,降逆止呕。

如真武汤证,一见于太阳篇:"太阳病发汗,汗出不解,其人仍发热,心下悸,头眩,身瞤动,振振欲擗地者。"(82条)一见于少阴篇:"少阴病,二三日不已,至四五日,腹痛,小便不利,四肢沉重疼痛,自下利者。"(316条)前者由于太阳表病汗后所致,后者为少阴病寒邪入里所致。二者发病原因及其转归不同,证候不同,但其总的病理机制,与少阴阳虚,水气泛滥有关,故可同用真武汤以温补阳气,宣散水邪。

次如猪苓汤证,一见于阳明篇,主治"若脉浮发热,渴欲饮水,小便不利者"(223条);一见于少阴篇,主治"少阴病,下利六七日,咳而呕渴,心烦不得眠者"(319条)。前者为阳明病下后所致,后者属少阴阴虚,邪热入里。二者发病原因不同,证候不同,但其病理机制都与水热互结于下焦,水道不利有关,故可同用猪苓汤以清热育阴利水。

异病同治,并不局限于以上所云,伤寒杂病,互相参校,其例更不胜枚举。如太阳中风,恶风寒,发热,汗出,脉浮缓,主用桂枝汤解肌祛风,调和营卫。但"病常自汗出者"(53条),或"时发热自汗出而不愈者"(54条),病人脏无他病,病属卫气不和,卫不外固,亦可用以和表止汗。故对于杂病自汗、虚汗,愚常引用桂枝汤,亦有效验。

"伤寒表不解,心下有水气,干呕,发热而咳……或喘者,小青龙汤主之"(40条),但《金匮要略》治溢饮无汗及"咳逆倚息,不得卧"("痰饮咳嗽病脉证并治第十二")亦用之。治"肺胀咳而上气,烦躁而喘,脉浮者,心下有水"("肺痿肺痈咳嗽上气病脉证治第七"),主用小青龙加石膏汤。盖寒饮肺胀哮喘咳嗽诸病,"皆聚于胃,关于肺"(《内经·素问·咳论》),治法为辛宣温化,正与《金匮要略·痰饮咳嗽病脉证并治第十二》"病痰饮者,当以温药和之"之义相符。故不论有无表证,小青龙汤皆有显著疗效。

阳明腑实重证，主用大承气汤。"腹满不减，减不足言，当须下之，宜大承气汤。"（《金匮要略·腹满寒疝宿食病脉证治第十》，又见《伤寒论》255条）"下利，不欲食者，有宿食也，当下之，宜大承气汤。""伤寒十余日，热结在里，复往来寒热者"（140条）主用大柴胡汤，《金匮要略》治"诸黄腹痛而呕"及"按之心下满痛者，此为实也，当下之"主用大柴胡汤。盖大柴胡汤为少阳里实主方，大承气汤为阳明腑实主方。《内经·灵枢·本输》谓："大肠小肠皆属于胃。"凡胆、胃、大小肠、三焦等腑，因火郁燥结、痰停食阻、气滞血瘀而引起结实不通之证，通降泻下之法与证最为合拍。所谓"六腑以通为顺""通则不痛，痛则不通"的说法，实有至理存焉。故近来以用大柴胡汤、大承气汤为主，随证加减，治疗急腹症常常收到一定效果。此虽从《伤寒论》《金匮要略》发展而来，然其学术指导思想，仍与中医基本理论有关。

"自利不渴者，属太阴，以其脏有寒故也。当温之，宜服四逆辈"（277条），一个"辈"字，当包括主治太阴脏寒主方理中汤、丸在内。盖脾胃虚寒，或寒邪直中太阴，最易促使脾不健运，寒湿停留，脾胃升降功能紊乱，而为腹满时痛，呕吐下利，不能进食等病候。温中一法，正是扼要之治。理中汤、丸健脾益气，暖寒燥湿，故霍乱吐利"寒多不用水者"（386条）用之，"大病差后，喜唾，久不了了，胸上有寒，当以丸药温之，宜理中丸"（396条）。病候虽异，治法则同，可以体会其意。

少阴病兼表，用"麻黄附子甘草汤微发汗"（302条），治法为温阳解表，亦具表里双解之义。但《金匮要略》据"水之为病，其脉沉小，属少阴"，故"脉沉者，宜麻黄附子汤"。盖肾为寒水之脏，肾者主水，为司水液代谢重要脏器之一，肾阳虚衰，水寒不化，泛溢肌肤，而为水肿。麻黄附子汤用附子温肾阳以助水气之化，用麻黄开鬼门使水有出路，与少阴兼表病虽不同，理可互通。故愚治阳虚水肿，常以五皮饮加麻黄、炮附子，温化疏利，即本诸经方而化裁，亦有效验。

厥阴病篇云，"蛔厥者，乌梅丸主之，又主久利"（338条），但"厥阴之为病，消渴，气上撞心，心中疼热，饥而不欲食，食则吐蛔，下之利不止"（326条）。乌梅丸酸苦辛甘，清上温下，正合厥阴提纲上热下寒之治，柯韵伯、陈念祖各家所云极有见地。近世用乌梅丸治疗胆道蛔虫病，即是从《伤寒论》直接衍化而来。愚治肝胃气痛、妇女月经不调及慢性腹泻久痢等,证情属于上热下寒或偏于脏寒者,常以乌梅丸加减使用,颇有效验。凡此皆可说明异病同治之妙。法随证变,方以法成,故治疗伤寒方,可以通治某些杂病。然伤寒杂病及其各个具体病候,又各有其特殊情况,不可忽视。

4. 同中有异

异病同治,同中有异,是说明在对疾病进行辨证施治的过程中,既有相同又有不同的方面。如"太阳中风,阳浮而阴弱,阳浮者,热自发;阴弱者,汗自出。啬啬恶寒,淅淅恶风,翕翕发热,鼻鸣干呕者,桂枝汤主之"(12条),是因表受风寒,其阳浮阴弱,亦即营卫不和,卫强营弱,故用桂枝汤辛甘温之剂解肌祛风,调和营卫,并啜热稀粥,温覆取漐漐微汗之法,以鼓舞胃气而加强扶正祛邪之力。若"病常自汗出者"(53条),当属卫气不和,卫外不固,卫气不与营气相和谐,"宜桂枝汤"调和营卫即可,不必采用温覆取汗之法,以免汗多亡阳损阴之弊。至于"病人脏无他病,时发热自汗出而不愈者"(54条),亦属卫气不和,用桂枝汤,采取"先其时发汗"之法,助正祛邪。此与《内经·素问·刺疟论》凡治疟"先其发时如食顷而刺之,一刺则衰,二刺则知,三刺则已"之义相合。是伤寒杂病同用桂枝汤,但因具体病情不同,故治法又有不同。

又如"大汗,若大下利而厥冷者,四逆汤主之"(354条),"既吐且利,小便复利,而大汗出,下利清谷,内寒外热,脉微欲绝者,四逆汤主之"(389条)。前者见于厥阴篇,当是在热病发展过程中,阳气虚衰,阴寒邪盛,而形成三阴虚寒、纯阴无阳重证,故用四逆汤回阳救逆。后者见于霍乱病篇,阴寒霍乱,多属直中一类严重病候。吐利暴发,最易导致"阴盛于内,阳亡于外"之紧急危重局面,病属格阳,当如四逆汤方后"强人可用附子一枚,干姜三两"之例。亦如通脉四逆汤方义,重用姜附以破阴回阳。或采取热药冷服之法,亦即《内经·素问·五常政大论》所谓"治寒以热,凉而行之",庶几药气与病气无格拒之虞。可见四逆汤为三阴虚寒证回阳救逆、扶正固脱之急救要方。但因病情仍有缓急之不同,故治法亦有不同。

5. 结语

本文在《伤寒论》六经辨证的基础上，对中医"同病异治，异病同治"的规律进行了初步探讨。值得提出的是，通过临床实践，伤寒方可以通治某些杂病。古人谓"明伤寒之理，则万病皆通"，语虽偏激，却有一定的道理。在疾病的发展过程中，病机千变万化，各种病候又有不同的特征，需要不同的处理方法。本文所云同病异治，异中有同，异病同治，同中有异，是为了说明我们治疗疾病既要熟悉掌握其基本规律，又须随机应变，把原则性与灵活性结合起来，做到心中有数，有的放矢。明白这点，对于中医理论工作的探讨和掌握好临床治疗措施，有着十分重要的意义。

（原载《山东中医杂志》1982 年第 4 期第 199～202 页）

试论《伤寒论》同脉异治与异脉同治

在《伤寒论》六经病中，有属于同一种类的脉象，由于疾病的发病原因，病变机制，或证候的发展阶段不同，则需做不同治法的处理，这叫作"同脉异治"；也有脉象不同，但发病的主要原因、病变机制及疾病的发展阶段，在证候中显示出有其一致的方面，故仍需做同样治法的处理，这叫作"异脉同治"。

1. 同脉异治

同脉异治之范例，载于《伤寒论》中，如太阳病以"脉浮，头项强痛而恶寒"（1条）为提纲，是因风寒束表，卫外阳气起而应之，脉象因之而浮，故脉浮为太阳病主脉。自此以下有风寒温三证：伤寒表实无汗，以脉浮紧为主脉，间有脉浮者，如"脉浮者，病在表，可发汗，宜麻黄汤"（51 条），"阳明病，脉浮，无汗而喘者，发汗则愈，宜麻黄汤"（235 条）；中风自汗出，脉浮缓，亦有只见脉浮者，如"太阳病……今脉浮，故在外，当须解外则愈，宜桂枝汤"（45 条）。又有"若脉浮，小便不利，微热消渴者，五苓散主之"（71 条），"若脉浮发热，渴欲饮水，小便不利者，猪苓汤主之"（223 条），前者属于太阳腑证，内有蓄水，表亦未解，故用五苓散化气行水,兼以和表;后者为阳明病下后津伤,余热犹存,与水结于下焦,故用猪苓汤以清热育阴利水。二者证情略似,但一从太阳寒化,一从阳明燥化,其舌苔之白黄,证象之寒热,自有不同。浮为表脉,三阴病证兼表,亦可见到脉浮,如"太阴病,脉浮者,可发汗,宜桂枝汤"(276条)。当在里证不重,表证未解的情况下,采取解表之法。又有"厥阴中风,脉微浮为欲愈"(327条)是正能胜邪,病势由阴达阳,故为欲愈之脉。更有少阴病"服汤脉暴出者死"(315条),则是阴寒内盛,虚阳外越,纯露浮大无根之象,故为逆证。其"脉暴出"与"脉微浮"二者对比,对于诊断三阴重证之转归、预后,极有参考价值。故脉浮主太阳表病,是否兼夹其他证候,或脉浮是里病而影响于表;或里病脉浮是阳越危重之象。对此皆需结合证候,全面考虑。

沉为浮之对,浮脉主病在表,沉脉则主病在里。《伤寒论》中,阳明里热实证可以出现沉脉,如"伤寒四五日,脉沉而喘满,沉为在里,而反发其汗,津液越出,大便为难……久则谵语"(218条)。同样,少阴里虚寒证也可见到脉沉,如"少阴病,脉沉者,急温之,宜四逆汤"(323条)。阳明实热证,由于阳明为多气多血之经,实热燥结阻滞于里,营卫气血不能充分外应,故脉沉必来而沉实有力。"脉沉实者,以下解之。"(394条)少阴虚寒证脉沉,则是阳气虚衰,阴寒凝滞,脉来沉而不起,鼓动无力,如"少阴病,脉微细沉,但欲卧……"者是。二者同为脉沉,从脉象细别之又有不同,故证候与治法大有不同。

"少阴之为病,脉微细,但欲寐也"(281条),故少阴脉沉,多为虚弱无力之象。但有同属少阴病,同为脉沉,因各个具体证候不同,而治法又有种种不同者。如"少阴病,始得之,反发热,脉沉者"(301条)是少阴阳虚,兼有表证无汗,病属初起,故用麻黄附子细辛汤以温阳解表。"少阴病,身体痛,手足寒,骨节痛,脉沉者"(305条)为少阴阳虚于内,寒盛于外,阳气不能畅达,阴血不能运行,与《内经·素问·调经论》"阳虚则外寒"之机理大致相合,亦即《伤寒论》所谓"无热恶寒者,发于阴也"(7条),故用附子汤以温经扶阳。又有"病发热头痛,脉反沉,若不差,身体疼痛,当救其里,四逆汤方"(92条),为承接以上91条而来,表里同病,而以里证脾肾阳微下利清谷为急,故治表无效,法当急救其里,宜四逆汤回阳救逆。凡此可见平脉辨证的重要性。

迟、数皆以脉之至数而言。六经病中,迟脉多见于里虚寒证,故《伤寒论》谓"脉迟为寒"(333条)。例如:有营气不足,寒束于表,与身疼痛伴见而脉迟者,即所谓"脉浮紧者,法当身疼痛,宜以汗解之。假令尺中迟者,不可发汗。何以知然?以营气不足,血少故也"(50条),其"发汗后,身疼痛,脉沉迟者"(62条),桂枝新加汤所主之证当属于此类。有阳明中寒,脾胃运化功能失职,寒湿凝滞,营卫气血流行之机不畅而脉迟者,如"阳明病,脉迟,食难用饱,饱则微烦,头眩,必小便难,此欲作谷瘅"(195条)者是。有脾肾阳气虚衰,阴寒太盛,营卫气血鼓动无力而脉迟者,如"脉浮而迟,表热里寒,下利清谷者,四逆汤主之"(225条),更有厥阴厥热下利而脉迟,误为热利,滥用苦寒,而转为除中死证(参333条)。此皆可供参考。

迟脉不仅可见于里虚寒证,特别值得提出的是,还可出现于里实热证。如水热结胸(134条)、胸中痰实(324条),阻碍胸中大气不得旋转,营卫流行之机不利而出现脉迟。更有阳明腑实,热郁于里,燥实结于肠中而脉迟者。如"阳明病,脉迟,虽汗出不恶寒者,其身必重,短气,腹满而喘,有潮热者,此外欲解,可攻里也。手足濈然汗出者,此大便已硬也,大承气汤主之"(208条),里热结实之证而见脉迟,常从临床观察,往往多见。故愚于痰热结胸或腑实燥结等证,每见有脉象迟缓,似与病候不相应者,迭进宽胸开痹或通下破结之剂后,证势递减,气机流畅,或脉亦恢复正常。一般认为是遵舍脉从证之例。实则里热结实,阻滞于里,固多有见脉迟者。因知《伤寒论》所载甚精。但里实热证脉迟来而有力,与里虚寒证脉迟来去无力,又有不同。

数为迟之对,脉数多见于阳热实证,故《伤寒论》谓脉"数为热"(122条)。阳明气分热证,其主脉为洪大滑数;阳明腑热结实亦往往可见滑数、滑疾之脉。少阳病主脉弦,如兼里实热盛,常可出现弦数之象。数脉既与里实热盛所反映之机理相合,亦主阳盛之证。太阳病中,如"脉浮而数者,可发汗,宜麻黄汤"(52条),"伤寒发汗已解,半日许复烦,脉浮数者,可更发汗,宜桂枝汤"(57条)。太阳腑证,内有蓄水,表亦未解,间可出现脉数,如"发汗已,脉浮数,烦渴者,五苓散主之"(72 条)是也。

《伤寒论》中所述脉数,在阳证见之,为病有发展趋势,为欲传,即所谓"颇欲吐,若躁烦,脉数急者,为传也"(4 条)。在阴证出现微数,则为阳回之象,为欲愈之征,所谓"下利,脉数,有微热汗出,今自愈"(361 条),"脉微弱数者,为欲自止"(365 条)者是也。

脉数既可出现于表热实证,亦可出现于里虚寒证。如"病人脉数,数为热,当消谷引食,而反吐者,此以发汗,令阳气微,膈气虚,脉乃数也。数为客热,不能消谷,以胃中虚冷,故吐也"(122 条),盖胃中虚冷,虚阳外越,既表现有"反吐"之证,自相应有虚数之脉。故薛慎庵谓"人知数为热,不知沉细中见数为寒甚,真寒阴证脉常一息七八至",可谓阅历有得之言。然而阴盛于内,阳扰于外,不仅脾胃虚寒证如此,常见三阴阴寒邪盛,脾肾阳微,形成所谓的"真寒假热"之危急证象。一般认为"格阳""戴阳",宜用大剂参附四逆等回阳救逆者,其脉亦常见微细而数之象,不可不知。但实热证脉数而按之有力,虚寒证见数则多为按之无力而散,是又不同。

同脉异治,不仅限于以上浮沉迟数四种,其他参伍错综之脉,在《伤寒论》中,尤为多见。例如太阳中风,证有恶风、发热汗出,以浮缓为主脉。但"伤寒脉浮缓,身不疼,但重,乍有轻时,无少阴证者,大青龙汤发之"(39 条),因其主证为表闭阳郁,"不汗出而烦躁者",(38 条)故采用大发汗法。又有"伤寒脉浮而缓,手足自温,系在太阴"(278 条),是脉象同为浮缓,因主证不同,治法自有不同。

又如"伤寒,脉浮滑,此以表有热,里有寒,白虎汤主之"(本条有讹字,当为表里俱热)(176 条),"小结胸病,正在心下,按之则痛,脉浮滑者,小陷胸汤主之"(138 条),前者证属阳明气分大热,脉浮滑为里热充盛所致,故用白虎汤以清气分大热;后者属于痰热结胸,脉浮滑为痰热本象,故用小陷胸汤以清热化痰,宽胸解结。是浮滑之脉虽同,因主证不同,治法当有不同。

2. 异脉同治

异脉同治,见于《伤寒论》中,亦不乏其例。如"太阳病,或已发热,或未发热,必恶寒,体痛,呕逆,脉阴阳俱紧者,名为伤寒"(3条),"脉浮紧者,法当身疼痛,宜以汗解之"(50条),是太阳伤寒,因风寒束表,卫阳被遏,营阴郁滞,故以脉浮紧为主脉,麻黄汤是其主治之方。但寒伤于表,亦有因人体气质不同,其脉不浮紧而出现脉浮或浮数者。如"脉浮者,病在表,可发汗,宜麻黄汤"(51条),"脉浮而数者,可发汗,宜麻黄汤"(52条),因其主证悉同,故仍可用解表发汗之法。愚从临床默察,风寒表证,阳气起而外应,以脉浮数较为多见。是知仲景所述,既有定法,又有活法,实应与临床实际大致结合。

又如桂枝汤中,"太阳病,发热,汗出,恶风,脉缓者,名为中风"(2条),结合第1条太阳病提纲所述,是知中风以浮缓为主脉。但"太阳病,外证未解,脉浮弱者,当以汗解,宜桂枝汤"(42条),"太阳病,先发汗不解,而复下之,脉浮者不愈……今脉浮,故在外,当须解外则愈,宜桂枝汤"(45条),是知桂枝汤证主脉浮缓外,又有浮弱、但浮等不同,但太阳表病以脉浮为主,审其外证未解,故仍可采用治表之法。又有"伤寒发汗已解,半日许复烦,脉浮数者,可更发汗,宜桂枝汤"(57条),此为伤寒发汗之后,余邪复集,故不可用麻黄汤峻汗,而用桂枝汤调和营卫,取微似汗法。亦可说明桂枝汤证中又可出现脉浮数也。

又有"太阳中风,脉浮紧,发热恶寒,身疼痛,不汗出而烦躁者,大青龙汤主之"(38条),"伤寒脉浮缓,身不疼,但重,乍有轻时,无少阴证者,大青龙汤发之"(39条)。此二条所载之脉象不同,附见证候如身疼身重亦有轻重之别,但均用大青龙汤,何也? 盖上述二条皆为风寒束表,表闭阳郁之证。"寒有轻重,伤之重者,脉阴阳俱紧而身疼;寒之轻者,脉浮缓而身重。亦有初时脉紧渐缓,初时身疼,继而不疼者,诊者勿执一以拘也"(宗柯韵伯说),但其"不汗出而烦躁"之主证必同,故虽脉证略有差异,均可使用大青龙汤发汗。

以上所述皆属太阳表病。又有太阳腑证:"若脉浮,小便不利,微热消渴者,五苓散主之"(71条),"发汗已,脉浮数,烦渴者,五苓散主之"(72条)。此二条同属里有蓄水,兼有表证未解,故其脉浮或浮数均为阳盛之象。其证烦渴,是水蓄膀胱阳气不得施化所致,不可误认为胃燥有热。故仲景首先提出"胃中干,烦躁不得眠,欲得饮水"与蓄水烦渴,进行辨证,当体会其意。

大结胸病,其脉沉紧,亦有脉迟者,因证属热实,故可用泻热逐水破结之剂。如"太阳病,脉浮而动数……医反下之,动数变迟……心中懊侬,阳气内陷,心下因硬,则为结胸,大陷胸汤主之"(134条),"伤寒六七日,结胸热实,脉沉而紧,心下痛,按之石硬者,大陷胸汤主之"(135条),一属表病误下,客邪乘机内陷,一为表邪化热入里,二者成因略有不同。但邪热与水结于心下胸膈,坚硬拒痛,证属热实则一。虽有脉迟与沉紧不同,其来去必实而有力,即所谓证实脉实,故可用攻逐之法。若苟涉虚象,则下法必当审慎,故仲景又提出:"结胸证,其脉浮大者,不可下,下之则死。"(132条)其义正可互参。

"阳明之为病,胃家实是也"(180条),故阳明病多显邪盛正实之象。阳明气分热证,有脉浮滑者,如"伤寒脉滑而厥者,里有热,白虎汤主之"(350条),"伤寒,脉浮滑……白虎汤主之"(176条);有脉见洪大者,如"服桂枝汤,大汗出后,大烦渴不解,脉洪大者,白虎加人参汤主之"(26条)。盖阳明为多气多血之经,邪热亢盛,气血充盈,故脉现洪大滑数之象,即与所谓"凡脉大浮数动滑,此名阳也"(《伤寒论·辨脉法第一》),亦与"伤寒三日,阳明脉大"(186条)之义相合。

阳明腑实重证,其脉有滑数者,如"脉滑而数者,有宿食也。当下之,宜大承气汤"(256条),亦可出现脉迟者,如"阳明病,脉迟,虽汗出不恶寒者,其身必重,短气,腹满而喘,有潮热者,此外欲解,可攻里也。手足濈然汗出者,此大便已硬也,大承气汤主之"(208条)。盖滑数为肠胃燥热与宿食相结之象;燥屎阻于肠道,病之重心在里,气血阻滞,故脉见迟,但脉迟必实而有力。二者结合证情,脉实证实,下证具备,故均可用大承气汤以峻下热结。

"少阴之为病,脉微细,但欲寐也"(281条),盖少阴主里,阳气虚衰,故以脉微为主脉,即所谓"少阴病,脉微,不可发汗,亡阳故也"(286条);亦有少阴阳虚,寒邪入里,而见脉紧者,如"病人脉阴阳俱紧,反汗出者,亡阳也。此属少阴,法当咽痛而复吐利"(283条);更有少阴虚寒,阳衰欲越,而见脉沉细数,按之无力而散之象,如"少阴病,脉细沉数,病为在里,不可发汗"(285条)。凡此一病所主多脉、异脉而用同治之法,不可不察。

(原载《浙江中医学院学报》1981年第5期第9～12页)

论《伤寒论》中之脉与治

仲景脉法，有独取寸口者，有三部通诊者，然其脉理可以互通。《伤寒论》中言脉虽繁，然都是在辨病审证的基础上着眼于诊脉，是结合临床实际病况而辨脉，不是单纯为脉而论脉。

《内经·素问·阴阳应象大论》云："善诊者，察色按脉，先别阴阳。"《伤寒论·辨脉法第一》云："凡脉大、浮、数、动、滑，此名阳也；脉沉、涩、弱、弦、微，此名阴也。凡阴病见阳脉者生，阳病见阴脉者死。"此段虽属叔和所传，实是仲景心法，故于篇首先为揭述之。盖三阳之病，病位在表、在上，病势较轻，病多属实属热，故三阳病脉多显表热实之象；若三阴之病，病位在里、在下，病势较重，病多属寒属虚，故三阴病多显里虚寒之象。至于阳病见阴脉者，虽属表病，因正气虚衰，抗邪能力不及，自可能转为危重证候；阴病而见阳脉，虽属里病，因正气充实，抗邪能力强盛，则可向好的方向转化。

再从六经篇中具体辨脉之文考之。如浮为阳，主表，故太阳病以"脉浮，头项强痛而恶寒"为提纲，所谓"脉浮者，病在表，可发汗"（51条）。若太阳中风，脉缓自汗，伤寒脉紧，无汗，是在表病脉浮的基础上，因所受风寒之邪不同，故证候自有差异，而脉象又有不同也。其他各经之病见浮，总亦与表有关，但病之具体症状，又有不同。如"阳明病……但浮者，必盗汗出"（201条）是因里热蒸腾向外，阴不内守所致。若"太阴病，脉浮者，可发汗"（276条），则是里证已和，表证存在之故。至于"厥阴中风，脉微浮为欲愈，不浮为未愈"（327条），"少阴中风，脉阳微阴浮者，为欲愈"（290条），以上二者阴病见浮，为里邪达表之象，故为欲愈之脉。

沉为阴，主里，阳明脉沉，亦即"沉为在里"（218条），脉来必实大有力，即所谓"脉沉实者，以下解之"（394条）。少阴阳衰阴盛，最易出现脉沉。如"少阴病，身体痛，手足寒，骨节痛，脉沉者，附子汤主之"（305条），此是阳虚而寒，主用温阳补虚之法。然少阴脉沉，多为微弱无力，所谓"少阴病，脉微细沉"（300条）者是。若虚寒偏盛，里证太重，一见脉沉，必以亡阳为虑，治以回阳救逆为急，故曰："少阴病，脉沉者，急温之，宜四逆汤。"（323 条）然少阴脉沉，虽属阳虚，亦有里寒不甚，兼有表证，如"少阴病，始得之，反发热，脉沉者，麻黄细辛附子汤主之"（301 条）之例。

数为阳，主热，《伤寒论》谓"病人脉数，数为热，当消谷引食"（122 条）者是。表证见数，里热偏盛，易使病势迅速内传，如"伤寒一日，太阳受之，脉若静者，为不传；颇欲吐，若躁烦，脉数急者，为传也"（4 条）。太阳表病之脉浮数，则主阳盛之象，与里热有别，故麻黄证（52 条）、桂枝证（57 条）都可间见脉浮数。又少阴阳虚而寒与阴虚而热之证，也可出现脉数，此种数脉，大多伴见沉细无力，如"少阴病，脉细沉数，病为在里，不可发汗"（285 条）。少阴阴盛阳越，出现脉数，论中所云"数为客热，不能消谷，以胃中虚冷，故吐也"（122 条），对虚寒脉数之理实已进行阐发。此外，阴寒下利，出现脉数，有为阳气回复而欲解之征，如"下利，脉数，有微热汗出，今自愈，设复紧，为未解"（361 条），但此种脉数，又当具有冲和之象，自不待言。迟为阴，主寒。《伤寒论》谓"脉迟为寒"（333 条），辨脉法篇以"迟为在脏"，实已道破迟脉的一般机理。但仍须在辨病审证的基础上探讨之。如太阳病有"发汗后，身疼痛，脉沉迟者"（62 条），桂枝新加汤主之。此与"尺中迟者，不可发汗，何以知然？以营气不足，血少故也"当属同一类型，故用桂枝新加汤以益气通阳、和营生血为治。阳明病有"欲作谷疸"之证，谆谆主脉迟为例，以误下为诫，当属阳明中寒，与湿热发黄自有不同。"得病六七日，脉迟浮弱，恶风寒，手足温"（98 条），亦属中焦虚寒，外兼风寒表证，从六经分证衡之，似当列入太阳太阴合并之病为宜。"脉浮而迟，表热里寒，下利清谷者，四逆汤主之"（225 条），亦是表热里寒、脾肾阳微之危重证候。厥阴篇中，有伤寒脉迟，误与苦寒，而为"除中"（333 条）。以上两条，可与少阴四逆汤证合参。又伤寒上热下寒，阳郁不宣，亦可出现脉迟，如麻黄升麻汤证之例。此外，又可见于里热实证，如阳明大承气汤证有间见脉迟者（参 208 条），但此类脉迟必实而有力。

大为阳盛热实之诊，故"伤寒三日，阳明脉大"（186 条）。若三阳合并之病，又可出现"脉弦浮大"（参 231 条）并见之脉。大主病进，故"脉大者，为未止"

（365条），但大脉又可见于阴盛于内、阳浮于外之证，如"大为虚"。然虚寒之证出现大脉，多显空阔无力之象。

小为大之对。小脉主病退，故"伤寒三日，少阳脉小者，欲已也"（271条）。小脉即细脉。"太阳病，十日以去，脉浮细而嗜卧者，外已解也"（37条），此云脉浮细，外已解，基本与上述脉小之机理略同，然此从正气较旺、病邪欲解之阶段言之，又细脉属虚脉，与微脉同类，但细脉虽按之极细而应指分明。细主精血虚少，微主阳气虚衰，故少阴病以"脉微细，但欲寐也"（281条）为提纲。唯少阴阴盛阳衰，则以"脉微欲绝"（317条）为主，如通脉四逆汤证；厥阴血虚寒凝，则主"脉细欲绝者"（351条），如当归四逆汤证。是二者之间，又有不同。

微脉按之似有若无。微有薄义，古诗"微云淡河汉"，可证。微主阳虚气少，表病里虚而见微脉，即不可径用汗法，即所谓"脉微而恶寒者，此阴阳俱虚，不可更发汗、更下、更吐也"（23条），"若微寒者，桂枝去芍药加附子汤主之"（22条）。少阴里虚寒证，更以微为主脉，如"少阴病，脉微，不可发汗，亡阳故也"（286条）。其通脉四逆汤证，则见"脉微欲绝"，自是阴盛格阳、里寒外热之危重证候。

长脉为阳，主正气旺盛，营卫气血流行之机充沛有力，故"长则气治"。阴寒里证见此，亦是欲解之象，如"太阴中风，四肢烦疼，阳微阴涩而长者，为欲愈"（274条）。短脉为阴，主正气虚衰，病邪太盛，故"短则气病"。热病中见此脉，多属气液涸竭，脉行不利，故主危重证候，如"发汗多，若重发汗者，亡其阳，谵语。脉短者死，脉自和者不死"（211条）者是。

滑为阳，滑脉圆滑流利，可见于热证或实证，如"伤寒脉滑而厥者，里有热，白虎汤主之"（350条），又"伤寒，脉浮滑……白虎汤主之"（176条），其义正可彼此互参。若"阳明病，谵语，发潮热，脉滑而疾者，小承气汤主之"（214条），则是阳明腑实燥结之证，然小承气汤证脉滑疾，与大承气汤证脉迟（当为实而有力），从脉象上审辨，亦可测知腑热结实的程度，自有轻重不同。滑脉又可见于痰饮，《金匮要略·痰饮咳嗽病脉证并治第十二》谓"脉浮而细滑，伤饮"可证。若"小结胸病，正在心下，按之则痛，脉浮滑者，小陷胸汤主之"（138条），病属痰热结胸。此外，论中谓"脉沉滑者，协热利。脉浮滑者，必下血"（140条），是滑脉所主有属于血分热证者。

涩为阴,涩脉来而蹇涩不利,与滑脉相对。涩脉多见于寒证、虚证。从太阳病辨之,如"二阳并病……何以知汗出不彻?以脉涩故知也"(48条),盖寒束于表,卫阳被遏,营血凝滞不利,故表证之脉有见涩象,即《难经》"伤寒之脉,阴阳俱盛而紧涩"是也。风湿相搏之桂枝附子汤证,亦见"脉浮虚而涩者"(174条),病位虽亦在表,但因阳虚而为风寒湿所乘,与上述风寒表证,自有不同。阳明病脾约,其证小便数,大便硬,其脉"趺阳脉浮而涩"(247条),是因脾阴不足,无以濡润肠道,即脾不能为胃输布津液所致。若"伤寒,阳脉涩,阴脉弦,法当腹中急痛,先与小建中汤,不差者,小柴胡汤主之"(100条),又是里虚气血不足兼有伤寒少阴之证,故用先补后和之法。"少阴病,下利,脉微涩"(325条),其证"呕而汗出,必数更衣,反少者",根据此证辨析,是脉微为气虚,涩主血少。气虚而不能升举,血虚而不能濡润,故治用灸法,取其温补升举之意。

虚脉与实脉相对,凡脉来濡弱无力者为虚,充盛有力者为实。虚脉多见于虚证,与弱脉同类。故太阳桂枝证,有"脉浮弱者"(42条),亦有"脉浮虚者"(240条)。实脉多见于实证,如阳明腑实燥结之证,"脉实者,宜下之"(240条),"脉沉实者,以下解之"(394条),但有脉来刚劲不柔,有似实脉,实即《内经》之"真脏脉",久病危重见此,多非吉征,如"伤寒下利,日十余行,脉反实者死"(369条)是也。

弦脉端直以长,如张弓弦。弦为少阳病主脉,故"伤寒,脉弦细,头痛发热者,属少阳"(265条)。《伤寒论·辨脉法第一》以弦脉"名阴"。实则弦脉秉少阳春生之气,故《内经》谓"春脉如弦",乃阴中有阳之象。阳明腑实重证,"脉弦者生,涩者死"(212条),是因脉涩则阳热消灼,阴液涸竭,故主预后不良;若见弦脉,则生气犹存,阴血虽损,尚未至竭绝程度,故可望生。此外,肝病亦以弦脉为主,如"下利,脉沉弦者,下重也"(365条),则是厥阴热利,肝热郁于大肠所致。

紧如转索无常。紧脉主寒,亦主痛证,另有热盛邪实之证,间可出现紧脉。如"太阳病,或已发热,或未发热,必恶寒,体痛,呕逆,脉阴阳俱紧者,名为伤寒"(3条),当是脉浮而紧,"脉浮紧者,法当身疼痛,宜以汗解之"(50条)。若"病人脉阴阳俱紧,反汗出者,亡阳也"(283 条),此属脉沉而紧,因沉为在里也。又如"少阴病,脉紧,至七八日,自下利……脉紧反去者,为欲解也"(287 条),厥阴下利,"设复紧,为未解"(361 条),均与此例略同。阳明气分热盛,或属腑实,表里皆热,有脉浮而紧者,如"阳明病,脉浮而紧,咽燥口苦,腹满而喘,发热汗出,不恶寒,反恶热,身重"(221 条),"阳明病,脉浮而紧者,必潮热,发作有时"(201 条)。此外,结胸、脏结皆有痛证,皆可出现脉紧。

促脉为阳,促与结、代同为脉来间歇一止,但促为数中一止,止无常数。《伤寒论》六经篇次载促脉者凡四条,前三条皆由表证下后而表未解,自是病机不因下而内陷,正气仍有祛邪外出之势。后一条"伤寒脉促,手足厥逆,可灸之"(349 条),证属阴盛格阳,采用灸法,当取其温补升举之意。唯阳郁而厥冷四逆,亦可出现脉促。但此类促脉,据钱天来引高阳生之说,谓促有急促、短促之义,亦可备参。

结脉、代脉为阴。《伤寒论》曰:"脉按之来缓,时一止复来者,名曰结。又脉来动而中止,更来小数,中有还者反动,名曰结,阴也。脉来动而中止,不能自还,因而复动者,名曰代,阴也。"(178 条)综上所述,结脉有两种,故周澂之以前者为"结阳",后者为"结阴"(见《脉经》注)。后世则以结脉为缓中一止,止无常数。代脉动而中止,止有常数。凡见结、代脉,多伴有心悸之病,故云:"伤寒,脉结代,心动悸,炙甘草汤主之。"(177 条)唯以方测证,则此类心悸,当属阴血虚而不得濡润,阳气郁而不能宣通,故主用滋阴通阳之法。然结代之脉,又可见于其他证候,如太阳蓄血证,有见"脉沉结"(125 条)者,代脉亦然,可见于多种慢性久病,故论中谓"得此脉者,必难治",但仍须以辨证为准。

至于《伤寒论》治病大法,首从简要而概括言之,如三阳病属阳,治法以祛邪为主。三阳中太阳主表,治法当因势利导,使病邪向外宣透而解,故以发汗为主法。又因证有中风伤寒之别,治法有解肌祛风、调和营卫以取微汗;或用解表散寒、宣肺平喘以发汗。阳明主里,腑热结实,自以通下为主法;若里实未著,胃热炎炎,则以凉胃泻热为正治之法。少阳病在半表半里,病不在表,故不宜汗,病非里实,故禁吐下,而以和解为正治之法。三阴病属阴,主里,治法以扶正为主。

太阴病重在脾虚脏寒,治法主用温中。少阴病重在心肾,当分为阳虚而寒与阴虚而热两大证型:寒化证的治法,宜扶阳抑阴,温养心肾。若纯阴无阳,厥冷四逆,又当回阳救逆矣。如属少阴热化证,自以育阴清热为主治大法。厥阴病重点在肝,证属上热下寒、寒热杂错者,治以酸苦辛甘温下清上并投。纯寒证温之,热证清之,此为三阳三阴病中之治疗大法。然病机有千变万化,证候有合并兼夹,故治法亦当随之而变。

1. 主治与兼治

例如太阳中风,发热汗出,恶风,脉缓,用桂枝汤。主要治法是取其解肌祛风,调和营卫。若兼有他证,即从主方中略加一二味药,以与证候相适应为治。如兼项背强,则加葛根以疏通经输;兼微喘,则加厚朴、杏仁以平喘降逆;兼阳虚漏汗,加附子以温经复阳;兼心下满微痛、小便不利,则加茯苓、白术以健脾利水等。

2. 先治、后治、并治

以表病为例,如兼见里证,一般是采取先解表后治里之法。如太阳蓄血证,"其外不解者,尚未可攻,当先解其外;外解已,但少腹急结者,乃可攻之,宜桃核承气汤"(106 条),"伤寒大下后,复发汗,心下痞,恶寒者,表未解也。不可攻痞,当先解表,表解乃可攻痞"(164 条)都属此例。若表里证见,里证势急,则又当采取先救里后治表之法,如"太阳病六七日,表证仍在,脉微而沉,反不结胸,其人发狂者,以热在下焦,少腹当硬满,小便自利者,下血乃愈……抵当汤主之"(124 条)。然不仅实热证如此,论中虚寒病证更是不乏其例,如"伤寒,医下之,续得下利清谷不止,身疼痛者,急当救里;后身疼痛,清便自调者,急当救表"(91 条)。又有"伤寒,阳脉涩,阴脉弦,法当腹中急痛,先与小建中汤,不差者,小柴胡汤主之"(100 条),此是伤寒少阳兼里虚寒证,用先补后和法,亦寓先里后表之意。以上两种治法,都是针对证候侧重之要点,结合病势发展的特殊阶段,采取独治一种主要病证之法。此外,又有并治之法。如"伤寒六七日,发热微恶寒,支节烦疼,微呕,心下支结,外证未去者,柴胡桂枝汤主之"(146 条),是和解与解肌并用,为太阳少阳并治之法。"呕不止,心下急,郁郁微烦者,为未解也,与大柴胡汤,下之则愈"(103 条),是和解与通下并用,为少阳阳明并治之法。并治法中,又当针对证候要点,复有主次之分。如大青龙汤解表清里,治法突出以解表为主,而清里次之;桂枝人参汤温里解肌,治法侧重以温中为主,而兼以和表。

3. 急治与缓治

在三阳三阴病中,有病情严重,病势发展到极剧阶段,虽证未全具,但审情度势,当用厚重之剂,急与救治,而又不可以常法拘者。如阳明(252～254 条)少阴(320～322 条)急下证六条,或土燥水涸,或水竭土燥,阳热亢盛,阴液潜消,苟不急下,则无以泻阳救阴,故当采用急下之法。此又不仅实热证如此,以虚寒重证为例,如"少阴病,脉沉者,急温之,宜四逆汤"(323 条),此条紧接少阴三急下证后,证无下利厥冷,但脉沉主病在里,病势以亡阳为虑,故当采用急温之法。以见使用救阴救阳之法,均不可缓。若病程颇久,病势较缓,或病位较高,有证候复杂,非汤剂即能荡涤而除者,自可采用缓治之法。如"伤寒有热,少腹满,应小便不利,今反利者,为有血也,当下之,不可余药,宜抵当丸"(126 条),此是蓄血病程较久、病势较缓的治法,故不用抵当汤以推荡峻下,而以丸剂缓攻为宜。"结胸者,项亦强,如柔痉状,下之则和,宜大陷胸丸"(131 条)则是热实结胸,病位偏于高处而用治上以缓之法。又如"厥阴之为病,消渴,气上撞心,心中疼热,饥而不欲食,食则吐蛔,下之利不止"(326 条),则是厥阴脏寒膈热、寒热杂错之证,主方用乌梅丸,当是在里复杂之证,故宜用缓治之法。

(原载《浙江中医学院学报》1985 年第 5 期第 1～5 页)

标本学说在《伤寒论》中的具体运用

标本之说,首先见于《内经·素问·标本病传论》及《内经·灵枢·病本》(下引原文均见此二篇)。抓疾病证候之主次,定治疗方法之先后,用于临床实际中自有一定价值。《伤寒论》六经证治大法:如病在太阳之表者,汗之;病入阳明之里,热者清之,实者泻之;病在少阳,则以和解为主。若病入三阴,太阴脾虚脏寒,治宜直当温中;少阴虚寒,宜用扶阳抑阴之法,如属虚热,则宜育阴清热等。对于标本,似无明文可稽,但在病机复杂、证候多变的情况下,其总的治疗原则,又有先治、后治、缓治、急治、并治、独治等种种不同。试为探索其义理,则与《内经》标本之说,有相符合者。今特阐述于次,以明仲景撰用《内经·素问》之旨,以供深入研究仲景学说者之参考。

1. 先病为本,后病为标

关于《内经》标本的含义,自王启玄以下,若姚止庵、马玄台诸家皆未确指,唯谓"标者病之后生,本者病之先成,此乃病体之不同也",盖即"先病为本,后病为标"之义。独钱塘张志聪、高士宗师弟,据三阴三阳之六气以释标本,而其说又互有小异。今考《内经》原文中有"先寒""先热"之词,则六气自寓其中。又载有"先泄""先中满"等病,则推究标本所含之义,似又不仅局限于此。且《内经》固谓"夫阴阳逆从标本之为道也,小而大,言一而知百病之害。少而多,浅而博,可以言一而知百也……言标与本,易而勿及",则标本学说,当为探讨多种疾病证治的一般规律与共同规律的总的概括,今仍本诸先病为本、后病为标之义,以着重研究在《伤寒论》中的具体运用。

2. 先治其本,后治其标

《内经》云"先病而后逆者,治其本,先逆而后病者,治其本,先寒而后生病者,治其本,先病而后生寒者,治其本,先热而后生病者,治其本"等,据先病为本、后病为标之义,治疗法则一般是先治其本,后治其标。《伤寒论》将标本学说运用于具体六经病候中,如"本发汗,而复下之,此为逆也;若先发汗,治不为逆。本先下之,而反汗之,为逆;若先下之,治不为逆"(90条)。因六经病证,多由初犯太阳之表,而后及其里,故其治疗大法是先治其表,后治其里。此与先治其本的意义类似。但在疾病特殊的情况下,亦有先里后表的治法,是与急则治标的治则略同。此条用汗下而说明表里先后缓急的治疗原则,自与《内经》的标本大义,正相合拍。此外,如"伤寒大下后,复发汗,心下痞,恶寒者,表未解也。不可攻痞,当先解表,表解乃可攻痞。解表宜桂枝汤,攻痞宜大黄黄连泻心汤"(164条),此是伤寒大下后邪热内聚心下而为痞,但恶寒发热等表证仍在。治法为先解表,后攻痞,是与"先寒而后生病者治其本"略同。又如"太阳病,过经十余日,反二三下之,后四五日,柴胡证仍在者,先与小柴胡。呕不止,心下急,郁郁微烦者,为未解也,与大柴胡汤,下之则愈"(103条),此是太阳表病过经而传为少阳病。因误下津液受伤,火燥相合,而有热实证象。但少阳病仍在,故先与小柴胡汤。如不愈,后与大柴胡汤,以和解少阳兼通下结热为治。另有"伤寒,阳脉涩,阴脉弦,法当腹中急痛,先与小建中汤,不差者,小柴胡汤主之"(100条),此条患者当是素有中焦虚寒又患有伤寒少阳病,先宜建立中气,温养气血,以培中虚之本;如病不愈,后用和解法以治少阳之标。以上三者都是先治其本后治其标之范例。

3. 急则治标,缓则治本

《内经》云:"先热而后生中满者,治其标""先病而后生中满者,治其标""小大不利治其标,小大利治其本"。盖病候有标本之分,病势有缓急之殊,则治法自有先后之异。考病势最为严重而急,无过于中满、大小便不利数者而已。故列举此类证候,以明治法当急其所急,而应缓其所缓者。后人循此义理,推究治则,而衍为急则治标、缓则治本之说。六经病中,不仅有此类似病例,而且所举证候如中满、大小便不利,亦与《内经》有相切合者,如"少阴病,六七日,腹胀,不大便者,急下之,宜大承气汤"(322条),"少阴病,自利清水,色纯青,心下必痛,口干燥者,可下之,宜大承气汤"(321条),少阴津液干涸,本不应下,但因腑实证急,故又宜急下。又如"伤寒,哕而腹满,视其前后,知何部不利,利之则愈"(381条),此条腹满是实热积于中,哕逆是胃气逆于上。如大便不通,当用通下结热法;如小便不利,则用导水通利法,皆是实热重证治法。以上所举为实热重证,若虚寒危急之证,亦有不乏其例。如"下利腹胀满……先温其里……温里宜四逆汤"(372条),此与"下利清谷,不可攻表,汗出必胀满"(364条)皆属三阴虚寒、脾肾阳微危重之证,虽有表证,当以救里为急。凡此据后病为标之义,皆可属于急则治其标之例。

4. 本而标之,标而本之

《内经》云:"病发而有余,本而标之,先治其本,后治其标。病发而不足,标而本之,先治其标,后治其本。"此处所举标本,自寓先病后病之义。说明如病发而病邪势盛,属于实证,当以祛邪为主,一般可采取本而标之的治法。六经病中,如"太阳病不解,热结膀胱,其人如狂……其外不解者,尚未可攻,当先解其外;外解已,但少腹急结者,乃可攻之,宜桃核承气汤"(106 条),此是实热有余之证,故可采用本而标之的治法。《伤寒论》中此类病例甚多,如前段所举先解表,后攻痞,解表宜桂枝汤,攻痞宜大黄黄连泻心汤,以及"阳明病,脉迟……若汗多,微发热恶寒者,外未解也,其热不潮,未可与承气汤"(208 条)等皆是。反之,如病发而正气不足,属于虚证,则应以扶正为主,宜采用"标而本之"的治法。如"伤寒,医下之,续得下利清谷不止,身疼痛者,急当救里;后身疼痛,清便自调者,急当救表。救里宜四逆汤,救表宜桂枝汤"(91 条),此条伤寒表证身疼痛是原发病,是本病;下利清谷不止,是误下后续发病,是标病。下利清谷是脾肾阳气衰微,不能熟腐水谷,运化精微,病势急危而重,故当采取病发而不足,标而本之的治法。此段说明当详审病体之有余不足以决定治法。与上两段先本后标,急则治标之义,既有联系,又有区别。应当灵活掌握,互相参用。举例言之,如蓄血重证,"表证仍在"(124 条),近似病发有余,亦当用抵当汤以破血瘀,仍是急则治标的治法。又如"太阳病,外证未除,而数下之,遂协热而利,利下不止,心下痞硬,表里不解者,桂枝人参汤主之"(163 条),本条治法虽偏重于里,略同于病发不足,但温里解表,义取双解,是标本同治之法。

5. 谨察间甚,以意调之

《内经》云:"谨察间甚,以意调之,间者并行,甚者独行。"此在申述疾病标本之先后,察病势之轻重缓急,审病体有余不足之后,缀此数句,似含总结上文之义。王冰注"间,谓多也;甚,谓少也",甚是。所谓"以意调之",自当赅有治法,亦即间者并行或甚者独行之谓。但在先病后病错综复杂的证候中,多与少只是相对而言。例如在六经合并病中，审其证候之寒热，邪正之虚实等，有明显倾向于主要的一种，即突出使用一种治法，治其独盛之病。如合病中用麻黄汤、葛根汤之解表发汗，白虎汤独清阳明经热，并病中如用大承气汤以峻下热结，推而广之，有表证而用四逆汤以回阳救逆等数条，均略同于"甚者独行"之治法。再者，六经之病，在病机复杂的情况下，多出现虚实相兼、寒热夹杂之证，则治法自宜全面兼顾，如附子、半夏、生姜、甘草四泻心汤，黄连汤等之寒温并用。小柴胡加芒硝汤、柴胡加龙牡汤之攻补兼施。柴胡桂枝汤治少阳兼表不解，采取和营卫以解太阳，利枢机以治少阳。麻黄附子细辛甘草汤温阳解表，治少阴病反发热等，都与"间者并行"之义略同。唯王注又谓："多，谓多形证而轻易；少，谓少形证而重难也。"此说似觉欠妥。盖间杂之证，有重而难者；较为独盛之证，亦有轻而易者。如太阳伤寒大青龙汤证之重于麻黄汤证，而少阳小柴胡汤证自较大柴胡汤证为轻也。

《内经》标本学说，得到《伤寒论》进一步推衍和具体运用，可以证实理论与实践相结合的真实价值。掌握病有标本、治有先后等规律以应对病机之千变万化，充分运用于临床之中，是有重要实际意义的。

（原载《河南中医》1983 年第 2 期第 3～4 页）

伤寒方可治杂病论

读《伤寒论》，必须认识到伤寒方不仅可治伤寒（广义），而且可治某些杂病，并广泛涉及内外妇儿各科范围。此义不明，直以为伤寒方无多大用处矣。苟能深明此理，通达要妙，将伤寒方广泛运用于临床之中，做到理论与实践之统一，自能处理裕如，应变无穷。考《伤寒论》《金匮要略》两书，原名《伤寒杂病论》（见仲景自序），在宋以前，本是一书。故唐代王焘《外台秘要》所载今本《金匮要略》条文，云"出仲景《伤寒论》"；所载之方，云"此仲景《伤寒论》方也"。是仲景之书，本伤寒杂病合论之旨，所载之方，自可适用于杂病。今从仲景全书中，探索二者共同之机理，推衍伤寒方可治杂病之方法，并从临床实践中，加以证实，殊有必要。

1. 从《伤寒论》中,阐明伤寒方可治杂病之机理

《内经》谈病机,有以六气而言者,有以脏腑而言者,见《内经·素问·至真要大论》。伤寒注家亦有六气为本,三阳三阴为标,脏腑为本,经络为标之说。故审察病机,循此而探索伤寒方可治杂病之理,自寓求本之义。先以六气言之,如《伤寒论》中,用桂枝汤治中风,麻黄汤治太阳伤寒,此为在表风寒而言。若理中汤(丸)治太阴脏寒,附子汤治少阴阳虚而寒,自属里寒,至于四逆汤治纯阴无阳,通脉、白通二方治格阳、戴阳,则属里寒重笃之证。热与寒相对,如葛根黄芩黄连汤治表里皆热,白虎汤治阳明独胜之热,三承气汤以通下为法,则是治阳明有形之燥热矣。湿与燥相对,茵陈蒿汤、栀子柏皮汤、麻黄连轺赤小豆汤,为治阳明湿热发黄三方;若寒湿发黄,自可于太阴病中理中、四逆辈求之。然此云六气,多侧重于外来致病因素而言。若躯体内部机能失调,亦可产生六气之化。如脾肾阳微,可致内寒;脾虚失运,多成内湿;液燥津枯,阳热生热,治则自可参照太阴、阳明温清等法。至于厥少阴虚阳亢,生风动火,仲景法似未备。然推而广之,柔润滋填、凉肝息风之法,如黄连阿胶、加减复脉诸方,又为温病学者所习用,此则不可不知也。又火为元气之贼,古人并有六气皆从火化之说。征之临床,火病多见,自是事实。仲景方中,如三黄泻心治心胃亢盛之火,白虎、竹叶治阳明胃之火,柴胡龙牡治肝胆逆冲之火,黄连阿胶治少阴阴虚阳亢之火。凡此不仅为伤寒立法,设杂病病机,有同于此,亦当可为借鉴也。

次谈病机属于脏腑者,首先论肺:肺病不见于太阴篇,古今注家啧有烦言,实则肺系病变最多,凡六经皆可涉及。盖肺为华盖,位居上焦,司呼吸,主一身之气,其变动为喘咳。肺主气,属卫,外合皮毛,故太阳伤寒表实,"无汗而喘者,麻黄汤主之"(35 条)。若外寒里饮,"伤寒表不解,心下有水气,干呕,发热而咳……或喘者,小青龙汤主之"(40 条)。中风表虚自汗,或挟宿饮,肺卫失宣,亦可引起喘逆,如"太阳病,下之微喘者……桂枝加厚朴杏子汤主之"(43 条),"喘家作,桂枝汤,加厚朴杏子佳"(18 条)。又有外邪入里,肺热壅盛,失其清肃宣降之令,而为喘逆,如"发汗后,不可更行桂枝汤,汗出而喘,无大热者,可与麻黄杏

仁甘草石膏汤"（63条）。《内经》论咳，有"聚于胃，关于肺"（《内经·素问·咳论》）之说，故"阳明病，反无汗，而小便利，二三日呕而咳，手足厥者，必苦头痛"（197条），"阳明病，但头眩，不恶寒，故能食而咳，其人咽必痛"（198条）。前者为胃寒饮逆，即阳明中寒证；后者风热上干，是阳明风热证。可征肺胃之气，一系相通，胃失和降，一干肺系清肃之令，无论虚寒实热两途，皆能而为咳为喘者如此。"太阳病，桂枝证，医反之下，利遂不止，脉促者，表未解也；喘而汗出者，葛根黄芩黄连汤主之"（34条），此是肠热下利，里热上扰，肺失清肃，而为喘逆，与表邪致喘者有殊。可见肺与大肠相为表里之说，征之病候，确有所据。少阳病有往来寒热等五主证，其或然七证有"若咳者"，方用小柴胡汤"去人参、大枣、生姜，加五味子半升、干姜二两"（96条），此与四逆散证"其人或咳"（318条）加五味子、干姜，用意略同。盖寒饮咳喘，法宜辛温宣降，仲景每以细辛与干姜、五味子同用。此二者一是少阳枢机不利，一是厥阴肝郁气滞，少阳主火化，厥阴从中见，木反侮金，犯肺致咳，虽挟寒饮，亦不宜用细辛辛散，以免有动风助火之嫌。可见经方用药，或加或减，均有法度。太阴病以腹满而吐，食不下，自利益甚，时腹自痛等为主证，脾虚脏寒，似与肺之关系不大。然脾气散精，上归于肺，脾失运化，聚为寒饮，结于心下，而为咳喘，如小青龙汤必用干姜温中化饮为主，足征两太阴关系密切。仲景将肺系病变已详述于太阳篇，故不再见于太阴篇也。少阴病阳虚寒化，水寒泛溢，"其人或咳"（316条），如真武证；"少阴病，下利六七日，咳而呕渴，心烦不得眠者，猪苓汤主之"（319条），则是阴虚热化，水热相结。盖肾为水脏，肺主气，为水之高源，肾水上逆，子盗母气，故无论寒化热化，均能导致肺病而为咳喘。

心为火脏，主血、主脉，又主神志疾病。心在左乳下，正当虚里处。《内经·素问·平人气象论》谓"胃之大络，名曰虚里，贯膈络肺，出于左乳下，其动应衣，脉宗气也"者是。"伤寒，脉结代，心动悸，炙甘草汤主之"（177条），此是阴血虚而不得濡润，阳气虚而不能煦化，故见心悸之证，结代之脉，法以通阳复脉、育阴濡润为治。若"发汗过多，其人叉手自冒心，心下悸，欲得按者，桂枝甘草汤主之"（64条），则是心液外泄，心阳大虚，故叉手自冒心，欲得外卫。可见中医诊法,虚则喜按,实则拒按,自是不磨之论,故治用辛甘化阳、甘温益气之法。若进一步心阳外越,神明不安,不仅烦躁,甚至惊狂,则用甘温镇涩之法,如桂甘龙牡、桂枝救逆汤方意。另外,心病多显火热之证,如"少阴病,得之二三日以上,心中烦,不得卧,黄连阿胶汤主之"(303 条),是心火太亢,肾阴枯竭,治宜补水泻火,如黄连阿胶汤,正是对证之方。

脾位居中焦,主运化水谷,散布精微。太阴病以腹满而吐,食不下,自利益甚,时腹自痛为主证,病机为脾虚脏寒,治法主用温中,故曰:"自利不渴者,属太阴,以其脏有寒故也,当温之,宜服四逆辈。"(277 条)"发汗后,腹胀满者,厚朴生姜半夏甘草人参汤主之"(66 条)描述的则为脾虚气滞、浊气上逆之证。其证重在腹满而吐,与上条侧重下利者有异,故用扶脾益虚、破气导滞之法,亦即补虚与破气并用之法。若中焦脾虚,寒湿郁滞,致使肝胆疏泄功能失常,胆汁溢于全身,因而发黄。但此与阳明湿热发黄有本质的不同,是为寒湿发黄。

肾位居下焦,为人身真阳真阴之本。少阴病以脉微细但欲寐为提纲,直是阳虚寒化之证。如阳气衰疲,寒湿凝滞,证见身体痛、手足寒、骨节痛、背恶寒、口中和、脉沉,是附子汤证,即无热恶寒之证;有阳气虚衰,水寒泛溢,证见腹痛、小便不利、四肢沉重疼痛、下利,是真武汤证;若大汗大下利而厥冷,或下利清谷,为纯阴无阳,是四逆汤证;有下利清谷,里寒外热,手足厥逆,脉微欲绝,身反不恶寒,证为格阳,是里真寒而外假热,为通脉四逆汤证;若下利、脉微、面色赤,证为戴阳,是下真寒而上假热,为白通汤证;前证见下利不止,厥逆无脉,干呕心烦,病机为阴寒盛于下,虚阳扰于上,当于姜附回阳救逆主药中,参入人尿、猪胆汁咸寒苦降,是为从治之法,并寓对证而治之义。然少阴病初起,阳虚不甚,见反发热、无汗、脉沉,则用温阳解表两解之法,如麻附细辛、甘草汤类是也。至于少阴病,心中烦,不得眠,是肾水竭于下,心火亢于上,用黄连阿胶汤,取滋阴降火之法以治;有下利咳而呕渴,心烦不得卧,是少阴阴虚水气内结之证,宜用猪苓汤以育阴利水;若利久伤阴,证见下利咽痛,胸满心烦,用猪肤汤,取滋阴和中之法,亦即"精不足者,补之以味"之治法。以上三者,直是少阴阴虚热化证类矣。

肝主藏血，主疏泄。肝脉循胸胁，属肝、络胆、挟胃、贯膈，循阴器，抵少腹。上与心火相接，下与肾水为邻。故厥阴肝经受病，最易导致脾胃功能失常，而为寒热错杂、上热下寒之证，如"厥阴之为病，消渴，气上撞心，心中疼热，饥而不欲食，食则吐蛔，下之利不止"（326条）是也。若肝失疏泄，火热内郁，下迫大肠，而为下利后重或便脓血，渴欲饮水，脉弦数，则是厥阴热利。用白头翁汤，取苦寒之品，以凉肝坚肠，若肝寒犯胃，浊阴上逆，证见干呕，吐涎沫，头痛者，吴茱萸汤主之。用暖肝和胃、化饮降逆之法，直是厥阴肝寒证治法。

关于腑病病机，简略言之：如膀胱为太阳之腑，太阳主寒水之化，太阳表病不解，病邪由表入腑，"若脉浮，小便不利，微热消渴者，五苓散主之"（71条）。病由寒水蓄于膀胱，阳气不得宣化，故上见烦渴，下而小便不利。此与"膀胱者，州都之官，津液藏焉，气化则能出矣"（《内经·素问·灵兰秘典论》）正可互相印证。是此烦渴，当由气不化津所致，与胃热津伤之烦渴，自有本质不同，故仲景曰"胃中干，烦躁不得眠，欲得饮水者"（71条），谆谆为辨，可以会意。胃与大肠为阳明之腑，阳明主燥热之化。胃燥热盛，津液受劫，出现身大热、汗自出，不恶寒，反恶热，大烦渴不解，脉洪大滑数，宜清法；若见潮热，谵语，腹胀满痛、拒按，大便不通，脉沉实，苔黄燥，属腑热结实，宜下法。然此则不仅属胃，而且有关乎肠矣。胆与三焦为少阳之腑，少阳主火化。胆火上炎，故少阳病以口苦、咽干、目眩为提纲。胆气不舒，枢机不利，最易侵犯脾胃，故少阳病以往来寒热，胸胁苦满，默默不欲饮食，心烦，喜呕为主证。三焦为决渎之官，主通调水道，故少阳或然证，如水气犯肺，有"或咳者"；水气结聚于胸胁，有"胁下痞硬者"；水气结于下焦，有"心下悸，小便不利者"。因水气变动不居，故见证如是也。

人体一感疾病，因受体内外各种条件的制约影响，病机变化复杂多端。一般来说，疾病单纯者少，合并者多。举例言之，如半夏、生姜、甘草三泻心汤，黄连汤，干姜黄芩黄连人参汤，均寓有脾胃同治之法。"伤寒二三日，心中悸而烦者，小建中汤主之"（102条），是心脾同治之法。"伤寒，阳脉涩，阴脉弦，法当腹中急痛，先与小建中汤"（100条），是肝脾同治之法。"自利不渴者，属太阴，以其脏有寒故也。当温之，宜服四逆辈"（277条），治法寓有脾肾并治之义。推之太阳病外寒里饮,用小青龙汤,方中有细辛、干姜、五味子温中化饮,可以悟出脾肺同治之理。更有少阴病,水寒泛溢,"若咳者",用真武汤加五味子、细辛、干姜,则是肾、脾、肺同治之法。凡此诸例,不仅限用于伤寒,而杂病治法,亦可仿此类推也。

水、血、痰、食、气郁,为杂病中常见病种。水病病机,古人有其标在肺、其制在脾、其本在肾之说,实则三焦主通调水道,膀胱主调节水液,与水病关系密切。《伤寒论》中,如小青龙汤治外寒束表,水寒射肺而咳喘;五苓散治表邪入里,腑有蓄水;真武汤治少阴阳虚,寒水泛溢,此皆水病之荦荦大者。又如苓桂术甘汤治"伤寒若吐、若下后,心下逆满,气上冲胸,起则头眩,脉沉紧"(67 条),"伤寒厥而心下悸,宜先治水,当服茯苓甘草汤"(356 条)。二者病位同在中焦,用药略同。唯前者重在脾不健运,故主白术以健脾利水;后者心阳不宣,故与生姜以宣散水气。小柴胡或然证或咳、或胁下痞硬,或心下悸、小便不利,亦与水气变动不居有关,说已详前。此外,"大病差后,从腰以下有水气者,牡蛎泽泻散主之"(395 条)是水病实证治法,亦是通利二便之法。

痰者,淡也,是水气一类,与今以清稀者为饮、稠黏者为痰之说有异。伤寒注家认为大结胸病有水热结实,小结胸病则是痰热相结所致。又桂枝救逆汤治亡阳惊狂,中用蜀漆,亦寓辛开涤痰之义。另外,十枣汤治悬饮,可与《金匮要略》互参。以上三者,一主清化,一主温化,一主攻逐,一般痰饮治法,正可从此处而得到启发。

太阳蓄血三方,桃核承气汤治"其人如狂""少腹急结"(106 条);抵当汤治"脉微而沉,反不结胸,其人发狂者……少腹当硬满"(124 条)疼痛;抵当丸治"少腹满"(126 条)。仲景论蓄血,血瘀之轻重宛然,治法之缓急自殊,制剂之汤丸悉备。其成因或为"以太阳随经,瘀热在里故也"(124 条),或"本有久瘀血"(237 条),此虽就蓄血而言,但其他如水气痰食等在热病过程中所形成之原因,亦可由此一隅三反。

阳明承气三方中,调胃承气汤治腑热燥实,为和下之剂;小承气汤为轻下之剂,治腹胀满,大便硬;大承气汤为峻下之剂,治痞满燥实坚俱备之证,取其泻下燥屎。所谓燥屎，即阳明燥热与有形宿食相结。其形成原因，仲景谓"本有宿食故也"（241条）。然在外感热病过程中，食物不节，亦能导致食物停滞。如"大病差后，劳复者，枳实栀子汤主之"（393条），"若有宿食者，加大黄"，"下利谵语者，有燥屎者，宜小承气汤"（374条），何也？因下利热结旁流，虽重在热结，但因邪热尚有出路，故不宜峻下，只取轻下。又"伤寒汗出，解之后，胃中不和，心下痞硬，干噫食臭，胁下有水气，腹中雷鸣，下利者，生姜泻心汤主之"（157条），则是脾胃不和、水食停滞之证，用辛开苦降、散痞解结之法，当是虚证挟食之治法，与宿食用下法者不同。

"少阴病，四逆……四逆散主之"（318条），此条叙证不详，以方测证，当是肝郁气结，致使阴阳气不相顺接而为厥。其载于少阴篇，是与阳衰阴盛之厥冷四逆，做出比较鉴别。然从气病广义言之，人体营卫流行，气血充注，环周不休，而无一息之停。若一气偶愆，即可着而为病。故仲景论气郁，并非竟此一端。如麻杏甘石汤轻宣肺气，三承气汤通下腑气，大、小柴胡汤舒胆气、利枢机等，皆可谓从气郁证治着手。以上所述，可见仲景伤寒杂病合论之旨。

2. 从《金匮要略》中探索灵活运用伤寒方之法则

《伤寒论》与《金匮要略》两书，有证候相同而用同一治法与方药，如下利、呕逆、黄疸等条文，两书互见而不嫌其复。唯是《金匮要略》一书，重点在阐述杂病之机理及其治疗大法。然所用伤寒方，六经俱备。由此而推衍伤寒方能治杂病之理及治疗法则，殊有必要。例如"病溢饮者，当发其汗，大青龙汤主之，小青龙汤亦主之"（《金匮要略·痰饮咳嗽病脉证并治第十二》），所谓溢饮，当如《金匮要略》所云，自有"饮水流行，归于四肢，当汗出而不汗出，身体疼重"之典型症状，而无头痛、恶寒、发热之表证。考《金匮要略》"咳逆，倚息不得卧，小青龙汤主之"。大青龙汤方，即麻黄汤倍麻黄加石膏、生姜、大枣。石膏之用，当为烦躁而设，故小青龙加石膏汤治"肺胀，咳而上气，烦躁而喘，脉浮者，心下有水"（《金匮要略·肺痿肺痈咳嗽上气病脉证治第七》），其证亦有烦躁，其方加用石膏，用意可知。故小青龙汤以无汗而咳喘为主证，大青龙汤以不汗出而烦躁为主证，或属伤寒,或属溢饮,皆当有此共同症状也。

五苓散本治太阳蓄水证,《伤寒论》谓"有表里证"(74条)。表证,是指中风恶风、发热、汗出、脉浮;里证,当针对小便不利、少腹里急、烦渴等而言。但"假令瘦人脐下有悸,吐涎沫而癫眩,此水也"(《金匮要略·痰饮咳嗽病脉证并治第十二》),亦主用五苓散,何也? 盖此与苓桂术甘汤证"心下逆满,气上冲胸,起则头眩"(67条)类似。但彼病位在心下,重在中焦脾虚而不能转输精微;此病位在脐下,病由下焦蓄水,阳气不能宣化水气,故虽无太阳表证,亦用五苓散以通阳导下、化气行水也。

白虎汤本治阳明气分热证,当如大论所云,自有身大热,汗自出,不恶寒,反恶热,烦渴,脉洪大等脉证。然"太阳中热者,暍是也。汗出恶寒,身热而渴,白虎加人参汤主之"(《金匮要略·痓湿暍病脉证治第二》),证见恶寒,亦用白虎,此何以故? 盖暑热伤气,故古人有夏暑发自阳明之喻。气热炎炎,汗出肌疏,故身恶寒与太阳表证不同;当据汗出、身热、烦渴等主证,直用白虎汤清阳明气分大热,加人参以益元气,生津液。又如"渴欲饮水,口干舌燥者,白虎加人参汤主之"(《金匮要略·消渴小便不利淋病脉证并治第十三》),此是三消中之上消证。由于肺胃热盛,气津耗竭,虽无身热汗出,亦可用白虎加人参汤以清热益气生津。

大承气汤为枳实、厚朴、芒硝、大黄四味,是峻下之剂。主治阳明腑实重证,症状有潮热,谵语,手足濈然汗出,腹胀满疼痛,大便不通,舌苔黄,脉沉实等。多由阳明邪热与宿食搏结而成,名曰燥屎。然"人病有宿食者,何以别之? 师曰:寸口脉浮而大,按之反涩,尺中亦微而涩,故知有宿食,当下之,宜大承气汤主之"是纯属宿食,未成燥屎,当无潮热、谵语、汗出等证。唯仲景施用攻下之法,一般采取审慎态度,故有欲用大承气汤先与小承气汤之试法。今因宿食久结于里,自非通下之剂,莫能缓解。既用大承气汤,自有可攻之证存在,故又曰:"腹满不减,减不足言,当下之,宜大承气汤。"(255条)小承气汤为枳实、厚朴、大黄三味,是轻下之剂。主证有潮热,谵语,汗出,腹胀满,大便硬等。《金匮要略》曰:"痛而闭者,厚朴三物汤主之。"此方药味与小承气汤同,但主证重在腹满疼痛，大便不通，而无潮热、谵语，故治法以破气导滞为主，而枳实、厚朴药量特重，职是之故。虽同样三味药，而主次分明，用药与证候悉悉相合，可悟经方加减变化之妙。

大柴胡汤为少阳病主方之一，适用于少阳里实之证，故"伤寒十余日，热结在里，复往来寒热者，与大柴胡汤"（136条）及"呕不止，心下急，郁郁微烦者"（103条）、"伤寒发热，汗出不解，心中痞硬，呕吐而下利者，大柴胡汤主之"（165条）。然而《金匮要略·腹满寒疝宿食病脉证治第十》治"按之心下满痛者，此为实也，当下之，宜大柴胡汤"，此证当是少阳枢机不利，胆逆犯胃，故病位不在中焦而在上焦，满实不在腹部而在心下，与承气适用于腹满痛者有异；与大柴胡汤，是和解通下并用之法。又"诸黄，腹痛而呕者，宜柴胡汤"（《金匮要略·黄疸病脉证并治第十五》）自是胆气横逆，乘于脾为腹痛，逆于胃则为呕，胆汁不循常道，溢于周身，因而身、目、小便俱黄。治法或和解与通下并用，如与大柴胡汤；或于和解中兼和营止痛之法，如与小柴胡汤去黄芩加芍药。然从临床实际情况分析，此证当属阳黄，黄芩可以不去。

理中汤一名人参汤，是太阴脏寒证主方。考太阴主证为"腹满而吐，食不下，自利益甚，时腹自痛"（273条）。《金匮要略·胸痹心痛短气病脉证治第九》"胸痹心中痞，留气结在胸，胸满，胁下逆抢心……人参汤亦主之"，当是胸中阳虚，痰饮与留气痹结于胸，而为胸痹，与胸痹实证治法，自有不同。按此证用温中法，当与大论"大病差后，喜唾，久不了了，胸上有寒，当以丸药温之，宜理中丸"（396条）的证治相参。

《金匮要略·水气病脉证并治第十四》云："水之为病，其脉沉小，属少阴；浮者为风，无水虚胀者，为气。水，发其汗即已。脉沉者，宜麻黄附子汤。"麻附甘草汤本治少阴病二三日，无下利厥逆等里证，有反发热、无汗、脉沉表证。此用以治水病，当无发热表证。然阳气衰疲，水寒不化，浸渍于表，而为肤肿。故用此温阳解表一法：温阳使浊阴痹者能通；解表则水邪自有出路，而能向外宣透而解。证候不同，病机略同，故治法可以互通。愚治水气为病，如寒用真武方，热用猪苓汤，皆从"属少阴"一语悟出，是又不仅一麻黄附子汤可治水病而已。

《伤寒论》吴茱萸汤证三条:一见于阳明篇,"食谷欲呕,属阳明也,吴茱萸汤主之"(243 条);一见于少阴篇,"少阴病,吐利,手足逆冷,烦躁欲死者,吴茱萸汤主之"(309 条);一见于厥阴篇,"干呕,吐涎沫,头痛者,吴茱萸汤主之"(378 条)。后一条又见于《金匮要略》。吴茱萸为暖肝和胃、降逆止呕要药,注家均以此为厥阴寒证主方。但《金匮要略·呕吐哕下利病脉证治第十七》中曰:"呕而胸满者,茱萸汤主之。"病机同为中寒气逆,虽副证不必悉同,而主证都有呕吐,则又四者所共同也。

此外,桂枝汤治太阳中风,为祛风解肌之剂,自是外证得之,用以解肌和营卫。但《金匮要略》用于妊娠,则是内证得之,取其化气调阴阳之功。又如"病腹满,发热十日,脉浮而数,饮食如故,厚朴七物汤主之"(《金匮要略·腹满寒疝宿食病脉证治第十》),取厚朴、枳实、大黄以攻下里实;桂枝、甘草、生姜、大枣以解肌宣表,是合汗下两法而为一方矣。更有奇者,如"气分,心下坚,大如盘,边如旋杯,水饮所作,桂枝去芍药加麻辛附子汤主之"(《金匮要略·水气病脉证并治第十四》),纯用辛甘温热之剂,以通阳和表,散寒温里,而为软坚拔积、化气消饮之用。此皆以有效之经方,而应无穷之病变,并能神而明之,加减变化,庶各臻其效耳。

3. 从临床中,列举伤寒方能治杂病之病例

愚用伤寒方治杂病颇多,兹选数例如下。

病例一:余某,女,25 岁。初诊,自诉去年夏月田间紧张劳动后,秋初又感寒发热,周余热退,忽右臂疼痛异常,逢手腕、肘、肩部关节为甚,渐至肩不能抬,手不能握,唯以布带套其肩上,以助手指饮食、洗漱诸动作而已。因病久医治无效,直至翌年新春来舍求诊。愚诊其脉浮、舌白,月经正常,余无所苦。因思《金匮要略》"若但臂不遂者,此为痹"。《内经》以"风寒湿三气杂至合而为痹",并以行痹为风气胜,痛处游走无定;痛痹为寒气胜,疼痛突出;着痹为湿气胜,痛有定处,顽麻不仁,是此证为着痹而兼痛痹也。病因属风寒湿,病位偏于在表之经络。此时治法,当以桂枝汤和营卫,调气血,通经络,祛风寒湿为宜。遂用桂枝汤原方加片姜黄以横行手臂,加桑枝通达经络。服三剂后,手臂部微有热意,并

有痒感。再诊：前方加当归、丝瓜络，服药时合入清酒一小杯，以活其血而通透其络。又三剂，身发热，手臂痛处发大小水疱样疹多粒，有的带脓，但手臂运动已见灵活。三诊：愚曰，蕴伏之邪，已从外透，病有出路，可无虑矣。方用当归、赤芍、丹参、牡丹皮、忍冬藤、蒲公英、连翘、丝瓜络、甘草、桑枝以解其蕴毒，并通达经络。又五剂热退，水疱疹结疤而痊愈。

病例二：李某，男，55 岁。患消渴，医院检查提示血糖、尿糖值高，服西药治疗，时而小愈，时而发剧。来诊时其脉洪数，舌苔干燥而黄，并有异味，口渴引饮不解，善食形消，小便多，大便结。治法拟先清肺胃之燥热，而救欲竭之真阴。急用白虎汤加西洋参、竹叶、山药、天花粉、芦根。五剂后，渴象减轻，脉数亦和。再用生料六味地黄汤合生脉散加黄芪、枸杞子、桑螵蛸、炒菟丝子滋肾阴以固其下，益肺气而救其上。此方服二十余剂，病势轻减，经检查，血糖、尿糖均已恢复正常。后仍用前方略为加减外，每日并用鲜山药斤许，佐膳常服，以巩固疗效，直至痊愈。

病例三：吴某，男，45 岁。于某年 5 月患黄疸，住院治疗月余，黄疸总不消退，家人深以为虑，偕来就诊。其证为身有微热，右胁肋胀痛，厌食，得油腻为甚，泛恶欲呕，大便结，小溲短黄，目黄、身黄均明显，脉弦数，舌苔黄。愚谓此是湿热郁于中焦，致肝胆疏泄失职，胆汁溢于全身，因而发为黄疸。遂与大柴胡汤加炒竹茹、茵陈、栀子炭、茯苓、陈皮以疏肝利胆和胃，清利湿热以退黄。十剂后黄疸渐轻。以后或加川楝子、延胡索以理气活血止痛，或加香橼皮、麦芽以疏肝消胀去积，并减去大黄。上方出入加减，又服药二十余剂，而病告愈。

病例四：程某，女，42 岁。素有漏下之疾，常服调养心脾药，甚适。某年秋，值月经来潮，因情志躁动，遂至血下如崩。邀诊：视其面色㿠白，精神疲困，呼吸气短，心悸，筑筑然跳动不安，不能安寐，脉细无力，舌质淡白少华，虚象显然。与归脾汤加阿胶、血余炭以调养心脾兼固崩止血为治。服药三剂，再诊：并见手足厥冷，时出冷汗，血下减少，但未全止，并微感腹痛，喜温畏冷，脉舌同前。作脾气虚寒而不统摄血液治之，与理中汤（红参、焦白术、炮姜炭、炙甘草）加茯神、乌贼骨、阿胶、炒白芍、龙骨、血余炭。又三剂，漏下已止，心悸大定。唯精神疲惫，饮食少进，仍与归脾法调养收功。

病例五:周某,男,32 岁。某年春由亲属孙某偕同来诊。自诉:结婚六年,未得生育,赴医院做精液检查,因不能排精作罢。望之形体似丰,唯证有腰酸背冷,阴头寒,阳痿而不能排精,但有时月余又有遗精情况出现。自服市上壮阳健身成药及注射荷尔蒙针剂,而病证依然,未能改善。诊脉沉弱无力,舌质淡白,虽值壮年,仍作先天不足、肾命阴阳两虚治之。与附子汤(淡附片、红参、炒白芍、焦白术、茯苓)加淫羊藿、枸杞子、龟胶、鹿角胶、肉苁蓉、炒杜仲、五味子、炒补骨脂、炒菟丝子、桑螵蛸等出入为方,每月服 15~20 剂。服后数月,阳事渐壮,排精正常。至次年春,喜来告曰:其爱人已怀孕矣。

病例六:李某,女,40 岁。初诊,自诉素有胃痛,月经不调,或一月两至,或数月不来,或来时淋漓不断。今因胃痛发剧求诊。余询其症状,述中脘疼痛,并如热灼,嘈杂似饥,气逆横亘,时如上冲状,稍涉气恼,则发而更甚。微渴,稍食黏腻油荤食品,则腹部亦痛,大便时溏,不能多食。近月经来而淋漓未断,脉弦细,舌白尖微红。作肝气犯胃、上热下寒证治之。治法:拟酸苦泻热、酸甘化阴以清理其上;辛甘化阳、甘温益脾以温暖其下。方用乌梅丸合芍药甘草汤加减。处方:乌梅、川椒、炮姜、炒川黄连、当归、炒白芍、党参、炙甘草。或加川楝子、延胡索以理气活血止痛,或加麦芽、佛手片以宽膨消胀去积。来诊数次,不离上方加减。服药月余后,胃痛缓解,饮食增进,月事渐调,后用归芍异功散调理以善其后。

4. 结语

本文重点讨论伤寒方不仅可治伤寒,而且可治杂病及其他各科疾病,并就《伤寒论》《金匮要略》两书的紧密关系,首举《伤寒论》中如六气、脏腑及水血痰食气郁等各个具体病候,以阐发发病原因、病变机制,伤寒与杂病二者之间的共同方面,而找出伤寒方可治杂病的线索;次则就《金匮要略》中所用伤寒方,两相对举比较,以推行伤寒方用于杂病的方法。末附笔者病案数例,以备参考。唯此文仅就伤寒方可治杂病这方面而言。若杂病中各个证治又有其特殊方面,此则非本文讨论范围之内,请阅者鉴之。

(原载《光明中医》1989 年第 3 期第 5 页及 1989 年第 4 期第 6 页)

论《伤寒论》中之制方有大小

《伤寒论》一书，根据疾病（包括杂病）的寒热燥湿，病位的表里上下，邪正的虚实进退，以及疾病所属的脏腑经络等复杂现象，研制出了相应的各种治疗大法和有效方药，但由于疾病千差万别，故在各个具体的病证中，因病候有轻重，治法有缓急，制方有大小，其随证施治，处方用药而又有种种不同。例如发表之大、小青龙，攻里之大、小承气，和解之大、小柴胡，破结之大、小陷胸，补虚之大、小建中，以及四逆汤一方两法等皆是。为了研究方剂的组合变化，以及古人"方成知约"的精神，仅就《伤寒论》中制方之大小，试为论述于次。

大、小青龙，同见于《伤寒论》太阳篇上"太阳中风，脉浮紧，发热恶寒，身疼痛，不汗出而烦躁者，大青龙汤主之"（38条），"伤寒表不解，心下有水气，干呕，发热而咳……或喘者，小青龙汤主之"（40条）。二证同为太阳表病，但前者风寒表闭太甚，阳气怫郁不宣，外寒内热，以"不汗出而烦躁者"为主证，笔者在临床中，曾遇有大青龙汤证，确属内热烦躁、表闭阳郁不汗出者，治以大青龙汤，疗效颇佳。大青龙汤开发腠理而和郁阳，清里热而除烦躁，方中麻黄药量比麻黄汤较重，并合桂枝、杏仁、炙甘草、石膏、生姜、大枣，是大发汗法，用意在表重者当急于解表，以免病势内传。后者表证未解，而心下挟有水饮，所谓皮毛为肺之合，咳嗽皆"聚于胃，关于肺"（《内经·素问·咳论》），外寒内饮，相互纠缠不解，以表不解而喘咳为主证，故用小青龙汤外开肌腠，内化寒饮。方中麻黄、桂枝并用，但麻黄药量较轻，配以芍药、炙甘草，发汗之力亦轻，用意在于不欲专于外发，而欲取其内散，故取细辛、干姜、半夏、五味子以开展宣通气道，温化寒饮。《金匮要略》谓："病溢饮者，当发其汗，大青龙汤主之，小青龙汤亦主之。"何又漫无分别？盖所谓溢饮，病由"饮水流行，归于四肢，当汗出而不汗出，身体疼重"（《金匮要略·痰饮咳嗽病脉证并治第十二》）所致，亦即《内经·素问·脉要精微论》"其软而散，色泽者，当病溢饮。溢饮者，渴暴多饮，而易入肌皮肠胃之外也"。王注："面色浮泽，是为中湿，血虚中湿，水液不消，故言当病溢饮也。"溢饮的病理机制为内蕴寒饮，与伤寒外感风寒不同，但其呈表闭无汗之表病则一，故治法仍用辛温发汗，此伤寒方所以能通治杂病也。

大、小青龙汤的使用标准，一以表闭阳郁、外寒内热、不汗出而烦躁为主，一以外寒内饮、表不解而咳喘为主，伤寒杂病，可以彼此互参。然而《金匮要略·痰饮咳嗽病脉证并治第十二》又谓"咳逆倚息不得卧，小青龙汤主之"。未注明有表证，何也？盖寒饮咳喘，病属上焦，肺胃饮邪，须借肌表为出路，故虽无表证，仍可用辛宣温化之法，此所以有取小青龙汤方也。但病机变化复杂，而证候又往往交错互见，如《金匮要略》治肺胀咳喘上气，又有烦躁，则用小青龙加石膏汤。其加石膏，又当与大青龙汤用石膏之义互参也。

阳明里实大、小承气之辨，《伤寒论》中计有四条，而"阳明病，脉迟，虽汗出不恶寒者，其身必重，短气，腹满而喘，有潮热者，比外欲解，可攻里也。手足濈然汗出者，此大便已硬也，大承气汤主之……其热不潮，未可与承气汤；若腹大满不通者，可与小承气汤，微和胃气，勿令至大泄下"（208条）将二者进行对比，则大、小承气之辨，并不难区别。盖阳明燥热充斥于里，胃燥成实，腑气不通，其证候为不恶寒，反恶热，发热汗多，或为潮热，手足濈然汗出，短气腹满而喘，舌苔黄燥，脉象沉迟有力，燥屎内结于肠中，大便硬结。悍热上冲于脑，则神志昏沉，烦躁谵语。此时治法当宗《内经·素问·六微旨大论》"亢则害，承乃制"之义，主用大承气汤，咸苦通降，峻下热结。盖硝黄之用，不仅其通大便，并重在于泻燥热，且二物后下，生者气专而力犹锐；合之厚朴、枳实，药量重于大黄，理气导滞，其力亦猛，故王好古谓"痞满燥实（坚）四证，备则用之"（《此事难知》）。若阳明腑热，病势更甚，里热亢盛，阴液潜消，扰乱心神，煽动肝风，或昏迷而不识人，或循衣摸床，惊惕不安，或喘促直视……在《伤寒论》中，亦漫无分别，主用大承气汤。但其治法则变峻下热实而为急下存阴（阳明三急下证，少阴三急下证，其义与此略同）。后世循此又有所发展，如《温病条辨》所用增液承气汤、新加黄龙汤等方，泻阳救阴，扶正祛邪，面面俱到，确可补仲景方之所不及。如阳明腑实，燥热未盛，浊气阻滞，则治法不宜大承气汤峻下，而宜小承气汤缓下。小承气汤方中，不用芒硝，且厚朴药量少于大黄之半，枳实量亦较少，三物同煮，不分先后。故"阳明病，谵语，有潮热，反不能食者，胃中必有燥屎五六枚也……宜大承气汤下之"，"若能食者，但硬耳"（215条），则宜小承气汤（宗周扬俊说），是小承气汤之治腑实，自较大承气汤稍差一等。故《伤寒论》有欲用大承气汤，先与小承气汤为试法。反之，如确属阳明腑实，病重药轻，用小承气汤未效，自可用大承气汤再下。然大、小承气汤的用途颇为广泛，近顷外科治疗急腹症如肠梗阻、肠嵌顿及胆系感染、胆囊结石等病，有用大承气汤加减而效。又如温病挟湿，或湿热病，或杂病中气胀食滞等病，则小承气汤亦为常用有效要方，是又不止以上所云而已。

大、小柴胡汤，均为少阳病常用之有效方剂。《伤寒论》少阳病虽以"口苦，咽干，目眩也"（263条）为提纲，实则"往来寒热，胸胁苦满，嘿嘿不欲饮食，心烦喜呕"（96条）均为少阳病主证。因病入少阳半表半里之界，邪气欲入与正相持则寒，正气向外与邪相争则热，正邪分争，故呈往来寒热之状。少阳经脉下胸中，贯膈，循胁里。少阳受病，经气不利，故胸胁苦满。木火内郁，影响神识，又最易使脾胃功能失调，所以有默默不欲饮食，心烦喜呕等特征。方用小柴胡汤，取柴胡疏木而解半表之邪，黄芩清火而清半里之邪，半夏消水饮、降逆气，人参、炙甘草补益中虚，生姜、大枣调和营卫。本方煎法指出，去滓再煎，是取和解为主，故方名曰小也。少阳病的形成，有邪自表入，如"本太阳病不解，转入少阳者"（266条）；亦有自发于少阳，如"伤寒，脉弦细，头痛发热者，属少阳"（265条）；也有从厥阴而转为少阳病者。少阳病的传变，关键在于脾胃的虚实。故少阳病的去路：如中气虚，水寒邪盛，则阴盛易入三阴之脏，即所谓"伤寒三日，三阳为尽，三阴当受邪，其人反能食而不呕，此为三阴不受邪也"（270条）。若胃家实，火燥相合，则阳盛易入阳明之腑，所以有"服柴胡汤已，渴者，属阳明，以法治之"（97条）之说。然有少阳、阳明两证并见，如"阳明病，发潮热"，但"大便溏，小便自可，胸胁满不去者"，或"阳明病，胁下硬满，不大便而呕"，但"胁下硬满""舌上白胎"，是少阳病证未罢，阳明证情尚未显著之症。故治法仍以和解为主，而用小柴胡汤，使"上焦得通，津液得下，胃气因和，身濈然汗出而解"（229、230条）。"热结在里，复往来寒热者"（136条），或"呕不止，心下急，郁郁微烦者"

（103条），或"心中痞硬，呕吐而下利者"（165条），病为胆胃气逆，热势炎炎，火燥相合，其耗伤津液也迅速且急。是少阳病证未罢，阳明证情又急，故于小柴胡方中去人参、炙甘草缓中之品，加枳实理气消痞，芍药和营缓急，大黄泻里热，去燥实，虽仍去滓再煎，但变为和下两行之法，故方名曰大柴胡汤也。然大柴胡汤证之病位《伤寒论》标明在心下。所谓心下急，心中（一作心下）痞硬，当系胃脘部连及胸胁而有痞满硬痛之病变。《金匮要略·腹满寒疝宿食病脉证治第十》亦谓"按之心下满痛者，此为实也，当下之，宜大柴胡汤"，故近来用大柴胡汤或以大柴胡汤为主治疗胆系感染、结石及急性胰腺炎等都有效验。以上所言这些病变部位，都是中医讲的"心下"，与《伤寒论》《金匮要略》所说相符，此皆可供研究者参考。

大、小柴胡汤不仅治疗伤寒，亦为内外儿各科常用要方，勿以叶桂有"柴胡劫肝阴"一语而不用之。

大、小陷胸汤，同治热实结胸。"伤寒六七日，结胸热实，脉沉而紧，心下痛，按之石硬者，大陷胸汤主之"（135条），"小结胸病，正在心下，按之则痛，脉浮滑者，小陷胸汤主之"（138条）。热实结胸，其发病原因多为伤寒邪热入里，或由表证误下，阳邪内陷所致。结胸的病理机制：一般认为大结胸病是邪热与胸膈水邪相结；小结胸病，则属热与痰结。所谓痰者，淡也，亦即水类，故痰饮亦作淡饮，但较水淡薄，与今所通指之痰，其义有别。大结胸病，病位在心下（胃脘部），连及胸胁，坚硬拒按，痛势剧烈，甚者上自胸膈，如"从心下至少腹硬满而痛，不可近者"（137条），并有短气、躁烦、心中懊憹、大便不通，或小有潮热，舌上燥而渴，脉沉迟有力等水热结实程度较重之证。小结胸病，则证在心下，按之则痛，脉浮滑，结胸之病位比较局限，而热实程度亦轻。故前者用大陷胸汤，取大黄泻热，甘遂逐水，芒硝软坚破结；后者用小陷胸汤，取黄连苦寒清热，半夏化痰，瓜蒌实通痹解结。是因结胸主病有轻重，故治法有缓急不同，而主方陷胸汤自有大、小之分也。愚曾治一陈姓男青年，患胃病，迭服大承气汤加木香、青陈皮等泻热去实、行气破结药，服后大便得通，痛势稍挫，药力过后，则痛势复剧，如此辗转月余。愚诊时，察其胃脘部坚硬疼痛拒按，发作时痛势更甚，病程颇久，但脉舌尚属热实可下之证。故直断为大结胸病，主用大陷胸汤。服后下水数次，而病渐愈。是知中医治疗病痛实积结之证，有水血痰食气郁之分，并因此而产生理法方药，规律谨严。用于临床，信而有征。至于小陷胸汤，为温热湿疫常用有效之方，吴鞠通《温病条辨》、王孟英《王氏医案》，对此方都有发挥，可以参考。

大、小建中汤，同治中虚寒凝之证。小建中汤证见于《伤寒论》中，有两条：一主"伤寒二三日，心中悸而烦者"（102条），一主"伤寒，阳脉涩，阴脉弦，法当腹中急痛"（100条）；见于《金匮要略》，凡三条：一主"虚劳里急，悸、衄，腹中痛，梦失精，四肢酸疼，手足烦热，咽干口燥"（见血痹虚劳病脉证并治第六），一治"男子黄，小便自利"（见黄疸病脉证并治第十五），一主"妇人腹中痛"（见妇人杂病脉证并治第二十二）。盖脾为后天之本，生化之源。中气不足，气血虚弱，不能供养于心，则心中悸而烦；脾主大腹，中虚寒凝，气血流行受阻，则腹中隐约作痛；或土虚木乘，则腹中拘急作痛。方用小建中汤，取饴糖为主，大甘而温，温中益脾，建立中气，并用桂枝、生姜辛温，配甘味药以甘辛化阳，重用芍药苦酸，配甘味药以酸甘化阴。功能补中气，和阴阳，益气血，调营卫，补心养脾，扶土抑木。故伤寒挟虚，杂病虚损，以及内妇各科心悸、腹痛诸病，皆可随证用之。但《金匮要略》所谓虚劳，多数属于脏腑虚损不足之证。其所载小建中汤证，实因中虚寒甚，气不足以煦拂，血不足以濡养，气血不相统摄，营卫不能和谐，故呈现悸、衄、失精、四肢酸疼、发热、咽干口燥之状。但舌之淡白少华，脉之细涩虚弱，证之怯寒少食，大便或溏，其虚寒真实面目，往往可以窥其端倪。故《金匮要略》治虚黄，提出"小便自利"四字，实为辨证施治之关键所在。因此，可用小建中汤，以温补中气，充益气血，调和营卫。若今之痨瘵，源于阴虚火炎者多，证有潮热、颧红、盗汗、失血、脉细数。设误投小建中汤大甘辛温之剂，则如抱薪救火，更易导致病机恶化。故徐洄溪评《临证指南医案》，有阴虚火旺咳嗽吐血，服小建中汤百无一生之论。语虽偏激，实属阅历有得之谈。至于大建中汤证，仅见于《金匮要略·腹满寒疝宿食病脉证治第一》一条："心胸中大寒痛，呕不能饮食，腹中寒，上冲皮起，出见有头足，上下痛而不可触近，大建中汤主之。"是因中阳虚衰,阴寒之气,凝聚于腹中,冲激于上下所致。故用大建中汤,取人参、饴糖温补中气而缓急止痛,川椒、干姜温散寒邪以降逆止呕。较之小建中汤证实至重且急,故方名曰大也。《内经·素问·至真要大论》记载"帝曰:气有多少,病有盛衰,治有缓急,方有大小,愿闻其约,奈何? 岐伯曰:气有高下,病有远近,证有中外,治有轻重,适其至所为故也"当是仲景撰用之本。仲景根据病变的具体情况,决定治法的轻重缓急,确定用方的大小,以达到治病"适其至所",无太过不及之目的。特别值得提出的是,在经方研制过程中,为了解决"制大其服"和"制小其服"的问题,在《伤寒论》中,可以看出制方者能充分利用各个药物性能的专长、气味的厚薄,并掌握剂量的大小,以及对配伍、组合制剂,煎药法,服药法等斟酌尽善,有条不紊,做到药尽其材,合理使用。因此,能以屈指可数的几种药物,配合成方,而发挥治疗疾病"适其至所"的作用,这是可供后人研究的。此外,在《伤寒论》中,方有大小之义,不仅限于以上几种。例如,太阳病中,"桂枝麻黄各半汤"(23条)、"桂枝二麻黄一汤"(25条)、"桂枝二越婢一汤"(27条)三方。桂枝麻黄各半汤证有面赤身痒,病由当汗不汗,阳气怫郁不得越,故麻黄、杏仁药量较重。桂枝二麻黄一汤得之于汗后,故麻黄量轻。桂枝二越婢一汤证属外寒内热,故取麻黄与石膏并用。但其主证为发热恶寒,热多寒少,一日数度发,如疟状,则三者相同。此种热型,既与少阳往来寒热不同,亦与阳明身热、汗出、不恶寒、反恶热有别,因与太阳表证发热恶寒热型相同,只是证情较轻,治用小发汗法,虽取麻黄、桂枝并用,但其药量极轻。故此三方与桂枝汤、麻黄汤等对比,亦是"方有大小"之不同。再如少阴病阳气虚衰,阴寒邪盛,证见脉微细,但欲寐,恶寒蜷卧,四肢厥冷,下利或呕逆,或下利清谷等,自是纯阴无阳之证。主用四逆汤方,以补火生土,回阳救逆。若阴盛于内,格阳于外,在上述脉证的基础上而呈现"里寒外热"(317条)的假象,则取通脉四逆汤,重用姜附,急破在里之阴寒,而回欲绝之阳气。但"既吐且利,小便复利,而大汗出,下利清谷,内寒外热,脉微欲绝者,四逆汤主之"(389条),此条不用通脉四逆而用四逆汤,又为何故? 盖通脉四逆汤与四逆汤相比较,药味相同,唯姜附药量更大。考四逆汤原方,剂量为炙甘草二两,干姜一两半,生附子一枚。但方后云"强人可大附子一枚,干姜三两"(323条),是与通脉四逆汤药量又同,故四逆一方,又具大小之义,所以少阴格阳之证,亦可用之。

综上所述,亦可谓之法外有法,方中有方也。

(原载《湖北中医杂志》1979年第2期第23～27页)

试论《伤寒论》中恶寒发热的证治

恶寒发热,是伤寒六经辨证中最容易出现的一种证候。恶寒与发热有一起出现的,有但恶寒而不发热的,亦有只发热而不恶寒的。在《伤寒论》三百九十七条中,从六经发病机理衡之,其中恶寒与发热的条文,当占绝大多数。故分清六经中恶寒发热,结合临床辨证,决定治疗措施,确具有重要的实践意义。

1. 恶寒发热的发病机理

根据"治病必求其本"(《内经·素问·阴阳应象大论》)及"谨守病机,各司其属,有者求之,无者求之,盛者责之,虚者责之"(《内经·素问·至真要大论》)的理论,《伤寒论》太阳篇中,亦有"病有发热恶寒者,发于阳也;无热恶寒者,发于阴也"(7条)的理论概括。故恶寒发热的发病机理,愚意一般可分为阴盛则寒、阳盛则热、阳虚则寒、阴虚则热四个方面。

(1)阴盛则寒。此处阴盛,是泛指外邪,亦与本身阳气受病对立而言。盖六淫之邪,初起侵袭于表,致使卫外阳气失宣,一般证候都有恶寒出现,故太阳病以"脉浮,头项强痛而恶寒"(1条)为提纲。特别是伤寒(狭义)或中风初起,病在于表,恶寒证尤为明显。如伤寒"或已发热,或未发热,必恶寒"(3条),中风"啬啬恶寒,淅淅恶风,翕翕发热"(12条)等,皆是其例。又《金匮要略》痉湿暍三病初起亦有恶寒或恶风,是可为证。

(2)阳盛则热。在热病发病学中,如患者体质壮实,抗病力强,或阳热素盛,或所感为温热之邪,则容易发生阳盛而热之证候。如阳明病虽有恶寒,其时间甚为短暂。无论阳明气分热盛证,还是腑热燥实之证,均易产生身大热、汗大出、不恶寒、反恶热之特征,即所谓阳盛则热是也。

（3）阳虚则寒。阳虚,一般多指卫外之阳不足。因阳受气于上焦,以温皮肤分肉之间。今阳虚不能卫外,故恶寒,《伤寒论》所谓"发汗后,恶寒者,虚故也"（70条）者是。但太阳与少阴为表里,卫外阳气与肾命真阳互有联系,故表阳虚亦露出少阴底板。阳虚重点属表阳不足或少阴阳气虚衰,必须结合整个脉证而定。

（4）阴虚则热。阴虚而热,是指肝肾阴液不足,呈现虚热之化,如伤寒晚期,或温病未传。亦有患者体质素来阴虚有热,感邪之后,即出现口燥舌干,咽干咽痛,心烦不眠,邪热羁留不退,脉细数,舌质红等证候,如少阴虚热证是。

外感热病,初起多呈现阴盛则寒,继而阳盛则热,如太阳病之恶寒发热,少阳病之往来寒热者是。厥阴病厥热胜复,亦是热病末期,邪正交争极剧,阴阳消长,此胜彼衰之故。又阴盛则寒,阳盛则热,多出现于三阳病;阳虚则寒,阴虚则热,多出现于三阴病。但阳虚而寒,有兼表而反发热者。阴虚而热,有阴虚热实而为三急下证者。凡此种种,皆可证明进而推阐六经辨证殊属必要。

2. 恶寒发热的辨证论治

恶寒发热的辨证论治,主要分太阳、阳明、少阳、太阴、少阴、厥阴六个部分加以阐述,但重点在于辨析恶寒发热及其病变机理,适当谈谈其治疗法则。

（1）太阳病证。太阳病以"脉浮,头项强痛而恶寒"（1条）为提纲。但表病机理,始为阴盛而寒,继则阳盛而热。故太阳病主证当包括发热,亦即"病有发热恶寒者,发于阳也"（7条）。太阳病项下,有中风、伤寒、温病三目。伤寒表实无汗,因太阳以寒水为本,故特别提出"必恶寒";又因卫阳被遏,营阴郁滞,发热有迟早之不同,故又有"或已发热,或未发热"（3条）之词。但不发热不是太阳病,故表病必有发热。中风汗出、脉缓,其病变机理为营卫不和,即"此为营弱卫强"（95条）,亦即"阳浮而阴弱"（12条）。盖风寒袭表,卫外阳气起而应之,故发热较速,但必与恶风寒并见。《金匮要略》谓"风令脉浮"（脏腑经络先后病脉证第一）,《内经·素问·生气通天论》谓"因于寒,欲如运枢,起居如惊,神气乃浮"，都是说明其理。温病由于感受温邪，或蕴有内热，触冒新凉而发，其主证为"发热而渴，不恶寒者"（6条）。唯虽属太阳表病，但不恶寒须当活看。因温病初起往往挟有恶寒，但又确较风寒为轻也。恶风与恶寒的区别：恶风则毛窍收缩，见风则恶，所谓"淅淅恶风"。恶寒为虽不当风，如居密室之内，帷帐之中，亦必"啬啬恶寒"。一般恶寒较重，恶风较轻，是病之程度不同，但性质相同。故"伤寒无汗，亦有恶风"（35条），"中风汗出，亦有恶寒"（12条）。太阳表病如此，其他兼证亦然。如桂枝加附子汤证因阳虚漏汗而"其人恶风"（20条），桂枝去芍药加附子汤证则是下后阳虚而"若微寒者"（22条），亦是互文见意文法，可以说明其证或恶风，或恶寒，不必拘也。太阳表病恶寒发热，一般热势稽留而不缓解。但又有发热恶寒，热多寒少，一日二三度发，呈"如疟状"（23条）之热型。因病有发热恶寒，仍属太阳表病，而非少阳病往来寒热，或阳明病但热不恶寒；又因正气较旺，感邪较轻，故正邪相争，热多寒少，一日数度发而呈如疟状。因是太阳轻证，故可采用小发汗的治法。又五苓散证有脉浮发热（恶风寒）汗出，则是太阳蓄水挟有表邪，所谓"有表里证"（74条）者是。

（2）阳明病证。阳明病以"胃家实是也"（180条）为提纲。以"身热，汗自出，不恶寒，反恶热也"（182条）为外证。盖阳明身热汗出与太阳中风证性相似而实有不同：中风汗出是与恶寒，淅淅恶风，翕翕发热并见。因风寒袭表，虽汗出而不畅达，故用桂枝汤以调和营卫，并啜热粥而温覆取汗，且以全身絷絷微似有汗者益佳。阳明则热自里发，里热外蒸，热势炎炎，其表现为蒸蒸发热，与太阳中风翕翕发热不同；且汗出甚多，甚则手足濈然汗出，所谓"伤寒转系阳明者，其人濈然微汗出也"（188条）。其中特别绘出"不恶寒，反恶热"之病情，更可突出阳明燥化之特征，而与太阳寒化证候自有不同。然阳明燥热腑实，有不为身热而有潮热者，此所谓"潮"，即潮汐（早潮曰潮，夕潮曰汐）之义所延伸，如潮水之来，发有定时。若阳明潮热多发于日晡时，即所谓"日晡所发热者，属阳明也"（240条）。"阳明病……必潮热，发作有时"（201条），阳明潮热，揆其机理，约有二义：一因卫气昼行于阳，夜行于阴，阳热内盛，故于垂暮入阴之时，而热势偏高；二因阳明经气旺于申酉戌三时。邪热成实，热归于里，故阳明腑证，多于阳明经气旺时,热势更高。如"阳明病,谵语,发潮热,脉滑而疾者,小承气汤主之"(214 条),又如"阳明病……有潮热者,此外欲解,可攻里也。手足濈然汗出者,此大便已硬也,大承气汤主之;若汗多,微发热恶寒者,外未解也,其热不潮,未可与承气汤"(208 条)等是。又有虽发潮热,但阳明腑实证未全具,自不可滥用清下之法。如"阳明病,发潮热,大便溏,小便自可,胸胁满不去者,与小柴胡汤"(229 条),又"阳明中风,脉弦浮大……有潮热……外不解,病过十日,脉续浮者,与小柴胡汤"(231 条),皆是其例。再者,阳明为多气多血之经,邪热势盛,而呈燥热之化,多出现有"表里俱热"(168 条)之壮热。高热亢盛,伤气耗液,而有"时时恶风"(168 条)者,或"背微恶寒者"(169 条),则用白虎加人参汤。更有热伏于里,使阴阳气不相顺接,热深厥深者,如"伤寒脉滑而厥者,里有热,白虎汤主之"(350 条)者是。此与表感风寒、里寒而厥等证大相径庭,宜综合全部脉证,细为审辨。

(3)少阳病证。少阳病以"口苦,咽干,目眩也"(263 条)为提纲。实则"往来寒热,胸胁苦满,嘿嘿不欲饮食,心烦喜呕"(96 条)等自当包括于少阳主证之内。所谓往来寒热,既不同于太阳病恶寒发热,亦有异于阳明病身热汗出而不恶寒,反恶热,更与疟疾寒热一日或间日一作不同。盖邪居少阳半表半里之界,邪胜而欲内入,阳气被遏则寒,正胜而欲祛邪外达,阳气振奋则热。正邪分争呈相持之势,故表现为寒往则热来,热往则寒来,寒热往来,休作有时之状。往来寒热,是少阳病突出之热型。无论病邪自发于少阳,或由太阳而传入少阳,一见往来寒热,即是少阳病确据。在小柴胡汤证如此。即或有少阳兼证,如少阳兼有里实,"伤寒十余日,热结在里,复往来寒热者,与大柴胡汤"(136 条),少阳兼水饮微结,证有"胸胁满微结,小便不利,渴而不呕,但头汗出,往来寒热,心烦者……柴胡桂枝干姜汤主之"(147 条),亦皆括有往来寒热主证在内。但"呕而发热者,小柴胡汤主之"(379 条),"阳明病,发潮热,大便溏,小便自可,胸胁满不去者,与小柴胡汤"(229 条),此亦少阳受病,其主证无往来寒热,而治法以和解为主,此又何故?盖少阳之病位为半表半里,出则向外而连及太阳,入则向里而与阳明相通。如"伤寒六七日,发热微恶寒,支节烦疼,微呕,心下支结,外证未去者，柴胡桂枝汤主之"（146 条），又小柴胡汤方后加减法云"若不渴、外有微热者，去人参，加桂枝三两，温覆微汗愈"（96 条），都是少阳兼表之治法。"伤寒十三日不解，胸胁满而呕，日晡所发潮热……先宜服小柴胡汤以解外，后以柴胡加芒消汤主之"（104 条），"伤寒发热，汗出不解，心中痞硬，呕吐而下利者，大柴胡汤主之"（165 条），即是少阳兼有里实的治法。因少阳兼证最多，故热型又不必尽拘，此《伤寒论》所以有"伤寒中风，有柴胡证，但见一证便是，不必悉具"（101 条）之说。

（4）太阴病证。太阴主寒湿之化，以"腹满而吐，食不下，自利益甚，时腹自痛"（273 条）等为主证。由于脾不健运，寒湿凝滞，太阴受邪，病之重心在里，故多无身热，甚或手足发厥。因胃为水谷之海，"四肢皆禀气于胃"（《内经·素问·太阴阳明论》），但因脾转输运化水谷精微物质，为胃行津液以灌溉四旁，故有脾胃同主四肢之说。如脾阳气衰，寒邪势盛，阳气不能充分达于四末，则手足发厥。如"得之便厥，咽中干，烦躁，吐逆者，作甘草干姜汤与之，以复其阳"（29 条）者是。太阴兼表，多易出现手足温。所谓温，具微有热之义，而非温和之温。盖太阴阳虚，又兼表邪，阳气不能充分起而外应，故不见发热；但较少阴厥阴之病，正气犹实，故唯于所主四肢之部，而表现为手足温。如"伤寒脉浮而缓，手足自温者，系在太阴。太阴当发身黄，若小便自利者，不能发黄。至七八日，虽暴烦下利日十余行，必自止，以脾家实，腐秽当去故也"（278 条），此条一是太阴兼表，二因里证不著，故正能胜邪，转为脾家实暴烦下利而自愈；亦有湿从燥化，转为阳明病"大便硬"（187 条），又"得病六七日，脉迟浮弱，恶风寒，手足温"（98 条），是太阴之手足温；"伤寒四五日，身热恶风……手足温而渴者"（99 条），是与阳明有关之手足温，故与渴并举。两条前后排列，互相比较，正可说明手足温有太阴病与阳明病之不同：因阳明有渴，太阴不渴；阳明身热，太阴无热也。其"阳明病，下之，其外有热，手足温，不结胸，心中懊憹，饥不能食，但头汗出者，栀子豉汤主之"（228 条），是阳明病下后，余热郁于胸膈，是与阳明燥热有关之手足温，自与太阴证不同。太阴本病，本无身热。但桂枝人参汤证为"遂协热而利……表里不解者"（163 条），"太阴病，脉浮者，可发汗，宜桂枝汤"（276 条），是表里同病。在表证未罢或正能胜邪，由里向表的病况下，当如少阴"反发热"之例,亦可出现恶寒发热、四肢烦疼等表证,故阴病无热恶寒,亦须活看。

(5)少阴病证。少阴病以"脉微细,但欲寐也"(281条)为提纲。少阴阳虚寒化证,其主证多伴有无热恶寒、踡卧,或下利,或四肢厥逆。例如:"下之后,复发汗,必振寒,脉微细。所以然者,以内外俱虚故也"(60条),"少阴病,得之一二日,口中和,其背恶寒者,当灸之,附子汤主之"(304条),"少阴病,身体痛,手足寒,骨节痛,脉沉者,附子汤主之"(305条)。盖少阴阳气虚衰,阴寒邪盛,故见证多一派虚寒之象,所谓"无热恶寒者,发于阴也"(7条)。少阴虚寒病之重者,不仅肾命真阳虚衰,不能温煦于表层,而且脾阳不足,不能充分外达于四肢,致使阴阳气不相顺接而为厥。一般寒厥手指足趾清冷;重者手足逆冷至节(腕、踝部);剧者手冷过肘,脚冷过膝。如"大汗,若大下利而厥冷者,四逆汤主之"(354条),以及白通汤证、通脉四逆汤证皆有"手足厥逆"者是也。少阴虚寒,脾肾阳微,病之剧者,多有"里寒外热"(317条)之象。里寒外热,或称水极似火,即阴盛格阳,里真寒而外假热之义。盖疾病之形态,有诸内必形诸外,本质与现象多能表现一致。但在病变复杂或病期颇久的特殊情况下,又有真假之分。然病情假的还是真的,定有确实真象可凭。从临床考之,真寒假热之证为面虽赤而娇嫩不定,身虽热而反欲近衣,口虽渴而极喜热饮,咽虽痛而不甚红肿,舌苔或黑而滑润胖嫩,脉微欲绝或脉浮大而按之无根,神情疲惫,语声低微,手足厥逆,胸腹清冷,大便稀溏,小便清长,凡此种种,皆是阴争于内、阳扰于外之危象,故宜急用白通、参附、通脉四逆汤之类,以破阴回阳,扶危救逆。少阴虚寒,经过多日,或得适当治疗,病情好转,脾肾阳复,可出现手足温,亦有表现为反发热之象,如"少阴病,脉紧,至七八日,自下利,脉暴微,手足反温,脉紧反去者,为欲解也。虽烦下利,必自愈"(287条),"少阴病,下利,若利自止,恶寒而踡卧,手足温者,可治"(288条),"少阴病,吐利,手足不逆冷,反发热者,不死"(292条),此皆阴寒渐退阳气渐复之象,与表证之恶寒发热不同,不可混淆误治。又少阴兼表,亦有发热。如"少阴病,始得之,反发热,脉沉者,麻黄细辛附子汤主之"(301条),以脉沉属少阴,反发热(无汗)为表不解,病属初起,正未大伤,虽属少阴,并无吐利厥逆等里证,故可用温阳解表双解之法,如麻黄附子细辛、甘草汤之类是也。至于少阴虚热，一般除有心中烦不得眠、咽干咽痛、舌质绛、脉细数等脉证外，多伴有夜热羁留不退，或手足心热甚等证候，此与虚寒证不同，但《伤寒论》言之不详，须参考后世温病学专书。

（6）厥阴病证。厥阴病以"消渴，气上撞心，心中疼热，饥而不欲食，食则吐蛔，下之利不止"（326条）等为提纲。所谓提纲，只是代表厥阴上热下寒的证候，但厥阴病还应包括厥阴寒证与厥阴热证。厥阴虚寒，一般反映为无热恶寒，甚至可以出现厥热胜复。厥热胜复，是厥阴虚寒证候中所反映的一种病理机转。厥是阴寒邪盛，同时还包括下利等一系列的虚寒证候，热是阳气欲复的征兆。可以厥热的多少判邪正的盛衰，例如"伤寒，先厥后发热而利者，必自止，见厥复利"（331条）者是。如果厥热相等，说明邪正相持，病情尚未向前发展，阴阳可逐渐趋于平衡，可以自愈，如"伤寒病，厥五日，热亦五日，设六日当复厥，不厥者自愈。厥终不过五日，以热五日，故知自愈"（336条）。如果厥多于热，如"伤寒厥四日，热反三日，复厥五日，其病为进。寒多热少，阳气退，故为进也"（342条），则是阴寒邪盛，阳气虚衰，病情正在向前发展，故主病进。如果热多于厥，如"伤寒发热四日，厥反三日，复热四日，厥少热多者，其病当愈。四日至七日，热不出者，必便脓血"（341条），则是阳气较胜，阴寒当退，其病当愈。但阳复太过，又易转化成为热证，可能表现出两种证候，如"伤寒，先厥后发热，下利必自止。而反汗出，咽中痛者，其喉为痹。发热无汗，而利必自止，若不止，必便脓血，便脓血者，其喉不痹"（334条）。这里指出阳复太过所转化的厥阴热证有两种：一是汗出而咽喉红肿而痛，一是无汗而便脓血，均当按厥阴热证施治。其《伤寒论》所载厥热胜复的日数，是较量厥热多少的约略之词，应当活看。此外，厥阴寒证，手足厥逆，属于三阴虚寒，脾肾阳微，甚至形成里寒外热，格阳、戴阳者，当与少阴虚寒证合参。

3. 临床病案举例

《伤寒论》对于发热恶寒的治疗经得起实践的检验，临床上只要辨证准确，运用得当，自有良好的效果。下面将笔者所治疗病案，略举数例，以资参考。

（1）病例一：李某，男，26岁。

初诊：头痛无汗，恶寒发热，日作二三次，形如疟疾，咳嗽唾清痰，胸闷不舒，脉浮数，舌白润，病属风寒袭表，肺气不宣，拟用小发汗法，以外开太阳之表，内宣肺气之痹。处方：麻黄绒、桂枝、白芍、杏仁、炙甘草各3g，紫苏叶、桔梗、橘红各4g，生姜五片，红枣五枚，水煎服。

二诊：服药两剂，汗出表解。胸闷稍舒，唯咳嗽仍剧，可与辛宣疏肺法。处方：麻黄、紫苏叶、杏仁、炙甘草各3g，炙紫菀、陈皮、浙贝母各6g，水煎服。

（2）病例二：丁某，女，30岁。

初诊：经停受孕而呕，是名恶阻。复因贪凉露外，感冒风寒，以致寒热交替发作，而热势不退，胸胁痞闷，呕势甚剧，脉浮弦，苔白，拟以和解少阳法为主，兼外宣太阳以解表，内和胃气以止呕。处方：柴胡、法半夏、黄芩、砂仁、党参各6g，桂枝、白芍、炙甘草、生姜各5g，红枣四枚。水煎服。

二诊：服药两剂后寒热不作，唯呕未止，唾多食少，续与和中安胎、除湿止呕法。党参、炒竹茹、茯苓各10g，藿香、法半夏、焦白术、砂仁、陈皮、炙甘草、紫苏梗各6g，水煎服。

三诊：服药三剂后呕渐止，少进食，后以香砂六君子调理而愈。

（3）病例三：吴某，男，45岁。

初诊：夏末天气亢燥少雨，因露卧感触暑风，致发热甚壮，头痛如裹，背恶寒，有汗，大渴喜凉饮，舌苔干燥薄黄，脉浮数，是内伏暑热，外感暑风致病，其背恶寒与白虎证"背微恶寒"同中有异，拟用辛甘寒清里热兼辛宣外透法。方用生石膏15g，知母6g，炙甘草5g，粳米一勺，鲜荷叶15g，鲜藿香叶5g，薄荷叶5g，药煎好后将后三味纳入，再略煎取服。

二诊：头痛恶寒已除，唯热势仍壮，口渴汗少，脉洪数，专用清阳明里热法。生石膏18g，知母9g，麦冬、竹叶各10g，芦根15g，炙甘草5g，粳米一勺。两剂后热退渴止，专以养胃阴法收功。

（4）病例四：施某，男，58岁。

初诊：近因感冒挟滞，寒热便结，自服青麟丸、泻叶茶等通下药，致腹痛后暴下如注，所下之物，先见硬便，后是污水。神情衰惫而不清楚，烦躁，时作扬手掷足状。四肢发凉，面色苍白，有时面赤如妆，稍缓即退。脉虚而软，舌苔黑茸茸而润。急来邀诊，愚断为三阴下利，阳衰阴盛，里寒外热，水极似火重证，急用炮附子15 g，干姜9 g，葱白十茎，炒白芍15 g，药煎好后，加入童便半碗和服。连进两剂后，阳回肢暖，利止神清。唯腹部不和，微有寒热，再与桂枝加芍药汤两剂，调和营卫，兼以和脾缓急止痛而病竟愈。

4. 结束语

恶寒发热是外感热病中最多见的证候。本文根据《内经·素问》阳胜则身热，阴胜则身寒，及阳虚则外寒，阴虚则内热，阳盛则外热，阴盛则内寒等基本理论，对伤寒六经中恶寒发热的发病机理进行了一般的探讨，并简要论述了其治疗情况。但在复杂的病变中，我们还必须综合全部证候、脉象等，突出六经分证，进行辨证论治，这样较具体而明确。由于本文讨论恶寒发热的范围，仅限于《伤寒论》所述，其他如温病方面多未涉及，故读者欲知其详，可对照后世温病学著作，或其他杂病方书，互为参较，则更为全面。

（原载《河南中医》1984 年第 1 期第 1～3 页及 1984 年第 2 期第 1～2 页）

略论《伤寒论》中之烦躁

烦躁两者，从证候分析之，烦为心胸烦热郁闷，甚则懊憹不眠，但神识清楚，为患者自觉证；躁则扬手掷足、躁扰不宁，神识多昏沉，为他觉证。

就烦躁临床所反映的病势轻重而言，则烦为轻，而躁则重。

从六经病的角度来分析，烦是由于病邪侵入人体，本身阳气亢奋，与病邪相争的表现。如阳证所谓"欲自解者，必当先烦，烦乃有汗而解"（116 条）；在阴证如太阴病脾家实，"虽暴烦下利日十余行，必自止"（278 条），以及"少阴病，恶寒而踡，时自烦，欲去衣被者，可治"（289 条），皆是其例。也有阳亢热盛，燔灼于心胸间之烦者。如发汗吐下后之栀子豉汤证，以心烦为主，剧者反复颠倒，卧起不安,懊憹不眠,但无神昏躁扰之象(76条);又如黄连阿胶汤证亦以心烦不得眠为主(303条)。但前者属气分,无形邪热郁于胸膈,其舌苔薄黄,脉象数;后者属少阴阴虚阳亢,水亏火炎,故舌质绛,脉细数,以此为别。躁为邪势太盛,病将深入于里的表现。在阳证,则里热偏重,引起神志不安,如"若躁烦,脉数急者,为传也"(4条),"伤寒六七日,无大热,其人躁烦者,此为阳去入阴故也"(269条)所言;在阴证,更有阴气竭绝,阳气将亡,神气浮越的危重病候,所谓"躁不得卧者,死"(344条),以及"伤寒,脉微而厥,至七八日肤冷,其人躁无暂安时者,此为脏厥"(338条)是也。

在上述病候中,烦躁两者虽可单独出现,但在疾病的发展过程里,每多并见。烦极可见躁,躁中亦有烦。烦躁与躁烦相比较,一般以烦躁较轻,躁烦较重。如"少阴病,吐利,手足逆冷,烦躁欲死者,吴茱萸汤主之"(309条),是下焦阴寒气逆,阳气受困,阴阳交争剧烈之象,但还不到垂危阶段,故可用温中降逆之法;若"少阴病,吐利躁烦,四逆者,死"(296条),则是阴寒邪盛,吐利交作,阴液竭绝,阳气浮越,故直断为死证。

烦躁与躁烦,病情表现复杂,不可一概而论,必须综合全部脉证细心审辨。例如同为热实结胸:一则"太阳病……医反下之,动数变迟,膈内拒痛……短气躁烦,心中懊憹,阳气内陷,心下因硬,则为结胸,大陷胸汤主之"(134条);一则"结胸证悉具,烦躁者亦死"(133条)。前者为水热结实,邪气虽盛,正气亦强,虽见躁烦,但仍处在邪正相持阶段,故可用泻热逐水破结之法;后者"结胸证悉具",统观结胸前后条文,则上自胸膈,下到少腹,病位比较广泛,水热结实,病情较剧,更加烦躁,直是正不胜邪,故较上条也更为危重。

烦躁每多见于三阳表热实证,亦可见于三阴里虚寒证,换言之,六经病证皆可出现烦躁,例如:

太阳伤寒,表闭太甚,阳气郁遏,产生内热,即所谓"不汗出而烦躁",用麻黄汤倍麻黄加姜枣以开腠理,加石膏以清里热,即大青龙汤证者是也(38条);又有太阳表病误用火法,以至于形成表证未解,里热加盛之象,如"太阳病,二日反躁,反熨其背,而大汗出,大热入胃,胃中水竭,躁烦,必发谵语。十余日振慄自下利者,此为欲解也"(110条)。至于"火逆下之,因烧针烦躁者,桂枝甘草龙骨牡蛎汤主之"(118条),是误用火法,又复攻下,使心阳受损,心神不安,则为烦躁。故用桂甘龙牡汤取桂枝甘草之甘辛以益心阳,取龙骨牡蛎镇涩以敛浮越之阳。是太阳变证,表病已罢的治法。

阳明腑实热盛,燥屎已成,浊气不降,悍热上冲于脑(宗张志聪说),每易出现神识失常,烦躁不安,如"病人不大便五六日,绕脐痛,烦躁,发作有时者,此有燥屎,故使不大便也"(239条),但阳明气分热证,主证多有"四大"(身大热,大汗出,大烦渴,脉洪大),即白虎汤证。若经误治失治,则邪热弥漫,热势更高,胃络上通于心,影响神明,极易出现烦躁,如"阳明病……若发汗则躁,心愦愦,反谵语。若加温针,必怵惕,烦躁不得眠"(221条)是也。

少阳五主证(往来寒热,胸胁苦满,默默不欲饮食,心烦,喜呕),心烦居其一,如果胆火太亢,或挟胃实,皆可上扰心神,出现烦躁,不止所云"烦惊""谵语"而已(107条)。

太阴烦躁,似无确据。但"得之便厥,咽中干,烦躁、吐逆者,作甘草干姜汤与之,以复其阳"(29条),是因伤寒兼有里虚,误用发表药,致使中寒气逆,而现浮越之象。方用甘草干姜汤,为理中之半,且甘倍于辛,用意在急复中焦脾胃之阳,可以认为是与太阴有关之烦躁。

少阴主心肾两脏,阳气虚衰,阴寒邪盛,或阳为阴格,心神浮越,极易出现烦躁之危证。如"少阴病,脉微细沉,但欲卧,汗出不烦,自欲吐,至五六日自利,复烦躁不得卧寐者,死"(300条),又如干姜附子汤证以"昼日烦躁不得眠,夜而安静,不呕,不渴,无表证,脉沉微,身无大热者"(61条)为主要脉证,是由表病既下复汗,导致表里俱虚。不呕不是少阳,不渴不在阳明,无表证亦非太阳大青龙汤证之烦躁。其昼日烦躁不得眠,结合脉沉微,身无大热来分析,已呈阳衰阴盛、阳为阴格之象。夜而安静,与但欲寐同,并非真正安静。因病起迅急,病势严重,故用干姜附子汤顿服以急救其阳。此与上述烦躁,因病程较久,已到阳亡阴竭的危重阶段,又略有不同。再如"发汗,若下之,病仍不解,烦躁者,茯苓四逆汤主之"(69条),因发汗过后,外损阳气,下则内伤阴液,从而导致阴阳俱虚,水火不济,产生烦躁。茯苓四逆汤中参、苓、姜、附并用,为回阳救逆、宁心安神、益气固脱之急救要方,较四逆汤应用尤广。此二条虽见于太阳篇,亦可谓与少阴有关之烦躁。

病入厥阴,往往在最后阶段。厥阴为阴之尽,阴尽则阳生,故厥阴虚寒,厥逆下利,每多呈现阴阳交争、厥热胜复的情况。在邪正相持的激烈斗争过程中,亦容易出现烦躁,如"伤寒六七日,脉微,手足厥冷,烦躁,灸厥阴,厥不还者,死"(343条)。盖正胜阳复则主病退,邪胜而阳不复则主病危,是即与厥阴有关之烦躁。

烦躁属阳热实证,人所易知,而属里虚寒证之烦躁,最易为人所忽略。回忆往年在乡村行医时,一吴姓男子初夏患感,病久出现烦躁不安之状,医仍与清下之药,勿效。邀诊,视其热势不高,但有时呈现浮越状。精神疲惫,语声低微,大便带溏,小便清白,脉虚舌胖,知为《内经》"阴盛于内,阳扰于外"之危证,亦即《伤寒论》中之格阳证,急与大剂参、附、姜、芍、龙、牡、五味子之属,以回阳救逆,益阴潜阳,阴阳双补,叠进二十余剂,侥幸告愈。是知《伤寒论》中所述之烦躁,确有精义可寻,值得研究,而历代注家多言之不详。今因答学员所问,故特濡笔而系统记之,以供参考。

(原载《新医药学杂志》1978年第6期第9~10页)

麻杏类方治疗疑难杂病的经验

1. 理论探微

麻杏类方,是指麻黄与杏仁相配伍而组成的一系列方剂。举例言之,如《伤寒论》麻黄汤治太阳病伤寒"无汗而喘者"(35条);大青龙汤治太阳病"不汗出而烦躁者"(38条);麻杏甘石汤治发汗后"汗出而喘,无大热者"(63条);桂麻各半汤治"太阳病,得之八九日,如疟状,发热恶寒,热多寒少……一日二三度发……面色反有热色者,未欲解也,以其不能得小汗出,身必痒"(23条);麻黄连轺赤小豆汤治"伤寒瘀热在里,身必黄"(262条)等。《金匮要略》尚有麻黄加术汤治"湿家身烦疼";麻黄杏仁薏苡甘草汤治"病者一身尽疼,发热,日晡所剧者"(以上均见痉湿暍病脉证治第二);厚朴麻黄汤治"咳而脉浮者"(肺痿肺痈咳嗽上气病脉证治第七)。后世用麻杏配伍之方而卓有成效者,如三拗汤、华盖散、定喘汤等皆是。再以麻黄、杏仁两药之性能来做进一步分析:麻黄气味苦温无毒,主治"中风伤寒头痛,温疟,发表出汗,去邪热气,止咳逆上气,除寒热,破癥坚积聚"(《神农本草经》),且能"治身上毒风疹痹,皮肉不仁"(甄权),"散目赤肿痛,水肿风肿,产后血滞"(时珍)。杏仁气味甘苦温,滑利而有小毒,主治"咳逆上气,雷鸣,喉痹,下气,产乳,金疮,寒心,贲豚"(《神农本草经》),又能"除肺热,治上焦风燥,利胸膈气逆,润大肠气秘","杀虫,治诸疮疥,消肿,去头面诸风气疱"。综合麻杏药治的资料来推阐,苟能扩而充之,灵活而运用之,则麻杏类方所治当不限于以上成方所云。

2. 临床体验

麻黄、杏仁为手太阴肺经主药。肺主气,属卫,其合皮毛,而咽喉、鼻腔为肺气之通道。据中医学理论,临证权变,遣方用药,常以麻杏类方化裁,治疗病属上焦及有关毛腠诸疾获效。案例如次:

(1) 水肿。《金匮要略·水气病脉证并治第十四》云:"水之为病,其脉沉小,属少阴;浮者为风,无水虚胀者,为气。水,发其汗即已。脉沉者,宜麻黄附子汤;浮者,宜杏子汤。"杏子汤方未见。然又云:"里水,越婢加术汤主之,甘草麻黄汤亦主之。"故水邪久郁于里,须借肌表为出路者,则麻杏并用,适当加入通利水道之药,确能内宣肺气,外透皮毛。肺气得宣,水道通利,自能使水势下达膀胱,而无壅遏之虞。曾治永安乡一陈姓男孩,年龄10岁。患肾炎水肿,尿蛋白＋＋＋,以前注射抗炎、利尿针剂,随消随发,最后不敢注射。服中医利尿排水之药,或用攻坚通腑之法,亦随消随发。迁延八个月,来诊:其证全身漫肿,头面为甚,阴茎亦肿,阴囊微有积水,喘促不能平卧,腹部膨满,而不能多进饮食,小便短少而黄,脉弦数,舌苔白厚。此证当属阳水一类。细阅中医处方,治水实证套法,从前均已用过,此实难以措手。病家坚请设法,因思此病水肿,喘促为甚,是病之重心实在上焦。肺气不能肃降,胃气不得下行,因而水势弥漫于三焦,充斥于表里,一发而不可遏止。拟进疏上宣肺、利气消水之法,是三焦并治之法,亦即《金匮要略》里水治表之法。遂用蜜炙麻黄、生杏仁、紫苏子、茯苓、橘红、炙桑白皮、生姜皮、大腹皮、川厚朴、车前草、玉米须,水煎服。服三剂后,肿势少退,喘促少平,病家认为此方有效,又将前方照服十剂,证候大趋好转。后来复诊,仍用此法略为加减,连服药又至二十余剂,直至二便通利,胸腹宽舒,肿势退尽,周身时得微汗,检查提示尿蛋白消失,遂停药未服。仍嘱其慎起居,禁盐味,而病痊愈。

（2）百日咳。百日咳一名呷嗽,旧名顿咳,此病带有流行性,患者多为儿童,病势多缠绵难愈。因忆某年寒假回乡,邻村李某老丈偕两孙来诊,云孙儿患百日咳,服草药单方及多种抗生素未效,且愈发愈剧,病已数周。视其大孩七岁,舌白不渴,咳时唾白泡沫痰甚多,仿寒饮治法,用小青龙汤加杏仁、炙紫菀以温肺化饮。其小孩五岁,舌苔薄黄,咳时唾稠痰,汗多,索饮。用治热饮之法,以麻杏甘石汤加浙贝母、紫菀、枇杷叶、冬瓜子、芦根以宣肺化痰。二孩服后皆有效。后当地孩童因此病来诊者甚众。见其只有咳嗽,别无其他异征者,则用蜜炙麻黄、生杏仁、紫苏叶、陈胆南星、橘红、炙紫菀、浙贝母、炙甘草、桔梗等药,以理嗽化痰,皆可减轻症状,直至痊愈。后乡间药店因此一时麻黄缺货,或用麻黄根代用,服后亦有定喘治咳之效。

（3）白喉。某年冬,天时亢旱,雨雪稀少,吾乡出现散发性白喉患者。诊治患此病者小孩数例,其证见喉头后壁出现灰白色假膜,时作犬吠声咳嗽,鼻翼煽动,呼吸迫促而张口抬肩,发热,脉数,舌苔白厚。病家因故未送医院隔离医治,来求中药治疗。用麻杏甘石汤以辛凉宣解为主,加山豆根、牛蒡子以利咽喉,川贝母、紫菀以化痰涎,金银花、连翘、黄芩、芦根以清热解毒。并用六神丸少许含咽（较小的患儿随药化开吞服）,以加强解毒消结的作用。或局部吹以锡类散,用陈茶汁或淡盐开水漱口。经过此种方法处理后,患者症状逐渐减轻,伴以卧床休息,守至月余而皆痊愈。中药对此病实有一定的效果,故特录之云。

（4）鼻病。肺开窍于鼻,鼻气通于肺,麻黄、杏仁是肺经要药。治鼻部疾病,有用成方无效者,而往往用麻杏类方之法治之有效。曾治赵某,女,年二十余,素患鼻渊,时愈时发,来诊,其证鼻部出气不利,常流清涕,喷嚏时作,头额亦痛,脉浮,舌白。审视前医处方,大抵以宣上祛风、解表利窍之法为治,药用苍耳子、白芷、辛夷、川芎、薄荷、白僵蚕、菊花之类,多服未效。因以前所用鼻渊通治类方,自亦可服,唯服久无效,须略为变通,入手太阴肺经之药为好。遂于前方中加麻黄、杏仁、炙甘草,服三剂后,鼻窍忽通,头痛亦止。后虽有小发,即服上方,症状则可缓。又治一王姓妇女,年三十余。患鼻息肉,经手术摘除后,息肉又长出,如此已经过三次手术,患者深以为苦,来求中药试治。遂用麻黄、杏仁、薏苡仁、浙贝母、蒲公英、连翘、昆布、牡蛎、海蛤粉之类,以宣上解毒、化痰软坚散结之品为治。服五剂,息肉未见增生;后又服五剂,息肉萎缩,并至脱落,连服二十余剂,以巩固疗效。至今数年,未再复发。

（5）失音。失音一证,古人有形象化之比喻,所谓金实不鸣,金破碎亦有不鸣者。盖肺主气而司声音,金破碎不鸣失音证,多属阴虚火旺证型,常见于肺痨及某些慢性咽喉疾病,得之则缠绵难愈。唯金实不鸣之失音证,多见于风寒外感或喉肌一时麻痹所致失音者,多能治愈。如治余某,女,年 26 岁,未婚,月经正常。初夏在田间操作,忽喉闭失音。经汉口某医院诊治,考虑喉肌麻痹,行局部手术,即愈。越数日又失音,再用前法罔效。过两月,适愚暑假回乡,来诊,视其声音哑闭,作金实不鸣之证处治。用蜜炙麻黄、杏仁、炙甘草、玉蝴蝶、桔梗、前胡等药为主,如化痰加浙贝母、紫菀;利气加枳壳、橘红;导下加瓜蒌皮、胖大海。前药服三剂后,声音即开朗。后用此方治疗此证多例,均获痊愈。有民间医生用此方治失音不语,亦有良效。后有医者专门撰文报道此方,名为李氏宣肺开音汤,以纪其实耳。

（原载《光明中医》1992 年第 5、6 期）

谈《伤寒论》结胸三方的临床运用

《伤寒论》结胸三方,为大陷胸汤、小陷胸汤、三物白散。三物白散治"寒实结胸",大陷胸汤治"结胸热实",仲景虽未言小陷胸汤,然从病脉证治及具体运用之方药分析之,当亦属于热实结胸范畴。今据此以谈愚在临床中运用结胸三方之点滴体会。

1. 三物白散治肺痈,寒实结胸机理同

三物白散为巴豆、贝母、桔梗三味药,方用桔梗、贝母以开胸痹、化顽痰;巴豆辛温峻热,为温下猛药,以破坚积,攻寒实。《伤寒论》用此方治"寒实结胸,无热证者"(141条)。又据唐代王焘云"仲景《伤寒论》咳,胸中满而振寒,脉数,咽干不渴,时出浊唾腥臭,久久吐脓如粳米粥者,肺痈也。桔梗白散主之方"(《外台秘要》),是肺痈属于寒实者,此方亦可用之。可参见前文"学术特色"篇"善用经方,药取平稳"之程某案例。

2. 胃痛水热实结中,大陷胸汤下后松

大陷胸汤治"伤寒六七日,结胸热实,脉沉而紧,心下痛,按之石硬者"(135条),"从心下至少腹硬满而痛,不可近者"(137条)。病属水热结实,故用硝黄以下热实,甘遂以破水结,此水热并下之法。因忆某年春,邻村范陈湾陈某兄来,云其长子大章,在某市百货商店当学徒,近来患胃病,疼痛异常,经该市几大名医诊治殆遍,无大效。唯有进硝黄下剂,服后痛势暂止,但须臾又发,至今已服此方多剂,未知能否再服,并请处方施治。愚曰:此病颇杂,未经确切诊断,实不敢贸然处方。但硝黄服之太多,未能铲除病根,似当从其他方面考虑为好。越一周,陈偕其子买棹归里,急来邀诊,愚触诊其中脘部结硬而疼痛拒按,此在未剧烈发作时如此,若发作剧时,疼痛甚至不可耐受,躁扰不宁,并述唯服硝黄类下药,得下后痛势可暂时缓解,然越时又痛作如前。脉弦紧,舌苔黄,口干思饮而不能多饮,□□□不能多食,小便黄。因思病程虽将近两个月,幸患者适值壮年，体质健硕，可耐受许多下药，而元气未漓。然此证正是《伤寒论》之热实结胸也。水热结实，病久已成窠囊，硝黄能泻下燥实，而不能破其水结。当宗仲景法，用大陷胸汤原方，庶水热结实，一齐尽蠲。唯煎服法须根据现有病况，而略为变通。遂与生大黄 15 g，开水泡半小时；继用玄明粉 15 g，用大黄汁调，化开；再用以上药汁一半，服时另调入醋炒甘遂末 2 g，分一半合药汁吞下。药物不用煎煮法，因病位正在心下，义取泻心水渍法意也。初一服，无动静。越两小时后，续如前法，进服两次药。服后患者忽痛甚而厥，暴下水液及燥粪多枚。病家急邀往诊，至则患者神识已清醒，自云："得下后胸中甚快，按之已不甚痛。"因令其糜粥自养，停药二日，以观病情变化。越二日，再诊，胃痛已止，并能进食，再与香砂六君子汤去甘草合入少量控涎丹调服。意在和胃中兼破水结，攻宿积，攻补兼施，以靖余波。数剂后止药而病痊愈。始识硝黄久用宜酌之说，尚有小误。

3. 小陷胸治痰热结，随证加味有法则

小陷胸汤由黄连、半夏、瓜蒌三味药组成。"小结胸病，正在心下，按之则痛，脉浮滑者，小陷胸汤主之。"（138 条）大结胸病属水热结实，小结胸病为痰热相结。痰者，淡也，与水饮同类，与今以稠黏者为痰，清稀者为饮有异。故此病脉证较大结胸为轻；方用黄连苦寒清热，瓜蒌宽胸开痹，半夏涤痰解结，是治法又远较大陷胸汤方轻矣。然小陷胸汤为常用基本方之一，今录验案二则以窥一斑。

（1）凌某，男，62 岁。素嗜烟，有咳喘宿疾。某年夏，因食粽子过多，胃脘作痛，自服泻叶茶二次，得下后，胃痛未止；续服西药阿托品，痛暂止，后又痛。来诊：愚触诊其胃脘部痛甚拒按，大便行而不畅，间有泛恶欲呕，苔黄滑，脉弦滑，拟仿小结胸病治法：用瓜蒌仁（炒）15 g，炒川黄连 15 g，姜半夏 10 g，炒枳实 10 g，橘红 6 g，酒洗川大黄 10 g（前五味药合煎，另将大黄一味用开水浸泡后，兑入前药汁合服）。此是化痰清热、理气消痞、通下解结之法，亦是小陷胸、橘枳生姜汤合小承气汤并用之法。服一剂，大便畅行，痛即不作。再诊：前方去大黄，又服二剂,而病痊愈。

（2）余某,女,40 岁。素有右胁下痛,经医院检查为慢性胆囊炎。某年夏月,病又急性发作,叠经输液及注射抗炎针剂,痛势挫,邀求一诊。其证为右胁下痛连及胃脘部亦感胀痛不舒,经治疗较前略轻,右肩背部时感如痧胀难受,泛恶而呕,有时并吐出苦水,口渴而不能多饮,不能食,食即作吐,头晕目眩,脉弦数,舌黄。拟用清胆和胃、止呕降逆之法。方用小陷胸汤与黄连温胆汤合方。服两剂,呕吐即止。继参入川楝子、延胡索、炒白芍、佛手、生麦芽以活血理气,和胃缓急。再服三剂,痛止食进而病愈。

4. 结语

欲明确结胸病部位,当结合具体证候来进行分析。既曰结胸,自属于躯体胸部疾病,故仲景谓"此为水结在胸胁也"。但大结胸病主证是"心下痛",小结胸病主证为"正在心下,按之则痛"。结胸病部位比较广泛,当包括胸胁、心下部有关内部脏器的病变。近世注家有认为大结胸病是浆液性胸膜炎兼胃实,可备一说,但不必拘于一隅。

大陷胸证属热实结胸,白散证属寒实结胸;热实用硝黄类寒下之剂,寒实则用巴豆温下药。同属结胸实证,因病机有属寒属热之殊,故治法有宜温宜清之异,不容或紊。又水热结实之大结胸病,用硝黄只能下肠胃之燥实,加甘遂方能攻心下之水结。以愚治陈姓子胃痛病案来看,自属千真万确之事实。可见中医理法方药,规律谨严,遵而用之,方能收到较好的效果。

结胸属实证,邪结于胸,其结实部位亦有比较的高下之殊。如大陷胸丸治"结胸者,项亦强,如柔痉状"（131 条）,方即大陷胸汤加杏仁、葶苈子合白蜜丸服,治结胸病位较高者。又余用三物白散治寒实结胸,有取吐而愈者;有得吐后又见下利者。是同一证治,因病实有膈上、膈下之不同,故服药后有得吐、得下之各异。唯余用白散之药量,常较原方之比例略轻,亦有效果。服之中病即止,不可多服。

小结胸病用小陷胸汤,此方不仅适用于伤寒,凡温热湿疫及杂病中肝、胆、胰、胃等病，病机属于痰热相结者，均可用之。因药只三味，比较单纯，愚每以此为常用基本方，再结合病情参入对证之药治之，殊有良效。吴鞠通用此方加枳实，王孟英医案用小陷胸汤加味诸病例，皆可足资启发，作为借鉴。

（原载《贵阳中医学院学报》1988 年第 2 期第 16～18 页）

谈"伤寒脉结代心动悸"用炙甘草汤

炙甘草汤证见于《伤寒论》太阳篇末，原文为"伤寒，脉结代，心动悸，炙甘草汤主之"（177 条），"脉按之来缓，时一止复来者，名曰结。又脉来动而中止，更来小数，中有还者反动，名曰结，阴也。脉来动而中止，不能自还，因而复动者，名曰代，阴也。得此脉者，必难治"（178 条）。

1. 伤寒含义广，发病原因明

伤寒有广狭两义，狭义如论中第 3 条之"名为伤寒"。广义伤寒即《内经·素问·热论》所云"今夫热病者，皆伤寒之类也"。《难经》亦有"伤寒有五"之说，此句首冠以伤寒二字，当指广义而言。以临床资料总体分析，出现脉结代、心动悸之病，多缘于宿疾，当属杂病范畴，似与伤寒了不相涉。愚治此病，常从临床中默察，见有患者患感冒发热之后，而引起心悸宿疾加剧者；更有细询病史，本无此病，而因患温热病后从此出现脉结代、心动悸之病者。此种病例，在职业脑力劳动者中较为多见。故仲景此文，不列于《金匮要略》，而见于《伤寒论》，自有一番深义。但脉结代、心动悸之发病原因及病变机理，并非一端，故当综合全部证候，结合内外各种因素，细为审辨。

2. 结脉与代脉，同中有差别

促、结、代皆属现代所谓间歇之脉，《脉经》以"来去数时，一止复来"为促脉，"往来缓，时一止，复来"为结脉，"动而中止，不能自还，因而复动"为代脉。王宇泰曰："促、结、代皆动中而止，但自还为结、促，不能自还为代。无常数为结、促，有常数为代。"唯据《伤寒论》中所载，结脉又当分为两种。结有阻结之义,其"脉来动而中止,更来小数,中有还者,反动,名曰结"。此种脉体,常易出现于情志抑郁、气滞血阻久病之人。盖在脉搏一止之后,生理自救功能,亦即体内正气所反映于脉之宗气者,必鼓荡其余力,以催动循环之流量,气血之运行,而迅速代偿其脉歇止之后者。仲景所述,惟妙惟肖。唯此类结脉见之于病,常较"脉按之来缓,时一止复来者,名曰结"为重,故周澂之谓此为"结阴",彼为"结阳"。

代有更代之义,其不能自还,是对结脉之能自还者而言。代脉动而一止,止有常数,故脉搏具有一定规律性。其脉有见于脏气衰惫、大病虚损之患者,故现此脉自较结脉为重。《伤寒论》中虽分结、代两脉,但用炙甘草汤主治心动悸则混合言之。脉结代多伴有心悸之病,亦有出现结代脉而不感心悸者。其致病原因,可分为虚实两类。实证多由痰滞气郁血结、瘀阻壅遏脉道所致,虚证如仲景炙甘草汤适用于阴血不足、阳气凝滞之证,即是一例,但亦有偏于阳气虚者。余如跌仆折伤,情志偏激,妊娠,新产,偶可出现结代脉。如无其他坏象,未可断为败证。要改善此类证候,除坚持不懈合理治疗外,尚须患者密切配合,情绪安定,方可徐徐收效。《脉经》云"结者生,代者死",论中谓"得此脉者,必难治",似较《脉经》之说显得圆活。

3. 悸当"虚里"处,阴虚阳气滞

《内经·素问·平人气象论》谓:"胃之大络,名曰虚里,贯膈络肺,出于左乳下,其动应衣,脉宗气者。"考《伤寒论》所云心动悸,其发病部位正当虚里之处。脉结代、心动悸为常见病,其致病原因颇多,有患者素有此病,或适值患热病之后而成者。因阴血枯燥而不得濡润流通,阳气虚少而不能充分运行,故脉来一止,呈现结代之象。然血燥失润,阳气凝滞,又何能产生心动悸?盖机体本身自具有救济功能,如喉头因受异物刺激而作呕,鼻黏膜受刺激而打喷嚏。气道之咳嗽,肠道之排便,比比皆是。故血液流行不畅,阳气运行受阻,则阳郁求伸,于是脉道之宗气,必竭力增加其搏动之势,以图恢复其血脉运行之常,而维持人体组织之动态平衡,故在虚里处(即心尖搏动处)发生筑筑然悸动不安之病况。《内经·素问·

生气通天论》谓"阳气者，烦劳则张"，似亦可借用来说明脉结代、心动悸之病机变化。

4. 甘药为主将，濡阴又通阳

炙甘草汤，是以炙甘草为主药。主方大意旨在调理中焦，扶益脾胃，培养气血生化之源，而为通利血脉之用。方中生地黄、麦冬、阿胶、火麻仁等滋阴药与炙甘草、大枣等甘平药相伍，则甘寒濡润、育阴养血，并寓"甘守津还"之妙。桂枝、生姜、清酒等通阳药与甘味药同用，则辛甘温煦，通阳开痹，又有气行则血行之义。人参益元气，生阴津。此方育阴药与通阳药同用，以阴得阳和，则化育无穷；阳得阴助，则滋生有本。用药刚柔相济，立方组织有法，值得后人深入研究。在仲景方中，如炙甘草汤、防己地黄汤，地黄用量颇大，每与清酒配用，则寒温相合，有寒而不滞、温而不燥之妙。此方与小建中汤同以甘味药为主，同可治心悸之病，都具有运行气血、调和阴阳的效用。但小建中汤性味偏温，和营益气中而重在扶助中焦阳气。本方则性味偏寒，滋阴和阳中而重在化生阴液。

5. 主方用"复脉"，加减有法则

在临床运用炙甘草汤时，愚常根据患者的不同病情，采用不同的加减方法。实践证明，这对于改善患者症状，提高疗效，减少不良反应，具有一定作用。

（1）如触事易惊，心悸，筑筑然跳动不安，患者难以耐受，本方可加龙骨、牡蛎、珍珠母、茯神等重镇潜纳、宁心安神、定惊止悸。

（2）如兼胸闷太甚，患者自感窒息，憋气，呼吸不舒畅，本方可加郁金、瓜蒌皮、薤白、橘皮等以通阳气、宽胸散痹。

（3）如胸闷多痰，苔兼滑腻，本方育阴药用量不可太大，并可参用川贝母、炙远志、石菖蒲、茯苓、橘皮、橘络等开窍散结、通络化痰。

（4）如伴有神识不安，夜不安寐，本方可适当加入酸枣仁、柏子仁、茯神、炙远志、夜交藤之类，以养血宁心安神。

（5）如见舌质红绛，心烦不寐，口糜舌疮，是心火太旺。本方内桂枝、生姜等辛温药宜减用，并可加入丹参、牡丹皮、竹叶、玄参等育阴养血、清火除烦，甚者

加黄连以苦寒直折火势。

（6）如证兼胸部刺痛，舌质紫暗，经久不愈，本方可参入三七、丹参、制乳香、制没药、山楂炭之类，以和血消瘀、通络化痰。

（7）如脉结代心动悸之病，长期服对证之炙甘草汤无效，亦可参照病久入络之法，在方中可加入三七、丹参、桃仁、琥珀、血竭、柏子仁等消瘀和血。

（8）如患者消化能力差，大便不实，本方可去火麻仁代以酸枣仁。如大便燥结，火麻仁可用，并可再加柏子仁。

（9）如服炙甘草汤数剂后，面部或肢体呈浮肿状，是甘能壅满之状。本方可加入茯神、茯苓（大量），宁心止悸中又有健脾消肿的作用。如肿势太甚，可停药数日后再做处治。愚用本方常配以茯神，似可减少浮肿的出现。

（10）本方一名复脉汤，去桂枝、生姜等辛甘温药，加苦酸寒之芍药，即名加减复脉汤，是吴鞠通《温病条辨》治下焦温病阴液大虚之主方。

6．一方治多病，审证必须准

炙甘草汤不仅治脉结代心动悸之病，余如《千金翼方》用以治虚劳，《外台秘要》以治肺痿，说明经方既是专治之方，复有活用之法。愚遇阴液不足阳气不伸之证，用之亦有效验。兹举病例数则如下。

病例1：张某，男，40岁，1972年9月初诊。

患者自诉因工作过于劳顿，近两年来心悸，神志不安，心电图检查报告频发室性早搏。诊其脉，五至六次即见一歇止，心悸不安，夜间失眠。若遇劳累或失眠发剧，则心悸更甚，饮食、大小便一般，舌质边尖甚红而中有白苔。嗜烟，每天一包许。愚认为劳心太过，阴液虚而不得濡润，阳气虚而不得畅通，遂至影响心主，而出现脉结代心动悸之病。审此脉证，正与炙甘草汤相合。因与生地黄15g，炙甘草、茯神、龙骨、煅牡蛎各10g，桂枝、生姜各3g，大枣六枚。此药一剂分三服，服时冲入米酒半汤匙，混入药汁合服。方意重在滋阴和阳、宁心安神，并嘱其戒烟、酒、辛辣食物，以安静摄养为宜。服药十五剂后，再诊：心悸失眠好转，脉搏仍有间歇，唯面部有时微肿，腹部亦有胀满不舒的感觉。前方去龙牡，炙甘草、生地黄等药量稍减，并加茯苓、山楂炭、橘皮、橘络理气消胀。连服十五剂，心悸各证大减，脉搏歇止偶尔见诊，前方并参入丹参、柏子仁等养心安神。至当年底，愚带学生实习离开某市时，该患者特来致谢，并云又服药三十剂后，复查心电图已见改善，现已恢复工作。

病例 2：沈某，女，38 岁，1978 年 4 月初诊。

患者自诉近年余患心悸易惊，遇烦劳更甚，头晕汗多，精神疲惫，大便常结，小便带黄，月经每 28 日一次，量多，视其舌质甚红而中有薄黄苔，诊脉细数，每分钟八十余至。直断为心阴过耗，虚热徒增，阴损及阳，故脉证如斯。初用天王补心丹意，以育阴益气，宁心安神。服十剂，效果不显，脉证同前。改用滋阴和阳、宁心定惊法，方用炙甘草汤加味，生地黄、茯神各 15 g，麦冬、炒火麻仁、阿胶、生龙牡、丹参、党参、炙甘草、夜交藤各 10 g，桂枝、生姜各 3 g，日三服。每服药时兑入米酒半汤匙搅匀和服。服十余剂后，脉证渐趋安定。此证一法到底。后患者来复诊，以此方加减，服药二十余剂而病愈。

病例 3：李某，男，30 岁，于某年春回家探亲患感冒，初起微恶寒，壮热不退，有时神识昏沉，间有谵语，心烦嗜寐，口干渴但略饮凉水即可。口糜舌痛，小便黄赤，脉细数，舌边尖甚红而中见黄腻厚苔。诊断为少阴阴虚有热，痰热内蕴，当春因感而发，自是春温挟痰之候。急与生地黄、玄参、麦冬以生阴液；犀角、黄连、丹参以清心热；川贝母、鲜石菖蒲以化伏痰；大青叶、人中黄以解蕴毒；金银花、连翘、竹叶、薄荷宣卫透热，并有撒邪外泄之力。服药三大剂，热退神清，脉数变缓，但口糜舌痛仍在。再诊：前方去犀角、丹参、薄荷、人中黄、鲜石菖蒲。黄连用少量，并遵古人心经邪热从小肠下泄之说，参用导赤法，再加木通、益元散，以使蕴热下泄。外用锡类散涂口腔溃烂之处。又三剂，口糜已渐缓和，舌质红绛而黄苔已去，脉细略数，且见心悸不安，夜寐易醒，拟用养阴清热、宁心安神法以善其后，用生地黄、牡丹皮、丹参、黄连（少许）、白芍、酸枣仁、茯神、川贝母、夜交藤等药。五剂后，患者夜能安寐，而心悸依然。改用加减复脉汤加茯神、酸枣仁、丹参以清热育阴、宁心安神。又三剂，心悸如故，转增胸闷欲呕，舌苔见有白腻。再改用炙甘草汤（小剂）原方，加川贝母、炙远志、茯神、丹参、酸枣仁、生姜改用生姜汁,临服时兑入合服。此法于滋阴和阳中而有宁心安神、解郁化痰的功效。服五剂,患者心悸已平,神情安定。后再用炙甘草汤加味调理而愈。

7. 一病主多方,审证要精详

脉结代心动悸之病,致病原因是多方面的,有偏于阴血虚者,有偏于阳气虚者,亦有属于杂病之气、血、痰、郁数端。在余业医数十年中,诊治脉结代心动悸者不少。有证属血瘀络阻而冲任兼夹伏热,拟用活血消瘀,调经兼清热导下之法,方用桂枝茯苓丸合下瘀血汤加味而治愈者;有证为痰热阻络,应用涤痰通络、镇心安神之法,处方以导痰汤合枕中丹加味而获效者;有证系肝郁气血,气病及血,法以疏肝解郁、调和气血、安定心神,方取四逆散合金铃子散加味而病愈者。是知疗心动悸脉结代之病,又不可执于一法而用炙甘草汤也。

(原载《湖北中医杂志》1982 年第 6 期第 39～42 页)

附子汤的临床运用

在中医诊治疾病的过程中,相同的疾病,有的由于发病原因、病理机转不同,故采用不同的治法和不同的方药;相反,不同的疾病,因其发病原因、病理机转相同或处于同一病变性质的阶段,则又可以采用相同的治法,而处同一种类的方药,也就是"一方可以治多病"。例如身痛、腰痛、心悸、喘咳等,在中医杂病方书、内科讲义中,既是病名,又标明了患者的典型症状,这对于在临床中抓住某些证候的重点要点,从而进行审证论治,处方用药,实为执简驭繁的必要之图。如果上述各种病候,属于中医所谓少阴阳虚的范畴,则都可采用温补阳气的方法,如用附子汤来进行治疗,就是其例。

1. 资料来源

附子汤见于《伤寒论》中,原文:"少阴病,得之一二日,口中和,其背恶寒者,当灸之,附子汤主之"(304 条),"少阴病,身体痛,手足寒,骨节痛,脉沉者,附子汤主之"(305 条)。是因少阴阳气素虚,或感受寒邪之后,以致形成阳气虚衰,阴

医典探幽

寒邪盛的证象。背为督脉循行流注之部，督脉总督诸阳，阳气不足则背恶寒；肾为寒水之脏，脾主运化水湿，火不暖土，水寒不化，阳气虚弱而不能运行。阴血受阻而不得畅通，故手足不温，身体、骨节疼痛。治法宜温经逐寒，益气和营，健脾利水。方用附子汤，以附子为主药，重在温暖少阴肾命真阳，而消除内外阴寒，人参益元气，芍药和营血，白术、茯苓健脾利水，是为温补少阴阳气的常用要方。

2. 运用举例

临床实践证明，在中医辨证论治的前提下，对于少阴（心肾）阳虚，出现精神萎靡，行动乏力，舌淡苔白，脉象虚弱、迟缓，并有以下各种病候者，运用附子汤，有一定的疗效。

（1）恶寒。恶寒是由于表阳不足，不能温煦分肉肌腠所致。《内经·素问·调经论》所谓"阳虚则外寒"与此病理略同。又有少阴阳虚，感受外邪后，在表阳气不能起而抗邪，而为无热恶寒，如《伤寒论》谓"无热恶寒者，发于阴也"（7 条），太阳与少阴互为表里，太阳底面即是少阴，故治法以温补少阴阳气为主而用附子汤。

病例：杨某，男，42 岁。初诊日期：1976 年 8 月。

患者素性怯寒，深以为苦。视其面色萎黄，形容憔悴，手足不温，时值农历七月，天气亢燥，衣已着棉。稍食生冷或油腻食物，即肠鸣溏泻，小便素多，舌质淡，苔白，脉象缓弱，断为禀赋不足，肾命阳虚，又兼后天脾阳不健，故出现上述脉证，病属阳虚恶寒，治法当以温补脾肾之阳为主，处方：熟附片 7 g，党参 15 g，土炒白芍、盐水炒补骨脂、焦白术、巴戟天、茯苓、鹿角霜各 12 g，砂仁 7 g。此法一直坚持到底，服药十余剂，手足转温，病势渐和，而病竟愈。

（2）身痛。从《伤寒论》原文进行分析，主治证候有少阴病，背恶寒，身体痛，手足寒，骨节痛，故阳虚身痛用附子汤极有效验。但此种身痛，既与太阳表病恶寒发热身痛不同，亦与营气不足，"发汗后身疼痛脉沉迟"者有别。

病例：郭某，男，43 岁。初诊日期：1973 年 5 月。

患者长期水上作业，素与寒水接触，遂患身痛、骨节疼痛。曾经西药治疗及服用中药祛风湿(如独活寄生汤)除血痹(如当归四逆汤)之类无效,其舌淡、脉弱,遇寒冷更甚。治法拟温补阳气为主,兼通经行络、止痛除痹之法。处方:熟附块、赤芍、当归、焦白术各 10 g,党参、茯苓各 15 g,桑枝 30 g,全蝎、干地龙、制乳香、制没药各 7 g,守服十五剂。以前周身少汗,服药后汗出较畅,痛势亦减。后因患者服药不便,将汤剂改为丸剂常服,并嘱其如疼痛发作剧烈时,间佐以小量小活络丹同服。后此病虽有时复发,但痛势甚轻。

(3)腰(脊)痛。腰为肾之府,脊为督脉循行流注之部,督脉总督诸阳,与肾命息息相通,故少阴阳气虚衰,转摇不能,容易产生腰痛或腰脊痛,特别是老人及病后体虚患者多见。但需与其他种类腰痛做鉴别。

病例:吴某,男,50 岁。初诊日期:1974 年 3 月初旬。

患者腰部疼痛,右侧为甚,痛连脊部,其身不能转侧,伛偻而行,"腰者,肾之府,转摇不能,肾将惫矣"。肢厥怯寒,得暖感舒,小便清白,苔白,脉迟,自是肾命阳虚、阴寒邪盛之证。拟用温补元阳,消除阴寒,兼固腰肾之法。处方:熟附块、焦白术、炒白芍、炒杜仲、盐水炒补骨脂、巴戟天各 9 g,党参、茯苓各 18 g,炒胡桃肉、炒菟丝子各 14 g,外贴狗皮膏。连服十剂,腰背痛势减轻,已能弃杖而行,续与温阳益肾小剂以善其后。

(4)风湿痹痛。阳虚可以招致外寒,亦可引起风寒湿邪侵犯体表而为风湿痹痛。所谓风湿痹痛,即《内经》"风寒湿三气杂至,合而为痹也"。附子汤有治疗因阳虚而导致风湿痹痛的作用,可与上述身痛腰痛等病互参。

病例:郭某,男,38 岁。初诊日期:1970 年 9 月。

患者患腰痛十余年,经中西药治疗及针灸理疗均无显效。诊时细询其发病主要原因,得知患者因久居潮湿之地,遂患腰痛。开始腰部两侧疼痛,后逐步加剧,竟连及脊臀等部,拘挛而不得舒展,伛偻而行,极为痛苦。腰部有沉重感,寒暑无间,但遇阴雨则发病更重。时值农历七月,见其面部苍白,微肿,怯冷畏寒,食欲一般,大便带稀,小便微黄,舌苔白,脉缓而涩,认为脾肾阳气不足,又感寒湿,是"痛痹"重证。治法当以温经扶阳,健脾燥湿为主,略参走腰背、通经络、除湿痹之品。处方用:熟附块 7 g,党参、焦白术各 14 g,茯苓、桑寄生各 18 g,炒白芍、炒金毛狗脊、炒补骨脂、杜仲、防风、独活各 10 g。此方前后共服三月余，共六十余剂。以后，虽略有加减，仍以一法坚持到底。至当年 12 月，患者病已愈十之八九，已可全日出工。

（5）腹痛下利。一般少阴里证多有下利，特别是脾肾阳气衰微，水寒充斥，脾阳不能健运，肾阳不能温煦的腹痛下利证，附子汤应用有效。故本方可治慢性腹泻或少数由湿热痢疾缠绵久延而形成的虚寒性痢疾。《伤寒论》虽未载此，但证之临床，则属事实。

病例：陈某，男，54 岁。初诊日期：1972 年 9 月。

患者自诉两年前 7 月患痢疾，经诊断治疗虽有效果但时愈时发，延绵至今。索视前方，多为芩连之类药物。面色萎黄，行动气促，怯寒畏冷，不能支持。口中乏味，不能多食，食后一时许即有大便感，大便日行三五次、量不多，脓血黏液亦少，间有呕逆，腹部隐约作痛，气滞不舒，得温稍快，遇寒凉或不易消化食物更甚。舌苔微黄，脉缓无力。断为湿热痢绵延而为慢性虚寒久痢。病邪向衰，正气大伤，胃气久惫，酷似方书所谓噤口痢重症。然虽属痢疾，不可再与苦寒伤中。治法当以扶脾胃中气、止呕进食为急，予香砂六君子汤加白芍、佩兰、谷芽，连进三剂，呕逆已止，胃口略开，但腹痛依然，大便次数未减。因思久病及肾，《伤寒论》中也有腹满者加附子的记载，拟参温暖下焦之元阳而助脾气之健运，并佐扶土抑木、理气和营之法。温而能通，补而不滞，庶与此病相宜。再与土炒白芍 30 g，熟附子、焦白术、砂仁、煨广木香、陈皮、炙甘草、厚朴各 7 g，党参、茯苓各 10 g，生谷芽 15 g，服六剂，大便已减至每日一二次，腹部痛胀渐舒，嘱其再服三剂。后处方去熟附子，仍以扶脾和中药加减收功。

（6）喘咳。肺主气，肾主纳气，阳气虚衰，肾气失纳，最易兼夹寒饮上泛而形成慢性喘咳，经久不愈，附子汤温肾益阳、健脾利水，可以使用。

病例：李某，男，40 岁。初诊日期：1965 年 4 月。

患者素患慢性喘咳，身体虚弱，容易感冒。上月因感寒后，引起喘咳加剧，服药无效。邀诊时，见其心慌，气短促，喘无一息之停，竟至日夜不能平卧。喘时间有咳嗽、唾清痰甚多，有自汗出，形容憔悴，精神萎靡，食欲不振，舌质少红而兼白腻，脉象虚弱而重按略数。在以往治疗过程中，进疏解法则病甚，用温化法亦无效，曾服八味丸加沉香，送服黑锡丹，初服小效，继服无效。愚认为"五脏之伤，穷必及肾"。久病喘咳，引起下焦肾气失纳，气息上逆，但中焦脾阳不运，寒饮内停，亦促使病势纠缠不已。《内经·素问·逆调论》所谓"肾者水脏，主津液，主卧与喘也"是与此病相合。治法拟以温补肾阳、摄纳冲气为主，并佐以健脾气、化痰饮之品。处方用：熟附子、炮姜、五味子、橘红、砂仁各 7 g，焦白术、党参、炒补骨脂、法半夏、炒胡桃肉各 10 g，茯苓 18 g，一剂作三服。另用沉香末 2 g，酥炙蛤蚧末 3 g，随每服汤药吞服。此方连服九剂，喘势递减，脉证渐和。后仍以此方加减，守服多剂，病获痊愈。积年喘咳，以后有时小发而证甚轻。

（7）心悸。少阴包括手少阴、足少阴两经和心肾两脏。少阴阳虚可导致心动悸不安。肾挟寒水上逆凌心，亦可发生心悸。附子汤温阳补虚，并有健脾利水的作用，可以根据证情加减使用。

病例 1：陈某，男，29 岁。初诊日期：1972 年 8 月。

患者素有心悸，每次服补心丸、脑乐静之类药物有效。近因下乡实习，功课紧张，心悸大发，中西药治而无效。审视患者面色㿠白，兼带微肿，精神疲惫，头目昏眩，心悸动不安，有时触事更甚，胸痞闷不舒，恶心欲呕，小便频而量少，食欲不振，大便亦少，舌苔灰白，脉象缓而无力。是因阳气素虚，近又天气亢燥，在外贪凉饮冷太过，致寒饮聚于中焦，汪洋沃于心下，促使心胸之阳失宣，即所谓"水停心下，甚者则悸"。甘寒滋腻之品，与病不合。拟与温化寒饮法。处方用：苓桂术甘汤加法半夏、陈皮、生姜、泽泻、车前子。服三剂，呕逆已止，小溲渐行，但心悸发而更甚，又因夜不安寐，精神疲惫已极。因思水饮渐行，病有出路，但本元素亏，邪去正伤，故虚象更著。此时治法必须脾肾兼顾，使脾气健运，心胸泰然，而惊悸自定。再以附子汤加防己、泽泻、蒸牛膝、车前子、茯神，连服六剂，小溲大通，浮肿已消，惊悸大定，已能安寐，后以调脾肾之法收功。

病例 2：余某，1975 年 8 月自陕西偕其子来诊。代诉禀赋素弱，近因攻读外语，用功颇勤，以致心悸失眠等加剧，请为诊治。审视其子体格瘦弱短小，年逾二十，望之十六七岁许。面色萎黄，腰酸腿软，行动乏力，不似青年人活泼状态。

原有心悸失眠,近更发而加剧,自感"虚里"部跳动不已,有时彻夜不得安寐。食欲一般,二便尚可,舌质淡红少苔,脉象微数无力。治法宜调养心脾,宁心安神,益气和营。处方用:归脾汤加丹参、柏子仁。二诊(1975年12月):自诉因煎药不便,改服归脾膏、丸多次,服无显效,并云发育不良,外肾过小,值青春期而性欲惙然。请愚结合病情(心悸失眠)而处方用药。因思心火下交于肾,肾水上济于心,两少阴关系密切。今本元不足,治宜从温补肾阳着手,则肾命阳气充足,自可调整机体,助长发育。温阳祖方附子汤,参、附、芍、术、茯苓(茯神)并用,具有暖肾宁心、益气养营之作用,对于心悸,亦颇相合,故与附子汤加鹿角胶、龟胶、枸杞子、酸枣仁、茯神、夜交藤,配成膏剂,长期与服。1977年秋,其父来汉省亲,到寓致谢,云其子已从外语学校毕业,病已痊愈,身体健壮,已参加工作。

(8)痿证。肝主筋,肾主骨,阳气虚衰而不能温煦,阴液亏乏而不能濡养,阴阳俱虚,筋骨失荣,可导致肢体缓纵不随的痿证。附子汤加强壮筋骨、通行经络之品,可以治疗本证。

病例:李某,男,52岁。初诊日期:1962年7月。

下肢缓纵不随,不能起床,已有年余,久服四妙、虎潜之类方药无效。今上肢又渐露软弱无力之象,小便有时失禁而不能自止,大便二三日一行而无所苦,舌淡,脉虚,拟用温补肾阳、强壮筋骨、通行经络之法。处方:附子汤加酥炙虎骨、制龟板、鹿角霜、肉苁蓉、炒杜仲、蒸牛膝、桑寄生,并加大活络丹吞服。服药三个月,小便失禁已止,肢体稍感有力,但仍卧床不起。续与前方,每服并吞龙马自来丹(油炸马钱子、地龙)分许,并嘱其配合针灸、按摩治疗。至次年七月来诊,已能扶杖而行。

(9)阳痿。少阴肾阳虚衰,性欲减退,或性功能衰颓而形成阳痿,附子汤加入枸杞子、肉苁蓉、淫羊藿、鹿角胶之属,温阳壮肾,生精养血,阴阳双补,极有效验。

病例:刘某,男,32岁。初诊日期:1973年10月。

结婚数年,开始性生活尚可,近年来,性欲减退,逐渐形成阳痿。检查提示精子活动能力下降,西医治疗及服中成药无效。审视患者精神萎靡不振,因阳事不举,入夜不能安寐,极露苦恼之状。小便多而清利,腰酸腿软,舌质淡红少苔,脉象细而无力。盖此病如属天阉,难以治愈;若是因身体虚弱或病后或入房太过所致,如经药物对证治疗,多能痊愈。在治法上,不仅要温补阳气,而且要照顾阴液,若徒知壮阳,则阳事虽兴而不能持久。盖阳代表功能,而阴是物质基础,故阳痿治法须从阴阳双补着手。处方:党参、熟附子、茯神、焦白术、白芍、桑螵蛸、鹿角胶、龟胶、枸杞子、杜仲、淫羊藿、肉苁蓉、菟丝子,熬膏频服,半年后,性生活恢复正常,其爱人今已产一孩矣。

(10)小便数。肾主二便,少阴阳虚,寒水不化,小便不利,可用附子汤温肾益阳,健脾利水。若小便数属下焦阳虚有寒不能制水,亦可用温补阳气而兼摄纳下焦之法。

病例:王某,男,46岁。初诊日期:1965年10月。

素喜饮茶,小便量多。近因思考问题,烦劳过度,以致小便日行二十余次,量多,色清利,有认为是尿崩证,用黄芪、山药类无效。视其面色黧黑,神情疲惫。口略作渴,不敢多饮,饮水稍多则小便量更多。食欲一般,大便量少,数日一行,入夜梦寐不安,舌质淡红少苔,脉象细而无力。治法仿《金匮要略》治男子消渴病例。处方:八味地黄丸。服药两周后复诊,小便次数略减,余证同前。因思肾主二便,小便量多,是病之症结在肾,即所谓"诸厥固泄,皆属于下"。下焦肾命阳虚有寒,不能制水,致使脾液下溜,肺系失润,因而肺脾肾三脏皆出现病变。肾气丸似无大错,然丸药过缓,不足以抑制汩汩然不可止之暴发病。治法拟用温阳化气、崇土制水为主,而兼清润固摄之品。处方:附子汤(茯苓换茯神)加麦冬、五味子、桑螵蛸、覆盆子、沙苑子。连服十剂,小便次数大减,诸证减轻,后以平调脾肾之药收功。

(11)妇科。妇女胞宫虚寒,冲任失调,以致月经迟至,经水腹痛,色暗及虚冷带下等病,附子汤都有效验。《金匮要略》治"妇人怀娠六七月,脉弦发热,其胎愈胀,腹痛恶寒者,少腹如扇",用附子汤温其脏,可谓已发其端。近时多弃置不用,殊为可惜。

病例1:吴某,女,42岁。初诊日期:1974年9月。

当年四月,患者因月经刚来,适为寒水所浸,以致数月来月经延期,每四十余日一至。经水色暗,量不多。经来时前后腹痛绵绵不断,得温暖稍舒。面色晦暗,恶寒肢冷,大便带稀,小便量少,小腿部肿,按之呈现凹陷状,舌苔白,脉缓无力。拟用温肾培元、健脾利湿、调经理气之法。处方用:附子汤合《金匮要略》当归芍药散(当归、川芎、芍药、白术、茯苓、泽泻)加砂仁、制香附。守服十二剂,症状减轻。以后月经来时提前,量亦较多,证情缓和。

病例2:曾治一老年妇女,患清冷带下,绵延不断数年,经治用健脾利湿法无效,改用温阳固摄法,处以附子汤加煨白果肉、白鸡冠花等而愈。

3. 结语

以上以附子汤为例,说明中医治病"一方能治多病",但必须在辨证论治的基础上运用为好。实践证明,上述内妇等各科各种病候,如属少阴阳虚寒化证范畴,则使用附子汤疗效较佳。所以《伤寒论》在《内经》《难经》《神农本草经》的医药理论基础上,突出六经辨证,有重要的实际意义。

"少阴之为病,脉微细,但欲寐也"(281条),故少阴阳虚,必见证虚、脉虚、神情不足之象。其身痛、腰痛、心悸、喘咳等各种病候因病变部位不同,证情表现形式不同,但其为少阴阳虚寒化证则一,故可同用附子汤为主而进行治疗。

少阴阳虚,治以温补阳气之法,而用附子汤。但因各个具体病候不同,所以又当具体分析,具体对待。如腰痛可加杜仲、补骨脂;风湿痹痛,风胜加防风、羌活,湿胜加防己、薏苡仁,寒湿合小活络丹吞服;心悸加酸枣仁、茯神;喘咳加冬虫夏草、胡桃肉;水肿心悸、小便不利,可加泽泻、车前子等。审证论治,将处方用药的原则性与灵活性紧密结合起来,才能做到心中有数,运用自如。

附子汤以附子命名,用意重在以温补阳气为主。人参益元气,生阴液,参附相配,为温阳益气、扶危救脱要药。芍药和营,缓急止痛,芍药附子合用,阴阳双补,茯苓、白术得人参则健脾益气,得熟附子则温阳利水,去湿除痹。茯神(古方茯苓、茯神不分)止惊悸,配人参、熟附子而养心益气,安神之功更大。熟附子、人参、芍药、茯苓(茯神)、白术同用,具有温阳益气、和营止痛、宁心安神、健脾利水、去湿除痹等作用,故能治少阴阳虚而引起的各种病候。

三阳以祛邪为主,邪实易去;三阴以扶正为主,正虚难复。附子汤为温阳补虚之剂,其所主病候,多系身体虚弱,慢性久病,故服药必须坚持,以久服取效为原则。本方一般以慢火久煎,取服为宜。

以上所举各病,根据西医学分类,腹痛下利似属消化系统疾病,喘咳似属呼吸系统疾病,水肿心悸、小便不利似属循环系统或泌尿系统疾病等。但中医根据辨证论治的原则,认为病属少阴阳虚,而同用附子汤主治。在中西医结合的道路上,我们应当对于中医的理论体系与临床特点加以深刻研究,争取早日为创造我国的新医学、新药学而做出贡献。

(原载《湖北中医杂志》1980 年第 5 期第 20~24 页)

辨《伤寒论》厥逆的证治

1. 溯源

厥,《说文解字》亦作瘚,并云:"逆气也。"其字从屰从欠,屰即逆字。欠,据段玉裁注云"欠犹气也",故《说文解字》逆字下曰:"不顺也。"汉代刘熙《释名》曰:"厥,逆气从下厥起上行于心胁也。"厥,又作蹶,如《史记·扁鹊列传》曰:"是以阳缓而阴急,故暴蹶而死。"《正义》引《释名》厥字为解,唯文中少一逆字。《吕氏春秋·重己》曰:"多阴则蹶。"高诱注云:"蹶逆寒气也。"是厥与蹶同也。《内经》云"厥气上行",亦是说明逆气上行之机理。《伤寒论》云"凡厥者,阴阳气不相顺接,便为厥。厥者,手足逆冷者是也"(337 条),不仅能阐明厥证总的机理,并与厥字本义相合。成无己谓"四逆者,四肢不温也;厥者,手足冷也"(《伤寒明理论》),强分厥逆为二,似乎未达一间,故王安道驳之曰:"仲景言四逆与厥者非一,或曰四逆,或曰厥,或曰厥逆,或曰厥冷,或曰厥寒,或曰手足逆冷,或曰手足厥逆,或曰手足厥冷,或曰手足厥逆冷。细详其义,俱是言寒冷耳。故厥逆二字,每每互言,未尝分'逆'为不温,'厥'为冷也。然四肢与手足却有所分,其以'四'字加于'逆'字之上者,是通指手足臂胫以上言也;其以'手足'二字加于'厥逆''厥冷'等之上，及无'手足'二字者，是独指手足言也。既曰不温，即为冷矣，尚何异乎？……以'逆冷'二字释'厥'字，足见逆即厥，厥即逆也。"（《医经溯洄集》）王氏此说甚善，足以正成氏之疏失矣。

《伤寒论》之厥证，即"厥者，手足逆冷者是也"。又热厥高热上亢，影响神明；或寒厥阴盛阳衰，神情疲惫，间有见神昏不知人状态。然大抵一般厥证，多无神昏证象，与《内经》所言厥不同也。

2. 机理

《伤寒论》云："凡厥者，阴阳气不相顺接，便为厥。"一"凡"字，自是总括手足、四肢清冷程度之轻重等。所谓阴阳气不相顺接，是从躯体本质方面对病机进行阐发，更为具体、明确。盖"经脉者，所以行血气而营阴阳，濡筋骨，利关节者也"（《内经·灵枢·本藏》），气血流注，经脉充盈，环周不休，而无一息之停，故手之三阳三阴，能顺行而相接于手之十指；足之三阳三阴，能顺行而相接于足之十趾。设或外感六淫之邪，或内部脏气失调，而气郁血阻，痰滞水结，皆能使阴阳气不相顺接，而为厥。故厥证病机总的是阴阳气不相顺接，伤寒如此，杂病之厥亦如此。若进而了解其具体病况，自当进而求诸《伤寒论》中原有条文。

3. 诊法

（1）厥分轻重：轻者仅指（趾）头寒；较重的手足清冷至节；甚者，再进而至臂至胫；更严重的手冷过肘，足冷过膝，即所谓四逆也。但此仅就厥的证象一方面而言，还须综合全部脉证做出决定。

（2）厥分寒热：①如面色苍白，气息微弱，神情疲惫，不思渴饮，胸腹清冷，大便稀溏，小溲清利，舌质淡，脉微弱无力，此而见厥，多属虚寒之证；如面色红赤，气息粗大，神情烦躁不安，口渴索饮，胸腹灼热，大便硬结，小便短赤，舌苔黄燥，脉弦数有力，此而见厥，多属实热之证。②三阳有发热证，三阴有下利证，此为辨证关键。如"伤寒一二日至四五日，厥者必发热，前热者后必厥，厥深者热亦深，厥微者热亦微。厥应下之，而反发汗者，必口伤烂赤"（335条），伤寒见厥，必由发热得之，所谓"前热者后必厥"一语，实已透破热厥之真实面目。从其厥深热深,厥微热微,而看热之浅深。下之,包括清下等法,即热厥正治之法。若初起见下利而厥,多属三阴虚寒之厥。以后虽有发热,亦属阳与阴争之象;若热势较甚,阴消阳长,自属佳兆;但亦有阳复太过而转为热证者。

4. 审证

《伤寒论》中厥证的条文,有属于六经病变的,有属于气郁水结痰实而应属于杂病的。今为照顾厥证的系统性,加以编次综述于下。

(1)"凡厥者,阴阳气不相顺接,便为厥。厥者,手足逆冷者是也"(337条),此是厥证提纲,阐述厥证的机理及证候特征,其详情已见上述。

(2)"诸四逆厥者,不可下之,虚家亦然"(330条),"伤寒五六日,不结胸,腹濡,脉虚复厥者,不可下,此亡血,下之死"(347条),"伤寒一二日至四五日,厥者必发热,前热者后必厥,厥深者热亦深,厥微者热亦微。厥应下之,而反发汗者,必口伤烂赤"(335条)。上两条是言虚寒之厥,故不可下;后一条是辨实热之厥,故云厥应下之。说明同一为厥,当综合脉证而细致审辨,方不致造成误治。

(3)"伤寒脉滑而厥者,里有热,白虎汤主之"(350条),此是阳明热盛于里,格阴于外,厥深热深之证。

(4)"伤寒五六日,头汗出,微恶寒,手足冷,心下满,口不欲食,大便硬,脉细者,此为阳微结,必有表,复有里也……可与小柴胡汤。设不了了者,得屎而解"(148条),"伤寒热少厥微,指头寒,默默不欲食,烦躁。数日小便利,色白者,此热除也,欲得食,其病为愈;若厥而呕,胸胁烦满者,其后必便血"(339条)。前条是少阳枢机不利,阳微结而手足冷。后条前段是火热内郁,厥微热少,正胜邪却,故病为欲愈;后段是厥深热深,故转为热化之便血证。

(5)"伤寒脉浮,自汗出,小便数,心烦,微恶寒,脚挛急,反与桂枝欲攻其表,此误也。得之便厥,咽中干,烦躁,吐逆者,作甘草干姜汤与之,以复其阳"(29条),"阳明病,反无汗,而小便利,二三日呕而咳,手足厥者,必苦头痛;不咳不呕,手足不厥者,头不痛"(197条)。两条同是脾胃中虚之证:一是表证里虚,误与攻表药,致阳气浮越,为烦躁吐逆而厥;一是阳明中寒,兼有寒饮上逆,而为呕咳、头痛、手足厥冷之证。

（6）"少阴病，身体痛，手足寒，骨节痛，脉沉者，附子汤主之"（305 条），"少阴病，吐利，手足逆冷，烦躁欲死者，吴茱萸汤主之"（309 条），"大汗出，热不去，内拘急，四肢疼，又下利厥逆而恶寒者，四逆汤主之"（353 条），"大汗，若大下利而厥冷者，四逆汤主之"（354 条）。又 389、390 条略同。"少阴病，下利脉微者，与白通汤。利不止，厥逆无脉，干呕，烦者，白通加猪胆汁汤主之"（315 条），"少阴病，下利清谷，里寒外热，手足厥逆，脉微欲绝，身反不恶寒，其人面色赤……通脉四逆汤主之"（317 条）。愚按少阴虚寒，一般可见手足寒，如附子汤证；甚者厥冷四逆，如四逆汤证；若真寒假热、格阳戴阳等而出现厥冷或四逆，均属应有证象。唯少阴中下阳微，寒气上逆，并有阴阳相争之象，用吴茱萸汤以温中降逆，主证重在吐逆，与用姜附回阳，主证重在下利者，又有区别。

（7）少阴病 287、288、292、294、295、296、298 等条，说明少阴虚寒，以阳生为可贵，以手足温为可治；若纯阴无阳，厥冷四逆，即属难治之证；倘进至于残阳外越，阴阳离决，自属死证。

（8）"伤寒，脉微而厥，至七八日肤冷，其人躁无暂安时者，此为脏厥，非蛔厥也。蛔厥者，其人当吐蛔。今病者静，而复时烦者，此为脏寒。蛔上入其膈，故烦……蛔厥者，乌梅丸主之"（338 条），脏厥为三阴虚寒脏寒而厥重证；蛔厥为脏寒膈热蛔虫内扰致厥，两者都有厥冷烦躁证象，但脏厥为躁无暂安时，其病危重；蛔厥病者静，而复时烦，并有吐蛔史，其病较轻。二者证候略似，故并列以资比较。

（9）"手足厥寒，脉细欲绝者，当归四逆汤主之"（351 条），"病者手足厥冷，言我不结胸，小腹满，按之痛者，此冷结在膀胱关元也"（340 条）。前条手足厥寒，脉细欲绝，为厥阴血虚寒凝于表之脉证总纲。其具体证象，可见于男、妇、内、外各科诸病。后条描述的是厥阴冷结证，类似阴证伤寒，临床中有见到，不可忽视。

（10）331、332、334、336、341、342 等条，是辨厥热胜复证。厥阴虚寒，先见厥利，后见发热，以厥少热多为阳复，为欲愈；以厥多热少为阴盛，为病进。但阳复太过,又可转化为热证,热证特征有二,或上见咽痛喉痹,或下见便脓血。

(11) 343、344、345、348、349、362、366、368、370 等条,说明三阴虚寒证,以阳气胜、手足温为可治,以阴寒盛厥不止为危重之证。治法总以扶阳抑阴为主,与上少阴病同。

(12)"伤寒六七日,大下后,寸脉沉而迟,手足厥逆,下部脉不至,喉咽不利,唾脓血,泄利不止者,为难治,麻黄升麻汤主之"(357 条),此是表闭阳郁、上热下寒之厥证。因病情复杂,故曰难治。然复杂之病,必以复杂之法治之。麻黄升麻汤正是清上温下之法,与证恰合。

(13)"病人手足厥冷,脉乍紧者,邪结在胸中,心下满而烦,饥不能食者,病在胸中,当须吐之,宜瓜蒂散"(355 条),"伤寒厥而心下悸,宜先治水,当服茯苓甘草汤,却治其厥。不尔,水渍入胃,必作利也"(356 条)。前条为痰食有形实邪,结在胸中,为胸中实;后条为心下有水。二者皆能使胸阳不得宣布,大气不得转旋,致使阴阳气不相顺接,因而为厥。

(14)"少阴病,四逆……四逆散主之"(318 条),此描述的是气郁而厥之证。虽载于少阴篇,当是与阴盛阳衰之四逆证做比较而设,实非真正少阴病。

5. 论治

厥证当分实热与虚寒两类,仲景已有明确的提示。故《伤寒论》在六经分证的前提下,病在阳明里热炽盛者,清之下之;病在少阳枢机不利者,和解之;脾胃中虚而寒,则以温补中焦为治;若少阴阳虚,宜用温阳补虚之法。进而阴盛阳微而厥冷四逆,则是病情危重,宜用回阳救逆之法。更严重的如格阳、戴阳之证,急用破阴回阳法救治;厥阴虚寒,如血虚寒滞,则宜活血理营,通经和表。又如上热下寒,法宜酸苦辛热,寒温并用。如属阳虚阴盛之厥逆,治法仍宜回阳救逆,与少阴略同。此外,如属水结于心下而厥者,用通阳散水法;属于痰实胸中而厥者,宜用涌吐法;属于气郁而厥者,用疏肝解郁、理气和营法。总之,厥证病因非一,必须抓住仲景"观其脉证""随证治之"的原则,相机处理,不可拘于一端,方足以御无穷之病变。

6. 治验

丁某,男,年方三十。于某年夏月患感发热,延一医用芎归羌防等药,服两剂后,汗大出,病益甚。更医疑为阴证,又云是脱证,方中处有参附,未服。丁某为中兽医,与余相识,请为一决。至时患者已神昏不识人,审视面部发红,四肢见厥,间有谵语,扪其胸腹,则甚感灼热,与之饮即饮,小溲短赤,大便未行,舌苔黄燥,脉滑数。愚曰:此阳证非阴证,是热证非寒证,参附下咽,阳盛则毙矣。《伤寒论》云"伤寒脉滑而厥者,里有热,白虎汤主之"(350 条),正与此证相合。丁请处方,遂与白虎汤加竹叶、天花粉、芦根等药,石膏用 60 g,以直清里热,凉胃生津。服两剂后即热退神清,脉象已和,唯神情疲惫。再诊:前方去知母,减石膏,加西洋参、麦冬、生谷芽、石斛调养,再服三剂,病愈。

程某,男,年近五十,体素弱,大便不调,时结时溏。某年秋,因大便艰结难行,自服健脾药丸,仍未通畅,又购泻叶泡服。服后腹痛甚,大便水泻多次,大汗出,干呕见厥,神志时明时昧,明时语声低微,但问答尚清;昧时间有错语一两声,并见躁扰之状。愚往视之,脉微弱如无,舌苔因药色所染而现微黄。此脾肾阳微、阴盛格阳之证也。一下之后,遽尔至此,阳气素虚可知。令用炒熟麦麸,布包,温罨腹部。处方用四逆汤加高丽参、土炒白芍、陈皮、煨广木香等药,以回阳救逆。服两剂后,证情缓解,腹痛已止,利下亦稀,唯精神疲惫,纳谷甚少,继与温中健胃药调理,而病痊愈。

(原载《浙江中医学院学报》1987 年第 1 期第 28～31 页)

辨治阳结阴结的经验

阳结与阴结证,见载于《伤寒论》,历代医家对此均有论述,但语焉不详,而验之于临床者更属鲜见。今谨将阳结、阴结之辨析与临床治疗阴结之体会稍加整理,介绍于次,以供同道参考。

1. 结字本义探微

结,《说文解字》:"缔也。"盖"结不解也",谓之"缔",考现代解剖学中有结缔组织一名词,当是从文字学中的定义承袭下来。《周易·系辞》:"上古结绳而治。"《诗经·桧风·素冠》:"我心蕴结兮。"据此数说,是结有阻结、郁结之义。《伤寒论》辨结脉:"脉按之来缓,时一止复来者,名曰结。又脉来动而中止,更来小数,中有还者反动,名曰结,阴也。"(178条)《伤寒论·辨脉法第一》则以结而喻不大便或大便硬,并有阳结、阴结之分。若欲进而分析阳结、阴结之病因、机理与证治,自当求之于《伤寒论》原文。

2. 阳结与阴结证治辨

《伤寒论·辨脉法第一》云:"脉有阳结、阴结,何以别之?"答曰:"其脉浮而数,能食,不大便者,此为实,名曰阳结也……其脉沉而迟,不能食,身体重,大便反硬,名曰阴结也。"此以不大便或大便硬之证,命名曰结,并有阴阳之分,深得《内经》"治病必求于本"之义,亦是仲景心法。考本证中心要点,重在不大便或大便硬,一般由脾胃受纳转输功能失常所致,从六经分证而论,似当列入阳明、太阴范畴,较为合适。唯征之《伤寒论》云:"伤寒不大便六七日,头痛有热者,与承气汤。其小便清者,知不在里,仍在表也,当须发汗……宜桂枝汤"(56条),"伤寒五六日,头汗出,微恶寒,手足冷,心下满,口不欲食,大便硬,脉细者,此为阳微结,必有表,复有里也。脉沉,亦在里也,汗出为阳微,假令纯阴结,不得复有外证,悉入在里。此为半在里半在外也。脉虽沉紧,不得为少阴病,所以然者,阴不得有汗,今头汗出,故知非少阴也,可与小柴胡汤。设不了了者,得屎而解"(148条)。据上所述,是阳结之阳,非仅指阳明,当概括三阳表热实证;阴结之阴,非仅指太阴,当总括三阴里虚寒证。若问阳证或阴证何以均能导致大便结?盖胃为水谷之海,十二经脉,五脏六腑,四肢百骸,皆仰给于胃。设或在表经脉不和,或在里脏腑失调,一经受病,气机偶愆,辄能使脾胃之受纳传输功能失常,或上逆而为呕逆,或下注而为下利,亦有导致不大便者。如前述伤寒六七日不大便,头痛有热,小便清,此即表感风寒,营卫不和,而导致肠胃传导失常,以至于不大便。但病之重心在头痛发热(恶风寒)之表证,故用桂枝汤以解肌祛风,调和营卫,表解而里自和也。若伤寒不大便,头痛,身热,小便赤者,则病之重心为里热结实，主证为不大便，此属阳明纯阳结。当根据具体病况，如腹胀满痛拒按，潮热，谵语，汗出等，选用三承气汤以治；若少阳枢机不利，而致不大便，是名少阳阳微结，可用小柴胡汤以和解少阳，宣展枢机，使上焦得通，津液得下，胃气自和，而里结可解。设不解，自可酌用通下之法，所谓"设不了了者，得屎而解"是也。推之如表证里实，用桂枝加大黄汤治大实而痛，以解表通里；少阳里实，用大柴胡汤治热结在里，复往来寒热；用柴胡加芒硝汤治胸胁满而呕，日晡所发潮热等。法不执一，必须审视证情而定。以上皆是阳结之治法。

三阴虚寒，多见下利，但间有见大便结者，仲景提出"纯阴结"，当须会意。治法不离扶阳抑阴。阳和得运，阴霾自消，而便结可解。设不大便而腹胀满较甚，亦可于温阳药中，酌加厚朴、砂仁、木香、橘红之类，以理气行滞，助脾气之运转，则便结自通。《伤寒论》尚有不解而转属纯为里实的，如"少阴病，六七日，腹胀，不大便者"（322条）即是，宜急下，用大承气汤，以泻阳救阴。若脏寒而兼里实者，《伤寒论》原文未详，柯韵伯列寒实结胸三物白散证于太阴病篇，似有所见，然恐未为定论。此外，如厥阴冷结证，"病者手足厥冷，言我不结胸，小腹满，按之痛者，此冷结在膀胱关元也"（340条），其证亦有不大便，此与阴结可下之证类似。愚曩年治疗此证数例。一般说来：冷结证，治宜温通，法禁攻下，误下则预后不良（此说亦见载于愚著《柯氏伤寒论注疏正》中）。至于阴结可下之证，《金匮要略》有寒实温下一法，自可作为治疗措施以借鉴之。

3. 阴结证治验举隅

阳结证人所易知，阴结证较难会意。故兹特录阴结验案数例，以启来者。

（1）脏寒腑实案。李某，男，36岁。于某年9月来诊。自诉：二十岁时，因患三阴久疟数年始愈。近因暑月某夜，食冷食过多，当即胸痞不舒，随即腹痛，大便泻而不爽。延医诊治，连进化食消导及寒下之剂，痛势不减，便仍未畅，视其面色萎黄，手足清冷，腹痛甚时，直至厥逆。大便次数虽多，但欲便而不得畅，其量甚少。扣其腹部，胀满不舒，不许揉按。舌质淡，苔白厚，脉弦缓。此素有阳虚脏寒，又兼食滞中焦成实。脏寒宜温，腑实当下，当参仲景温下寒实成法，拟用大黄附子汤合小承气汤并用之法。处方:熟附子 6 g、细辛 1.5 g、酒洗大黄 10 g、紫油厚朴 10 g、炒建曲 10 g、炒枳实 10 g。两剂,水煎服。药后大便稍多,腹痛较和。再诊:加当归 10 g,以助温润通便之用。又两剂,服后得大便甚多,腹痛已止。随与调补气血药以善其后。

(2)里寒食滞案。许某,男,48 岁。素耽于酒食。某年中秋节,因饮酒、食肉过多,又因天气燥热,袒衣露宿感寒,次晨,腹部剧痛,欲呕不呕,自用手指探吐,呕出馊食少许,大便欲解而不得解,间或解少许黏液。医者连用枳实导滞丸、保和丸、承气汤类,与服无效。邀先生诊治。刻诊所见:其脉弦紧,舌苔灰白而厚,直断为里寒食滞相夹致病,遂仿李时珍治冷积泻痢用蜡匮巴豆丸之法。因此丸当时药店未备,则改用千金三物备急丸(干姜、巴豆、大黄)6 g,以温开水送服。服后痛甚而厥,灌以姜汤,少时苏醒,闻腹中肠鸣辘辘有声,如此一时许,患者急往厕所,得大便水谷杂下物甚多,而痛止食进。以后患者未服他药,唯精神萎靡,逾月而始康复。

(3)阳虚阴结案。郭某,男,42 岁。体素胖,某年患湿温,卧床数月,方始告愈。愈后大便硬结,服通下药则略行,不服则始终未行,深以为苦。特来求治。诊其脉弦缓,视其面色苍白,舌质淡白,舌苔白腻,纳食甚少,频唾白泡沫痰,余无所苦。此阳虚阴结,痰饮凝聚之证也。久服清下通利之药,甚不合拍,当用温阳化饮、导下通便之法。因此劝服半硫丸,每次 6 g,每日两次,空心服,后月余郭来函以告,云此丸服后有效,病已愈矣。

(原载《光明中医》1993 年第 1 期第 13 页)

谈理中汤(丸)之主证、方义与临床应用

理中汤(丸)为《伤寒论》太阴病主方,霍乱及瘥后诸病用之,《金匮要略》治胸痹亦用之,为内妇儿科常用要方。今追本溯源,推论寻理,罗列《伤寒论》《金匮要略》中有关理中汤(丸)之条文,将其主证、类似证、组方大意及加减诸法,逐一加以介绍;末附笔者历年来临证投剂而增损变化之肤浅体会,并载有病案数

例，以供参考。

1. 辨别主证，必须溯源推理

理中汤（丸）一方，首载于《伤寒论》中，例如"太阴之为病，腹满而吐，食不下，自利益甚，时腹自痛。若下之，必胸下结硬"（273 条），此是太阴病提纲。盖太阴受病之脏，重点在脾。脾虚脏寒，寒湿不化，中焦不和，进而导致升降紊乱，阴阳失调，遂使清阳当升而反下陷，故自利益甚，时腹自痛；浊阴当降而反上逆，故腹满而吐，食不下。此时若误认为实证而使用下法，则中焦更伤，脾阳益虚，浊阴壅塞，大气不得运行，因而出现胸下结硬。此为太阴病提纲，亦即太阴病证的一般状况。"自利不渴者，属太阴，以其脏有寒故也。当温之，宜服四逆辈"（277 条），此继太阴病提纲之后，点出"自利不渴"是太阴病证的重点所在；脾虚脏寒是太阴病机的简要概括；"当温之"是太阴正治之法；"宜服四逆辈"当包括理中、四逆汤等一类方剂。盖太阴病主方实为理中汤（丸），征以霍乱"寒多不用水者，理中丸主之"（386 条），霍乱吐利，病因寒多，是病之重点在中阳气虚，阴寒邪盛，中焦不和，清浊相混，故上为吐逆，下见泄利，而呈现挥霍撩乱之急剧病况。所云"寒多不用水"，亦与"自利不渴者，属太阴"之机理略同，故用理中丸以温中复阳散寒燥湿为治。理中丸本人参、白术、干姜、炙甘草四味，服法取昼四夜二服。盖因吐利急剧，恐药气与病气相拒而不能纳，故取频服之意。所说"然不及汤"，自是针对霍乱或伤寒等急证而言。因仓促之间，汤剂一时未易置备，故有此权宜之法。"大病差后，喜唾，久不了了，胸上有寒，当以丸药温之，宜理中丸"（396 条），温中摄涎，益阳补虚，法以缓图为宜，又当用丸剂而不宜用汤矣。

理中汤一名人参汤。《金匮要略·胸痹心痛短气病脉证治第九》谓"胸痹心中痞，留气结在胸，胸满，胁下逆抢心……人参汤亦主之"，盖胸痹一证，有虚有实，或虚实夹杂，此则当属虚证一类。病由阳衰中寒，浊阴壅塞，清阳失运，阴寒冲激于上，结气凝塞于中，故发胸痹。此与太阴提纲"若下之，必胸下结硬"之机理略同，亦与桂枝人参汤证之"心下痞硬"近似。虽无下利，仍可用理中汤以温中复阳，散寒燥湿，使阳气振奋，结气得散，而胸痹可愈。此与太阴病相比较，又属异病同治之法。

2. 审疑似证,须与阴阳鉴别

太阴提纲,以误下为治禁。阳明实热证宜下,太阴虚寒则不可下也。太阴病证,以不渴为重点标志:因阳明热证,热能耗津伤液,故口渴;太阴虚寒,阳虚湿盛,因而口不渴也。然太阴阳明,病位同主大腹,其主证如腹满、腹痛、吐逆等,二者皆可出现,故证情最多混淆,必须提出鉴别。太阴腹满,病属中虚脏寒,故"腹满时减,复如故";阳明腹满,病属腑热结实,故"腹满不减,减不足言"。也就是说,苟不用通下之法,使燥实得下,则腹满减轻程度很小。太阴吐逆,因脾虚中寒,运化不及,故腹满而吐,其势较缓(霍乱病吐利例外);阳明呕吐,因热势冲激,逆而上行,多呈食已即吐之状,是其病势较为急迫。太阴中虚,使脾之转输运化功能不健,故食不下;阳明腑实,肠道燥屎结硬,则不能食。太阴病以"自利益甚"为病之重点;阳明病重点为大便硬。但太阴有阴结而大便硬者;阳明亦热有利或属热结旁流而呈大便硬、稀少之状者。太阴虚寒,脉多缓弱无力,舌苔白而或腻,腹部清冷,喜暖畏寒,面色㿠白,神情倦怠,小便清白,大便稀溏,口不渴,或渴喜热饮;阳明实热,则脉多滑数或沉实有力,舌苔黄燥而干,面色热赤,腹部灼热,小便短赤,大便结硬。如属热利,则大便臭秽,或呈里急后重之状,并有口干燥、思冷饮等,以此为别。

3. 诠明方义,掌握加减大法

理中汤(丸),方用人参扶补脾肺而益气,白术培土和中而燥湿,炙甘草益气和中而调和诸药,中焦阳气不振者,得此而能振奋之,健运之;干姜辛热,为温暖中宫之主药,中焦脾虚脏寒者,得此而能温煦之,消除之。且干姜与人参、白术、炙甘草等药同用,深得甘辛化阳、甘温益气之妙。阳气振奋,阴寒消除,则中焦安和,健运恢复。于是清阳自得而上升,胸部痛满可和,泄利自愈;浊阴自得而下降,则胸部痞结自开,吐逆可止。此即"理中者,理中焦"之义也!本方服法:"服汤后,如食顷,饮热粥一升许,微自温,勿发揭衣被"。自是借助谷气,鼓舞胃气,以收到温暖中宫、消除脏寒之效;与桂枝汤啜粥取微汗,借助谷气,宣发胃气,使病邪得以外透于肌腠者,自有不同。

在太阴病主证下,因证有兼夹,故方有加减。"若脐上筑者,去术,加桂",因脐上筑,有动气,当属奔豚气一类。中虚肾寒,寒气冲逆,故去白术之壅补,而加桂(肉桂较好)以温肾散寒,平冲降逆。"吐多者,去术,加生姜",因白术升补脾气,有助于上逆之势,故去之;生姜能宣胃和中,降逆气,止呕吐,故用之。"下多者,还用术",下多当是脾虚脏寒,中气下陷,故还用白术以健脾和中,升阳燥湿。"悸者,加茯苓",悸,当是土虚而不制水,水气凌心之象,故加茯苓以淡渗利水,宁心止悸。"渴欲饮水者,加术",当是寒饮停蓄于中,脾气不能散精所致,与津伤燥渴不同,故重加白术以健脾复阳,燥湿去饮。"腹痛者,加人参",此是中虚脏寒、脾络不和之虚寒腹痛,痛必喜温喜按,与实证腹痛显然不同,故重用人参以补中益气而缓和腹痛。"寒者,加干姜",当是脏寒太甚,故重用干姜以温暖中焦,消除脏寒,即可止泄利,又可治呕吐。"腹满者,去术,加附子",腹满本太阴主证,此证腹满而甚,多伴见恶寒蜷卧,四肢厥逆,或下利清谷,脉微欲绝等。其病机不仅为中阳不足,脾虚脏寒,并且下焦肾命之阳衰疲,火不燠土,《内经》"脏寒生满病",实为本病之真实写照。故去白术之守补,加附子(即四逆加人参汤)以补火燠土,回阳救逆。此与"下利腹胀满……先温其里……温里宜四逆汤"(372条)之机理略同,亦是太阴病"宜服四逆辈"之最好注脚。

4. 结合实践,重在随证施治

愚在临证中使用理中汤方时,常根据本病主治证候之特点,因证变法,随证加减,做到灵活处治,收效较好,总的概括有下列几项使用方法。

(1)本证由于脾阳不足,失其健运,寒湿凝滞于中。故主证除腹满、腹痛、吐逆、泄利外,通常易见脘腹部痞硬胀满,气结难消。可于本方中加入砂仁、煨木香、制香附等理气药,使脾虚者得补而能健运,脏寒者得温而能煦化,以增强疗效,从而促进病势迅速缓解。

(2)本证属太阴脏寒,阳虚阴盛,如胸脘气滞,痞硬阻结太甚,可仿枳实理中汤、枳术丸方意,方中加入枳实或枳壳宽郁通痹;如胸胁部胀甚,可参张石顽治中汤方意,加入青皮、陈皮以平肝理气;如腹部胀满太甚,浊气壅滞,可加入厚朴、大腹皮以利气消满。

(3)本证属太阴虚寒,因脾不健运,往往容易兼见宿食积滞,如兼嗳气食臭,泻而不爽,方中可加入山楂炭、炒麦芽、炒建曲、炒枳壳、鸡内金等消食导滞。

(4)有兼寒饮停蓄于中,呕逆太甚,本方可合二陈方意,加入半夏、茯苓、陈皮、生姜等以止呕降逆。本方可加入少量川黄连。姜连并用,辛开苦降,既有止呕降逆之功,又具有热药反佐之效。

(5)脾主湿恶湿,如病程颇久,水湿泛溢,兼见头面或肢体带肿,小便不利,是土不制水之象。方中可加入茯苓、防己、泽泻、薏苡仁等渗湿利水之品。

(6)本证如兼表寒,恶寒发热,身体疼痛,仲景成法可师,当宗桂枝人参汤方意,方中加入桂枝以和表散寒。若兼微热胸痞,头部如裹,方中亦可加入藿香叶、佩兰叶、紫苏叶之类,以轻宣在表之风湿。

(7)本证如兼见恶寒蹉卧,四肢厥冷,脉微,腹满较甚,或下利清谷,是脾肾阳微之象。方中可加入熟附子或少量肉桂以回阳救逆,即附子理中汤、桂附理中汤方意。如腹满太甚,可去白术之壅补,详见前段。

(8)本证如兼虫积,有吐蛔肢厥之象,方中可参入乌梅、川椒、川黄连等酸苦辛甘并用,兼以治蛔。

(9)本证泄利日久,如出现下利脓血,颜色晦暗,是脾虚而不摄血之候。可参桃花汤方意,方中加入赤石脂,干姜可易以炮姜温中摄血。

(10)如素患心脾不足,心悸而烦;又患有太阴虚寒本证,则理中汤与小建中汤,可以合用。古方有二中汤,即是其例。

5.病案举例

(1)病例1:李某,男,35岁,初诊。

自诉:素有胃痛,每感寒或饮食稍有不调,即引起发作。近因某夜食冷饭过多,即吐泻胃痛。诊脉弦缓,舌苔白,患者面色萎黄,察其痛正当胃脘下部,痛势大发时必以热水袋反复揉按,方可小解。此证虽由食物触发,但因当时呕吐频繁,宿物已大部分排出,泻亦不甚,是证当以治胃痛为主。因此与建中法,以和中止痛,调营理气,进小建中汤加砂仁、佛手,三剂。二诊:前药服后,痛势已趋缓和。近反因食西瓜痛势大作,再服前药无效,并见大便泄利日行五六次,小便短少,脉舌如前。断为中虚脏寒,寒气凝塞,阻于胃脘则为胃痛,脾不健运则见泄利。宜用温中和胃、行气散结以止痛之法。与理中汤加高良姜、砂仁、制香附、煨广木香等,三剂。三诊:痛势减轻,泄利已止,再以香砂六君子汤加佛手、炒二芽、炒枳壳等调理而愈。

（2）病例 2:程某,女,10 岁,初诊。

代诉:近值暑月,因食瓜果过多,又兼露宿感寒,遂患恶冷发热吐泻腹痛之候。经服十滴水、藿香正气散等成药,发热已退,吐泻已止,唯腹部时痛,近两天又连发腹痛,几至不可忍耐,并吐蛔一条,服驱蛔药无效,请为诊治,愚视其面部有花斑,舌苔灰白,脉缓,唯腹痛甚时则脉甚数,断为中虚脏寒兼有虫积之证。当用温中安蛔法,方用理中汤加乌梅、川椒,并加入少量川黄连,药煎好后,频服。此药服完两剂后,腹痛减轻,诸证皆退,越数日粪便中排出蛔虫多条,而病痊愈。

（原载《贵阳中医学院学报》1986 年第 2 期第 21～23 页）

谈厥阴冷结证与治法

《伤寒论》一书,本撰用《内经·素问》《难经》《神农本草经》之旨,并从"平脉辨证"中痛下工夫,而加以总结出来的,故其内容文字简略,意义深长。愚每从临床实践中往往可以得到印证,而加深领会,今将本此观点而谈谈对厥阴冷结证的体会。

《伤寒论》厥阴篇云:"病者手足厥冷,言我不结胸,小腹满,按之痛者,此冷结在膀胱关元也。"（340 条）

（1）此证病名,余谓为"厥阴冷结证"者,因"肝足厥阴之脉,起于大指丛毛之际,上循足跗上廉,去内踝一寸,上踝八寸,交出太阴之后,上腘内廉,循股阴,入毛中,环阴器,抵小腹,挟胃,属肝,络胆,上贯膈,布胁肋,循喉咙之后"。按:少腹属足厥阴肝经部位,本条名曰"冷结",见于厥阴篇,且其病位正当足厥阴肝经所过之处,故余谓此病为厥阴冷结证。

（2）本病发病原因与病理机制:病由水寒中于足厥阴肝经,寒邪凝闭,脉络壅阻,气机不通,不通则痛,故出现有手足厥冷,少腹满,按之痛之特征,据愚临床所见,此病严重者,更有少腹疼痛至不可耐受,间见囊缩,并伴有呕吐、不大便、舌淡白、脉弦迟等。

（3）证候鉴别要点:本病与热实结胸证有类似之处。因结胸证重者,有"从心下至少腹硬满而痛,不可近者"（137条）之状。但结胸病位重点在心下（胸胁）痛,本病为少腹痛,故仲景提出为"不结胸",此其一;其次,结胸属热实,本病属冷结,此二者有本质的不同。

（4）治疗方法:此病治法分外治法与内治法两种。此病急骤发作,多宜采取外治急救方法,民间常取大公鸡或鸽子,剖开腹部,趁热血急罨患者腹部痛处,借辛温宣通之力,有通阳活血之功,而收到开闭通窍、散寒解结的效果。据愚目见,此法有效而无他弊。如仓促不备,可用隔姜大炷艾灸气海、关元等穴;或用麦麸或盐炒热趁温罨于腹部,亦可使痛势有所缓解。内服方药:病重者,可用当归四逆加吴茱萸生姜汤,以活血通络,散寒化结;较轻者,余每以暖肝温下,理气散结之药与服,使气行结散,痛势可止。如此病经外治法处理后痛势少定,亦可用此类方剂敷贴,以靖余波。

（5）此病重点在少腹痛,其治疗要点:既不可用下法,更不可用补剂。此证虽见大便不行,因病非热结,不宜用硝黄类药物下夺;亦非寒实,不能用温下之法,误下则痛势更甚,躁扰加重,补剂能使气机阻滞,疼痛愈甚,可致预后不良。唯坚持用以上内外治法,庶使大气一行,冷结得散,痛势自可缓解。

（6）病案示例:渔民刘某,年龄30岁。于某年秋夜间在湖滨打鱼,忽发腹痛、呕逆,痛甚至不可耐受,请人进行刮痧及内服十滴水成药,无效。邀诊,询其发病原因，云素有遗精之病，又因秋夜下水受寒，致发此病。余视其舌白厚，脉弦紧，间见呕逆，大便解而不爽，其腹痛重点在少腹部位，小便亦少，断为厥阴冷结证。急令采用民间疗法，以大公鸡一只，剖开腹部，趁热血罨于痛处，使痛势得以暂时缓解。随后用暖肝温下、理气散结之法。以吴茱萸、生姜、炒小茴香、乌药、紫苏叶、橘红、厚朴、大腹皮、炒枳壳等药与服，遂愈。

吾乡为滨湖地区，秋冬之际，特别是渔民，容易见到此病。余目睹经常用以上方法治疗，殊有良效。因叹仲景书，本从临床实践中总结而来，苟不结合临证中的悉心体会，则难以得其要领。又吾鄂老前辈田宗汉医生于清末曾撰有《医寄伏阴论》一书，其所述证型与此似相类似。唯彼证重在呕、利，余之所述证候重在少腹痛，故治法不同，不能混为一谈。

（原载《湖北中医杂志》1988 年第 1 期第 7～8 页）

脏厥与蛔厥及二者兼见证的辨治

脏厥与蛔厥之辨，原载于《伤寒论》厥阴篇 338 条（宋本），原文为"伤寒，脉微而厥，至七八日肤冷，其人躁无暂安时者，此为脏厥，非蛔厥也。蛔厥者，其人当吐蛔。令病者静，而复时烦者，此为脏寒。蛔上入其膈，故烦，须臾复止，得食而呕，又烦者，蛔闻食臭出，其人常自吐蛔。蛔厥者，乌梅丸主之。又主久利。"仲景所述的文字，看似言脏厥、蛔厥的共同症状，如脉微而厥、烦躁等，但实则一属脏厥，一为蛔厥，二者有本质的不同，治法自异，当做深入细致的辨析。从发病的原因而言，脏厥多由寒邪直入三阴，脏寒而厥。或始为三阳表热实证，因误治汗下失当，导致阳衰阴盛，致成脏厥。蛔厥致病因素有蛔虫病史，再遇饮食不洁，或过食生冷，导致脏寒膈热，使蛔虫上扰而发为蛔厥。从病理机制而言，脏厥是三阴虚寒重证，阴寒邪盛，脾肾阳微，脾阳虚不能充达于四末，则厥冷；肾阳衰不能温煦全身，则肤冷。脉微主阳气衰少，亦与证候相应，然此只是纯阴无阳之证。若病情进一步发展，出现阴寒盛于内，残阳扰于外，而至躁无暂安时，则是病势已濒于阴盛阳越的危险阶段。蛔厥病机为脏寒膈热,但主要因蛔虫扰动所致,故呈现时静时烦发作性之特殊病态。

脏厥、蛔厥二者症状之主要鉴别要点:脏厥伤寒为脉微而厥,而至肤冷,躁无暂安时,当伴有下利或下利清谷,或腹痛呕逆,并以下利、厥逆、脉微为重点,即所谓三阴有下利证。蛔厥脉微而厥,时烦,多伴有腹痛呕逆,临证审之,当以腹痛、厥冷为重点,实与今之胆道蛔虫症相同。在神志方面,初期患者神情疲惫,呈所谓"但欲寐"状态。若病进一步发展至阴盛阳越阶段,则呈现神识模糊,手足扰动,是即所谓"躁无暂安时"。蛔厥有常自吐蛔病史,虽见脉微而厥、时烦,但仅在蛔扰腹痛发作剧烈时如此。若蛔扰暂止,痛势较缓,则手足渐转温暖,心烦亦得暂时缓解,脉搏来去亦显明可见。至于治疗大法,脏厥宜温脏暖寒、回阳救逆,主方如四逆汤。若病至阴寒太盛,阳气欲越阶段,则当参以从治之法,如四逆、白通加人尿、猪胆汁之属,使残阳内返而归其宅,而不至于向外骤脱。蛔厥则当用酸苦辛甘之法,以温脏安蛔为主,主方如乌梅丸。

以上是辨脏厥与蛔厥证治之大概情况。然临床所遇之病,往往症情复杂,脏厥与蛔厥兼见者亦非少见。因忆余早年行医曾治一刘姓渔民,因夜间捕鱼感寒,次晨起腹痛不已,痛甚至于厥逆,服十滴水即吐出。延医注射西医针剂,痛稍缓,少顷又痛,或疑为阴证伤寒者。邀诊,余视其舌苔白滑而腻,脉迟缓,痛甚时脉又略现滑数之象,并有少腹拘急、囊缩之症,痛处在脐周及少腹处,大便未行。细询受病之因,实因涉水感寒所致,不因房事后始得此病,故断为涉水感寒,寒邪直犯三阴之脏,又因痛势时剧时缓,疑其兼有蛔厥。乃以川椒(炒去汗)3 g,吴茱萸 3 g,熟附片 6 g,干姜 6 g,葱白 10 茎,炒白芍 10 g,乌梅 6 g,炒川黄连 3 g 温脾肾、理腹痛、柔肝和胃、温脏安蛔。在未服药之前,痛处并施以外治温熨之法。药煎好后,服下,此药入咽竟不吐,痛势稍缓。又嘱其再进前方一剂,得大汗,大便利而病解。后两日并下死蛔数条,始信初见尚不误,是即《伤寒论》所云之脏厥而又兼有蛔厥者。后又遇有此种病证数例,亦用上述治法而愈。故记于此,供读者参考。

(原载《中医杂志》1988 年第 5 期第 66 页)

医典探幽

略论《伤寒论》之汗

《伤寒论》六经分证中，对于汗出的有无，出汗的程度，以及某一部分出汗的情况和出汗时的全身证候，做出了颇为细致的描述。在这些原条文的启示下，使人感觉研究《伤寒论》的汗证对于观察病情、分析病势、辨别类证以决定治法和推测预后具有重要的实践意义。特别重要的是，摸索出《伤寒论》汗证的诊治规律对于内科杂病中汗证的诊治具有指导意义。

太阳病以"脉浮，头项强痛而恶寒"（1 条）为主脉主证。伤寒表实，腠理闭塞，卫阳被遏，营阴运行受阻，其证多身痛较甚而必伴见无汗，所谓"脉浮紧者，法当身疼痛，宜以汗解之"（50 条）。表实无汗，最易引起肺气不得宣降，因皮毛为肺之合，故"太阳病，头痛发热，身疼腰痛，骨节疼痛，恶风，无汗而喘者，麻黄汤主之"（35 条）。表实无汗，亦可影响太阳经脉拘急不利，即所谓寒令脉急，故"太阳病，项背强几几，无汗，恶风者，葛根汤主之"（31 条）。此外，寒闭于表，阳郁不伸，化为内热，从而引起神识不安，如"太阳中风，脉浮紧，发热恶寒，身疼痛，不汗出而烦躁者，大青龙汤主之"（38 条）是也。

太阳中风汗出，而与"啬啬恶寒，淅淅恶风，翕翕发热"（12 条）并见，显为汗而不畅出而不透之状况。治法：用桂枝汤解肌祛风，调和营卫。服法："服已须臾，啜热稀粥一升余，以助药力。温覆令一时许，遍身漐漐微似有汗者益佳"。盖中风汗出，是太阳之表，营卫不和，卫强营弱。服汤后而漐漐汗出，则是正胜邪却，营卫谐和之故。然有"病常自汗出"（53 条）或"时发热自汗出者"（54 条），其病并不由于风寒，而又"脏无他病"，则仍是在表营卫不和所致，故仍可用桂枝汤以调和营卫。以此亦可悟出伤寒方可治杂病。虽然伤寒无汗可用麻黄汤，中风自汗可用桂枝汤，但在特殊情况下，有因病机变化而影响所呈现之证候，则应根据不同证情，分别对待。如"服桂枝汤，或下之，仍头项强痛，翕翕发热，无汗，心下满微痛，小便不利者，桂枝去桂加茯苓白术汤主之"（28 条）。此证当是外感风寒，内挟水饮。其主证重在心下满、微痛，小便不利，当是脾虚而不能运化水湿所致。表虽无汗,与伤寒心下有水气,重在干呕咳喘者不同,故不取解表发汗法,而用桂枝汤加减,以调和营卫,温化水饮。

伤寒无汗,中风汗出,若"太阳病,发热而渴,不恶寒者,为温病"。验之实际,温病初起在表阶段,有无汗者,亦有汗出者。"若发汗已,身灼热者,名风温。风温为病,脉阴阳俱浮,自汗出,身重。多眠睡,鼻息必鼾,语言难出"(6 条),则是温病误用辛温发表致变。温病在表,治法一般应以辛凉解表为主,柯琴疑麻杏甘石汤是其主方,是有卓见。如"发汗后,不可更行桂枝汤,汗出而喘,无大热者,可与麻黄杏仁甘草石膏汤"(63 条),此条描述的病机为邪热壅肺,其主证为汗出而喘,无大热,必须予以重视。若"太阳病,桂枝证,医反下之,利遂不止,脉促者,表未解也;喘而汗出者,葛根黄芩黄连汤主之"(34 条),则描述的是里热下利而挟有表证,主证重在下利。其喘而汗出,则是大肠之热,上逆于肺,与邪热壅肺汗出而喘之证不同。综上二者,可以看出肺主皮毛、肺与大肠相为表里之说,确有病症可凭,绝非附会之谈。若二阳并病,则是表病初起,发汗不彻,"因转属阳明,续自微汗出,不恶寒"(48 条)。如太阳病证不罢,自有面色缘缘正赤,其人躁烦,不知痛处等表闭阳郁之证,可采用小发汗法。此外,杂病中如悬饮,或有漐漐汗出,发作有时、头痛等类似中风表证。若与表证并见,更易引起混淆。但悬饮主证为"心下痞硬满,引胁下痛,干呕短气"(152 条),故治法以荡涤逐饮之十枣汤为主,与桂枝证不同。又有风湿亦类似表证,如"风湿相搏,骨节疼烦,掣痛不得屈伸,近之则痛剧,汗出短气,小便不利,恶风不欲去衣,或身微肿者,甘草附子汤主之"(175 条)。其主证为骨节疼烦,掣痛不得屈伸。若汗出短气,则是湿胜阳微之故。故用甘草附子汤,治取温经扶阳、除痹止痛,以祛风湿之法。

阳明病以"胃家实"(180 条)为提纲,以"身热,汗自出,不恶寒,反恶热"(182 条)为外证。阳明气分大热,高热亢盛,汗液大泄,最易消烁津液,损伤元气。如"服桂枝汤,大汗出后,大烦渴不解,脉洪大者,白虎加人参汤主之"(26 条)。因病属阳明大热,故用白虎汤以直清里热;因热盛而损伤气液,故加人参以益元气,生津液。亦有阳明热证,因患者体质不同,所呈现之证候不同。如"阳明病,法多汗,反无汗,其身如虫行皮中状者,此以久虚故也"(196 条)。此条自属阳明热证,因久虚气液不足,不能蒸化津液以为汗,故出现无汗而如虫行皮中状,治法当以益元气、养津液、充实汗源为主,而清热只是次要之图。再如阳明腑实,里热外蒸,最易出现多汗,或濈濈然汗出,或手足濈然汗出。所谓濈濈然汗出,当是全身或手足不断持续出汗之义。如"阳明病,其人多汗,以津液外出,胃中燥,大便必硬,硬则谵语,小承气汤主之"(213 条),"伤寒转系阳明者,其人濈然微汗出也"(188 条),"手足濈然汗出者,此大便已硬也,大承气汤主之"(208 条)是也。然阳明燥热腑实,汗液大泄,阳热过亢,其耗损阴液也至速且急,故"阳明病,发热汗多者,急下之,宜大承气汤"(253 条),则是采取急下存阴之法。若"阳明病,初欲食,小便反不利,大便自调,其人骨节疼,翕翕如有热状,奄然发狂,濈然汗出而解者,此水不胜谷气,与汗共并,脉紧则愈"(192 条),则描述的是水湿郁于表分,其奄然发狂,濈然汗解,为胃阳气旺正胜邪却之象,与战汗机理近似,与腑实证又有不同。更有病在相类疑似之间,证有寒热虚实之分。如"阳明病,若中寒者,不能食,小便不利,手足濈然汗出,此欲作固瘕,必大便初硬后溏,所以然者,以胃中冷,水谷不别故也"(191 条),阳明中寒,阴寒内盛,虚阳外越,因四肢禀气于脾胃,故手足濈然汗出。此与阳明腑实证情相似而实不同,从此又可悟出"实则阳明,虚则太阴"之义。又"阳明病,反无汗而小便利,二三日呕而咳,手足厥者,必苦头痛"(197 条),亦描述的是阳明中寒证,其无汗病机略同于"阴不得有汗"之义。

《伤寒论》中,载有头汗、额汗、盗汗等,针对原文条分而缕析对于了解六经辨证论治的基本精神特别有必要。其头汗有以下几种:一则见于少阳阳微结。如"伤寒五六日,头汗出,微恶寒,手足冷,心下满,口不欲食,大便硬,脉细者,此为阳微结,必有表,复有里也……可与小柴胡汤。设不了了者,得屎而解"(148 条)。盖少阳主枢,阳郁不伸,枢机不利,故外有头汗出、微恶寒、手足冷等表证;少阳病最易影响脾胃,故内有心下满、不欲食、大便硬之里证。脉沉细紧,亦是阳气被遏,脉道阻滞不利之象,与少阴虚寒纯阴结脉证相似而实不同,故可采取和解法,主用小柴胡汤,"使上焦得通,津液得下,胃气因和,身濈然汗出而解。"

二则见于少阳病而兼水饮。如"伤寒五六日,已发汗而复下之,胸胁满微结,小便不利,渴而不呕,但头汗出,往来寒热,心烦者,此为未解也,柴胡桂枝干姜汤主之"(147条)。是伤寒汗下之后,病入少阳,阳遏而火不得外发,饮停而水逆于胸胁,故用和解兼温化水饮之法。服柴胡桂枝干姜汤后,阳郁能伸,水饮得化,故"初服微烦,复服汗出便愈"。但少阳病兼里实,火燥相合,有见汗出而不解者,主用和解通下之法。如"伤寒发热,汗出不解,心中痞硬,呕吐而下利者,大柴胡汤主之"(165条)是也。三则热实结胸,水热不得外泄,郁蒸于上,有见头汗出。如"但结胸,无大热者,此为水结在胸胁也,但头微汗出者,大陷胸汤主之"(136条),以泻热逐水破结为治也。四则阳明病下后,余热未清,热郁于胸,蒸腾于上,见头汗出。如"阳明病下之,其外有热,手足温,不结胸,心中懊憹,饥不能食,但头汗出者,栀子豉汤主之"(228条),用以清宣胸膈郁热也。五则见于湿热发黄。如"阳明病,发热汗出者,此为热越,不能发黄也;但头汗出,身无汗,剂颈而还,小便不利,渴引水浆者,此为瘀热在里,身必发黄,茵陈蒿汤主之"(236条),与"若不结胸,但头汗出……小便不利,身必发黄"(134条),当属同类。盖热不得外越,湿不得下泄,湿热郁蒸于中,故头汗出,小便不利而发黄。用茵陈蒿汤,取其清下湿热而退黄。六则可见于热入血室。如"阳明病,下血谵语者,此为热入血室,但头汗出者,刺期门,随其实而泻之,濈然汗出则愈"(216条)。病因邪热内陷,入于血室,扰动阴血,故下血谵语;邪热蒸腾于上,则头汗出,故刺期门以泻肝实,使郁热外泄,自可濈然汗出而解。七则如"太阳病中风,以火劫发汗,邪风被火热,血气流溢,失其常度。两阳相熏灼,其身发黄。阳盛则欲衄,阴虚小便难。阴阳俱虚竭,身体则枯燥,但头汗出,剂颈而还……小便利者,其人可治"(111条)。太阳表证,误用火治法,以致形成阴虚于下、阳盛于上、阴阳俱虚竭的变证。以上说明头汗出有少阳火郁而阳气不伸者;有湿热郁蒸于上者;有邪热亢盛而上逆者;更有阴虚于下而阳盛于上者。头汗出多见于三阳表热实证,而三阴虚寒证头汗出者较少,此何故耶?盖头为诸阳之会,而三阴经脉皆至颈胸中而还,故《伤寒论》谓"所以然者,阴不得有汗,今头汗出,故知非少阴也"(148条),可谓一语破的。

至于《伤寒论》所载盗汗：如"太阳病，脉浮而动数……头痛发热，微盗汗出，而反恶寒者，表未解也"（134 条），当是风寒袭表，营卫不和，卫强营弱，卫不外固，营不内守所致。且微盗汗出，自与杂病盗汗重在里虚者有所区别。又如"阳明病……但浮者，必盗汗出"（201 条），是因阳明气热炽盛，阳气不能潜藏，阴液不能内守，而为盗汗。此外，"三阳合病，脉浮大，上关上，但欲眠睡，目合则汗"（268 条）当属盗汗一类。因寐则卫气行于阴分，火热内扰，阴不内守，则见盗汗。此三者均见于三阳表热实证，病因为外感六淫之邪所致，与"平人脉虚弱细微者，喜盗汗也"（《金匮要略·血痹虚劳病脉证并治第六》）自有不同。

额汗见于阳明篇中者，凡两条：一是"三阳合病……下之则额上生汗，手足逆冷"（219 条）。此曰三阳合病，证情实是阳明气热偏重，气液大伤，治法自宜清热而不宜于攻下；误下则阴液因下而下竭，阳无所附而上越，故出现额上生汗、手足逆冷等危象。本条为阳明热证误下后之变证，治法当以益元气、养津液为主，与阳虚脏寒重在回阳救逆者自有不同，而与《金匮要略》"湿家下之，额上汗出，微喘，小便利者，死；若下利不止者，亦死"证情类似。但彼伴见微喘、小便利，自是脱证；此虽见手足逆冷，未至于脱，当须急为救治也。二是"阳明病，被火，额上微汗出，而小便不利者，必发黄"（200 条）。程应旄释为"湿热交蒸，必发黄"。愚意阳明主燥，又被火逆，火燥相合，最易形成阳盛阴虚伤津耗液之重证。如风温误治，"若被火者，微发黄色，剧者如惊痫，时瘛疭，若火熏之"（6 条）及前段所举"太阳病中风，以火劫发汗，邪风被火热，血气流溢，失其常度。两阳相熏灼，其身发黄……但头汗出，剂颈而还……"（111 条）等与本条误火证候及病变机制略似。若湿热发黄，尚是较轻之证，与本条不同，当须加以审辨。

《伤寒论》谓："太阳病，发汗，遂漏不止，其人恶风，小便难，四肢微急，难以屈伸者桂枝加附子汤主之。"（20 条）其证不仅因汗漏而表阳大伤，而且津液因汗泄而欲竭。治法重点只在温经扶阳，阳回则汗漏自止，津液可复。故少阴虚寒，见有汗出，多属亡阳。如"病人脉阴阳俱紧，反汗出者，亡阳也，此属少阴，法当咽痛，而复吐利"（283 条）者是。"太阳病发汗，汗出不解，其人仍发热，心下悸，头眩，身𥆧动，振振欲擗地者，真武汤主之"（82 条）描述的亦是表证汗后，阳气浮越于外,水寒冲激而上逆之证,故用真武汤以温阳利水。又有"少阴病,下利,脉微涩,呕而汗出,必数更衣,反少者,当温其上,灸之"(325条),此是少阴虚寒下利,病久而阴阳俱损。治法:温灸其上,自是采取下病上取、陷者举之之法,用意仍以救阳为急。"大汗,若大下利,而厥冷者,四逆汤主之"(354条),"下利清谷,里寒外热,汗出而厥者,通脉四逆汤主之"(370条),描述的病情更属危急而重,治法均应以回阳救逆、扶危匡正为主。但三阴虚寒,出现汗出不止,多为逆证,如"伤寒六七日不利,便发热而利,其人汗出不止者,死。有阴无阳故也"(346条),"下利,脉沉而迟,其人面少赤,身有微热,下利清谷者,必郁冒汗出而解,病人必微厥,所以然者,其面戴阳,下虚故也"(366条)。愚意《伤寒论》所载之冒家、郁冒汗出等,多属虚证。此条为戴阳证,亦即虚寒下利、里寒外热之重证。其郁冒汗出而解,当在服四逆或白通汤后,正胜邪却,故有此病解现象。此与桂枝附子汤后"其人如冒状",皆在服主药附子之后,当属于药力之瞑眩作用。另如厥阴虚寒,阴胜阳复,有见汗出,则为佳象,如"下利,脉数,有微热汗出,今自愈"(361条)。若少阴病反发热(无汗)脉沉,病属初起,无里证,可用温阳解表双解之法,如麻黄附子细辛、麻黄附子甘草二汤者是。

此外,尚有战汗一项。如"太阳病未解,脉阴阳俱停,必先振慄汗出而解"(94条),是太阳表病之战汗也。"但阳脉微者,先汗出而解,但阴脉微者,下之而解,若欲下之,宜调胃承气汤"(94条)。调胃承气汤为阳明燥热腑实证主方,以方测证,是阳明里病之战汗也。又"太阳病二日,反躁……十余日振慄自下利者,此为欲解也"(110条),当亦属于此类。若"凡柴胡汤病证而下之,若柴胡证不罢者,复与柴胡汤,必蒸蒸而振,却发热汗出而解"(101条),与149条略同,是少阳半表半里病之战汗也。《辨脉法》云:"病有战而汗出,因得解者,何也?答曰:脉浮而紧,按之反芤,此为本虚,故当战而汗出也。"盖三阳病多属于表,其人本虚,若正气恢复或得药力之助,出现邪正交争之场面,邪胜则振寒,正胜则发热,最后正能胜邪,故可溅然汗解。若三阴虚寒,虽见振寒,多不能作战汗,以见"阴不得有汗"一语,其义甚精。

(原载《浙江中医学院学报》1984年第4期第16～19页)

学习《素问·咳论》辨治咳嗽的体会

《素问·咳论》说："五脏六腑皆令人咳，非独肺也。"笔者认为：这节经文所论，是古人对咳嗽的分类方法。《素问》中这种分类方法是根据伴随咳嗽所出现的诸多兼证，结合五脏六腑的功能及其经脉所主部位来划分的。这种划分对咳嗽的诊断和治疗有很大的启示。如肝咳患者两胁下痛，在治疗咳嗽的同时，必参用疏肝理气之剂，方能提高疗效。该经文最后一段说咳皆"聚于胃，关于肺"，以说明咳嗽之证主要与肺胃关系密切。后世医家在《素问》理论基础上把咳嗽分为外感、内伤两大类，从理论和实践上都大大发展了祖国医学关于咳嗽病证的认识。

兹将笔者学习《素问·咳论》并结合临床后的体会略述于下。

（1）心咳。《素问·咳论》说："心咳之状，咳则心痛，喉中介介如梗状，甚则咽肿喉痹。"笔者的临床体会：心咳，主证心悸而烦，失眠盗汗，咳嗽痰少，舌红少津，脉细数。病因心阴不足，心火独亢，以致扰动神明；火邪刑金，故见咳嗽。治宜育阴清火、化痰安神。方用补心丹（生地黄、人参、玄参、丹参、茯苓、桔梗、酸枣仁、远志、柏子仁、天冬、麦冬、当归、五味子）。若心阳不足，兼有咳症，又当参用温通心阳之治法。

（2）脾咳。《素问·咳论》说："脾咳之状，咳则右胁下痛，阴阴（隐隐）引肩背，甚则不可以动，动则咳剧。"笔者的临床体会：脾咳，主证咳嗽痰多，咳声重浊，痰白易于咯出，胸脘作闷，舌苔白腻，脉濡缓或濡滑。病因：脾主湿，脾的转输功能失职，水湿聚为痰饮，上渍于肺，气道失于宣展所致。方用二陈汤（茯苓、半夏、陈皮、炙甘草）为主方，中虚可加党参、白术；胸闷甚可合用平胃散加杏仁、薏苡仁；寒饮者可加细辛、干姜、五味子。

中医治脾胃两大法门：一为健运脾阳，二为濡养胃阴。盖脾为生痰之源，肺为贮痰之器。《内经》谓："脾气散精，上归于肺，通调水道，下输膀胱。"若脾不散精，则聚饮为咳。故小青龙汤治寒饮咳喘，方中必用干姜温中，自属探本求源之治法,亦与中医"见咳休理肺"的论点适相吻合。故愚治慢性咳嗽多用六君子汤、理中汤、参苓白术散等方,健脾祛湿,以调理之而有效。曾治一祝姓患者,年三十余,素嗜烟,久病咳嗽,服成药镇咳剂无效,并广服白豆蔻、半夏、橘红、桔梗等中药,愈服愈剧,几至咳无一息之停。愚视其频唾稠痰,而舌红少津。主用《金匮要略》治火逆上气所用麦门冬汤法,亦即叶天士养胃阴法。方用沙参、麦冬、生地黄、玉竹并参以川贝母、炙枇杷叶、梨皮等以润化热痰;数服而愈。是知徐洄溪评叶案,遇有咳嗽用沙参、麦冬等药,必引笔直杠,大肆呵斥,殊非持平之论。从此可知《内经》谓咳嗽"皆聚于胃(当包括脾),关于肺"极有至理存焉。故愚治慢性咳嗽多从调理脾胃着手,故特于此而郑重述之。

(3)肾咳。《素问·咳论》说:"肾咳之状,咳则腰背相引而痛,甚则咳涎。"笔者的临床体会:肾咳,主证头昏耳鸣,腰腿酸软,咽干,时作呛咳,或兼遗精,舌质红苔少,脉细。病因:肾藏精,肾阴不足,产生虚热,影响于肺,所谓子病及母,故作呛咳。治法:宜滋肾阴,润肺燥,亦即金水相生法。方用六味地黄汤合生脉散为主方。如咳时多咸痰,足冷,脉微细,病属阴阳俱损,可参用肾气丸方意。肾咳中有气逆自下而上冲激为咳者,旧名"冲咳"。王孟英医案、周澂之医论对此证均有阐述。阴虚阳虚都可出现此证,临床中每易遇到,但以老年患者为多。治法可于前两方中,入潜镇摄纳之品,如牛膝、胡桃肉、磁石、制龟板等。若少阴虚寒,水寒自下乘肺为咳,有脉微细、欲寐、腹痛、小便不利、自下利而咳等证,治用真武汤(附子、白术、芍药、茯苓、生姜)温阳散水,并加细辛、干姜、五味子以温中理肺止咳。

伤风咳嗽小恙可能出现戴阳证,喻嘉言、王孟英医案对此证均有阐述。实则寒饮咳喘,肺寒久痹,肾气衰惫,最易出现少阴虚寒阴盛阳越之证。愚治同乡陈某,年近花甲,久患寒饮咳喘,时愈时发。某年秋,又因受感而咳喘大发,医治未愈。后因食瓜果过多,导致呕吐、腹泻多次,汗出烦躁,手足清冷,面赤腹痛,小便短少,脉微如无,舌苔灰白,急邀余诊。余认为亡阳在即,阴亦受损。急用四逆汤加高丽参、炒白芍、葱白、童便、煅龙牡、山茱萸等,以回阳摄阴,扶正固脱。二剂后阳回泻止,再用和中宣肺药以治咳喘,而病竟愈。是知古书所载至为精确,端赖后人从实践中悉心体会也。

（4）肝咳。《素问·咳论》说:"肝咳之状,咳则两胁下痛,甚则不可以转,转则两胠下满。"笔者的临床体会:肝咳主证为咳嗽喉痒,胸胁满闷掣痛,口燥咽干,嗳气不食,舌苔薄腻,脉弦。病因:肝的条达功能失职,侮于肺,则为咳嗽。治法:宜疏肝解郁,理气化痰。方药:余常借用四逆散(柴胡、枳实、芍药、炙甘草)或小柴胡汤(柴胡、黄芩、半夏、人参、炙甘草、生姜、大枣)并加杏仁、桔梗、陈皮、枳壳,以治肝咳。盖肝为木火之脏,反侮于肺为咳,切不可辛散太过。《伤寒论》中少阳兼咳,用小柴胡汤加干姜、五味子。肝郁四逆而咳,用四逆散加干姜、五味子。以上两方都不用细辛,可以默悟其理。若咳嗽少痰,胁痛不寐,舌绛少苔,脉弦细而数,则是木火太旺,肺阴受损,当用一贯煎(沙参、麦冬、当归、生地黄、枸杞子、川楝子)。

（5）肺咳。《素问·咳论》说:"肺咳之状,咳而喘息有音,甚则唾血。"从肺论治咳嗽,一般文献分为风寒、风热、风燥等证,叙述甚详,不再赘言。

另外,一般咳嗽都以收敛止涩为治禁,如罂粟壳、五味子等更为禁药。但有久咳不止,邪衰而正亦不足,气道疲惫,服宣肺理嗽化痰药无效,患者极感苦恼者,治宜用酸敛止嗽法。吾常采用民间验方止嗽丸,方用蜜炙罂粟壳 30 g,五味子、甜杏仁各 15 g,桔梗、炙甘草各 6 g,为末,和蜜为丸,如梧桐子大,每服 8～10粒,或含化,或用白开水送下,甚效。

（原载《新中医》1985 年第 7 期第 43～44 页）

《金匮要略》妇科方研讨

《金匮要略》妇人病三篇在中医基础理论和临床运用方面都有不可磨灭的价值,应反复研读,深刻领会,以期学以致用。兹爰取《金匮要略》原书,缀以己意,以就正于当世之留心斯业者。

1. 妇人妊娠病方

《金匮要略》妇人妊娠病方共十首:桂枝汤是《伤寒论》治太阳中风方,附子汤是治少阴虚寒主方,是妇科证治大法宜参究伤寒杂病方书。桂枝茯苓丸为活血祛瘀之剂,是为"癥病"而设,非妊娠所宜。今按《金匮要略》原书方次,辑述于下。

(1)桂枝汤方。《金匮要略》原文:"妇人得平脉,阴脉小弱。其人渴,不能食。无寒热,名妊娠,桂枝汤主之。"盖桂枝汤中,桂枝、生姜配甘味药则辛甘化阳,芍药配甘味药则甘酸化阴。对于孕妇胚胎初结,阳气运行较钝,阴血濡养不足之体,运用此方,确能温通其阳,滋养其阴,增添化育之生机,颇具调燮之妙用,此其一也;其次,妊妇胚胎初聚,水谷精微奉以养胎。脾气运行迟钝,水气内阻于中,多呈呕逆泛恶不能食等恶阻之状,亦可应用,但须加砂仁、半夏降逆止呕。所谓"得平脉",自非其他病态;"阴脉小弱",亦是妊娠常脉,并与证情恰合,不可根据"妇人手少阴脉动甚者,妊子也"(《素问·平人气象论》)而议其不当。桂枝汤为辛、甘、温之剂,功能温通心胸之阳而宣散水气,与证、脉相符,故可施用。但对于《伤寒论》桂枝汤禁例,仍须切记。如妊妇阴虚有热,或属湿热内蕴之体,不可用。后妇人产后病篇阳旦证条,当是桂枝汤证。产后中风,日数虽久,表证仍在,故仍当用调和营卫解肌祛风之法,与此用方大意又有不同。

(2)桂枝茯苓丸方。桂枝茯苓丸方首列于妊娠病篇。当是妇人宿有癥病,而又受孕,故其主治重在"癥痼害"。"其癥不去故也,当下其癥"等语,最能说明立方本义。妊娠挟有癥病用之,亦是《内经》"有故无殒"之最好注脚。方用桃仁、芍药、牡丹皮以活血消瘀,桂枝通阳,茯苓导下。用桂枝于活血药中,最能增强消瘀解凝的作用,所谓"气行则血行"之说,当从此类药物的协同作用而深刻地体会出来。桂枝、茯苓并用又有通阳利水的效果。作丸频服,缓消其癥。病属瘀血蓄结或水血互结者皆可用之。又本方能下死胎,治怪胎。愚治慢性肠痈及肝硬化腹水等病常加减使用本方,都有一定效果。

(3)附子汤方。附子汤是《伤寒论》中治疗少阴病的主方之一。如"妇人怀妊六七月,脉弦发热,其胎愈胀,腹痛恶寒者,少腹如扇,所以然者,子脏开故也,当以附子汤温其脏",则是用于治疗妊娠而侧在里寒之证。下焦肾命真阳衰微,水寒凝涩,阳气浮于外则发热,阴寒凝于内则胎胀、腹痛、恶寒、少腹如扇。其病机仍为阳气虚、阴寒盛，故均用附子汤，在温补元阳的主治下扶正祛邪，通里和表，消除水寒，调和营血。以此可见经方异病同治之妙。附子汤包括熟附子、人参、白术、茯苓、芍药五种药，组成为治阳虚而寒之祖方，伤寒可用之，杂病亦可用之。附子本为堕胎药，但熟附子性较醇和，妊妇阳虚阴盛重证用之，自是"有故无殒"之义。

（4）胶艾汤方。《金匮要略》原文："妇人有漏下者，有半产后因续下血都不绝者，有妊娠下血者，假令妊娠腹中痛，为胞阻，胶艾汤主之。"其"假令"至"胞阻"一段文字，当应联系妊娠下血者为是。按妇人病血大下曰崩，血时时小量渗漏而下者曰漏。此处妇科病数种下血，总属冲任素虚，血不循经，因而漏下。《金匮要略》中"妇人之病，因虚、积冷、结气"的病理机制最宜从此反复涵咏。胶艾汤方重用地黄甘寒而润，芍药苦酸微寒，配以当归苦辛甘温，川芎辛香走窜。以上四味寒温互济，刚柔相合，功能为入肝养血活血，调整冲任机能而兼行气舒郁之效。局方四物汤，其来源即本乎此。且地黄配以清酒，补而不腻，润而不滞，并用艾叶温中摄血，阿胶凉润止血，炙甘草调和诸药，故胶艾汤为和营理气、温润摄纳、补血止血、通治妇科病下血的常用要方。愚用此方治妇科血证，特别是妊妇下血，其当归、川芎、艾叶用量不可过大。艾叶炒黑用。如中虚寒甚，可加炮姜，有热者可加黄芩。

（5）当归芍药散方。《金匮要略》载当归芍药散方两则：一则见于妇人妊娠病篇，主治"妇人怀妊，腹中疙痛"。另一则见于妇人杂病篇，主治"妇人腹中诸疾痛"。此方所主重在妇人腹痛，并不仅为妊娠而设。腹痛原因甚多。此方用当归、川芎、芍药养血和营并兼理气滞，白术、茯苓、泽泻健脾利湿而通行水道，当属妇科疾病中肝脾不和、虚中挟实、水血并治之法。设妇科腹痛，特别是妊妇，如病机不关水停血瘀，则川芎、当归辛窜，泽泻渗利，未可贸然与服。

（6）干姜人参半夏丸方。妊娠呕吐气逆，俗名恶阻。《金匮要略》中干姜人参半夏丸方主治"妊娠呕吐不止"。法取理中之半，以干姜温中煖寒，人参益气补虚，并配以半夏、姜汁和胃化痰，降逆止呕。温中益气之中，而寓辛开宣降之妙。自为中焦虚寒，水饮停于心下，胃气因而上逆之证立法。半夏为止呕降逆之药,《伤寒论》《金匮要略》方用之,可证。唯俗传妊娠忌服半夏,《妊娠药忌歌》载之,此种说法,当指生半夏。实则半夏如经炮制,或配以生姜减去麻口之性,即可使用。愚遇妊娠恶阻呕吐不止,如属寒饮,常用本方加砂仁、紫苏、陈皮等温中降逆;如属热证,则用橘皮竹茹汤加芦根、枇杷叶、制半夏等清降,或再少加黄连以苦降止呕,甚有效验。

(7)当归贝母苦参丸方。《金匮要略》原文:"妊娠小便难,饮食如故,当归贝母苦参丸主之。"方用当归养肝和血,贝母解郁散结,苦参清利湿热,且贝母主"伤寒、烦热、淋漓",苦参主"溺有余沥、逐水",《内经》自有明文可稽,亦与《金匮要略》方意相合。此"妊娠小便难",当是血虚而湿热蕴于冲任,热势无从宣泄所致。所谓"饮食如故",明示其发病部位不在中焦,而在下焦,故用养血解郁清利湿热之法。此方是丸剂,且药量甚小。如改作汤剂,则剂量不宜太大。因苦参虽有参名,毕竟苦味太浓,特别是对于孕妇,最易引起伤胃动呕之弊。愚用此方加味以治西医所谓泌尿系统感染甚效。

(8)葵子茯苓散方。《金匮要略》原文:"妊娠有水气,身重,小便不利,洒淅恶寒,起即头眩,葵子茯苓散主之。"怀孕之后,气滞水停,三焦失于通调,水道不利。阳气被遏,因而恶寒;水气上逆,故起则头眩。是已发生全身性水气病变,故用通利消水法。取葵子滑泽利窍以消水,茯苓淡渗通阳而利水。小溲通利,诸证自可缓解。但葵子性滑渗利,胎孕所忌,苟非实性水肿,还须斟酌使用。

(9)当归散方。《金匮要略》原文:"妇人妊娠,宜常服当归散。"并有"妊娠常服即易产,胎无所苦。产后百病悉主之"之说。循译立方大意,当为妇人胚胎初聚时血凝气滞,内蕴湿热而腹中不和,引起心腹诸痛而设。方用当归、川芎、芍药养血和营中而兼理气滞,白术、黄芩清热除湿并有安胎的作用。丹溪谓白术、黄芩为安胎圣药,其来源当肇端于此。若冲任不固,腹痛见红,则另有专方,非本方所能治。

(10)白术散方。《金匮要略》原文:"妊娠养胎,白术散主之"。《外台秘要》引《古今录验》,与此略同。方用白术健脾利湿,川椒温胃降逆,川芎媛血兼散气郁,牡蛎软坚善消痰水。方后并云:"但苦痛加芍药,心下毒痛倍加川芎,心烦吐痛，不能食饮，加细辛、半夏……"据以方测证之例，当因妊妇脾胃虚寒，寒饮不化，蓄于中焦，而为胃痛腹痛，故用此温中散寒、和胃降逆、散郁消水以止痛之法。所谓"痛则不通，通则不痛"，亦与此病机理、治法大致相符。

陆渊雷谓："当归散治妊娠心腹挛急而痛，心下痞，小便不利者。白术散治妊娠心腹冷痛，胸腹有动，小便不利者。"甚是。愚治不因妊娠之内、妇各科脾胃冷痛停饮吞酸之病，用之亦有效验。

2. 妇人产后病方

新产妇人有三病：一者病痉，二者病郁冒，三者大便难。产后中风用桂枝汤（阳旦汤）以调和营卫，是汗法；（参前妊娠病篇）胃燥腑实用大承气汤，是下法；和解则用小柴胡汤。三方方义当与《伤寒论》互参。对于产后疾病，必须对证使用。当归生姜羊肉汤，《金匮要略》亦用之治寒疝腹痛。以下所载方共八首，今依次阐述于下。

（1）小柴胡汤方。《金匮要略》原文："产妇郁冒，其脉微弱，呕不能食，大便反坚，但头汗出。"其发病机理当与"亡血复汗，寒多，故令郁冒"并参。盖亡血复汗，易中风寒，虽见郁冒，亦属枢机不利所致，故云："大便坚，呕不能食，小柴胡汤主之。"此与《伤寒论》148条阳微结证略同，故宗"伤寒中风，有柴胡证，但见一证便是，不必悉具"（101条）之例，而用和解之小柴胡汤。若不因风寒，"血虚下厥，孤阳上出，故头汗出"，而产生郁冒，当照产后血晕治法，而不可用小柴胡汤。下文妇人杂病篇中"妇人中风，七八日续来寒热，发作有时，经水适断，此为热入血室，其血必结，故使如疟状，发作有时，小柴胡汤主之"属热入血室，故云血结，但寒热发作有时，邪有外泄之机，故用小柴胡汤，因势利导，以枢转外出。二者证候不同，但治法相同，以见异病同治之妙。

（2）大承气汤方。《金匮要略》原文："病解能食，七八日更发热者，此为胃实，大承气汤主之。"然大承气汤由芒硝、大黄、厚朴、枳实组成，为攻下峻剂。此条产妇以血虚之体，当郁冒之后虽见当下证候，是否能用大承气汤，必须审慎。读者当宗其法，勿拘于其方可也。下条："产后七八日，无太阳证，少腹坚痛，此恶露不尽;不大便,烦躁发热,切脉微实,再倍发热,日晡时烦躁者,不食,食则谵语,至夜即愈,宜大承气汤主之。热在里,结在膀胱也。"此条末二句当接"恶露不尽"下读,略同倒装句法。当是产后恶露不尽,瘀结下焦而为蓄血,与太阳随经郁热在里而为蓄血,其病源虽异,但病机略同。所举不大便、不食、烦躁、谵语、发热等"宜大承气汤主之",以示与阳明腑实证候近似,而治法不同,宜互相参较鉴别之意。

（3）当归生姜羊肉汤方。《金匮要略》原文:"产后腹中疞痛,当归生姜羊肉汤主之;并治腹中寒疝,虚劳不足",又"寒疝腹中痛,及胁痛里急者,当归生姜羊肉汤主之"。此两条中,一条属产后之病,另一条属疝病,但其机理均是血虚寒凝腹痛之证,即尤在泾所云"血虚则脉不营,寒多则脉细急,故腹胁痛而里急也",均用当归生姜羊肉汤,取当归养血止痛,羊肉温阳补虚,生姜性味辛辣而和胃散寒,并能调和羊肉腥膻之气味。所谓"形不足者,温之以气,精不足者,补之以味"(《素问·阴阳应象大论》)是也。如遇妇女冲任素虚,血海久寒,冷带清稀,久不受孕,或经来量少色淡,或腹部常绵绵作痛,喜温恶冷,食欲不佳,大便常溏,小便清白之证,照方配制,或加芍药以和营止痛,或加白术、陈皮以和胃止呕,或加黄芪以气血双补,或加熟附块以温阳补虚,功能为调整全身机能,补益不足之躯体。坚持常服久服,每可收到良好的效果。

（4）枳实芍药散方。《金匮要略》原文:"产后腹痛,烦满不得卧,枳实芍药散主之。"当是新产之后,气滞血凝而为里实腹痛之证。方用枳实芍药散,取枳实辛香而破气消痞以散结,芍药苦酸而和营缓急以止痛。枳实、芍药二味配合,行气和血之功最著,但现时单用者少,多配入其他方药中并用,如《伤寒论》大柴胡汤治少阳兼里实证,四逆散治气郁而厥,麻子仁丸治脾约大便硬。《金匮要略》中排脓散之主痈脓,都是芍药、枳实并用,立方大意可以互相参较。

（5）下瘀血汤方。《金匮要略》原文:"产妇腹痛,法当以枳实芍药散,假令不愈者,此为腹中有干血着脐下,宜下瘀血汤主之;亦主经水不利。"盖新产之妇,恶露未尽,最易血凝气结,甚或演变为蓄血之证。此证服枳实芍药散而不愈,是病变更已深入一层,瘀血内着,结于下焦,而为腹痛(当是脐下少腹部),故用破血消瘀之法。方用桃仁辛滑，滑以去着，主破血闭，下血瘕；䗪虫咸寒，咸以软坚，消血积癥瘕，破瘀血，下血闭；大黄苦寒，苦以泄滞，下瘀血血闭寒热，破癥瘕积聚，治留饮宿食，推陈致新。下瘀血汤为活血消瘀常用要方，其方药组合、制剂、服法等类似抵当丸而药力较为平稳，内外伤科有关瘀血蓄结之证，皆可用之。陆渊雷指出瘀血特征为"小腹有痛块，肌肤甲错，目中色蓝，脉迟紧沉结或涩，舌色紫绛，或有紫斑"，可供参考。

（6）竹叶汤方。《金匮要略》原文："产后中风，发热，面正赤，喘而头痛，竹叶汤主之。"此是产后风中于表阳而虚于里之证。故用桂枝去芍药加附子汤以固元阳，人参益气，竹叶、葛根、防风、桔梗清宣风热。《金匮要略》云："新产血虚，多汗出，喜中风，故令病痉。"本方方后云："颈项强，用大附子一枚。"葛根一药在《伤寒论》中主治"项背强"。以方测证：此方可治产后中风病痉之轻者。六气皆能发热，均可致痉。若新产血虚，又感温热燥火之邪，热盛灼津而成痉者，则宜参照温病治法，此方切不可用。

（7）竹皮大丸方。《金匮要略》原文："妇人乳中虚，烦乱呕逆，安中益气，竹皮大丸主之。"尤在泾注："乳子之时，气虚火胜内乱而气逆也。"方用竹茹、石膏甘寒清热除烦而降逆气，白薇苦咸寒而善清浮热，桂枝辛甘温而通阳，并可调和寒凉药太重之弊。尤在泾妙在重用甘草配以枣肉和丸，确有安定中宫之意。胃热得清，可免壮火食气之嫌，故谓之"安中益气"。若"有热者倍白薇"以清热，"烦喘者加柏实"以清心止烦，并可为法。

（8）白头翁加甘草阿胶汤方。白头翁汤在《伤寒论》中主治厥阴热利，方中白头翁、秦皮、黄连、黄柏等苦寒之品皆有清热燥湿、坚肠止利之效。《金匮要略》云："产后下利虚极，白头翁加甘草阿胶汤主之。"此下利当亦属于热利范畴。以新产血虚，又见下利，阴液注下，故云"虚极"，有极疲惫之义，故在白头翁汤的基础上，再加阿胶育阴润肠兼止血，炙甘草和中，缓急迫。白头翁汤及此方治血痢甚效，如需和营，再加当归、芍药、玫瑰花，理气加砂仁、木香等。愚治妇女崩漏，血虚热盛，亦有用此方而病愈者。

3. 妇人杂病方

妇人杂病门治热入血室三法详见《伤寒论》。其小青龙汤与泻心汤条大旨重在申述表里先后之治则,皆未录。余如抵当丸、小建中汤、肾气丸、猪膏发煎诸方,虽主治伤寒杂病;但对于治妇人杂病仍有一定的实际意义。今据原书依次阐析。

(1)半夏厚朴汤方。《金匮要略》原文:"妇人咽中如有炙脔,半夏厚朴汤主之。"《千金方》描述主证更详:"胸满,心下坚,咽中贴贴,如有炙肉,吐之不出,吞之不下。"后人谓此证为"梅核气",多由妇人情志抑郁,痰涎与气相结而成。方用半夏、生姜辛散水饮而宣降逆气,茯苓淡渗利水,厚朴利气消满,紫苏叶开郁散结,诸药合用为消痰利水、行气散结之法。此病多发生于妇女,但男性间亦有之。若证属痰火相结,则此方无效。

(2)甘麦大枣汤方。《金匮要略》原文:"妇人脏躁,喜悲伤欲哭,象如神灵所作,数欠伸,甘麦大枣汤主之。"此证多见于妇女,主因情志抑郁,或忧愁思虑过度,血虚脏燥,虚火上炎,遂致影响神明,《内经》所谓"悲则心系急",实与此证机理大致相符。用小麦、甘草、大枣三味补益心脾之气,缓其急迫而安定神明。愚治此证,常用此方再加龙齿、龙骨、牡蛎以潜阳,或加当归、生地黄、丹参以养血,或佐白芍、山茱萸、五味子以敛肝,或加酸枣仁、柏子仁、龙眼肉以益心,或加百合、夜交藤以治不寐,安神明,或另加川贝母、炙远志、合欢皮以舒郁化痰等。多服久服有效,厥功甚伟,勿以"果子药"而忽之。

(3)温经汤方。《金匮要略》所谓"妇人之病,因虚、积冷、结气,为诸经水断绝,至有历年,血寒积结,胞门寒伤,经络凝坚"当是妇女经候不调、崩漏下血诸病之纲。《金匮要略》温经汤方主治少腹里急,腹满(痛),崩中下血,为下寒证;暮即发热,手掌烦热,唇口干燥,为上热证。病由曾经半产下血,瘀血未尽,新血难生,风寒客于胞中,营卫不得谐和,遂呈现寒热杂错之病况。温经汤以吴茱萸、桂枝、牡丹皮暖血散寒而消宿瘀;当归、川芎、芍药、阿胶、麦冬育阴和营而生新血;半夏、生姜和胃降逆;人参、甘草补中益气。尤在泾曰:"瘀久者营必衰,下多者脾必伤也。"方后主"妇人少腹寒，久不受胎，兼取崩中去血，或月水来过多，及至期不来"在临床上都有一定的实际意义，可供参考。

（4）土瓜根散方。《金匮要略》原文："带下经水不利，少腹满痛，经一月再见者，土瓜根散主之""阴癫肿亦主之"。此是通经活络、理气和营、去瘀止痛之剂。因经一月再见，宿瘀尚有疏泄之机，故其药力自较下瘀血汤为轻。方用土瓜根行经络，通月水；䗪虫消瘀血，破癥块；芍药和营止痛；桂枝通阳行痹。在临证中，愚常与下瘀血汤和桂枝茯苓丸混合施用。土瓜又作黄瓜，非是。吴其浚作赤雹子，可作参考。此药药店不备，今人多以瓜蒌根代用。

（5）胶姜汤方。《金匮要略》原文："妇人陷经，漏下黑不解，胶姜汤主之。"此条当是经来颜色晦暗，淋漓不断，延为漏下之病。干姜温中摄血，阿胶育阴止血，二味相配，合为温摄益血之剂，治中虚不能统摄而形成崩中漏下诸病，效果卓著。愚用《金匮要略》黄土汤治便血，每以炮姜易附子，即从此方推演而来。延年驻车丸（干姜、阿胶、当归、黄连）干姜、阿胶并用，当亦本此。林亿谓，胶艾汤，盖因《千金方》胶艾汤有干姜之故，亦可参考备用。

（6）大黄甘遂汤方。《金匮要略》原文："妇人少腹满如敦状，小便微难而不渴，生后者，此为水与血俱结在血室也，大黄甘遂汤主之。"盖由产后恶露不尽，与水互结于血室，而成为水血并结之实证。用大黄以祛瘀逐结，甘遂以泻水破结，阿胶育阴血，缓急迫，是逐水消瘀两用之法，亦是祛邪与扶正并用之法。凡男、妇水血结于下焦之实热证候，皆可用之，不必定拘于产后。《金匮要略》此条列于妇人杂病而不属于产后，谅亦有见于此。此方治水热俱结于血室，故少腹硬满而小便难；若抵当汤所治纯属蓄血，证为少腹硬满，神志失常而小便自利。又大陷胸汤治水热相结而病在胸膈，本方治水热相结而病位在少腹。以此为别。

（7）抵当汤方。《金匮要略》原文："妇人经水不利下，抵当汤主之。（亦治男子膀胱满急有瘀血者。）"按经水不利，血热结实至深，自可采用破血逐瘀之法。方中桃仁辛滑而利，去瘀血血闭；大黄苦寒泻热，活血去瘀；水蛭、虻虫虫类药，破血逐瘀之力颇为猛烈。若为一般血结实证，用土瓜根散或下瘀血汤类足矣，不必用此破血峻剂。此外,《伤寒论》抵当汤证有少腹硬满,如狂或发狂,喜忘,小便自利,或大便黑等,可参。

(8) 红蓝花酒方。《金匮要略》原文:"妇人六十二种风,及腹中血气刺痛,红蓝花酒主之。"红蓝花即红花,《开宝本草》载其主治"产后血运口噤,腹内恶血不尽,胎死腹中,并酒煮服"。红花为消瘀解凝要药,配以清酒,更能发挥活血散血的作用。六十二种风,其义未详。妇人腹中血气刺痛当是血瘀气凝之病变,用红花酒亦寓"治风先治血,血行风自灭"之意。近世王清任《医林改错》将桃红四物汤增损演变为各种逐瘀汤,以治瘀血种种病变,殊有创见。唯后世《本草衍义补遗》谓红花少用养血,多则行血,过用能使血行不止而死,亦属阅历有得之谈。曾治一妇产后儿枕痛,自服红花酒过多,下血不止,病已垂危,愚用大剂归脾汤加炮姜、阿胶、乌贼骨、茜草根炭等药频服而侥幸血止,但神气疲惫,经年始复,是知用药当仔细审慎。

(9) 小建中汤方。《伤寒论》云:"伤寒,阳脉涩,阴脉弦,法当腹中急痛,先与小建中汤。"(100条)《金匮要略·血痹虚劳病脉证并治第六》云:"虚劳里急,悸,衄,腹中痛,梦失精,四肢酸疼,手足烦热,咽干口燥,小建中汤主之。""妇人腹中痛,小建中汤主之"的机理当与上述条文互参。病由:中虚而寒,气滞血凝,脾络不和,而腹部绵绵作痛;或土虚木乘,而腹中拘急作痛。此二者皆可用小建中汤。小建中汤以大甘之饴糖急建中气,为主药,复入桂枝加芍药汤,功能行气血,和营卫,通里达表,扶正祛邪;又能扶土抑木,调和肝脾,而有缓急迫止腹痛的作用。唯此证外候所见"手足烦热,咽干口燥"等是营卫不相和谐之故,不可误认为阴虚而热,须注意审辨。

(10) 肾气丸方。《金匮要略》肾气丸方,书中凡四见,用于治妇人病转胞,是其一也。妇人杂病篇载:"问曰:妇人病饮食如故,烦热不得卧,而反倚息者,何也?师曰:此名转胞不得溺也,以胞系了戾,故致此病,但利小便则愈,宜肾气丸主之。"此证由于肾阴肾阳俱虚,阴液虚而不得濡润,阳气虚而不能煦化,遂致水气不行,壅于下焦,胞系了戾,不得小便,故病名转胞。肾气丸为肾阴肾阳并补之剂,又能化气行水,使小便通利,病自可愈。

（11）猪膏发煎方。《金匮要略·黄疸病脉证并治第十五》载猪膏发煎方两则：一为"诸黄，猪膏发煎主之"。二是妇人杂病篇"胃气下泄，阴吹而正喧，此谷气之实也，膏发煎导之"。其治发黄，当属津液枯燥挟有宿瘀所致，与湿热发黄证有不同。阴吹多见于妇女，其一般未服药医治。此证为谷气实，故可仿治虚黄病例，而用润肠燥消宿瘀之猪膏发煎以导之。

（12）矾石丸方。《金匮要略》原文："妇人经水闭不利，脏坚癖不止，中有干血，下白物，矾石丸主之。"病因：妇女经水闭而不通。脏坚癖是中有瘀血，不止指下白物说。《伤寒论》中亦有此类似句法。因瘀血久结，酿为湿热，久而腐化，以致白带时下。矾石丸取白矾煅则为枯矾，功能燥湿固脱；杏仁滑润，并有杀虫的作用。和之以蜜，为栓剂，纳阴道中，确有敛疮面、防腐溃之效。

（13）蛇床子散方。《金匮要略》原文："妇人阴寒，温阴中坐药，蛇床子散主之。"蛇床子为辛热温阳药，功能暖子脏，去沉寒，又有杀虫止痒的作用。该方可以治胞宫虚冷，月水不调，清冷带下，多年不育，以及阴内瘙痒有虫之病，用作温中杀虫坐药甚为适宜，唯须配合内服药施治为好。

（14）狼牙汤方。《金匮要略》原文："少阴脉滑而数者，阴中即生疮，阴中蚀疮烂者，狼牙汤洗之。"狼牙草与狼毒都属毒草类，有杀虫止痒之效，故可用作外治洗方，以治妇人湿热腐化，致阴中生疮而溃烂者。但此药药店不备。愚治阴痒，常以蛇床子、苦参、艾叶、鹤虱、荆芥等药煎水，乘热倾入盆中，先熏后洗，亦有较好的效果。

4. 结语

《素问·上古天真论》谓："女子二七而天癸至，任脉通，太冲脉盛，月事以时下，故有子。"又谓："七七任脉虚，太冲脉衰少，天癸竭，地道不通，故形坏而无子也。"盖冲为血海，任主胞胎，肝为藏血之脏，女子疾病多主于肝，故妇科经产胎带及乳病的发病机制均与冲、任、肝脏生理功能失常进而引起病理变化有关。《金匮要略》妇人病三篇方证之中内寓暖肝、清肝、养肝、抑肝、疏肝诸法。医者识得病证之所由来，然后可知治法之所确立。

妇人以血为主，血病则经候不调，百病丛生。《金匮要略》治妇科血证诸方，如破血祛瘀用下瘀血汤、抵当汤，活血消癥用桂枝茯苓丸，活血通经用土瓜根散，温经养血用温经汤，养血止漏用胶艾汤等，都是妇科常用要方。是治血证诸法，《金匮要略》大体粗备。血与气有紧密联系，如土瓜根散、桂枝茯苓丸中用桂枝行气通痹，胶艾四物汤中川芎、当归养血活血中又能理气行滞，都是其例。故在治法中不可抓住血病之一面，而遗却"气"这一面。

《金匮要略·水气病脉证并治第十四》谓："少阳脉卑，少阴脉细，男子则小便不利，妇人则经水不通；经为血，血不利则为水，名曰血分。"《脉经》谓："经水前断，后病水，名曰血分，此病为难治；先病水，后经水断，名曰水分，此病易治。何以故？去水，其经自当下。"按《脉经》此段辨妇科病水分血分之机理、治法及预后甚精，当是仲景遗意。但水与血病二者每多混合出现。妇科方中，如当归芍药散活血利水，大黄甘遂汤破血逐水，以及桂枝茯苓丸活血消癥，亦是水血并治之方。如单属血结或水结，又另有专方处治。

妇科妊娠疾病，重点在下血腹痛。《金匮要略》此篇如胶艾汤温经养血，摄漏下，理腹痛；附子汤温阳暖胞，补虚固下，以治下焦虚寒腹痛。其他如当归芍药散调和肝脾，和血利水，当归散"常服"，白术散"养胎"，以方测证，当为心腹诸痛之证而设。此外，桂枝茯苓丸活血消癥，用于妊娠兼有癥病下血，亦寓"有故无殒"之意。对于妊娠药物禁忌，如俗传《妊娠药忌歌》所载，虽不尽如其说，亦当加以重视。愚意大毒峻烈攻坚导下有碍胎元之品，总以慎用为是。

当归苦、甘、辛，温，配以川芎辛香走窜，养血活血，又有理气舒郁的作用，再入芍药，苦酸微寒，敛肝和营，除痹止痛，加入苦甘寒之地黄，滋阴养血。四味相合，温而不燥，寒而不腻，最是调经和营、养血理气之通用效方。从《金匮要略》胶艾汤、温经汤、当归芍药散等方主治中，可以窥其大义。后人四物汤、六合汤都是从此演变发展而来，用之多效，亦是中医妇科学术之一进步。四物汤中，芍药（可用白芍或赤芍）、地黄（生地黄或熟地黄）、当归（全当归、归身或归尾）三味及整个药物剂量,皆可因证而变,灵活使用。"新产妇人有三病:一者病痉,二者病郁冒,三者大便难"。其为竹叶汤主治之证,当是治阳虚冒风、邪实正虚之欲作痉者,不可用于营阴不足、风火相扇之痉证。若"亡血复汗,寒多,故令郁冒",当是血虚之体,又感风寒,故据"伤寒中风,有柴胡证,但见一证便是,不必悉具"之例,而用和解法,与产后血晕治法不同。其"亡津液,胃燥,故大便难",当用濡润肠道通导大便之法,一般不得用大承气汤。盖《伤寒论》《金匮要略》两书多用互相参较之笔法,欲详反略,细参仲景全书可见。

《金匮要略》妇人病三篇所载经带胎产及杂病,均系临床上常见之病证。其所用之方中,内服有汤、丸、散、煎,外治法有针刺、坐药、洗方等不同,用药简便而疗效切实可靠。直到今天,仍有实用价值,值得重视研究。

《金匮要略》妇人病三篇中所用之方,如桂枝汤、附子汤、小柴胡汤等是《伤寒论》方,小建中汤、肾气丸等又是《金匮要略》治内科杂病要方。这说明对于中医学术的理论与临床实践当具有全面综合性的理解,这是重要的一环。故诊治妇科疾病,必须全面掌握,才能运用自如,且应注意妇科疾病有其特殊方面。此外,妇科用方,如桂枝茯苓丸、下瘀血汤、当归芍药散等,愚常用于内外伤科等各个方面,亦有较好的效果。

（原载《湖北中医杂志》1983 年第 3 期第 1～4 页和第 14 页及 1983 年第 4 期第 45～48 页）

《伤寒论》的读法

《伤寒论》一书,主要是突出六经辨证,并以理法方药具备而著称的一部中医古典著作。一千七百多年来,受到人们所尊崇而被认定是中医必读之书。原书十篇共计三百九十七条,词趣隽永。书中前后相应,首尾贯通,有浑然一体、似分又合之妙,后人遵而用之,极有征验,故又有尊为三百九十七法之说。兹为畅发本义,抽绎妙理,撰其语词,约分数端,以供参较。

1. 设问

古书多用拟问之体。若孔孟老庄屈宋苟扬等大作,固无论已。即如《内经》本岐黄家言,亦多采用问对体,在《素问》《灵枢》之章节比比都是。《伤寒论》间亦采用问答之词,如"问曰:证象阳旦……"者是。此外,《难经》相传为诠译《内经》歧黄问难之作,所以多采用拟问之词。《伤寒论》亦运用此类语词,针对所提问题,用以调整语气,变换语法,使其前后相应,并反复畅明其义理,很有必要。如"脉浮紧者,法当身疼痛,宜以汗解之;假令尺中迟者,不可发汗,何以知其然?以荣气不足,血少故也",又如"浮脉宜以汗解,用火灸之,邪无从出……欲自解者,必当先烦,烦乃有汗而解,何以知之?脉浮,故知汗出解"等皆是。

2. 引用

仲景自序:"撰用《素问》《九卷》《八十一难》《阴阳大论》《胎胪药录》。"故书中论理多直接引用古医经,例如,"伤寒一日,太阳受之"(4 条)与《素问·热论》"伤寒一日,巨阳受之"之文相同,即为明显之迹象。其"伤寒二三日,阳明少阳不见者,为不传也"义亦从同,但语词略变,盖六经以次序言,固当有此排列冒首之句,仲景恐人由此而产生误解,故反复推理阐述病势之传与不传。又如,"营行脉中,卫行脉外",当是本诸《灵枢·营卫生会》"营在脉中,卫在脉外"之旨,亦与《难经》"清者为营,浊者为卫。营行脉中,卫行脉外"之词相符,仲景用以阐发营卫不和之机理,足征学术渊源有本。

3. 错综

同一方证,参错互见于《伤寒论》中的例子很多,如麻黄汤证共八条(包括太阳伤寒总纲),看似文字拖沓,证候重复,实则此详彼略,各有侧重,故反复申述,用交错的文法,以畅发其义。如"太阳病,或已发热,或未发热,必恶寒,体痛,呕逆,脉阴阳俱紧者,名为伤寒"是太阳伤寒之总纲。"太阳病,头痛发热,身疼腰痛,骨节疼痛,恶风,无汗而喘者,麻黄汤主之"是承接第三条而言,并补叙其主证、主方。"太阳与阳明合病,喘而胸满者,不可下,宜麻黄汤"则是二阳合病,病势偏重于表,故突出在表证之喘而胸满,并与阳明腹满而喘之病重于里者相鉴别。"太阳病，十日以去……脉但浮者，与麻黄汤"以示表病多日，举脉浮而括，表实不解，亦即以脉括证法，故可与麻黄汤。"太阳病，脉浮紧，无汗，发热，身疼痛，八九日不解，表证仍在，此当发其汗，服药已微除，其人发烦目瞑，剧者必衄，衄乃解。所以然者，阳气重故也，麻黄汤主之"。太阳病八九日，伤寒表实之主脉主证俱在，自当主用麻黄汤，但因邪郁过久，故服汤后不为汗解，而为衄解。"伤寒，脉浮紧，不发汗，因致衄者，麻黄汤主之"。伤寒表寒实证，因邪郁致衄，故用麻黄汤，但麻黄汤为辛温发表之剂，其适应证自以无汗为标准，否则不可滥用。太阳伤寒表实无汗，其主脉浮紧，但亦有脉浮或浮数者，故"脉浮者，病在表，可发汗，宜麻黄汤""脉浮而数者，可发汗，宜麻黄汤"。以上所述均是麻黄汤证，但其内容之中大意不同，故条文参错互见，以曲尽其要。此种词例，当归于错综法。其他如桂枝汤证、柴胡汤证亦然，因文繁，不一一备举。

4. 反复

《伤寒论》中，有的将条文中的词句分为二、三段阐述，反复伸畅其义。此类语词为反复法。如"微数之脉，慎不可灸。因火为邪，则为烦逆，追虚逐实，血散脉中，火气虽微，内攻有力，焦骨伤筋，血难复也"，此示阴虚火旺之体，切不可施用火治法，设误用灸法，则火热愈盛，谓之逐实，阴血愈伤，谓之追虚，火气虽微，内攻有力，造成损坏筋骨之后遗症，故反复申述误治的危害性。又如"太阳病，先发汗不解，而复下之，脉浮者不愈。浮为在外，而反下之，故令不愈。今脉浮，故在外，当须解外则愈，宜桂枝汤"。此节第一段总述太阳病的治法，当汗忌下，今误下后而表证仍在，是病候之全过程。第二段说明表病当因势利导，使邪从外解，下法是为里实证设，当汗反下，故病不愈。第三段申述下后而表证仍在，仍当以汗解为宜，从而反复说明表病治法当从外解的重要性。

5. 转换

六经病中，其证候经过适当的阶段，出现某些变化，有表病入里者，如"血弱气尽，腠理开，邪气因入，与正气相搏，结于胁下，正邪分争，往来寒热……小柴胡汤主之。服柴胡汤已，渴者，属阳明，以法治之"，是少阳而转属阳明，自当根据阳明证情,考虑以清下等方法治之。又有轻证转为危证者,如"少阴病,脉微细沉,但欲卧,汗出不烦,自欲吐,至五六日,自利,复烦躁不得卧寐者,死",是少阴虚寒,因失治而转为危证。再有表里寒热错综复杂的病候,其治疗措施宜有缓急先后之别,如"伤寒大下后,复发汗,心下痞,恶寒者,表未解也,不可攻痞,当先解表……解表宜桂枝汤,攻痞宜大黄黄连泻心汤",是先治其表之例。又"伤寒,医下之,续得下利清谷不止,身疼痛者,急当救里……救里宜四逆汤,救表宜桂枝汤"则是急当救里之例。又有同一病候,因具体病况不同,其转归自有不同,如"伤寒热少厥微,指头寒,默默不欲食,烦躁数日,小便利,色白者,此欲除也,欲得食,其病为愈;若厥而呕,胸胁烦满者,其后必便血",此是热厥,有两种转归,一则可以自愈;二则邪热深入,损伤阴络而为便血。以上数例,皆可归于转换法。

6. 反衬

反衬是根据相似的脉象、证候,以反衬的词句,针对现有证候的特征而加以分析比较。例如"病人脉数,数为热,当消谷引食,而反吐者,此以发汗,令阳气微,膈气虚,脉乃数也。数为客热,不能消谷,以胃中虚冷,故吐也",脉象主病,一般是数脉主热。若胃热而见脉数,其证当消谷引食。今发汗后中阳气衰,虚冷转甚,阳浮于上,故曰客热。胃中虚冷而吐,其证当如太阴脏寒不渴之例,其脉虽数,必显然无力,与胃热脉数自有不同。又如"伤寒有热,少腹满,应小便不利。今反利者,为有血也。当下之,不可余药,宜抵当丸",此以反衬的词句,用少腹满、小便不利之蓄水证说明少腹满,小便自利之蓄血证。这就是反衬的表现形式。

7. 排比

《伤寒论》的某些条文中,针对两个截然相反的病位、性质和病势发展的不同情况,或证候类似但性质不同,运用对比的词句来进行分析比较,叫作排比。具体举例如下。

(1)阴阳对举法:例如"病有发热恶寒者,发于阳也;无热恶寒者,发于阴也"，此乃将发热恶寒与无热恶寒对比而辨病发于阳与发于阴。须综合其他证象而拟定治疗措施，使其更为精确。又如"病发于阳，而反下之，热入因作结胸；病发于阴，而反下之，因作痞也"说明表证误下后，若其人体质较实，阳热内陷，与胸膈水饮相结，则成为结胸，即所谓"病发于阳"。如患者胃阳素弱，误下后，使客气结于心下，聚而成痞，即所谓"病发于阴"。以上二例是阴阳对举法。

（2）表里对举法：例如"伤寒不大便六七日，头痛有热者，与承气汤；其小便清者，知不在里，仍在表也，当须发汗……宜桂枝汤"，说明头痛有热不大便，病有在表或在里两种之可能，治法在表宜汗，在里宜下，故举出小便清否为辨表里证之依据，是表里对举法。

（3）虚实对举法：例如"发汗，病不解，反恶寒者，虚故也；不恶寒，但热者，实也，当和胃气，与调胃承气汤"，同一汗后，因患者体质不同，病机有虚实之不同。汗后恶寒，多属少阴虚寒，不恶寒但热，多属阳明实热之证，故与调和胃气之调胃承气汤，是虚实对举法。

（4）寒热对举法：《伤寒论》里有此条与彼条互为对举者，亦属于排比范畴。如"自利不渴者，属太阴，以其脏有寒故也，当温之，宜服四逆辈""下利，欲饮水者，以有热故也，白头翁汤主之"，一属太阴脏寒，故自利不渴，治法当温，主方宜理中、四逆之类，二属厥阴热利，故下利渴欲饮水，治法主以直清里热之白头翁汤。再如"腹满不减，减不足言，当下之，宜大承气汤"，此与《金匮要略·腹满寒疝宿食病脉证治第十》"腹满时减，复如故，此为寒，当与温药"证候类似，但一属实热，二属虚寒，性质截然不同，则治法自有不同。二者排比举出，可以互相参较。

8. 摹状

古人常用叠字形容自然界人物之情态。刘勰曰："'灼灼'状桃花之鲜，'依依'尽杨柳之貌，'杲杲'为日出之容，'瀌瀌'拟雨雪之状，'喈喈'逐黄鸟之声，'嘤嘤'学草虫之韵……并以少总多，情貌无遗矣"。（《文心雕龙》）宋代陆游所作诗中"黯黯江云瓜步雨，萧萧木叶石城秋"（《登赏心亭》）当亦同此类。

仲景则用叠字以形容疾病之情状,如"啬啬恶寒"中"啬",《玉篇》释为"悭贪也",《易经·说卦传》中亦有"为吝啬"之意。《伤寒论》则叠用"啬啬"两字以形容风寒中于太阳肤表,卫外阳气不得舒展,故现此缩头缩脑、畏恶风寒之状。

对于"淅淅恶风"中"淅",《说文解字》释为"汰米也"。《孟子》曰:"接淅而行。"夏侯孝若《寒雪赋》有"集洪霰之淅沥"之句,后人又以淅沥为风雨之声,当是均从许氏(许慎)之说延伸而来。淅淅恶风,当风邪中于肌腠,卫外不和,见风猝然凛冽,毫毛收缩,故有此形容之词。

"翕翕发热":《说文解字》释"翕"为"起也"。《尔雅》谓"翕"为"合也"。如鸟合羽,轻附浅合之貌。"翕翕发热",即方中行所云"热候之轻微,翕火炙也,翕为温热而不蒸蒸大热也"。

"漐漐微似有汗者佳":《集韵》释"漐"为"汗出貌,一曰漐漐小雨不辍也"。仲景用"漐漐"以形容服桂枝汤后正胜邪却,全身湿润,而微汗病解之象,盖不汗则邪无从出,过汗淋漓则有伤阳气损阴液之后果。此"漐漐"一词,甚是恰到好处,惟妙惟肖。

"项背强几几":"几"音"紧",《说文解字》释"几"为"鸟之短羽几几然"。象形,形容短羽之鸟欲飞而不得升腾之状。此借"几几"以释项背强,亦是摹状之词。明人有释"几"为"几案"之"几",谓有拘谨之意,其说亦有所本。但"几"字无钩挑,愚意以从大多数读"紧"为是。

"濈然汗出":《埤苍》释"濈"为"水行出也"。又疾貌,曹植《七启》有"濈濈凫没"之句。仲景用"濈然汗出"或"濈濈然汗出"以形容阳明高热,亦即程郊倩所谓有连绵不断汗出之意。

9. 倒装

文中特意颠倒文法或逻辑上的一般顺序,称倒装文法,大都用上加强语势,调和音节,或错综句法。例如,古书上"何哉?尔所谓达者"(《论语》)一般顺序当是"尔所谓达者,何哉?"又如,"盍不出从乎?君将有行"(《管子》)的普通顺序应为"君将有行,盍不出从乎?"《伤寒论》中间用倒装法,柯琴谓是"倒序法"。如

"伤寒，心下有水气，咳而微喘，发热不渴，服汤已渴者，此寒去欲解也，小青龙汤主之"。伤寒，心下有水气，发热不渴，咳而微喘，是小青龙汤的适应证，故"小青龙汤主之"，当在"服汤已"句之上，即是倒装句法。服汤已即指服小青龙而言，服汤已而渴，是寒饮得去，病有向愈之机。又如"太阳病，脉浮紧，无汗，发热，身疼痛，八九日不解，表证仍在，此当发其汗，服药已微除，其人发烦，目瞑，剧者必衄，衄乃解。所以然者，阳气重故也，麻黄汤主之"，太阳，无汗、发热、身疼痛，是太阳伤寒主证，脉浮紧，是太阳伤寒主脉，病虽多日，表证仍在，故当主以麻黄汤解表发汗，服药已微除，是指服麻黄汤后而言，亦即倒装。因邪郁日久，不能一汗即除，故发生心烦目瞑或见衄血之病解情况。

在古诗中，倒装句出现于一句之中的更多。如唐诗"古木鸣寒鸟，空山啼夜猿"（魏徵《述怀》）的普通顺序当是寒鸟鸣，夜猿啼，此即倒装之例。《伤寒论》倒装法亦有出现于一句之中的，如"太阳之为病，脉浮，头项强痛而恶寒"，从病情分析，头项强痛，一般当指头痛项强，所谓"病如桂枝证，头不痛，项不强"可为一证。此作头项强痛，自是倒装句法。

10. 警句

读《伤寒论》，用伤寒法，重在辨证清楚，所用方药准确无误。仲景立法本旨，最虑虚证而误作实治，当汗而错用下法，反之亦然。故其语词多用警句，以示垂诫。如"脉微弱者，此无阳也，不可发汗"，"若脉微弱，汗出恶风者，不可服之，服之则厥逆，筋惕肉瞤，此为逆也"即是。一般警句多用于条文中后段，亦有穿插于条文之中者，如"脉微而恶寒者，此阴阳俱虚，不可更发汗、更下、更吐也"。此如异峰突兀，山石嶙峋，横亘于康庄通衢之中，使人亲临其地，自有警觉，以示麻桂各半汤虽是小发汗方，只为太阳轻证而设，切不可滥用于虚寒之证。可见仲景行文造句，颇具匠心。又"凡服桂枝汤吐者，其后必吐脓血也"亦是警句之另一范例。

11. 省略

汉代虽已发明造纸之术，但惜所行不广，且因书写不便，故仲景书中多用省略之文。如"太阳中风,脉浮紧,发热恶寒,身疼痛,不汗出而烦躁者,大青龙汤主之"自是大青龙汤所主之脉证,其"伤寒,脉浮缓,身不疼但重,乍有轻时,无少阴证者,大青龙汤发之"亦当以表实"不汗出而烦躁"为主证,因已见上条,故此条省去。又如"太阳病……若脉浮,小便不利,微热消渴者,五苓散主之",因太阳表邪入腑,寒水蓄于膀胱,阳气不得宣化,自以小便不利为主证,故由此以下。"发汗已,脉浮数,烦渴者,五苓散主之""伤寒汗出而渴者,五苓散主之"等条,亦当具有小便不利之主证,可以会意。再如"伤寒有热,少腹满,应小便不利,今反利者,为有血也,当下之,不可余药,宜抵当丸",考蓄血典型证候有二:一为局部症状,如少腹里急或少腹硬满疼痛等;二为神志症状,有如狂、发狂或喜忘等。此因屡见于桃核承气汤、抵当汤各条,故其主症只提少腹满,小便利,而不言如狂、发狂等,当是省略文法。《伤寒论》中省文颇多,可以循此类推。

12. 避讳

真武汤原名玄武汤。盖少阴阳虚,寒水泛溢,故用此温阳利水之剂。相传玄武为古北方司水之神,与青龙、朱雀、白虎等并称,故方名之义有借于此。宋臣林亿等校正医书时,为避赵宋先人讳,故改玄武汤为真武汤。

13. 其他

此外,读《伤寒论》还当注意以下几点:①有些同音假借字,如"眴"与"瞬"通,目自动为瞬,"不能眴"即目珠不能转动之意。又如"擗"与"躄"通,躄者倒也,"欲擗地"即欲倒地的样子。②有个别字,须根据具体病况而进行分析理解。如"协热而利","协"与"挟"通,热当就表证恶寒发热而言,是与此条协热下利之证治较为符合。又"此为胸有寒也",寒当作痰解,与当吐之证,较为合适。《千金方》作"此以内有久痰",亦可为证。③《伤寒论》的条文中间有采用当时民间口头语,如"中""不中",含可与不可之意。现在湖北各地此类口头语在民间甚为通行,故"桂枝不中与之也",即桂枝汤不可用之谓。④在断句方面,如"额上陷脉急紧"当连为一句读,从"紧"字断句,如作"额上陷,脉急紧",则与疾病的具体情况不符。⑤衍文:如"寒实结胸,无热证者,与三物小陷胸汤,白散亦可服",

寒实结胸的主方是三物小白散，不可与小陷胸汤，故"陷胸汤"及"亦可服"六字当系衍文。查《千金翼方》所载条文，并无以上六字，可为一证。

以上所举的例子，在《伤寒论》中还有很多，因篇幅所限，难以一一详述。本文在《伤寒论》六经辨证的前提下，从文字语法角度出发，探讨其病机的变化、证候上的多样性及其治疗原则。由于水平有限，不妥之处，尚祈指正为荷。

（原载《湖北中医杂志》1981 年第 3 期第 40～44 页）

太阳病方证通论

太阳为人身之大表，总六经而统摄营卫，故太阳病呈现表病证候，如中风、伤寒、温病等。太阳病传入于里，或经汗下误治，则又易引起病变，如是则有蓄水、蓄血、阳虚、里热、结胸、痞气等证。太阳病之方，有桂枝汤、麻黄汤、葛根汤、大小青龙汤、麻杏甘石汤、五苓散、桃核承气汤、抵当汤（丸）、结胸汤（丸）及五泻心汤等。综合而讨论之，依次而诠释之，可以窥见仲景辨证论治处方用药的一般规律与特殊规律。

"太阳之为病，脉浮，头项强痛，而恶寒"（1 条），此是太阳表病总纲。浮脉主表，脉浮是外邪犯表，正邪相争，正气祛邪向外的反映。太阳经循头下项，外邪束表，经气失宣，故头痛项强。外表受邪，阳气被遏而恶寒。但恶寒后紧接着必有发热，所谓"病有发热恶寒者，发于阳也"（7 条）是太阳病的主脉主证，可见于多种表病。

太阳病总纲下，有中风、伤寒、温病三证。如"太阳病，发热，汗出，恶风，脉缓者，名为中风"（2 条），此承上条太阳之脉证而言。因表受风邪，风性轻扬，卫外阳气反应敏捷，故恶寒后迅即发热，腠理疏豁则汗出。恶风为当风而恶，恶寒则虽不当风，亦必凛然恶之。恶风恶寒性质略同，所谓伤风恶风、伤寒恶寒之说亦可供参考，但不必拘泥。脉浮缓，当因发热汗出，外邪尚有一部分宣泄之路，故与伤寒无汗脉浮紧者有所不同。又如"太阳病，或已发热，或未发热，必恶寒，体痛，呕逆，脉阴阳俱紧者，名为伤寒"（3 条），此云太阳病，是承太阳总纲而说。

感寒之后,又因人体阳气反应有迟速不同,阳气反应较敏者,则或已发热,阳气反应迟滞者,则或未发热。不发热则不是太阳表病,如"病有发热恶寒者,发于阳也"(7条),病属伤寒,故恶寒下一必字。身体疼痛,亦较中风为重,如"脉浮紧者,法当身疼痛,宜以汗解之"(50条)。呕逆是副证,当是寒邪束表,阳气失宣,致胃不和之故。脉阴阳俱紧,当是脉浮而尺寸俱紧。浮紧为伤寒主脉,必伴见无汗,此为与中风脉缓自汗之重要区别。又"太阳病,发热而渴,不恶寒者,为温病"(6条),此条首提太阳病,自承第一条而来。温病多由感受温邪,或挟有内热所致。其特征亦有恶寒发热,但恶寒较伤寒为轻,所云不恶寒当须灵活看待,因温病初起,一般确有恶寒也。口渴自是温病主证,可以反映病机属热,与伤寒中风之不渴者自异。至于其治法,伤寒宜辛温发表,中风用辛温解肌,与温病宜用辛凉宣解者,又有不同。

太阳纲目既明,再从各个证候的理法方药而细致讨论之。如"太阳中风,阳浮而阴弱。阳浮者,热自发;阴弱者,汗自出。啬啬恶寒,淅淅恶风,翕翕发热,鼻鸣干呕者,桂枝汤主之"(12条),此云阳浮阴弱,既说明病机,亦概括脉象。因卫为阳,主外,营为阴,主内。表为风寒所束,则卫阳浮于外而发热,故其脉应之而浮;营阴弱于内则汗出,故其脉应之而缓。此与"营弱卫强"(95条)词异义同。然病机重点确在卫强,所谓营弱,只是与卫强相对而说,故"此卫气不和也"(54条),"营气和者,外(卫)不谐"(53条)都是反复申述此义。肌表受邪,影响肺系则鼻鸣,胃不和则干呕。以上是副证,故主用桂枝汤以解肌祛风,调和营卫。

太阳中风,有头痛而不项强者,如"太阳病,头痛发热,汗出恶风,桂枝汤主之"(13条);有脉浮弱而不浮缓者,如"太阳病,外证未解,脉浮弱者,当以汗解,宜桂枝汤"(42条);更有伤寒表实宜用麻黄汤,中风表虚宜用桂枝汤,但在特殊病况下,如"伤寒发汗已解,半日许复烦,脉浮数者,可更发汗,宜桂枝汤"(57条),常法中又有变法,定法中更有活法矣。桂枝汤本治太阳中风,主证重在头痛发热,汗出恶风,但有"时发热自汗出而不愈者"(54条),有"病常自汗出者"(53条),只要"病人脏(里)无他病",病位属表,病机重点为营卫不和,皆可用桂枝汤以调和营卫。唯时发热自汗出用"先其时发汗"之法。主治法中,又因证而变，略有小异。

桂枝汤方，方用桂枝辛、甘、温，宜通卫阳，芍药苦、酸、寒，理营和血。桂枝得芍药，有发汗而不致多汗之妙；芍药得桂枝，于和营中又有调卫之功。生姜辛温，助桂枝通阳宣表。大枣甘平，佐芍药益阴和营。生姜、大枣并用，亦具有调和营卫的作用。炙甘草和中，调和诸药。本方冠于《伤寒论》中群方之首，太阳中风表虚证宜之，杂病中营卫不和者亦宜之。

桂枝汤服法及注意事项："服已须臾，啜热稀粥一升余，以助药力。温覆令一时许，遍身漐漐微似有汗者益佳，不可令如水流漓，病必不除。"盖"人所以汗出者，皆生于谷，谷生于精"（《素问·评热病论》）。中焦水谷之气化生精微，则能滋益气血，通行经络，而为汗液之重大来源，故服汤后辅以啜热稀粥，确能借谷气以培养汗源而助正祛邪。又表病既不可不汗，又不可大汗，大汗或损伤阳气，或耗损阴液，容易造成变证，故仲景提出以"遍身漐漐微似有汗"为佳。盖既有不可大汗之诫，复有得汗始解之治法，临证者当知汗法之重点所在矣。

桂枝汤为辛甘温之剂，宜于风寒表证。若患者素有内热或蕴有湿热，即不宜服，如"若酒客病，不可与桂枝汤，得之则呕，以酒客不喜甘故也"（17条），"凡服桂枝汤吐者，其后必吐脓血也"（19条）。伤寒表实宜用麻黄汤，中风表虚宜服桂枝汤，二者不容紊，故曰："桂枝本为解肌，若其人脉浮紧，发热汗不出者，不可与之也。常须识此，勿令误也。"（16条）

在桂枝汤的基础上，又当根据病情变化而善作加减使用，如"太阳病，下之后，脉促胸满者，桂枝去芍药汤主之"（21条），病因表证下后，误伤心胸之阳，故胸满。脉促有二义：一是脉来数中一止为促；二是脉有急促短促之义。考《伤寒论》脉促四条，其中三条皆是表证下后，当是病邪不因下而陷，阳郁求伸，正气有祛邪向外之势，故此处脉促，当宗钱潢解为急促短促，似较合宜。方用桂枝芍药汤。取桂枝、炙甘草以温通心胸之阳；生姜、大枣以调和营卫；芍药，苦酸之品，于心阳虚者不宜，故去之。此是通阳和表之法。"若微恶寒者，桂枝去芍药加附子汤主之"（22条）。此条继前条之后。若表证下后，不仅心胸之阳受损而胸满，而且并见脉微恶寒。促为阳脉，微为阴脉。脉微恶寒，是表里之阳皆虚。仲景所谓"脉微而恶寒者,此阴阳(表里)俱虚"(23条)可以证明此例。病较前证为重,故在桂枝去芍药汤的基础上,加附子以温阳补虚,是温里和表法。若"太阳病,发汗,遂漏不止,其人恶风,小便难,四肢微急,难以屈伸者,桂枝加附子汤主之"(20条),当是太阳表证发汗太过,遂致漏汗亡阳,因阳亡而液脱,故其人恶风,小便难,四肢微急,难以屈伸。"液脱者,骨属屈伸不利"(《灵枢·决气》)可以证明此理。但病机重点在汗漏不止,而表犹未解,故用桂枝汤以调和营卫,加附子以温阳补虚。此方较桂枝去芍药加附子汤多一芍药。因附子、芍药同用,于回阳中而有敛汗止漏和营益阴之效。可见仲景用药的增损去取,虽至一二味,都有法度。

至于桂枝汤主证之外,挟有某种兼证,即参和兼治之法处理之。如"喘家作,桂枝汤,加厚朴杏子佳"(18条),"太阳病,下之,微喘者,表未解故也,桂枝加厚朴杏子汤主之"(43条),因桂枝汤证兼有微喘,故于桂枝汤中加厚朴、杏仁以平喘降逆。又如"太阳病,项背强几几,反汗出恶风者,桂枝加葛根汤主之"(14条),因桂枝汤证兼有项背强,故用桂枝汤加葛根能疏通经络。原方载有麻黄,为误。林亿之说切实可从。另有"服桂枝汤,或下之,仍头项强痛,翕翕发热,无汗,心下满微痛,小便不利者,桂枝去桂加茯苓白术汤主之"(28条),本条是太阳表证而兼有水饮。头项强痛,翕翕发热,无汗,自是太阳表证。又因脾失健运,饮邪内结,水气不得充分敷布,既不得畅泄于肌表,复不能通利于膀胱,故心下满微痛,小便不利,与《金匮要略·痰饮咳嗽病脉证并治第十二》"心下有痰饮,胸胁支满,目眩,苓桂术甘汤主之"类似。原方用桂枝去桂加茯苓白术汤。考桂枝功能有解肌和表,并能温通心胸之阳而宣利水气,与证恰合,应以不去为宜。故此证当用桂枝加苓术汤,或如《医宗金鉴》之说,当用桂枝去芍药加苓术汤,以外解表邪,内化水饮为是。

太阳伤寒用麻黄汤,中风用桂枝汤。如属太阳轻证,则有小发汗三方。太阳轻证热型为太阳病,发热恶寒,热多寒少,如疟状,一日二三度发。此种热型,与少阳往来寒热不同,与阳明但热不寒者自异,形似疟,但一日数度发,与疟疾间日或日作者,自有区别。唯其发热恶寒,仍属表病范畴。又因热多寒少,则有正胜邪却之象，故"脉微缓者，为欲愈也"。若肌表邪郁不解，证见"面色反有热色者，为欲解也，以其不能得小汗出，身必痒，宜桂枝麻黄各半汤"(23条)。此方取桂枝汤、麻黄汤各三分之一，轻扬以宣邪，微汗以解表，为太阳轻证立法，亦寓轻可去实之义。"若形似疟，一日再发者，汗出必解，宜桂枝二麻黄一汤"，此在服桂枝汤大汗出之后。形似疟，一日再发，自是太阳轻证热型，当包括有发热恶寒热多寒少证象。因汗后肌表复闭，故取桂枝汤十二分之五，麻黄汤九分之二，以辛宣轻疏肌表之邪。唯麻杏药量，又较各半汤更轻。可见仲景处方用药，极有分寸。又有"太阳病，发热恶寒，热多寒少"自是太阳轻证热型，唯省却形似疟，一日数度发。此与桂二麻一汤相较，又是互文见意文法。"宜桂枝二越婢一汤。"(27条)取桂枝汤四分之一，越婢汤八分之一，轻宣肌表之邪，兼以清解里热。唯其主证当有烦渴证象。以上三方属小发汗法，不可用于里虚之证。故曰："脉微弱者，此无阳也。不可发汗。"又曰："脉微而恶寒者，此阴阳俱虚，不可更发汗更下更吐也。"

"太阳病，头痛发热，身疼腰痛，骨节疼痛，恶风，无汗而喘者，麻黄汤主之"(35条)，此与第3条太阳伤寒宜合参，前者载明其主脉，后者突出其主证。太阳伤寒，有头痛而不项强者，有恶风而又恶寒者，唯发热是必具证候。寒邪束表，卫阳被遏，营阴郁滞，则身疼腰痛，骨节疼痛，自较一般表证为重，所谓"脉浮紧，法当身疼痛"者是。又因肺主皮气，皮毛为肺之合，体表感寒，最易促使肺气膹郁，而碍其宣降之机，故无汗而喘，为本病突出之主证。一涉及此，自宜急从表治。如"太阳与阳明合病，喘而胸满者，不可下，宜麻黄汤"(36条)，"阳明病，脉浮，无汗而喘者，发汗则愈，宜麻黄汤"(235条)，主证既明，则知太阳伤寒其脉亦有不浮紧而为脉浮或脉浮数者。如"脉浮者，病在表，可发汗，宜麻黄汤"(51条)，"脉浮而数者，可发汗，宜麻黄汤"(52条)是也。麻黄汤为辛温发汗之剂。方中麻黄、桂枝、杏仁、炙甘草四味药，功能解表散寒而外透皮毛，利气平喘而内畅肺气，然只宜用于伤寒表实而不宜于中风表虚之证。此外，伤寒表证而又兼有里虚，亦不宜服，如"咽喉干燥者，不可发汗"(83条)以下数条都是此类病例，可以为证。

太阳伤寒,见衄证凡三条:一为"太阳病,脉浮紧,发热身无汗,自衄者愈"(47条)。此是寒束于表而不得外发,病邪自寻出路,故不从汗解而从衄解,所谓衄即"红汗"是也。二为"太阳病,脉浮紧,无汗发热,身疼痛,八九日不解,表证仍在,此当发其汗。服药已微除,其人发烦目瞑,剧者必衄,衄乃解。所以然者,阳气重故也。麻黄汤主之"(46条)。此条"麻黄汤主之",当在"此当发其汗"下,属倒装句法。太阳伤寒,与麻黄汤以解表发汗,自属对证施治。由于表证多日未解,阳郁较重,故服汤后邪势宣泄,有从衄而解者。三为"伤寒,脉浮紧,不发汗,因致衄者,麻黄汤主之"(55条)。表证见衄,如确属表寒实证,当与辛温发汗之法。唯中医学谓血得热则行,得冷则凝,实能道破一般失血之机理。故外感病见衄,如属内热或属阴虚而热之证,切不宜滥用辛温发散之剂。

"太阳中风,脉浮紧,发热恶寒,身疼痛,不汗出而烦躁者,大青龙汤主之。若脉微弱,汗出恶风者,不可服之。服之则厥逆,筋惕肉𥆧,此为逆也"(38条),"伤寒,脉浮缓,身不疼,但重,乍有轻时,无少阴证者,大青龙汤发之"(39条),首条云中风,次条为伤寒,盖中风本是风寒一类,与风温属于温热者有异,故风寒二者皆可为本病发病之因。证有轻重,脉亦应之。此证重者脉浮紧而身疼痛,轻者脉浮缓而身不疼,但重,乍有轻时。唯发热恶寒,不汗出而烦躁之主证,当为两者所共有。病因:外感表寒,阳郁而热,内扰神明,遂生烦躁,即所谓表寒里热之证。治法:宜外解表寒,内清里热。方用大青龙汤。方中取麻黄汤解表发汗,姜枣调和营卫,石膏清解里热。唯此方麻黄用量为麻黄汤数倍,且复以桂枝、生姜等辛温之品,虽有石膏,只是大剂辛温复以辛凉之法。故仲景叮咛告诫,若表证挟有虚象,切不可服。服之则有阳亡阴竭之虞,当须审辨。

"伤寒表不解,心下有水气,干呕,发热而咳,或渴,或利,或噎,或小便不利,少腹满,或喘者,小青龙汤主之"(40条),"伤寒,心下有水气,咳而微喘,发热不渴。服汤已,渴者,此寒去欲解也。小青龙汤主之"(41条)。伤寒表不解,是外有表寒,故以发热示之。心下有水气,是里有寒饮,故证有干呕而咳,或喘。心下,一般指胃脘部,如"胃在心之下"。但此主证为咳喘,则心下病位当从肺胃为解似较贴切。因病属外寒里饮之证,不渴,自属必然之象。主方用小青龙汤。

方中麻黄、桂枝、芍药、甘草，辛散表寒而调和营卫，干姜、细辛、五味子、半夏，温理中焦而煦化寒饮，且麻黄、桂枝配芍药，干姜、细辛配五味子，不仅外透皮毛，并且具有内宣肺气之妙。故伤寒表寒里饮证宜之，杂病寒饮咳喘者亦宜之。若服小青龙汤后而渴，则是寒饮得化，一时津液不得上承所致，得病解而渴自止。其或然证或渴，或利，或噎，或小便不利，少腹满，则是水气变动不居所致。

《金匮要略》云："病溢饮者，当发其汗，大青龙汤主之；小青龙汤亦主之。"盖溢饮者，为痰饮病中四饮之一。"饮水流行，归于四肢，当汗出而不汗出，身体疼重，谓之溢饮"。溢饮自具有表证。唯大青龙汤以不汗出而烦躁为主证，小青龙汤以无汗而咳喘为主证，故《伤寒论》《金匮要略》两书，宜互相参较，方为全面。又考《金匮要略·肺痿肺痈咳嗽上气病脉证治第七》"肺胀，咳而上气，烦躁而喘，脉浮者，心下有水，小青龙加石膏汤主之"，即是大、小青龙汤合参互用之法。此外，寒饮咳喘，亦有不兼表证而用小青龙汤者，如"咳逆倚息不得卧，小青龙汤主之"（《金匮要略·痰饮咳嗽病脉证并治第十二》）之例是也。

"太阳病，项背强几几，无汗恶风，葛根汤主之。"（31条）此与前桂枝加葛根汤证候相同，同为风寒束表而干于太阳经之证。唯前者反汗出，此为无汗。本证不用麻黄汤加葛根，而用桂枝加葛根汤再加麻黄，此何以故？盖因本证重在太阳经。经脉者，所以行血气而营阴阳，濡筋骨而利关节者也。此用桂枝以调和营卫，加葛根疏通太阳经，加麻黄解表发汗。且麻黄、桂枝、葛根得芍药苦酸敛阴之品，能于经脉中，和营血，缓急迫，徐徐疏通，确较麻黄汤辛温发表，走泄无余，为至善也。又"太阳与阳明合病，必自下利，葛根汤主之"（32条），"太阳与阳明合病，不下利，但呕者，葛根加半夏汤主之"（33条）。以上两条继前条而来，说明本证重在项背强几几，恶风无汗。若风寒束表，影响阳明，肠功能传导失常，则为下利；胃失和降，则为呕逆。治法以解表为主。前者用葛根汤辛宣外透，葛根轻扬升发，兼有治下利的作用；后者因呕则于葛根汤中加半夏以降逆。这说明辨别证之主次，在决定治法中实关重要。此外，《金匮要略》治太阳病无汗而欲作刚痉，主用葛根汤，亦是风寒一类。因证候略同，故治法亦同。但六气皆能为痉，若温热暑疫及少厥风火致痉之证，则辛温发表之品，动火劫液，切不宜滥用。

表证下利，又有"太阳病，桂枝证，医反下之，利遂不止，脉促者，表未解也；喘而汗出者，葛根黄芩黄连汤主之"（34条）。太阳病，桂枝证，治宜汗法以解肌祛风，调和营卫，亦即因势利导之法。若误用下法，最易促使病邪内陷。今下后"利遂不止，脉促者，表未解也"是病邪不因下而内陷，正气仍有祛邪向外宣透之势，故仍可用解外之品，如桂枝去芍药汤、桂枝加葛根汤之类。下利不止，喘而汗出，则是表证而兼里热下利。因热势上逆，影响肺气不得宣降，所谓肺与大肠相表里之说，可为一证。方用葛根黄芩黄连汤，取葛根辛平以宣解表邪，黄芩、黄连苦寒以清解里热，炙甘草和中，是解表清里并用之法。上条葛根汤重太阳表证。本证重在里热下利。所谓热利，当有烦渴，小便短赤，大便臭秽，或便而不爽，脉数，舌苔黄等证象，与脏寒下利口不渴，小便清白，大便稀溏，脉缓弱，舌苔白者，自有不同。

对于太阳温病，《伤寒论》有证无方。柯韵伯疑麻杏甘石汤为温病初起主方，自可备参。考太阳篇载麻杏甘石汤两条：一为"发汗后，不可更行桂枝汤，汗出而喘，无大热者，可与麻黄杏仁甘草石膏汤"（63条）。二为"下后，不可更行桂枝汤，若汗出而喘，无大热者，可与麻黄杏子甘草石膏汤"（162条）。当因表证汗下后邪热入里，则身无大热；邪热入肺，肺气不得清肃宣降，里热外蒸，则汗出而喘。方用麻杏甘石汤，取麻黄与杏仁并用，则辛宣肺气而平喘降逆；麻黄与石膏同用，则辛寒清透而善退肺胃大热；炙甘草和中。此方是麻黄汤去桂枝加石膏而来，变辛温发汗而为辛凉清透之法。凡温病、风温、麻疹、喉证初起，自可备用。唯其主证为汗出而喘，当须重视。

《伤寒论》之言，即古之经方，其方中药物之配伍组合大都有由简到繁之过程。今以桂枝汤为例，对桂枝甘草汤、芍药甘草汤之加减变化进行探讨。如"发汗过多，其人叉手自冒心，心下悸，欲得按者，桂枝甘草汤主之"（64条），描述的是汗后心阳虚之证。中医诊法中虚证喜按，实证拒按。此因汗后心阳受损，故叉手自冒心，欲得外卫显然。方用桂枝甘草汤，桂枝甘草并用，有辛甘化阳之义。唯此方桂枝药量为甘草倍数，殊有辛甘发散之嫌，于证不合。愚常采取桂甘龙牡汤之意，甘草药量倍于桂枝，则有甘温益气之妙。若病情严重，进而导致耳聋，则又宜心肾并治，参附同用以温阳补虚，较为适宜。

心主神明，心阳不足，神明不安，有发为烦躁者。如"火逆下之，因烧针烦躁者，桂枝甘草龙骨牡蛎汤主之"（118条），用桂甘龙牡汤，于温阳益气中而有潜镇敛纳、安定神明的作用。亦有病情进一步严重发展，而为亡阳惊狂者，如"伤寒脉浮，医以火迫劫之，亡阳，必惊狂，卧起不安者，桂枝去芍药加蜀漆牡蛎龙骨救逆汤主之"（112条）。此条亡阳乃亡心阳之证，实与《金匮要略·五脏风寒积聚病脉证并治第十一》"阳气衰者为狂"之义相发。伤寒表证，误用火法迫汗，致心阳外亡，心气受损，神明被扰，发为惊狂。方用桂枝救逆汤。取桂枝甘草温心阳益气，龙骨、牡蛎潜镇安神，蜀漆散郁结化痰，生姜、大枣调和营卫。此证在神志方面较前证为重，故龙牡用量亦较前方为重。唯蜀漆不如易为郁金、川贝母、远志等，这样化痰散结更好。

心主火，心胸之阳不足，火用不宣，最易引起水气内停之证。如"伤寒厥而心下悸，宜先治水，当服茯苓甘草汤……"（356条），此与"伤寒……不渴者，茯苓甘草汤主之"（73条），"太阳病，小便利者，以饮水多，必心下悸"（127条）数条都有联系，宜互相参较。病因：水停心下而不在膀胱，故不渴，小便利；水气凌心则心下悸；水气内停，阻碍阴阳，气不相顺接，则为厥。茯苓甘草汤，取桂枝、甘草温通心胸之阳，生姜宣散水气，茯苓淡渗通利，导水下行，是通阳散水法，与证恰合。又有"伤寒若吐若下后，心下逆满，气上冲胸，起则头眩，脉沉紧……茯苓桂枝白术甘草汤主之"（67条）。此与《金匮要略·痰饮咳嗽病脉证并治第十二》"心下有痰饮，胸胁支满，目眩，苓桂术甘汤主之"病机相同，故治法亦同。病因：脾阳虚而不健运，不能散布精微，致使水饮结于心下，故具有心下胸胁支满之典型证候。阳气不振，水势上逆，则气上冲胸，目眩。用茯苓桂枝白术甘草汤，取桂枝、炙甘草温通阳气，白术、茯苓健脾利水，亦即"病痰饮者，当以温药和之"之法。"发汗后，其人脐下悸者，欲作奔豚，茯苓桂枝甘草大枣汤主之"（65条）所云奔豚，当具有《金匮要略·奔豚气病脉证治第八》"奔豚病，从少腹起，上冲咽喉，发作欲死，复还止"之典型证候。此因汗后心阳不振，肾水上逆，故脐下悸，是欲作奔豚而实非奔豚气病之证。主用茯苓桂枝甘草大枣汤,取桂枝、炙甘草温通心阳,大枣缓和冲逆之势,重用茯苓淡渗利水,并以甘澜水煮药,皆是重在导水下行之义。另有"烧针令其汗,针处被寒,核起而赤者,必发奔豚,气从少腹上冲心者,炙其核上各一壮,与桂枝加桂汤,更加桂二两也"(117条),则是表证因火迫汗后,心阳虚而冲气上逆,发为气从少腹上冲心胸之奔豚气病典型证候,故用桂枝汤以调和营卫,加桂枝以散寒理气,平冲降逆,即方后云:"所以加桂者,以能泄奔豚气也。"

"发汗后,身疼痛,脉沉迟者,桂枝加芍药生姜各一两、人参三两新加汤主之"(62条),此与"脉浮紧者,法当身疼痛,宜以汗解之。假令尺中迟者,不可发汗。何以知然?以营气不足,血少故也"(50条)宜互相参看为是。因脉浮紧为伤寒表实之脉,其主证无汗多伴有身疼痛。若脉沉迟而身疼痛,或因患者营气素虚,或表证汗后营虚血少,切不可滥用辛温发散之剂。故用桂枝新加汤,取桂枝汤调和营卫,加芍药和营益阴,生姜通阳理卫,人参以益元气,生阴液。仲景于表证不用人参。小柴胡方后云"若不渴,外有微热,去人参,加桂枝",可证。此因表证里虚,故用人参,于散寒和表中而有益气生阴之效,自可取法。柯韵伯谓本方当是桂枝汤去芍药、生姜加人参,似不足信。

"伤寒,脉结代,心动悸,炙甘草汤主之"(177条)。所谓脉结代,亦即歇止之脉,中医脉法:以数而一止,止无常数,谓之促;缓而一止,止无常数,谓之结;动而中止,止有常数,谓之代。与仲景所云"脉按之来缓,时一止复来者,名曰结。又脉来动而中止,更来小数……不能自还,因而复动者,名曰代,阴也。得此脉者,必难治"(178条)宜互参为是。心动悸部位在左乳下,实即《素问·平人气象论》所谓"胃之大络,名曰虚里。贯膈络肺,出于左乳下,其动应手,脉宗气也"之处。本病发病原因及病理机制当是阴血虚而不得濡润,阳气虚而不得畅通,故脉结代而心动悸。方用炙甘草汤,是以炙甘草为主药,并重用大枣,用意着重在调理中焦,培养营卫气血生化之源。方中生地黄、麦冬、阿胶、火麻仁滋阴养血,人参益气生阴,桂枝、生姜、清酒通阳复脉。方中生地黄与清酒同用,有凉而不滞润而能通之妙。后世复脉汤,即本方去桂枝、生姜加白芍而组成,为治温病下焦阴虚之常用要方，综上所述，《伤寒论》与温病学之源流关系，值得重视、研究。

至于芍药甘草汤见证象阳旦条，如"胫尚微拘急，重与芍药甘草汤，尔乃胫伸"（30条）。盖芍药、炙甘草二味同用，芍药苦酸微寒，炙甘草甘而微温，甘苦合化，有和营血、生阴液、缓拘急、理腹痛的作用。桂枝汤、葛根汤、小青龙汤、大柴胡汤、小建中汤、四逆散等方之组合，都有芍药、炙甘草两味，从中可以窥其大义。若"发汗，病不解，反恶寒者，虚故也，芍药甘草附子汤主之"（68条）则描述的是表证汗后阴阳两虚之证。因汗后伤损阳气则反恶寒；汗为阴液，阴液受伤，当有四肢拘急等证象。故用芍药甘草附子汤，取附子温补阳气，芍药、炙甘草滋养营血，是阴阳双补之治法。

太阳里证，有蓄水蓄血之别，如"太阳病……若脉浮，小便不利，微热，消渴者，五苓散主之"（71条）。此是太阳蓄水证，既有脉浮、汗出、微热（恶风）等表证，又因太阳以寒水为本，太阳之腑为膀胱，而寒水蓄于膀胱，阳气不得煦化，则出现小便不利、烦渴、少腹里急等太阳里证，故云"有表里证"（74条）。证见烦渴，故仲景首为提出"太阳病，发汗后，大汗出，胃中干，烦躁不得眠，欲得饮水者，少少与饮之，令胃气和则愈"（71条），以示与胃燥津伤之烦渴不同。又因病为蓄水，则其特征自有"渴欲饮水，水入则吐，名曰水逆"（74条）之典型证候。主用五苓散，方中猪苓、茯苓、泽泻均为淡渗利水药，白术健脾利湿，桂枝通阳化气，气化水行。方后所云"多饮暖水，汗出愈"亦寓表里两解之意。

"太阳病不解，热结膀胱，其人如狂，血自下，下者愈。其外不解者，尚未可攻，当先解其外。外解已，但少腹急结者，乃可攻之，宜桃核承气汤"（106条），"太阳病，六七日，表证仍在，脉微而沉，反不结胸，其人发狂者，以热在下焦，少腹当硬满，小便自利者，下血乃愈。所以然者，以太阳随经，瘀热在里故也，抵当汤主之"（124条），"伤寒有热，少腹满，应小便不利。今反利者，为有血也，当下之，不可余药，宜抵当丸"（126条），此为蓄血三证。此证病机提为"热结膀胱"，与"此冷结在膀胱关元也"（340条）用意略似。且仲景仅仅以小便利与不利，以严水血之辨，实与膀胱实质有别。愚意此处膀胱当混指下焦病位，故又云"以热在下焦"较与临床实际相符。本病病因：由太阳随经瘀热在里与血相结而为蓄血,或患者素有久瘀血。因血热上扰,神明不安,轻者如狂,重者则有发狂或喜忘等神志症状。蓄血结于少腹部位,轻者少腹急结,重者少腹硬满疼痛。治法:如表证未解,一般可采用先治表后攻里之法。表解后以桃核承气汤攻之。桃核承气汤为活血消瘀之剂,方中用桂枝通阳理气,桃仁活血行瘀,芒硝、大黄、甘草泻其瘀热,为蓄血轻证立法。如病情严重而病势甚急者,虽有表证,亦急当救里,宜用抵当汤攻之。抵当汤方取大黄、桃仁行血祛瘀,水蛭、虻虫逐瘀解凝,为破血逐瘀猛剂。如病重而病势较缓者,或蓄血甚久不能一下而除者,则以抵当丸缓攻而图之为善。

太阳表证,因误治失治而引起变证者,有结胸痞气等证。结胸有热实寒实之分,在热实结胸中又有大小之别。如"伤寒六七日,结胸热实,脉沉而紧,心下痛,按之石硬者,大陷胸汤主之"(135 条),"太阳病……医反下之,动数变迟,膈内拒痛,胃中空虚,客气动膈,短气躁烦,心中懊侬,阳气内陷,心下因硬,则为结胸,大陷胸汤主之"(134 条)。以上描述的是大结胸病,病机为水热相结成实,病位在心下,故主证有心下、胸胁硬满疼痛,甚者"从心下至少腹硬满而痛不可近","不大便五六日,舌上燥而渴,日晡所小有潮热"(137 条),短气躁烦,心中懊侬,或但头汗出等实热证象。其脉沉紧或迟而有力。主治宜用逐水泻热破结之法。大陷胸汤方中用大黄、芒硝泻里热,用甘遂破水结,为治大结胸病之主方。"结胸者,项亦强,如柔痉状,下之则和,宜大陷胸丸"(131 条)。结胸病机与上略同,唯病位偏于高处,水热结实,阻碍肺胃之气宣降,除项强如柔痉外,当有喘促汗出等阳实热甚证象。故于大陷胸方中加杏仁、葶苈子泻肺降气,加白蜜缓和药势,徐徐留而攻之,是治上以缓之法。"小结胸病,正在心下,按之则痛,脉浮滑者,小陷胸汤主之"(138 条)。小结胸病病因为痰热相结。所谓痰者,淡也,即水饮清淡之意,与今以稠黏者为痰,清稀者为饮,义自不同。故其主证正在心下,按之则痛。其脉浮滑,与大陷胸证因水热结实,其主证为心下痛,按之石硬,其脉沉紧者,证候自轻。方用小陷胸汤,取瓜蒌实荡实开结,半夏降逆化痰,黄连苦寒清热,为化痰清热开结之法。故其药力自较大陷胸方为轻矣。愚用此方治内科胃病及温热暑湿属于痰热结胸者甚效。此外,"寒实结胸,无热证者,与三物小陷胸汤,白散亦可服"(141条)。此条"陷胸汤""亦可服"六字当是衍文。考《千金翼方》原文作"与三物小白散",无此六字,可以为证。病属寒实结胸,当有心下硬满疼痛,不大便等证。既云"无热证",当无舌上燥渴、潮热、躁烦等热象。方用三物小白散,取贝母、桔梗涤痰开结,巴豆温下寒实,亦即温下之法。

痞证,其病位亦在心下,特征为心下痞,按之濡,或心下痞硬而满,而不疼痛,与结胸证心下痛按之石硬者自有不同。痞证种类,有热阻于上而为痞者,如"心下痞,按之濡,其脉关上浮者,大黄黄连泻心汤主之"(154条)。因热阻于上,故心下痞。其脉关上浮,据《内经》"上竟上"之义,亦属脉证相应之象。唯既属热证,当有烦渴舌黄等证象可凭。用大黄黄连泻心汤。方中大黄、黄连(当有黄芩)两味皆苦寒泻热药,用滚开水泡汁,取服,使药力逗留于上焦而发挥清泻作用,而不至于下达肠胃,直过病所。寓有取气不取味、走阳不走阴之意。又有热阻于上、阳虚于下而为痞者,如"心下痞,而复恶寒汗出者,附子泻心汤主之"(155条)。此证之痞与前条同。唯肾命之阳虚衰,致使卫外之阳不固,腠理开泄,而复恶寒汗出。此种恶寒汗出,又与"伤寒大下后,复发汗,心下痞,恶寒者,表未解也"(164条)不同。彼属表未解,自有恶寒发热等证象;此则纯由阳虚所致。方用附子泻心汤,以大黄、黄连、黄芩三味,开水泡汁,清泻邪热于上;另用炮附子别煮取汁和服,温补元阳于下。下焦之阳充旺,则表阳自固。此类煎服方法,极有妙义可寻,值得推广使用。有脾胃不和,寒热错杂,结于心下而为痞者,如"伤寒五六日,呕而发热者,柴胡汤证具,而以他药下之……但满而不痛者,此为痞,柴胡不中与之,宜半夏泻心汤"(149条),此与《金匮要略·呕吐哕下利病脉证治第十七》"呕而肠鸣,心下痞者,半夏泻心汤主之"宜合看为是。病因:伤寒少阳证下后,或不由误下,因脾胃不和,升降失常,寒热杂错,结于心下而为痞;又因胃失和降,则为呕逆;脾不健运,则肠鸣下利。方用半夏泻心汤,是辛开苦降、寒温并用之法。方中取黄连、黄芩清热,干姜温中,半夏降逆止呕,人参、炙甘草、大枣益中气而使脾胃升降复常,如是,则痞结可开,呕利自止。半夏、生姜、甘草三泻心汤煎药法均为去滓再煎取服,亦是具有中和之义。有脾胃不和,寒热错杂,水气不消,食物不化,结于心下为痞者,如"伤寒汗出解之后,胃中不和,心下痞硬,干噫食臭,胁下有水气,腹中雷鸣下利者,生姜泻心汤主之"(157条)。此与半夏泻心汤证病机基本相同,唯其主证为心下痞硬,干噫食臭,胁下有水气,腹中雷鸣下利,与半夏泻心汤证呕而肠鸣下利、心下痞略有小异。故治法仍以辛开苦降、寒温并用为主,唯从半夏泻心汤方中减干姜,加重生姜,和胃宣散以助水谷之运化,与证恰合。有脾胃不和,寒热错杂,痞证加重,下利甚剧者,如"伤寒中风,医反下之,其人下利日数十行,谷不化,腹中雷鸣,心下痞硬而满,干呕,心烦不得安……复下之,其痞益甚,此非结热,但以胃中虚,客气上逆,故使硬也,甘草泻心汤主之"(158条)。此因表证误下之后,脾胃中虚,客气上逆,故其主证为心下痞硬而满,干呕,心烦不得安,腹中雷鸣,下利日数十行,谷不化。从临床实际来看,所谓谷不化,当是食物不得消导运化之义,与四逆汤证下利清谷者自有不同。此证与半夏泻心汤证略同,唯因重在中虚,故以炙甘草益胃和中,为主药。又原方无人参。考半夏、生姜二方皆有人参,本证中虚较重,则人参确脱落无疑。又《金匮要略·百合狐惑阴阳毒病脉证治第三》"狐惑之为病,状如伤寒,默默欲眠,目不得闭,卧起不安,蚀于喉为惑,蚀于阴为狐,不欲饮食,恶闻食臭,其面目乍赤、乍黑、乍白。蚀于上部则声喝,甘草泻心汤主之",其用甘草泻心汤,当是取其和中解毒,清化湿热,与此用意不同。后者本方亦用人参,可以为证。五泻心汤证外,又有痰饮结于中焦而为痞者。如"伤寒发汗,若吐若下,解后,心下痞硬,噫气不除者,旋覆代赭汤主之"(161条),此是痰饮结于中、逆气阻于上之证。用旋覆代赭汤,自是益胃和中、化饮降逆之法,与生姜泻心汤证相似而实不同。唯本方生姜五两,颇嫌太重;代赭一两,又感太轻。可据证酌为加减为是。又本方治杂病中肝气上逆、噫气不除者甚效。

又有"伤寒胸中有热,胃中有邪气,腹中痛,欲呕吐者,黄连汤主之"(173条),此描述的是上热下寒之证,与半夏泻心汤证寒热杂错,结于心下为痞者不同。因上热而胃失和降,故欲呕吐;因下寒而阳气不宣,故腹中痛。方用黄连汤,取黄连、半夏清热降逆而止呕吐,用干姜、桂枝温中通阳而理腹痛,用人参、炙甘草、大枣益胃和中。是调和中焦、清上温下之法。本方服法中"昼三夜二"是取频服之意,当因证有呕吐之故。

"病如桂枝证，头不痛，项不强，寸脉微浮，胸中痞硬，气上冲喉，咽不得息者，此为胸有寒也，当吐之，宜瓜蒂散"（166条）。此条病如桂枝证，但以头不痛、项不强、寸脉微浮为异。此属胸中痞硬，又与心下痞者有所不同。病属"胸有寒"，此寒字有作痰解，愚谓宜作实字解。少阴篇中"此胸中实"（324条）可证。痰饮或宿食阻滞于胸脘之间，故有胸中痞硬，气上冲喉，咽不得息，或饮食入口即吐，心下温温欲吐，复不能吐等证象。邪实阻于胸中，阳郁而不外达，则可能有寒热汗出等类似表证现象。故宗"高者越之"之治法，方用瓜蒂散，亦即酸苦涌吐之法。方中瓜蒂苦寒，为催吐主药；并以赤小豆和中，香豉宣郁，此二药用于此方，亦有顾护胃气之意。唯吐为八法之一，瓜蒂散为吐剂，非有形实邪阻滞于胸脘则不能吐，若虚证患者又不可吐。方后所云"诸亡血虚家，不可与瓜蒂散"甚是。

结语：太阳病分中风、伤寒、温病三证。中风证以桂枝汤解肌祛风，调和营卫。中风表虚自汗者宜之。杂病自汗或时发热自汗出亦宜之。其加葛根、加厚朴杏仁、加附子、去芍药等方，则因主证之外，具有不同兼证，故有随证加减之法。伤寒表实无汗而喘，则麻黄汤以解表发汗，宣肺平喘。若不汗出而烦躁，则用大青龙汤解表清里。伤寒表不解，心下有水气而咳喘，又宜小青龙汤外解表寒，温化里饮。表实无汗而项背强，则宜葛根汤解表发汗而疏通太阳经。唯葛根汤是取桂麻二方合用之法。葛根黄芩黄连汤是治表证未解、里热下利之方。对于太阳温病，仲景无方。麻杏甘石汤辛凉宣透，柯韵伯疑是温病初起主方，自有卓见。但其主证为汗出而喘，无大热，不可忽视。

经方的组合变化过程，即是由简到繁的过程。故探索桂枝甘草汤、芍药甘草汤之主治与功用，可以对桂枝汤之用方大意加深理解。例如，桂枝甘草汤治心下悸欲得按，是温通心阳法。桂甘龙牡汤治心阳虚而烦躁，于温阳益气中具有潜镇敛纳的作用。桂枝救逆汤治疗亡阳惊狂，其证较桂枝龙牡汤为重，故龙牡用量亦随之加重。又如苓桂甘枣汤治脐下悸，欲作奔豚，于温通心阳中加重淡渗利水的作用。桂枝加桂汤治奔豚气病，则是温阳散寒平冲降逆之法。桂枝新加汤治发汗后，身疼痛，脉沉迟，于调和营卫中具有和营通阳、益气生阴之效。炙甘草汤治疗伤寒脉结代，心动悸，取其滋阴和血、通阳复脉之法。芍药甘草汤甘苦合化阴气,可治脚挛急。芍药甘草附子汤,则是阴阳双补之法等。

太阳蓄水证,既有发热汗出、脉浮等表证,又有小便不利、烦渴、少腹满等里证。因主证重在蓄水,故用五苓散通阳利水,亦是表里两解之法。蓄血三证:轻者如狂而少腹急结者,用桃核承气汤活血消瘀。重者发狂而少腹硬满疼痛者,用抵当汤以破血祛瘀。病重而病势较缓者,宜用抵当丸缓攻之为善。

太阳变证中结胸四证:如心下痛,按之石硬,或从心下至少腹硬满而痛不可近,不大便,舌上燥渴,日晡所小有潮热,心烦懊侬,脉沉紧等。病机为水热相结,病属热实结胸。宜用大陷胸汤以泻热逐水破结。若结胸者项强如柔痉状,病机相同。唯病位偏于高处。故用大陷胸丸缓以攻之,亦即治上以缓之法。若小结胸病,正在心下,按之则痛,脉浮滑,则属痰热相结,当用小陷胸汤以清热化痰开结。更有寒实结胸,无热证者,主用三物白散,是涤痰破结、温下寒实之法。

至于痞证:如心下痞,按之濡,其脉关上浮者,病属热痞,宜用大黄黄连泻心汤以清热泻痞。有心下痞而复恶寒汗出者,是热结于上阳虚于下之证。用附子泻心汤是清上温下之法。以上两者,当属同一类型之痞。若呕而肠鸣,心下痞者,是脾胃不和、寒热杂错致痞。主用半夏泻心汤,是辛开苦降、寒温并用之法,以和中消痞,降逆止利。若胃中不和,心下痞硬,干噫食臭,胁下有水气,腹中雷鸣下利。病机重在胃中不和,水谷不得运化。主用生姜泻心汤,以和胃宣散为主。又如"伤寒中风,医反下之,其人下利日数十行,谷不化,腹中雷鸣,心下痞硬而满,干呕,心烦不得安",病机重在中虚,而证候则痞利俱甚。故予甘草泻心汤,以和中益胃为主。以上三种痞证,当属同一类型。若旋覆代赭汤主治心下痞硬,噫气不除。是痰饮结于中、逆气阻于上之证,虽似生姜泻心汤证但又不同。黄连汤属清上温中法,瓜蒂散主治胸中实,属吐法,都与痞证不同。

(原载《李培生医论医案》,科学出版社,2012 年,第 125～133 页)

阳明病方证通论

阳明,是指手阳明大肠经和足阳明胃经,且与手太阴肺经、足太阴脾经互为表里。手阳明经从示指(食指)外侧循臂,上颈至面部。足阳明经起于鼻梁凹陷处两侧，络于目，从缺盆下循胸腹至足。二者经脉相连，其腑相通，生理功能十分密切。

胃主燥，主降，主受纳、腐熟水谷；脾主湿，主升，主运化转输。大肠主传导糟粕，有赖肺气的肃降和津液的输布。阳明、太阴彼此协调，相济为用，共同完成水谷的受纳、腐熟、运化、吸收。如此则水谷精微物质得以供养全身，而化生气血。故阳明有"多气多血"之说。

病邪侵袭阳明，致使胃肠功能失常，邪从燥热之化。且因邪正相争，其势激烈。邪实而正盛，故阳明病每多见于外感病的邪热极盛阶段，其病变性质大多属里实热证。

阳明病以"胃家实"为提纲。所谓"胃家"，据《灵枢·本输》"大肠小肠皆属于胃"之说，自概括整个胃肠。所谓"实"，是邪气盛则实，即肠胃燥结成实之义。阳明居中土，主燥化，邪正相争剧烈，邪实而正不虚，所以阳明病每多出现于阳热极盛阶段。故"胃家实"三字，当是指阳明腑实证，但应还包括阳明病热证。

阳明病的来路有三，自太阳病转属而来者，叫作太阳阳明；从少阳而来者，叫作少阳阳明；自发于阳明者，叫作正阳阳明。病邪由表入里，内犯阳明，其病理机制各有不同。如从太阳而来者，有发汗不彻，邪郁化热而转属者；有汗下太过，津伤化燥而形成者；有属二阳并病，表证已罢，而里热旺盛者；还有太阴虚寒证，寒湿化燥，脏邪还腑，也可转为阳明病大便硬之证。故《伤寒论》有阳明居中主土，万物所归，无所复传之说。实则阳明病传变与否，应当活看，若阳明清下太过，极易变成三阴虚寒证。

阳明病的外证为"身热，汗自出，不恶寒，反恶热"。阳明病的主脉为脉大。阳明主燥，里热内盛，而蒸腾于外，故脉证均现阳热亢盛之象。阳明病初起，或阳郁不伸，或表证未罢，亦可出现恶寒，但时间短暂，故不恶寒，反恶热，方为阳明病的外证，反映了阳明病为燥热实证。然此脉证是撮其大要者而言之，如属阳明热证，还当有身大热、汗自出、不恶寒、反恶热、烦渴、脉浮滑洪数等。如属阳明实证，当有潮热、谵语、腹满痛、大便不通、脉沉实有力等。

胃热初始，有"阳明病，脉浮而紧，咽燥口苦，腹满而喘，发热汗出，不恶寒，反恶热，身重。若发汗则躁，心愦愦，反谵语。若加温针，必怵惕，烦躁不得眠。

若下之,则胃中空虚,客气动膈,心中懊憹,舌上胎者,栀子豉汤主之"(221),"若渴欲饮水,口干舌燥者,白虎加人参汤主之"(222),"若脉浮发热,渴欲饮水,小便不利者,猪苓汤主之"(223),此三条在《玉函经》中被合为一条。连用五"若"字,含有两种意思,一是言治禁,二是言证治,必须分开来施行辨析。若发汗若加温针若下三段说明阳明病治法在胃未成实之前总以清解为主,汗、下、火法皆在所禁。栀豉、白虎、猪苓三证,是阳明起手三法。如热在上焦,心烦懊憹,用栀子豉汤,是清宣郁热法;中焦热盛,大热烦渴,用白虎加人参汤,是凉解里热,益气生津法;病在下焦,热与水结,小便不利,用猪苓汤,是清热利水法。以上三者实际都属清法,总为胃家惜津液而设,亦开后世治温使用三焦辨证之先河。本条中脉浮发热、渴欲饮水、小便不利是阳明下后热与水结,病证重点在于下焦,故用猪苓汤以清热育阴利水。

以栀子豉汤证言,柯琴谓有半在表半在里意,所谓表,当指其外有热,手足温;所谓里,当侧重于心烦懊憹不得眠,舌上苔黄等。盖此证病位在心胸。或表证下后,或因表邪内陷,邪热郁于心胸,故出现上述证象。用栀子豉汤,取栀子清热,香豉宣郁。为病在上焦者立法,亦是白虎、承气之先者,故柯氏首列于阳明篇,确有见地。但栀子豉汤非涌吐之剂。

栀子苦寒,能清泻心胸三焦之火,以屈曲下行,其作用自不在吐。瓜蒂散是吐剂,主药是瓜蒂,其用香豉,于宣发中有安胃和中之义。考《温病条辨》治手太阴温病初起,用银翘散以辛凉解表,方中亦有香豉,是取其宣发解毒的作用,而不在其涌吐,可为互证。唯从临床中观察,亦有服生栀子或香豉偶尔作吐者,则又另是一事。若二药经过炒后,更不作吐剂。且少气者栀子豉汤配以甘草,兼呕佐以生姜,用意并不在于涌吐,极为显然。故凡栀子汤后均有"得吐者止后服"六字,当是衍文无疑。

阳明热证,误用下法,热不能除,而又津液伤损,热与水结,蓄于下焦,则有"脉浮发热,渴欲饮水,小便不利",属阳明津伤水热互结证,可用猪苓汤育阴清热利水。在少阴病证中,猪苓汤主治证候有心烦不得眠,自属少阴阴虚,与黄连阿胶汤证略同。但彼证重在火亢,而此证为水热结于下焦所致。因水气渍于大肠,则下利;水气泛于上中二焦,故见咳而呕渴。治用滋阴利水法,主用猪苓汤。柯琴认为此条中下多亡阴,虚阳上扰而致变,只字未提水结,实与处方用意不合。设无水热相结,何以二苓、泽泻、滑石等甘淡渗泄之品连镳迭用?若果纯属阴虚,则渗利小便之剂,岂不更伤其阴?《伤寒论》谓:"阳明病,汗出多而渴者,不可与猪苓汤,以汗多胃中燥,猪苓汤复利其小便故也"(224条)。以彼例此可为殷鉴,故猪苓汤所治自属少阴阴虚而水热结于下焦之证无疑。

阳明病位在里,主燥热之化,以胃家实为总纲,其主证为身大热,汗自出,不恶寒,反恶热。其主脉洪大滑数或沉实。舌苔黄燥。但有无形气分邪热与有形肠胃燥结之分,前者亦名阳明经证,并伴有心烦口渴。法宜清凉泻热。主方是白虎汤,取石膏辛甘大寒,配以知母辛苦寒滑,内清阳明大热,外退肌肤之热。炙甘草、粳米益胃和中,并免寒凉太过而损伤胃气之弊。后者亦名阳明腑证,患者当有大便不通,潮热谵语等。法宜苦寒通下,主方选用三承气汤。柯琴谓"胃家未实而妄下,津液先亡,反从火化,而致胃实"数句,确是探骊得珠,独具卓识。盖阳热盛而肠胃燥结,人所易知。若阴液涸而胃腑成实,形成燥结,最易为人忽略。故《伤寒论》下后胃实再用下法的条文比较多见。而少阴三急下证,水涸土燥,使用急下存阴之法自亦可从此处探求其理,以供研究。

白虎汤与白虎加人参汤是阳明气分热证主方。《伤寒论》白虎加人参汤证共四条,载有"大汗出后,大烦渴不解"(26条),"时时恶风,舌上干燥而烦,欲饮水数升"(168条)等,说明阳明高热亢盛,津气易伤,故于白虎汤清阳明气分大热中,加人参以益元气,而生津液。此方清热泻火,益土生金,面面俱到,为温热病常用有效之方。若阳明热证,元气未伤,津液未竭,虽用白虎,亦可不加人参。

阳明腑实之证,一般可出现身热、汗出,不恶寒,反恶热;或日晡潮热,烦躁谵语,腹满硬痛,大便不通,或见热结旁流下利;甚至可见循衣摸床,惊惕不安,躁扰不卧,喘促,直视等。脉沉实、滑数,或脉迟有力。舌苔黄燥,甚至苔黑而有芒刺。治法:宜苦咸通降,峻下热结。如病重,则宜急下存阴。二者在《伤寒论》中漫无分别,均主用大承气汤。实则阳热过亢,阴液潜消。下法不仅重在泻其热实,而且必须救护真阴。后世新加黄龙汤、增液承气汤等方,泻阳救阴,扶正祛邪，面面俱到，确可补仲景之所不及，当参酌使用。若腑证较轻，当如柯琴所说"大便不甚坚硬者，小承气汤微和之。大便燥硬而证未剧者，调胃承气汤和之"。至于表证未解，或腑证未著，或邪热在经而未入腑。或病在心下而不在腹部，或正虚邪实，或大便初硬后溏，对于苦寒下夺攻积去实之剂，慎不可直率而往也。

承气大小之义，归纳有三：一在药物配伍方面。盖大黄泻热去实，为阳明腑实法应通下之主药。但不得芒硝软坚润燥，则泻下的作用并不显著。硝黄并用，咸苦通降，合之厚朴破气除满，枳实宽中消痞。阳明、腑实、痞燥、实坚四证咸备，而取用之，则能峻下热结。如阳热亢盛，阴液潜消，病至严重，谓急下证用之，则其治法而为急下存阴。若小承气汤不用芒硝，自为缓下之剂。二在药物用量方面，柯琴认为秽物之不去，由于胃气之不顺。行气导滞之药，用于硝黄之中，对于当下证候之病机转旋，实在起着重要作用。故大、小承气汤均用大黄四两。但前者厚朴药量超过大黄半数，枳实量亦较大；后者则反之。是大、小承气汤药力有轻重之分，昭然若揭。三在煎药服法方面，盖硝黄之类下药，生者药力峻猛，熟者较为纯和。故在大承气汤中先煮枳实、厚朴，后下大黄，再纳芒硝，则硝黄迅泻结热而去燥屎；厚朴、枳实得以加强破气导滞之功，自复胃气通降之常。故大承气汤为通下之峻剂。小承气汤则三物同煎，不分先后，故泻热通降之力较为缓和，自是通降之缓剂。

承气之用，既能通利大便，并侧重在泻下结热。故调胃承气汤主治之证，多以蒸蒸发热、谵语、心烦、腹胀满等示意。燥屎为阳明热邪与肠中腐秽相结而成。调胃承气汤中硝黄并用，且芒硝药量多于大承气汤，则此方自有去燥屎通大便的作用。此方服法，有谓全在少少与之，以上亦有少与之词，当是拘于《伤寒论》原文第 29 条而言。实则彼为伤寒表虚而转属里实，故根据病情自有此审证处方之应变措施。若阳明热盛里实，当以通下结热保存阴液为急，釜底抽薪，则又不必拘于此说。故以下调胃承气汤方后，多载明有"温顿服之"，可以默悟其理。

阳明病证中，有脾约证。脾约，病由胃热肠燥，津液不足，而大便硬。法宜清热润肠，缓下通便，故用麻子仁丸。方中取杏仁、火麻仁润肠滋燥，芍药和营，大黄泻热，厚朴、枳实行气导滞，白蜜和丸吞服。苟非热结肠燥，虽有大便硬，亦不宜滥用。若热病后津干便结，治法当从增液、清燥、新加黄龙汤等方考虑。慢性久秘，肠道无恶性病变，一般不至于死亡。老人风秘血秘，当用肉苁蓉、油当归等温润缓下之药。愚治肠道久秘之证，常用黑芝麻略焙碾末，和白蜜冲，持久服之，殊有一定的效果。

津液内竭，肠道失润而大便硬之证，汤药之外，又有导法。导法的适应证重在"当须自欲大便"句。蜜煎法重在津液内竭。猪胆汁重在兼有内热。同一导法，同是滑可去着之治法，仍当审证施治。对于虚寒冷秘，愚常用半硫丸或温下之药，对于导法，不甚相宜。柯氏谓老弱虚寒无内热者最宜，似不尽然。

阳明为里热实证，其外证有发热汗出，不恶寒，反恶热，里热虽盛，因能向外蒸腾，而无留湿之弊，热未与湿合，则不能发黄。若阳明病热与湿合，胶结不解，既不得外散，又不得下行，湿热熏蒸，胆汁外溢，则有身目小便俱黄之黄疸。

大体而论，伤寒发黄有两种：其病机一为瘀热在里；二为寒湿在里。二者均属黄疸一类。寒湿发黄，属阴黄，当归于太阴；此是瘀热发黄，属阳黄，亦即湿热发黄，故见于阳明。由于湿与热合，湿热不得向外宣泄，故但头汗出，身无汗；湿热不得向下渗利，则小便不利；湿热郁于中焦，则渴饮。病机：重点是湿热留中，使肝胆疏泄功能失常，胆汁不能顺导下行，泛于周身，致发身黄。此条阳黄偏于以里实为主，故柯氏补出腹满二字，足以醒人耳目。治法：宜清下湿热，方用茵陈蒿汤。

阳明发黄，又名湿热发黄。病因：阳明之热与太阴之湿纠结不解，郁于中焦，影响肝胆疏泄功能，故出现目四白黄、身黄、小便黄等黄疸特征。湿热郁于中焦，既不能向外宣透，又不能渗泄下行，故有心烦渴饮、身无汗、小便不利等，以上是湿热发黄的共同证候。栀子柏皮汤治身黄发热，功能清泻湿热而退黄，是清法；麻黄连轺赤小豆汤于退黄中兼有解表的作用，是兼汗法；若茵陈蒿汤证所主阳明发黄，当属里证偏重，故原文载有"伤寒七八日，身黄如橘子色，小便不利，腹微满者，茵陈蒿汤主之"（260条）。茵陈蒿汤方后云："一宿腹减，黄从小便去也"(236条)。因茵陈苦寒,为治黄疸有效要药。栀子清泻三焦湿热下行。大黄除腐秽,下瘀热。此方不仅通下大便,而且清利小便。故服药后尿如皂荚汁,正其征验。茵陈蒿汤于清利湿热而退黄中兼下,三法互见,朗若列眉,循此可得阳黄治法之要。

若寒湿在里而发黄,属阴黄,病因为寒湿内郁,疏泄失常而发黄,其特征为黄色晦暗而无光泽,证见不发热,畏冷喜温,大便溏薄,口淡苔白,脉沉迟缓等。治当温中复阳以化寒湿,即所谓"于寒湿中求之"。

阳明为多气多血之经,故阳明病有气分热证,亦有血分热证,还有气热而影响血分为病者。血分热证之特征为口干,但欲漱水而不欲咽,必衄,其与气分热证口渴引饮不解者自有不同。关于阳明蓄血证,是因阳明病患者有久瘀血之故,其证喜忘,大便虽硬而排出反易,色黑,又与阳明腑实证不同。然阳明蓄血证还当与太阳抵当汤证各条互参。

太阳主表,故太阳病中,自汗、脉缓者,名中风;无汗、脉紧者名伤寒。阳明病则以能食者为中风,不能食者为中寒。因为能食与否反映了胃阳的盛衰与机体的寒热情况。故阳明中风数条多属阳明热证。阳明中寒,即胃中虚冷证。

"实则谵语,虚则郑声"。阳明热证实证以谵语而多见,是里热炽盛,蒸腾于上,扰乱神明所致。但若阳热炽盛,阴液消灼,则直视谵语,喘满者死,下利者亦死。亦有汗出过多,出现亡阳谵语者,为阳亡阴竭之危候。一般阳明病法多汗,但亦有久虚之人患此病,因气虚津亏而反无汗者。阳明腑实,燥屎阻结,以大便硬为主症,但也有因津亏液竭而致大便硬者。所以临床当细心审辨后立法处方用药,方不致误。

（原载《李培生医论医案》,科学出版社,2012年,第134～137页）

少阳病方证通论

《伤寒论》中少阳病方有小柴胡汤、大柴胡汤、柴胡加芒硝汤、柴胡桂枝汤、柴胡桂枝干姜汤、柴胡加龙牡汤等。对其致病因素、发病机理、治法大意、方药组成之规律等，综合而讨论之，当可对于少阳病之全貌，有一系统性完整的认识。

"少阳之为病，口苦，咽干，目眩也"（263条），此是少阳病提纲。因少阳之上，火气治之。口腔咽喉为受纳饮食、消化水谷之通道。手足少阳经脉起讫于目外眦。少阳受病，火性上炎，津液被灼，故口苦、咽干、目眩，最能反映出少阳病之本质，故以此作为提纲。然少阳主证及其或然证，如"伤寒五六日中风，往来寒热，胸胁苦满，嘿嘿不欲饮食，心烦喜呕，或胸中烦而不呕，或渴，或腹中痛，或胁下痞硬，或心下悸，小便不利，或不渴，身有微热，或咳者，小柴胡汤主之"（96条）则所载颇详，可以合看。所云"伤寒五六日中风"，因少阳受病之邪，或来自于伤寒，或得之于中风，如"少阳中风"（264条），"伤寒，脉弦细，头痛发热者，属少阳"（265条），"伤寒中风，有柴胡证，但见一证便是，不必悉具"（101条），皆是其例。病从外来，风寒之邪一涉少阳之界，少阳为枢，邪入，与正气相搏，枢转不利，一则引起往来寒热。因邪欲入向内，则阴胜阳郁而作寒，正祛邪向外，则阳胜邪却而发热。寒往则热来，热往则寒来。"正邪分争"，则呈往来寒热之状。此为少阳病特有热型，与太阳病恶寒发热不同，与阳明病身热、汗出、不恶寒、反恶热者自异，与疟疾之寒热头痛间日或一日发作者，亦显然有别。二则胸胁为少阳之部，邪结胸胁，枢转不利，最易引起脾胃升降机能紊乱，所谓"脏腑相连，其痛必下，邪高痛下，故使呕也"（97条）。三则因少阳胆主相火，三焦为决渎之官，水道出焉。少阳受病，枢转不利，则火郁而炎上，水蓄而内结。此口苦、咽干、目眩、胸胁满、默默不欲欲食、心烦喜呕之所由来也。凡此皆少阳枢转不利所致。故治少阳病以和解为大法，以小柴胡汤为主方。

少阳为三阳中之半表半里，出则外连太阳，入则内接阳明，故少阳病每易混见三阳或二阳合并病候。如"伤寒四五日，身热恶风，颈项强，胁下满，手足温而渴者，小柴胡汤主之"（99条），此条身热、恶风、项强当是太阳表证；手足温而渴，则是阳明里证；唯据胁下满主证而治从少阳和解，但仍须凭表里证候兼夹之轻重，而以小柴胡方灵活加减处理之。

又有"阳明病，发潮热，大便溏，小便自可，胸胁满不去者，与小柴胡汤"（229

条),"阳明病,胁下硬满,不大便,而呕,舌上白苔者,可与小柴胡汤。上焦得通,津液得下,胃气因和,身濈然汗出而解"(230条)。此两条见于阳明篇,其发潮热,不大便,自是阳明病确据。唯胸胁满而呕等,则为少阳病未罢。且大便溏、小便自可、舌上白苔等伴见,证明阳明里热未甚。故可宗表解而里和之法,从和解少阳枢转以外解。

以上三条,少阳主证突出"胁下满""胸胁满不去""胁下硬满"等,亦即"有柴胡证,但见一证便是,不必悉具"之例。余如"设胸满胁痛者,与小柴胡汤"(37条),推之"妇人中风,七八日续得寒热,发作有时,经水适断者,此为热入血室,其血必结"(144条)。所谓血结,似当有前条"胸胁下满,如结胸状"(143条)之主证,故热入血室亦名"血结胸"。又有"阳微结",亦有"头汗出、微恶寒,手足冷,心下满,口不欲食,大便硬"(148条)等,均可与小柴胡汤。胸胁满一证实为少阳病中之重点所在,不可忽视。

《伤寒论》《金匮要略》两书,在相类条文中,叙证颇同,但考之实际,其中心大意当亦有所不同者。如"伤寒五六日,呕而发热者,柴胡汤证具"(149条),当是风寒之邪由表而入少阳之证。"呕而发热者,小柴胡汤主之"(379条),此条见于厥阴篇,又是厥阴转出少阳之证。《金匮要略·呕吐哕下利病脉证治第十七》亦载此条,则属杂病之列。因证候病机略同,故治从和解,亦即同病异治之法。呕为少阳主证,少阳之呕特征在"喜呕"二字,因得呕则胸胁苦满之气得以舒松也,故呕证仍当与胸胁满互参。

少阳病有在外感病早期见之,亦有多从表证而病入少阳,故少阳病冠以"伤寒三日""伤寒五六日中风"之词,但亦有伤寒瘥后更发热而见少阳证者,如"伤寒瘥以后,更发热,小柴胡汤主之。脉浮者,以汗解之;脉沉实者,以下解之"(394条)。因伤寒瘥后,或余邪复集,或里证还表,邪寻出路,更复发热,是病发于阳。故病在表者汗之,在里胃肠结实者下之,若病入少阳之枢,宜用小柴胡汤以和解,此亦"随证治之"之范例也。

仲景立方,既有适应证,并有灵活使用之法;复有禁忌证,而有不可与服之诫。如"得病六七日,脉迟浮弱,恶风寒,手足温。医二三下之,不能食,而胁下满痛，面目及身黄，颈项强，小便难者，与柴胡汤，后必下重。本渴饮水而呕者，柴胡汤不中与也，食谷者哕"（98条）。此条当分两段讨论：上段是表证而兼中虚，略同于太阳太阴合并之病。叠经误下，则中气更虚，寒湿内盛，木乃侮土，郁而为黄，与寒湿发黄之机理近似。下段则是寒饮停蓄于中之证。二者虽有胁下满而呕等，但与柴胡证不同，不可援引但见一证便是之例，故特提出鉴别，并作出诫。

小柴胡汤方为柴胡、黄芩、半夏、人参、炙甘草、生姜、大枣七味药组成。方用柴胡达木解郁而使半表之邪能从外解；黄芩清火解热，能使半里之邪从内而除；人参、炙甘草益中气之虚；半夏豁痰饮之逆；生姜、大枣调和营卫。此方寒温并用，祛邪与扶正兼施，其煎药法中"去滓再煎"亦取中和之义。故小柴胡汤实为通调阴阳、宣通上下、和解表里、展利枢机之剂，伤寒少阳病宜之，杂病中枢机不利者亦宜之。

在少阳病主证前提下，因证有兼夹，故方有加减。"若胸中烦而不呕"是火热结聚于胸而为烦，故加瓜蒌实以荡热去实。热结则不宜人参之甘补，不呕亦不宜半夏之辛燥，故去之。"若渴"，当是胃燥津伤之渴，故去半夏之燥，而加人参、瓜蒌根以益胃气，生津液。"若腹中痛"，是木邪犯土，脾络不和，故去黄芩之苦寒，以免有损脾阳。加芍药于土中抑木，和脾络而止腹痛。"若胁下痞硬"，则去大枣（因甘能壅满），宜加牡蛎以咸能软坚。"若心下悸、小便不利"，是肾水上凌而水道不利。以水饮得寒凉则停蓄，故去黄芩；得淡渗则通利，故与茯苓加之。"若不渴，外有微热"，是兼表证未解，故去人参之补里，而加桂枝以和表也。"温覆微汗愈"，正是解外之效。"若咳"，是寒饮射肺，肺气上逆，故加干姜辛热以温中化饮，五味子酸收以降逆止咳。仲景治寒饮咳喘时，五味子多与干姜、细辛等辛温宣散药同用，以免酸收敛邪，可见药物配伍组合之妙。又因人参、大枣之补，不利于饮邪上逆；既用干姜，则不必用生姜，故皆去之。

少阳兼太阳或阳明证中，有用复合之方，而为双解之法者；有只从小柴胡主方中而略为增损变化者。如"伤寒六七日，发热微恶寒，支节烦痛，微呕，心下支结,外证未去者,柴胡桂枝汤主之"(146条),此条发热恶寒,支节烦痛,自是太阳表证;心下支结,而呕,正是少阳里证。文中用两"微"字,说明太少合并病证,均较轻微。故取桂枝汤之半,以解太阳之肌表;小柴胡之半,以和少阳之枢机。此乃太少双解之治法。

又有"伤寒十三日不解,胸胁满而呕,日晡所发潮热,已而微利,此本柴胡汤证,下之以不得利,今反利者,知医以丸药下之,此非其治也。潮热者,实也,先宜服小柴胡汤以解外,后以柴胡加芒硝汤主之"(104条)。本条胸胁满而呕,自是少阳枢机不利;日晡所发潮热,当为里热结实特征,亦即少阳兼里实之证。治法:当和解与通下之法并行,如大柴胡汤方之例。但此证未用汤药下而用丸药下。一因通行丸药多适用于慢性久秘虚秘而不适用于急性热病肠胃燥结之证。二则考汉代当时通行丸药,有用巴豆等温下药者。二者皆不适用于此证,故服后发生已而微利之变证。虽经误治,幸证候未至大变,病势较轻。故先以小柴胡汤和解,是先解外后治里之法;后以柴胡加芒硝汤,则是和解少阳、通下里实之法,亦是表里同治、补泻并用之法。

柴胡加芒硝汤,即小柴胡方中加芒硝。按《金匮玉函经》,方中无芒硝。另一方云:"以水七升,下芒硝二合,大黄四两,桑螵蛸五枚,煮取一升半,服五合,微下即愈。"愚意此方若去桑螵蛸,即是小柴胡汤与调胃承气汤复方,亦是表里双解之法,少阳兼里实证多有用之者,提出以备参考。

少阳兼里实证,如"伤寒十余日,热结在里,复往来寒热者,与大柴胡汤"(136条),此条见于结胸,当具有心下胸胁硬满疼痛等实热证象,故云"热结在里",以示与水热结胸有别。其往来寒热,又为伤寒少阳病之特有热型,故与大柴胡汤而和解枢机兼通下里实为治,自是双解之法。"呕不止,心下急,郁郁微烦,为未解也,与大柴胡汤下之则愈"(103条),此亦少阳兼里实证。少阳主证有呕,但此为呕不止。少阳主证有胸胁苦满,但此为心下急,郁郁微烦。盖大燥相合,里热结实,逆于上则呕不止,实于中则心下拘急,郁而不舒,并有满痛之象。与《金匮要略·腹满寒疝宿食病脉证治第十》所云"按之心下满痛者,此为实也,当下之,宜大柴胡汤"可以互证。因病属少阳兼里实未解,故用大柴胡汤以双解之。"伤寒发热,汗出不解,心中痞硬,呕吐而不利者,大柴胡汤主之"(165条)。此条病机与上数条略同。因上有呕吐,下见不利,病有出路,故心中痞硬,是结实之程度较轻,然仍宜使用和解通利之治法,故主用大柴胡汤。

《伤寒论》中大柴胡汤方由柴胡、黄芩、半夏、枳实、芍药、生姜、大枣七味药组成。方以小柴胡汤和解为主。因证兼里实,人参、炙甘草甘温壅补,不利于治实满,故去之;并用枳实宽中利气而消痞满,芍药和脾抑肝而止腹痛,合为和解少阳、通利阳明之要方,伤寒外感病宜之,杂病内外各科亦宜之。

方后云:"一方加大黄二两,若不加,恐不为大柴胡汤。"考今本《金匮要略》,本方用大黄四两。愚意此为一方两法,对于大黄,仍当凭证而决定是否施用。如上述呕不止条,当可与大黄通下。若心中痞硬,呕吐下利,里实之程度颇轻,则大黄又当斟酌使用。此与"诸黄,腹痛而呕者,宜柴胡汤"(《金匮要略·黄疸病脉证并治第十五》)用意略似。盖木火内郁,疏泄失职,上逆于胃则为呕,下乘于脾则腹痛,脾胃受病,郁而发黄。治法宜疏肝解郁,和胃理脾。方则可斟酌于大柴胡汤或小柴胡汤去黄芩加芍药之间,故仲景云"宜柴胡汤"有深意存为,善读者宜识之。

在少阳病主证下,有表里混见,虚实相间,水道不利,火势独盛,上扰神明,而发烦惊,略同于三阳合并之病而兼夹其他证候者。如"伤寒八九日,下之,胸满烦惊,小便不利,谵语,一身尽重,不可转侧者,柴胡加龙骨牡蛎汤主之"(107条)。此由伤寒误下,致病入少阳,枢机不利,故首提胸满而烦,亦即重点之少阳主证,故治法以小柴胡汤和解为主。由于兼表而阳气不宣,故一身尽重,不可转侧,故加桂枝以通阳和表。兼里实胃燥而发谵语,则加大黄以泻热和胃。三焦决渎不利,则小便不利,故加茯苓淡渗以利之,且茯苓并有宁心安神之作用。相火上扰,神明不安,而为烦惊,则加龙骨、牡蛎、铅丹以重镇安神,而止烦惊。用药与证,主次分明,纤毫不误,可见经方组织有法,规律谨严之妙。柴胡加龙骨牡蛎汤,不仅可用于伤寒误下之少阳病,杂病中相火亢盛,而发惊狂者,亦多用之。

在少阳病主证下,有枢机不利,正邪分争而重在中阳不宣,寒饮内结之证者。如"伤寒五六日,已发汗而复下之,胸胁满微结,小便不利,渴而不呕,但头汗出,往来寒热,心烦者,此为未解也,柴胡桂枝干姜汤主之"(147条)。本条往来寒热,自是病入少阳、正邪分争之特征。胸胁满、心烦亦是少阳之主证。唯胸胁满微结,小便不利,渴而不呕,但头汗出,则是证兼中焦虚寒,阳气不宣,寒饮内结所致。方用柴胡桂枝干姜汤。取柴胡、黄芩和解少阳半表半里之邪,桂枝、干姜、炙甘草温暖中焦,宣通阳气,具有"病痰饮者,当以温药和之"之妙。牡蛎、瓜蒌根并用,则是佐桂枝、干姜而作软坚散结之用,与牡蛎泽泻散有牡蛎、瓜蒌根用意略同。与小柴胡加减法"胁下痞硬,加牡蛎",亦可互证。方后所云"初服微烦,复服汗出便愈"是枢机通利,里气和而表亦解之效。

"太阳与少阳合病,自下利者,与黄芩汤。若呕者,黄芩加半夏生姜汤主之"(172条)。此是二阳合病而里热较甚之证。里热下迫于肠则下利,上逆于胃则为呕,可见少阳病最易影响脾胃。黄芩汤为治热利祖方,具有清热止下利、和中理腹痛的作用。若呕,则宜加半夏、生姜以和胃降逆止呕。

少阳病以往来寒热、胸胁苦满、默默不欲饮食、心烦喜呕、口苦、咽干、目眩、脉弦细、舌苔白等为主证。治法主要是和解,主方是小柴胡汤。其或然七证,有兼表证而发热者,有兼胃燥而渴者,有乘脾为腹中痛者,有火热郁于心胸为烦者,有水气干于上中下三焦而为咳,为心下悸、小便不利者。循此亦可推知少阳病发生发展与传变规律。"有柴胡证,但见一证便是,不必悉具。"这说明使用小柴胡汤时,既要了解少阳病一般证候,又要灵活掌握其使用方法,方能通常达变,学以致用。柴胡桂枝汤是太阳少阳双解之剂。若少阳兼里实证,则用小柴胡加芒硝汤或大柴胡汤。但前者是小柴胡合调胃承气法,后者是小柴胡合小承气法,同是和解通下并用之法,须审证择用。柴胡加龙骨牡蛎汤治三阳合并之病而兼火盛烦惊之证;柴胡桂枝干姜汤则治少阳枢机不利,中虚寒饮内结之证;黄芩汤则治太少合病之里热下利。

(原载《李培生医论医案》,科学出版社,2012年,第138~141页)

太阴病方证通论

《伤寒论》太阴病方，散见于太阳病及霍乱病等篇。愚据以方测证法，属于太阴病者，约有理中汤（丸）、桂枝人参汤、甘草干姜汤、厚朴生姜半夏甘草人参汤、桂枝加芍药汤、小建中汤等。罗列于此，综合而讨论之，庶有助于了解太阴病之全貌，因证设法，处方论治。

"太阴之为病，腹满而吐，食不下，自利益甚，时腹自痛，若下之，必胸下结硬"（273 条），此是太阴病提纲。盖太阴受病之脏器重点在脾，脾虚脏寒，寒湿不化，中焦不和，进而使升降功能紊乱，阴阳失调，遂使清阳当升而反下陷，故自利益甚，时腹自痛；浊阴当降而反上逆，故腹满而吐，食不下。若误认为实证而用下法，则中焦受伤，脾气益虚，浊阴用事，大气不得旋转运行，而见胸下结硬。此是太阴提纲，亦即太阴病证的一般状况。

"自利不渴者，属太阴，以其脏有寒故也，当温之，宜服四逆辈"（277 条），此继太阴提纲之后，点出"自利不渴"是太阴病证的重点所在，中虚脏寒是太阴病机的简要概括，"当温之"是太阴病正治之法，"宜服四逆辈"当包括理中汤、四逆汤等一类方剂。盖太阴病主方实为理中汤（丸），征以"霍乱……寒多不用水者，理中丸主之"（386 条）。霍乱吐利病因为寒多，此病重点为中阳气虚，阴寒邪盛，中焦不和，清浊相混，故上为吐逆，下见泄利，而显挥霍撩乱之急剧病况。所云"寒多不用水"，亦与"自利不渴者，属太阴"之机理略同。故用理中丸以温中复阳、散寒燥湿为治。

理中丸包含人参、白术、干姜、炙甘草四味，服法取日三四，夜二服。盖因吐泻急剧，恐药气与病气相拒而不能纳，故取频服之意。所云"然不及汤"，自是针对霍乱或伤寒等急证而言。以仓促之间，汤剂一时未易置备，故有此权宜之法。如"大病瘥后，喜唾，久不了了，胸上有寒，当以丸药温之，宜理中丸"（396 条），温中摄涎，复阳补虚，法以缓图为宜，又当取用丸剂而不宜汤矣。

理中汤又名人参汤。《金匮要略·胸痹心痛短气病脉证治第九》曰："胸痹心中痞,留气结在胸,胸满,胁下逆抢心……人参汤亦主之。"盖胸痹一证,有虚有实,有虚实夹杂,此则当纯属虚证一类。病机:阳衰中寒,浊阴瘀塞,清阳失运,阴寒冲激于上,结气凝塞于中,故发胸痹。此与太阴提纲"若下之,必胸下结硬""桂枝人参汤证"心下痞硬之机理略同。虽无下利,仍可用理中法以温中复阳,散寒燥湿。使阳气振奋,结气得散,而胸痹可愈。此与太阴病相较,又属异病同治之法。

理中汤(丸),方用人参扶脾补肺而益气,白术培土和中而燥湿,炙甘草益气和中而调和诸药,中焦阳气不振者,得此而能振奋之,健运之。干姜,辛,大温,为温暖中宫之主药,中焦脾虚脏寒者,得此而能煦化之,消除之;且干姜与人参、白术、炙甘草等药同用,深得甘辛化阳、甘温益气之妙。阳气振奋,阴霾消除,则中焦安和,健运恢复。清阳自得而上升,于是腹部痛满可和,泄利自愈;浊阴自得以下降,于是胸部之痞结自开,吐逆可止。此即所谓"理中者理中焦"之义欤。

其"服汤后,如食顷,饮热粥一升许,微自温"自是借助谷气,鼓舞胃气,以达到温暖中宫,消除脏寒的效果。与桂枝汤啜热稀粥,取微汗,借助谷气,宣发胃气,使病邪得以散于肌腠者,又有小异。

在太阴病主证下,因证有兼夹,故方有加减。"若脐上筑者,去术,加桂。"因脐上筑动,当属奔豚之类。中虚肾寒,寒气冲逆,故去白术之壅补,而加桂(肉桂较好)以温肾散寒,平冲降逆。"吐多者,去术,加生姜。"因白术升补脾气,故去之;加生姜宣胃和中,降逆气,止呕吐。"下多者,还用术。"当是脾虚脏寒,中气下陷,宜用术以健脾和中,升阳燥湿。"悸者,加茯苓。"悸,当是土虚而制水,水气凌心之象,故加茯苓以淡渗利水,宁心止悸。"渴欲得水者,加术。"当是水饮停蓄于中,脾气不能散精所致,与津伤燥渴不同,故重加白术以健脾复阳,燥湿消水。"腹中痛者,加人参。"此是中虚脏寒,脾络不和之虚寒腹痛,痛必喜温喜按,与实证腹痛显然不同,故重用人参以补中益气而缓和腹痛。"寒者,加干姜。"当是脏寒太甚,故加重干姜药量以温暖中焦,既可住泄利,又可止呕吐。"腹满者,去术,加附子。"腹满本太阴主证。此证腹满,多伴见恶寒蜷卧,四肢厥逆,或下利清谷,脉微欲绝等。其病不仅脾阳不足,而且肾命之阳衰疲,火不燠土,

《内经》所载"脏寒生满病"实为本病之真实写照。故去白术之守补，加附子（即四逆汤加人参）以补火煖土，回阳救逆。此与"下利腹胀满……先温其里……温里宜四逆汤"（372条）之机理略同，亦是太阴病"宜服四逆辈"之最好注脚。

太阴兼证，不只以上所云。如"太阳病，外证未除，而数下之，遂协热而利，利下不止，心下痞硬，表里不解者，桂枝人参汤主之"（163条）。此条表里不解，自是里寒下利而挟有表证，当是太阳太阴并病。但利下不止，心下痞硬，是脾虚脏寒，不能健运。故清阳陷于下，浊阴结于中。因太阴证重，故先煎四味（理中汤），取气味醇厚重以温其里；又因表证较轻，故后纳桂枝，取气味轻扬微辛以和解表。然此为表里双解而偏重于里之治法，以较"伤寒，医下之，续得下利清谷不止，身疼痛者，急当救里……救里宜四逆汤"（91条）之治法，则彼证里虚脏寒，又更重矣。

甘草干姜汤，为理中之半。"伤寒脉浮，自汗出，小便数，心烦，微恶寒，脚挛急，反与桂枝欲攻其表，此误也。得之便厥，咽中干，烦躁吐逆者，作甘草干姜汤与之，以复其阳"（29条）。此是表证兼有里虚，纯与解表致误而发生变证。其主证厥冷、烦躁、吐逆等，当是阴寒盛于中、虚阳扰于上之候。用甘草干姜汤，甘倍于辛，深得甘辛化阳之妙，具有温中复阳之功。与姜附同用，温暖脾肾，急回下焦肾命之阳者，自有区别。王孟英有用三年老佩姜治疗虚脱一案，当亦从此悟出。又《金匮要略·肺痿肺痈咳嗽上气病脉证治第七》曰："肺痿吐涎沫而不咳者，其人不渴，必遗尿，小便数。所以然者，以上虚不能制下故也。此为肺中冷，必眩，多涎唾，甘草干姜汤以温之。"盖肺痿一证，有属虚热，亦有属于虚冷者。此用甘草干姜汤温中益阳，取治肺痿，自属虚冷一类。肺病治脾，循此可知"脾气散精，上归于肺，通调水道，下输膀胱"（《素问·经脉别论》）之旨，实有至理存焉。盖土虚脏寒，最易影响肺气通调。水气不行，而蓄为寒饮，故治寒饮咳喘，小青龙方用干姜，是与此机理略同。凡此可知太阴脾肺两脏关系密切。

"发汗后，腹胀满者，厚朴生姜半夏甘草人参汤主之。"（66条）此条原载于太阳中篇，叙证颇略。愚据以方证法，此证似当以"腹满而吐"为主。因脾不健运，胃失和降，浊气壅于腹部则为胀满，半夏、生姜以降胃止呕吐，人参、炙甘草补虚和中,以助中气之旋转而复健运之常。此方消补兼行,但为补少消多之治法。

又有"本太阳病,医反下之,因尔腹满时痛者,属太阴也,桂枝加芍药汤主之"(279条)。此条主证腹满时痛,当是下后脾络受损,气血阻滞。桂枝加芍药汤,既具解表和里之功,又有理气和营之效。故腹满时痛之证,有表证者可用之,无表证者亦可用之。"大实痛者,桂枝加大黄汤主之"(279条),大实而痛,自与腹满时痛不同,故用解表通下两解之法。以上两证皆由表证误下,主证似不在下利而在腹痛,故曰:"太阴为病,脉弱,其人续自便利,设当行大黄芍药者,宜减之,以其人胃气弱,易动故也。"(280条)

桂枝加芍药汤再加饴糖,即小建中汤。《伤寒论》小建中汤两条,一曰:"伤寒二三日,心中悸而烦者,小建中汤主之。"(102条)盖此证病机重在中焦虚寒,气血不足。阴血虚寒,凝而不荣则为悸;阳气虚寒,郁而不伸则为烦。王宇泰谓先烦而后悸属热,先悸而后烦属虚,亦是扼要之论。故虽由伤寒所致,仍当用补虚治里、里和表解之法。二曰:"伤寒,阳脉涩,阴脉弦,法当腹中急痛,先与小建中汤,不瘥者,小柴胡汤主之。"(100条)此是少阳伤寒而兼里虚,故用先温里后和解之法。点出腹中急痛,当是里虚主证,考之《金匮要略·妇人杂病脉证并治第二十二》曰:"妇人腹中痛,小建中汤主之。"《金匮要略·血痹虚劳病脉证并治第六》曰:"虚劳里急,悸,衄,腹中痛,梦失精,四肢酸疼,手足烦热,咽干口燥,小建中汤主之。"以上两条均有腹痛,可为明证。故治法重用大甘而温、稼穑作甘之味,以建立中气、补虚暖寒为主,并可以理气血,和营卫,调阴阳,通里达表,缓急止痛,而为养心益脾、扶土抑木之常用要方。唯本证不仅腹痛,如虚劳中所载手足烦热,咽干口燥,悸、衄等证,最易眩人耳目。《金匮要略·黄疸病脉证并治第十五》"男子黄,小便自利,当与虚劳小建中汤",点出"小便自利"四字,实为本证属于虚寒之确据。故《千金方》黄芪建中汤条下指出"疗男女积冷气滞,或大病不复常"。盖中焦虚寒,气血不足,阴阳失调,营卫不和,故出现此阴燥之状。若误以为阴虚发热,而用甘温之剂,最易误人生命。故徐洄溪有"阴虚发热,服小建中,百无一生"之论。语虽过激,洵属阅历有得之言。

综上所述,是知太阴病主证重在腹满而吐,食不下,自利益甚,时腹自痛等,治法当温中,主方为理中汤(丸)。若兼表证协热下利,则用桂枝人参汤,以温里解表,表里双解。甘草干姜汤为温中复阳之剂,既可止吐逆,又可治泄利。若脾肾阳微,火不煖土,从太阴而涉及少阴,则宜补火煖土,回阳救逆。所谓"宜服四逆辈",即四逆汤或附子理中汤之类。厚朴生姜半夏甘草人参汤主证当有"腹满而吐",虽可列入太阴,但是消补兼行且消多于补之治法。桂枝加芍药汤主证重在"腹满时痛",故治法取通阳和表,和营止痛。若"大实痛"显与腹满时痛不同,故在桂枝加芍药汤的基础上再加大黄以通下里实。小建中汤证病机重在中焦虚寒,气血不足,故伤寒兼里虚证用之,内伤虚损证亦用之。主证为腹痛或心悸而烦等时,治法以建立中气、补虚暖寒为主,然与理中汤、四逆汤等证,重在下利者,又有区别。

(原载《李培生医论医案》,科学出版社,2012 年,第 142~144 页)

少阴病方证通论

少阴病分阳虚寒化证与阴虚热化证两类。阳虚寒化证主方有附子汤、真武汤、四逆汤、通脉四逆汤、白通汤等;阴虚热化证主方有黄连阿胶汤、猪苓汤、猪肤汤等。综合而讨论之,对于少阴病证之概略、经方的使用,当有明确认识。

"少阴之为病,脉微细,但欲寐也。"(281 条)微脉似有若无,主阳气虚衰,细脉小于微而常有,主阴血不足。但欲寐则是神情恍惚,意识陷于朦胧,似寐而又非寐,为精气神极度衰疲之象。因手少阴属心,心为火脏,主神明,又主生血。足少阴属肾,肾为水脏,主藏精,又为真阳真阴之本。故少阴虚证,以脉微细但欲寐为提纲。然少阴病有虚寒证,又有虚热证。今将论中所云脉微细但欲寐考之,一见于少阴篇,如"少阴病,脉微细沉,但欲卧,汗出不烦,自欲吐,至五六日自利,复烦躁不得卧寐者,死"(300 条),自是少阴虚寒重证。再征之于太阳篇,如"下之后,复发汗,必振寒,脉微细,所以然者,以内外俱虚故也"(60 条),此与"发汗,病不解,反恶寒者,虚故也,芍药甘草附子汤主之"(68 条)可以相互参证。缘表证汗下,既能损阳,又复伤阴。脉微细,必振寒,自是阴阳俱损确据。方用芍药甘草附子汤,即是阴阳双补之治法。然其证亦偏于虚寒,以此例彼,则脉微细,但欲寐,当为少阴虚寒证总纲,似无疑义。

"少阴病,得之一二日,口中和,其背恶寒者,当灸之,附子汤主之"(304条),"少阴病,身体痛,手足寒,骨节痛,脉沉者,附子汤主之"(305条)。此两条虽属表寒,实为里虚,亦即"无热恶寒者,发于阴也"(7条)。病因:阳气虚而不得温煦,则手足寒,背恶寒。阴血虚而不得濡润,则身体骨节疼痛。其恶寒重点在背,可知背脊属督脉所过之部,命火不燠,则背部恶寒特甚。口中和亦为虚寒确据。脉沉属里,然少阴虚寒,脉沉必微弱无力,与实热证脉沉实而有力者自有不同。

附子汤方由炮附子、人参、白术、茯苓、芍药五种药组成。方用炮附子以温肾阳、补命火,为主药。人参益元气,芍药和营血,茯苓健脾利水,白术培土祛湿,合为温暖脾肾、扶正补虚、燠命火而消水寒、益阳气而和营血之剂。故附子汤为温阳补虚祖方,此证虽重在表寒,但在亲病中遇有阳虚里证者,亦往往用之。《金匮要略·妇人妊娠病脉证并治第二十》中"妇人怀娠六七月,脉弦发热,其胎愈胀,腹痛恶寒者,少腹如扇。所以然者,子脏开故也,当以附子汤温其脏"即是其例。

"少阴病,二三日不已,至四五日,腹痛,小便不利,四肢沉重疼痛,自下利者,此为有水气。其人或咳,或小便利,或下利,或呕者,真武汤主之"(316条),"太阳病发汗,汗出不解,其人仍发热,心下悸,头眩,身瞤动,振振欲擗地者,真武汤主之"(82条)。前者见于少阴篇,当是少阴阳虚脏寒、寒水泛溢之证。寒水蓄于下焦,则小便不利;渍于肌表,则为四肢沉重疼痛;阳虚脏寒,脾络不和,故腹痛下利。后者载于太阳篇,病为表证汗后阳虚,土不制水,水气凌心,故发生心下悸,头眩,身瞤动,振振欲擗地之变证。二者证候不同,但病机近似,故同用真武汤以温阳散水,亦即异病同治之法。

真武汤即附子汤去人参加生姜。方取炮附子温暖下焦,补火助阳,为主药;并用芍药和营血,理腹痛;白术、茯苓健脾利水;生姜宣胃散水。"若咳者",当是寒水浸于肺系,故加五味子、细辛、干姜,以温中利气,宣化水饮。"若下利者",

去芍药,加干姜,按前证有"自下利",此又云下利,当是脏寒下利,较前为甚,故取姜附并用,如四逆汤意,以补火煨土,消除脏寒。"若小便利者",去茯苓,"若呕者",去附子。附子为温阳主药,茯苓为分消水气要药,二者似可不必去掉。呕加生姜,足前为半斤,亦嫌药量过重。本方与猪苓汤同为治少阴水气之病两大法门,一寒一热,正应对看,愚治内妇各科中水气为病,多宗此两法而增损用之,有效。

"大汗,若大下利而厥冷者,四逆汤主之"(354 条),"大汗出,热不去,内拘急,四肢疼,又下利厥逆而恶寒者,四逆汤主之"(353 条),此两条当属少阴纯阴无阳之证。因在表之卫阳,根于下焦肾命之真阳,又脾主四肢。若肾阳衰而不能温暖周身,脾阳虚而阳气不能达于四末,故恶寒踡卧,四肢厥冷。表阳不固则汗出,里虚脏寒故下利。四逆汤中,附子补火,暖下焦肾命之真阳,干姜温中,复中焦脾胃之阳,炙甘草和中,合为补火煨土回阳救逆之法。药只三味,与证恰合。然有手足厥冷或四逆证未显著,亦用四逆汤者,如"伤寒,医下之,续得下利清谷不止,身疼痛者,急当救里……救里宜四逆汤"(91 条),此又何故?盖脏寒下利,一般都由脾阳不健,转输功能不及所致。若病情严重,涉及下焦肾命真阳不能腐熟水谷,故利下而至完谷不化,此为四逆汤重点主证之一方面。亦有下利而不至于清谷,如"下利,腹胀满,身体疼痛者,先温其里……温里宜四逆汤"(372 条)。此种腹满为阳衰脏寒、浊气壅塞之证,亦即《内经》所说的"脏寒生满病"。与理中丸方后"腹满者,去术,加附子"机理略同。治法:非得姜附并用阳和之力,不足以散阴霾而消沉寒。故下利腹胀满为四逆汤重点主证之又一方面。亦有证似不重,然审情度势,病机可向纵深转化者,如"少阴病,脉沉者,急温之,宜四逆汤"(323 条),此条在少阴三急下证后,以见外感热病之救阴救阳,其势皆不可缓。故仲景辨证论治,既有常法,又有变法,既可定法,又有活法。于此等关键处最需令人仔细探索而学以致用也。

四逆汤所主多属纯阴元阴无阳之证,若遇阴盛阳越危候,则属通脉汤、白通汤主治范畴。然"既吐且利,小便复利,而大汗出,下利清谷,内寒外热,脉微欲绝者,四逆汤主之"(389 条),此云下利清谷,内寒外热,脉微欲绝等,正宜通脉四逆汤(见317条)以破阴回阳,此用四逆汤,何也? 盖四逆汤一方两法,方后云:"强人可大附子一枚,干姜三两",即属通脉四逆方意。观此则知证情之轻重,介于几微之间,而法随证变;虽同是一方,又因药量之大小,其治法中心大意又有不同也。

四逆汤方主治大意不仅因药量大小而有不同。即在四逆方的基础上,药味一经增损去取,其治法亦有所区别。如"下之后,复发汗,昼日烦躁不得眠,夜而安静,不呕不渴,无表证,脉沉微。身无大热者,干姜附子汤主之"(61条),此条表证下后复汗,误下既伤其表,复下又虚其里。无表证是病已离太阳之表,不呕证非少阳,不渴知非阳明。合之脉沉微,沉为在里,微主阳衰,是病不在三阳而属少阴、阳气虚衰、阴寒独盛之证。所谓"昼日烦躁不得眠",结合身无大热进行分析,当是白天得天时阳气之助,阳与阴争,但具有外越之势。所谓"夜而安静",绝非安静恬适之意,当是神气衰疲,与但欲寐之机理略同。此证虽无下利厥逆,亦当以救阳为急。故于四逆汤中去甘草之甘缓,姜附并用,一次顿服,取单捷之剂,而为救急之用。此证表病误治,来势颇急,与少阴虚寒病程颇久者略有不同。故此证列于太阳篇,其中心意义,似在于此。

在四逆汤的基础上加味之方,如"恶寒脉微而复利,利止,亡血也,四逆加人参汤主之"(385条)。此条见于霍乱篇,盖霍乱病起猝暴,既吐且利,不仅水液大量耗失,而且阳气深受伤残,故"恶寒脉微而复利",为阳衰脏寒之特征。所谓"利止",非阳复病退之止,乃下无可下之止,故云"无血"乃阴血极度匮乏之象。用四逆汤以回阳救逆,加人参以益元气,生阴液,是阴阳双补之法。虽非霍乱,如遇病情危重,其机理与此近似,亦可仿此法而施用之。

又有"发汗,若下之,病仍不解,烦躁者,茯苓四逆汤主之"(69条)。本条所云"发汗,若下之,病仍不解",并非表证不解,乃汗下之后已转变为里虚寒盛之证。此条主证烦躁,亦非阳实热盛之烦躁,乃阳气虚而不得阴和则烦,阴气虚而不与阳和则躁,阴阳俱虚,故烦躁。唯叙证过简,衡以六经分证之例,则此证当属少阴病范畴。据以方则证法,则此证除烦躁外,当具有脉微细、但欲寐、恶寒踡卧、手足厥逆、心悸、小便不利、下利或汗出等病候。茯苓四逆汤,即四逆加人参汤，再加茯苓。此方姜附、参附、参苓并用，既有补火燠土、回阳救逆之功，又有宁心安神、益气生阴之效，阴阳双补，心肾兼治，为扶危救急之要方。愚遇大病虚脱濒于危急之重证，常宗此法化裁而施用之，其用途似较四逆汤为广，特此述之。

更有在四逆汤中，重用姜附，而为通脉四逆汤方，取治少阴阴盛格阳之危急重证者。如"少阴病，下利清谷，里寒外热，手足厥逆，脉微欲绝，身反不恶寒，其人面色赤，或腹痛，或干呕，或咽痛，或利止脉不出者，通脉四逆汤主之"（317条），"下利清谷，里寒外热，汗出而厥者，通脉四逆汤主之"（370条）。以上两条主证有下利清谷，脉微欲绝，汗出而厥或手足厥逆等，皆纯阴无阳之证，亦即四逆汤之主治证候。唯里寒外热，身反不恶寒，与《素问·阴阳别论》"阴争于内，阳扰于外，魄汗未藏，四逆而起"之机理略似，亦即阴盛格阳，里真寒而外假热之险恶重证。故用通脉四逆汤，以迅破阴寒而急回阳气。方后所云"其脉即出者愈"是通脉之义，当在于此。

本方加减法："面色赤者，加葱"，面色赤为阴盛于下，阳扰于上，下真寒而上假热，亦即"戴阳"证。加葱，是在重用姜附破阴回阳的基础上而作宣通阳气之用。"腹中痛者，去葱，加芍药"以和脾络，理腹痛。"呕者，加生姜"以降逆止呕。"咽痛者，去芍药，加桔梗"，此证乃虚阳上扰之咽痛，非阳热上壅之咽痛，故在通脉四逆方中加桔梗以宣通气道。"利止脉不出，去桔梗，加人参"是说服本方后当利止脉出；如脉不出，可加人参以益元气，生阴液。实则在此证危急时，即当参附并用以急救之。此外，如"吐已下断，汗出而厥，四肢拘急不解，脉微欲绝者，通脉四逆加猪胆（汁）汤主之"（390条）是于大剂姜附破阴回阳方中，又有益阴和营以缓拘急的作用。凡少阴虚寒濒于衰脱重证，愚每在姜附救阳方中，参入人参、白芍、五味子、龙骨、牡蛎、山茱萸、童便等，能使阳回而阴液不伤，斯为善治，故特述之于此。

"少阴病，下利，白通汤主之"（314条），"少阴病，下利脉微者，与白通汤。利不止，厥逆无脉，干呕烦者，白通加猪胆汁汤主之。服汤脉暴出者死，微续者生"（315条）。少阴病下利脉微，自是阳衰脏寒之下利，与白通汤。考白通汤方中有葱白,据通脉四逆条面色赤者加葱白之说,以彼例此,是此证当有下寒上热,下真寒而上假热之面赤证。仲景所谓"其面戴阳,下虚故也"(366条),故用葱白在姜附回阳救逆的基础上,而作宣通阳气之用。若下利至利不止,脉微至厥逆无脉,则病情更趋严重。且面赤而伴见干呕、心烦,更是虚阳上扰之象。故用白通汤再加人尿、猪胆汁,以滋阴和阳,免使药气与病气相格拒而不能纳,寓有从治之意;且人尿咸寒,猪胆汁苦寒,并有止呕除烦的作用。服此汤后脉暴出者死,是无根之阳暴露外越,故非吉兆;微续者生,则是一线之阳,逐渐来复,故可望生。

仲景温阳补虚用炮附子,回阳救逆用生附子。但生附子有大毒,汉书载汉宣帝妻许后产后服附子毙一案,可证。且现今药肆只备有熟附子,可根据病情轻重参酌附子用量大小而对证使用。附子如作温阳补虚之用,经文火细煮至五小时以上,尝之不麻口,可以取用。又人尿当用童便。

"少阴病,下利便脓血者,桃花汤主之"(306条),"少阴病,二三日至四五日,腹痛,小便不利,下利不止,便脓血者,桃花汤主之"(307条)。中虚脏寒下利经久,而至下焦肠滑下固,不能统摄血液,而为便脓血。其特征为病程颇久,粪下清腥,血色晦暗,与血热下利便脓血色泽鲜明者自有不同。方用桃花汤,主药赤石脂一半煮汤,一半末服,自是温中兜涩并行之意;干姜、粳米温中和胃,以扶正气之本。如下血绵绵不止,干姜亦可改用炮姜。

本方虽治下利便脓血,如无便脓血,纯属下利不止者亦可用。但病属中虚肠滑久利,与下焦阳衰下利用四逆汤类者不同。与"利不止……此利在下焦,赤石脂禹余粮汤主之"(159条)之证候近似,但赤石脂禹余粮汤重在兜涩。此方中心大意为温中扶本,兼以收涩。

"少阴病,脉微,不可发汗,亡阳故也"(286条),但少阴病值初起,阳虚不甚,而又兼表,亦有可汗之证,如"少阴病,始得之,反发热,脉沉者,麻黄细辛附子汤主之"(301条)。此二条自是少阴兼表之证。脉沉,当为沉而微弱无力,属少阴阳虚;反发热,则属太阳之表,无里证,当衬出有表证而言,据以方测证法,当伴有恶寒无汗,寓有言外之意。因病必少阴阳虚,故主用附子温里助阳。唯前者为始得之，感寒较重，故麻黄细辛并用而增强辛温宣散之力；后者为得之二日以上，寒象轻微，故不用细辛辛散，而取甘草和中。虽同属温阳解表之法，但同中又有小异。又《金匮要略·水气病脉证并治第十四》"水之为病，其脉沉小，属少阴……水发其汗即已。脉沉者，宜麻黄附子汤。"是病机略同，治法亦同，故伤寒方可治杂病，亦即异病同治之法。

少阴阴虚热化证，主要脉证当为心中烦，不得眠，咽干、咽痛，舌质绛，脉细数等。如"少阴病，得之二三日以上，心中烦，不得卧，黄连阿胶汤主之"（303条）。病因：真阴消耗于下，火热亢盛于上，使心火不下交于肾，肾水不上济于心。故用育阴清热法，取阿胶、芍药、鸡子黄之甘润以填补真阴；用黄连、黄芩之苦寒以直折心火。若火热不甚，则黄连药量当宜酌减。

又有"少阴病，下利六七日，咳而呕渴，心烦不得眠者，猪苓汤主之"（319条）。此条亦属少阴阴虚，主证为心烦不得眠，当与上条病机略同。唯下利六七日，咳而呕渴，是兼有水热结于下焦之证。因水势渍于大肠则下利，上逆于肺为咳，胃不和则为呕渴，此条当与阳明篇"若脉浮发热，渴欲饮水，小便不利者，猪苓汤主之"（223条）的条文互参，以彼例此，还当有小便不利之主证，故用猪苓汤以育阴利水。愚用此方以治少阴阴虚而水热结于下焦之证，如内妇各科常见之膀胱炎、尿道感染、肾盂肾炎等，多有效验。

此外，"少阴病，下利，咽痛，胸满，心烦，猪肤汤主之"（310条）。少阴下利，有阳衰脏寒者，亦有属于阴虚而热者。又利久既能耗损阳气，更能伤失阴液，故有始为寒利，而转为阴虚热化证者。本证下利、咽痛、胸满、心烦，自属阴虚热化证。方用猪肤汤，取猪肤、白蜜育阴滋燥，米粉和中止利，是精不足者补之以味之法。

少阴病分阳虚而寒与阴虚而热两大证类：阳虚寒化证，以脉微细、但欲寐、恶寒踡卧，或手足厥逆，或下利，或呕逆等为主要脉证。若少阴阳虚，无热恶寒，用附子汤，是温阳补虚法。若阳虚而寒水泛溢，用真武汤，是温阳散水法。至于少阴阳虚，纯阴无阳，或脾肾阳微，下利清谷，则用四逆汤以补火燠土，回阳救逆。若阳衰而阴亦欲竭，则加人参以益元气，生阴液。干姜附子汤主治证有下后复汗,昼日烦躁不得眠,夜而安静,脉沉微,身无大热等。茯苓四逆汤治发汗若下之,病仍不解,烦躁者,皆是阴盛而阳欲越之危象。通脉四逆汤治少阴阳微,里寒外热。白通汤治脉微下利,下寒上热。前者名格阳,后者名戴阳。通脉四逆加猪胆汁汤,白通加人尿猪胆汁汤,于回阳药中,加入阴寒药一二味,既有止呕除烦、对证施治的作用;复有以寒治寒,即所谓"从治"之妙。凡此都较四逆汤证更为严重。若麻黄细辛附子汤及麻黄附子甘草汤,是治少阴兼表之证,故用温阳发汗两解之法。

少阴阴虚热化证,以心中烦,不得眠,咽干、咽痛,舌质绛,脉细数等为主要脉证。若少阴病,得之二三日以上,心中烦,不得卧,用黄连阿胶汤,是育阴清火法。猪苓汤所治是少阴阴虚,水热结于下焦之证,是育阴利水法。猪肤汤治少阴阴虚下利,是育阴润燥、和中止利之法。唯少阴阴虚,论中叙述颇略。从中医学的历史发展趋势来看,必须参看后世温病学说,方为全面。

(原载《李培生医论医案》,科学出版社,2012 年,第 145~148 页)

厥阴病方证通论

《伤寒论》厥阴篇内容颇为芜杂,似有残缺不全之感。唯篇中所载之方,如乌梅丸、当归四逆汤、吴茱萸汤、干姜黄芩黄连人参汤、白头翁汤等,在临床中,至今仍有实用价值和良好的治疗效果。兹特就其方证大略,根据个人的肤浅体会,依次诠析,以供参考。

"厥阴之为病,消渴,气上撞心,心中疼热,饥而不欲食,食则吐蛔,下之利不止"(326 条),此条是厥阴病提纲。实为厥阴上热下寒、寒热错杂之证。因厥阴属肝,肝之经脉挟胃贯膈,肝气逆升,脾胃不和,最易出现消渴,气上撞心,心中疼热,饥而不欲食,食则吐蛔,或下利等证候。唯其主治之方,当与"伤寒脉微而厥,至七八日肤冷,其人躁无暂安时者,此为脏厥,非蛔厥也。蛔厥者,其人当吐蛔,今病者静,而复时烦者。此为脏寒,蛔上入其膈,故烦,须臾复止,得食而呕,又烦者,蛔闻食臭出,其人常自吐蛔。蛔厥者,乌梅丸主之。又主久利"(338 条)

之文互参。因蛔厥证见厥冷时烦，几与脏厥类似。唯脏厥脉微而厥，至于肤冷，已是三阴阳衰、脏寒重证。若至其人躁无暂安时，则为阴盛于内，阳扰于外而至欲越的地步，治法自当急从回阳救逆着手。若蛔厥，其人常自吐蛔，今病者静，而复时烦，须臾复止，得食而呕，又烦，是其病呈阵发性，自与脏厥不同。因其病机为脏寒膈热，故用酸苦辛甘之法，蛔虫闻酸则静，得辛则伏，遇苦则安，而又诱之以甘，故乌梅丸为温脏和胃、安蛔止痛之方。

乌梅丸方，方中以乌梅为主药，而又以米醋浸渍，自取酸味入肝，柔敛止涩，坚阴降逆之意，并以川椒、干姜、附子、桂枝、细辛之辛热温暖脏寒，以黄连、黄柏之苦寒清泻膈热，且又用人参益元气，当归调营血，白蜜、熟饭捣丸。合而论之，确具有柔肝和胃，温脏清热，补益气血，扶正祛邪的功效。故蛔厥之脏寒膈热者宜之，厥阴病上热下寒者宜之，若久利属于寒热错杂之证者，自亦可用。愚用此方治内妇各科肝胃不和之病，多有效验。

"凡厥者，阴阳气不相顺接，便为厥。厥者，手足逆冷者是也"（337条）。厥，即指手足逆冷一类证候而言。轻者指（趾）头寒，重者手足逆冷至节，更重者手冷过肘，脚冷过膝，即所谓四逆者。厥有轻重，但又需综合脉证细辨。厥证病理：三阳气行于表，三阴气行于里，经脉互通，气血相贯，循行周身，如环无端。若阴盛而寒，或阳郁而热，阻遏阴阳气不相顺接，便为厥。其他如水饮痰食气滞血瘀之病，一旦阻碍大气之输布，营卫之流行，皆能为厥，此条自是厥证病理总纲，可以概括厥阴篇所述各种厥证。厥阴病有血虚寒凝而为厥者，如"手足厥寒，脉细欲绝者，当归四逆汤主之"（351条），"若其人内有久寒者，宜当归四逆加吴茱萸生姜汤"（352条）。盖脉微主阳气虚寒，脉细主阴血不足。此条脉细欲绝，自异于通脉四逆证之脉微欲绝。病因：血虚于里，寒凝于表，遂使阴阳气不相顺接，而为手足厥寒。方用当归四逆汤，取当归、芍药以调和营血，桂枝、细辛、木通以宣通卫阳，合为养血调营、散寒通络之剂。

若"内有久寒"，从用吴茱萸、生姜的性味功能结合《伤寒论》《金匮要略》应用吴茱萸、生姜之方来进行分析，则此久寒，当包括呕吐或干呕、吐涎沫、头痛，或少腹痛等证候。故于当归四逆汤中，再加吴茱萸、生姜、清酒以散寒行郁，温经通络。

手足厥寒,脉细欲绝,又是厥阴血虚寒凝之脉证总纲。如中医内科之身体痹痛,外科之脱疽及高度冻伤,妇科之月经不调等属于血虚寒凝者,皆可宗此法加减以治。

又有肝气郁而不达为厥者,如"少阴病,四逆。其人或咳,或悸,或小便不利,或腹中痛,或泄利下重者,四逆散主之"(318条)。此条见于少阴篇,当是与四逆汤类之证对比而设。叙证颇简。唯据以方测证之例,则此证属于厥阴范畴,似较合宜。病因:厥阴属肝,肝喜条达,情志一有抑郁,则气滞血结,而发为厥。唯此种厥逆征象,每较阳衰阴盛为轻。治法:宜以疏肝解郁、调和气血为主。方用四逆散,取柴胡疏肝解郁、炙甘草扶土和中,枳实行气消痞,芍药和营止痛。

本方加减法:"咳者,加五味子、干姜",以温中焦之阳而宣肺降逆。"并主下利",当是太阴脏寒下利,以干姜为温中主药故也。"悸者,加桂枝",以温通心阳。"小便不利者,加茯苓",以渗利小便。"腹中痛者,加附子",以温阳助火,补虚止痛。腹痛如不涉及虚寒,为本方适应证,附子可以不加。"泄利下重者",加薤白以宣通气滞而散痞结。

凡肝气郁结之病,最易引起脾胃不和,而出现肋胀胁痛,嗳气不舒,胸痞腹痛,下利后重及妇科情志抑郁,月经不调,头晕,乳胀,胁肋痛,腹痛,少腹痛等,皆可宗此法加减施治。故四逆散为内妇各科之常用要方。

更有阳郁于里而为厥者,如"伤寒六七日,大下后,寸脉沉而迟,手足厥逆,下部脉不至,喉咽不利。唾脓血,泄利不止者,为难治。麻黄升麻汤主之"(357条)。因表证下后,阳郁于里,故寸脉沉而迟,手足厥逆;阳郁化热而燔灼于上,损耗阴液,故喉咽不利,唾脓血;误下而损伤中焦之阳,寒盛于下,故下部脉不至,泄利不止。治法:清上则碍下,温中则碍上,故云难治。然难治不等于不治,故根据证情主用麻黄升麻汤,方中取麻黄、桂枝、升麻解郁升达而和肌表;当归、芍药、石膏、知母、黄芩、玉竹、天冬滋阴养血,以清炎上之火热;干姜、白术、茯苓、炙甘草温中复阳,以除深沉之水寒。合为解郁透表、滋阴和阳、清上温中之法。里和则郁伏之邪可向表宣透而解，故方后云"汗出愈"。麻黄升麻汤用药多至十四味，是《伤寒论》方中用药数量之较多者。然复杂之病，自当以复杂之方药治之。愚治上燥下湿之证，常宗此法加减而施治多效。幸勿以药味庞杂而忽之。

厥阴篇中，关于上热下寒之证，除上述以外，更有"伤寒本自寒下，医复吐下之，寒格更逆吐之，若食入即吐，干姜黄芩黄连人参汤主之"（359条）。此条列于厥阴篇，是因厥阴肝病最易影响脾胃致脾胃不和，而上见吐逆，下见下利之故。唯吐利之病，常多不由肝病而致。本条上是真热，故胃失和降，则食入口即吐；下是真寒，故脾虚脏寒，则为下利。方用干姜黄芩黄连人参汤，取黄连、黄芩苦寒以清降胃热而止吐逆，干姜辛热以温中焦之阳而治下利，人参益中气，而复脾胃健运之常，是清上温下法。

干姜黄芩黄连人参汤与黄连汤主治同是上热下寒之证，同为与脾胃有关之病。但黄连汤证重在腹中痛，欲呕吐，本证重在吐逆下利，是有不同。

厥阴热证：如"热利下重者，白头翁汤主之"（371条），"下利欲饮水者，以有热故也，白头翁汤主之"（373条）。因厥阴下利，有寒利，有热利，亦有寒热杂错之下利。本两条自是厥阴热利。病机：当因肝热下迫，注于大肠，则下利；又因肝失条达，气机阻滞，故其特征为下利后重。上两条未载脉象，愚意当与"下利，脉沉弦者，下重也"（365条）合参。因脉沉主里，弦属肝脉，脉证互参，则对病机的理解，更能趋于明朗化。因病属厥阴热利，故用白头翁汤，方中白头翁、秦皮、黄柏、黄连四味都有苦寒清肝、坚肠止利的作用。

本方不仅治厥阴热利，如遇下利便脓血或血痢属于热者，用白头翁汤亦有良好的效果。如热甚阴伤，方中可加入育阴扶正药，如《金匮要略》治产后下利虚极用白头翁加甘草阿胶汤之例。

吴茱萸汤证，《伤寒论》中凡三见：一见于厥阴篇，如"干呕吐涎沫，头痛者，吴茱萸汤主之"（378条）。此是厥阴肝寒之证。因肝之经脉挟胃贯膈，浊寒之气上逆，则胃不和，故干呕，吐涎沫。其头痛一般在颠顶部，因厥阴肝脉与督脉会于颠顶，厥阴阴寒之气循经逆升故也。二见于少阴篇，如"少阴病，吐利，手足逆冷,烦躁欲死者,吴茱萸汤主之"(309 条),此条与"少阴病,吐利,躁烦,四逆者死"(296 条)证候略同。但前者虽属少阴病,但实为下焦阴寒之气上逆,胃中不和,故其主证重在吐逆。且手足逆冷,烦躁欲死,病情虽重,尚是阳与阴争之象。后者主证重在下利。实为少阴虚寒,下焦真阳衰极,阴盛阳越,而为躁烦四逆,故主死。三见于阳明篇,如"食谷欲呕,属阳明也,吴茱萸汤主之。"(243 条),此为阳明中寒,胃寒气逆所致,亦与《金匮要略·呕吐哕下利病脉证治第十七》"呕而胸满者,吴茱萸汤主之"证候略同。以上数者病情虽有不同,但主证重在呕吐,病机为阴寒挟痰浊之气上逆,则大致相同。故均可与吴茱萸汤,以暖肝散寒,益中和胃,降逆气,止呕吐。从此可见中医学中异病同治之妙。

厥阴病有上热下寒、寒热错杂之证,有热证、寒证以及厥、利、呕、哕四大主证。厥阴病以"消渴,气上撞心,心中疼热,饥而不欲食,食即吐蛔,下之利不止"为提纲,实即厥阴上热下寒之证,主方当为乌梅丸,应与蛔厥条互参。"凡厥者,阴阳气不相顺接,便为厥"实即厥证病机总纲。厥阴病中血虚寒凝致厥,用当归四逆汤,是养营和血、通络散寒之法;肝气郁而致厥,用四逆散,是疏肝解郁、理气和营之法;阳郁而厥,用麻黄升麻汤,是解郁升陷、滋阴和阳、清上温下、里和而表亦解之法。上热下寒,证见吐利,用干姜黄芩黄连人参汤,是清上温中降逆止利之法。白头翁汤主治厥阴热利,是清热止利法。吴茱萸汤主治肝寒头痛挟痰浊上逆之证,是暖肝和胃、降逆止呕之法。

(原载《李培生医论医案》,科学出版社,2012 年,第 149～151 页)

荆楚中医药继承与创新出版工程·

荆楚医学流派名家系列（第一辑）

李培生

医论医话

李培生用小方、单方、草药治大病经验介绍

中医的职责,必以解除患者疾病痛苦、恢复健康为原则。至于所采用治疗之方法,根据前辈治病经验,又须保持中医药传统之简、便、效、廉特点,因证设法,就地取材,无论大方、小方、内服、外治等,总以适合病情为宜,而不得有所歧视。但社会上一般习俗心理,则重视药味繁多之大方与贵重之药,而轻视小方、单方。殊不知小方、单方亦能治危重大病。兹特整理先生旧稿,缕列病证一二,用以说明事实,亦为先生辞世2周年祭。

1. 疟疾

二十世纪四五十年代,吾乡为疟疾流行猖獗区。古人论疟,有瘅疟、牝疟及湿疟、食疟等之分,名目甚繁。据先生以往治疟经验,服对证治疗药一二剂清理后,俟疟型明显,有间日一发者,有一日一发者,发有定时,即用酒炒常山10 g、煨草果6 g、橘红6 g。如有兼证,热甚加黄芩、竹叶;渴甚加知母、花粉;呕吐加半夏、茯苓;腹胀加厚朴、大腹皮。水煎,在疟发前一小时许服。多数服药二剂,即痊愈。

因忆某年先生在大悟县丰店办中医班时,适丰店中学校长二子俱发疟疾,当时缺抗疟药。张某问先生中药是否能有速效? 先生曰:能。随处土方予二子同服,一剂而愈。昔清代康熙帝与曹寅书,云中土无治疟效药,独推重金鸡纳。岂知常山、蜀漆为截疟专药? 两千年来,《金匮要略》《千金翼方》《外台秘要》等书都载之,可证。又康熙帝谓疟疾不可服人参,服后腹胀而死(说本《红楼梦》附录),亦具卓识。然此当指疟疾发而湿热正盛者。富贵之家,不论病之新久,证之虚实,滥用补剂,故有此流弊。而先生遇久疟、虚疟、疟久发而不止,见风冷即作,他药无效者,则常用红参8~10 g,生姜5片,露一宿,开水炖温,亦在疟发前服,曾治愈多例,即露姜饮法。盖中医治病,必以辨证为主,不可一概论之也。

2. 痢疾

痢疾为夏秋季节肠道传染病之一。先生曾治一曹姓老翁,年逾古稀,患痢

疾,服药时愈时发,渐至呕恶不食,家人已认为是噤口不治之证。邀诊:见其痢下红白稠黏,恶臭异常,里急后重,日十余行,口干思饮,苔黄燥,脉滑数。认为是热毒痢。适其家傍山而居,当地盛产金银花,即命其采鲜金银花连藤叶约 500 g,煎汤,每日服五、六次,连服一周,病竟告愈。

又一李姓青年,伏天患湿热痢,日行十余次,因次日要参加高考,来询能否有使痢疾一次即愈之成药。先生见其体质甚健壮,劝其试服香连丸,每次吞服 30 g,空心服,果一次而愈。

此外,马齿苋民间用以治痢,亦有效果。唯据先生之体会,此物性味酸凉而涩,痢久服之,效果较好。若湿热正盛,还须用苦寒坚肠、清热燥湿之品。

又一吴姓老翁,患血痢,日十余行,无里急后重状,经西医检查为阿米巴原虫性痢疾。服西药时愈时发。先生用鸦胆子四十五粒,去壳取仁,胶囊盛,每次吞服十五粒,日三次,一周痊愈,后未复发。中药能治痢疾者甚多,但须对证择用。何余云岫之《余氏医述》,竟谓中医无治痢之效药,宁非梦呓?

3. 黄疸

黄疸以目黄、尿黄、身黄为特征,常见于夏秋季节,亦具有传染性,故伤寒、温病诸书都载之。黄疸之病机主要是湿热蕴于中焦,导致肝胆疏泄功能失常,致胆汁溢于全身,因而发黄。患此病者,大多湿热纠缠,难以速愈。故《金匮要略·黄疸病脉证并治第十五》有“黄疸之病,当以十八日为期,治之十日以上差”的说法。治法除参照《伤寒论》《温病条辨》诸书之外,先生常以民间方用土茵陈 19 g、车前草 30 g、红枣 10 g,一日量,水煎服。一般服一星期以上,有一定的效果。又方:海金沙草 60 g,白茅根、车前草各 35 g,水煎服,亦可疗黄疸。盖茵陈、海金沙都能清利湿热而退黄,所谓治湿不利其小便,非其治也。

4. 血证

血证因出血部位及所表现症状不同,故有衄血、吐血、咯血、尿血等名目。血证病机一般有血得热则行、得寒则凝之说,从临床观察,血证一般热证多而寒证较少,自是事实。曾治一李姓青年,因工作辛劳过度,吐血。住院月余,注射止血针剂,愈而又发。来诊:视其面红善怒,血色紫暗,吐血量虽不多,但一日或间日总带一二口。脉弦数,苔黄,作肝火犯胃治。用生地黄 30 g、醋炒大黄 10 g,水煎服。二剂而血止,随与调理药而病愈。盖生地黄甘寒,大黄苦寒,大黄得生地黄则苦甘合化,而不致化燥伤阴;生地黄得大黄则凉血止血而不凝滞,此药物单纯配伍之妙也。

又治一朱姓青年,患吐血。时发而甚,服苦寒药无效,脉细数,间有盗汗。先生令其每日清晨服童便一碗,坚持月余果愈。因童便有滋阴降火止血之效也。

又治小学老师丁某某,患咯血,西医诊断为支气管扩张,愈而复发,深以为苦,因素性畏服苦药,恳求设法用单方试治。先生令其每日早晚各服藕粉一碗,拌砂糖冲食。因藕粉既可活血消瘀,又有养肺、止咯血之效也。越数月来告,云此方有效,今未发矣。又肺痨咯血,亦可用此方为辅助治法。

又治黄石市某医院儿科医生之子,六岁,患血尿,原因不明。因尿中长期出现潜血,来求方。先生用生地黄 20 g、鲜白茅根 15 g、鲜小蓟 10 g、蒲黄炭 6 g、血余炭 6 g、藕节 2 个,水煎服。久服果愈。

5. 淋证

小便出血,痛者为血淋,不痛者为尿血。先生治血淋,常用怀牛膝 10 g、琥珀 6 g(碾末兑入药汁分冲)、益元散 15 g、木通 6 g、生地黄 15 g、竹叶 10 g、鲜白茅根 15 g、炒蒲黄 10 g,如兼石淋(肾结石或膀胱结石),再加石苇、冬葵子、金钱草、车前草。曾治多数患者,有一定的疗效。夏秋之间,农村妇女在田间劳作,下焦蓄有湿热,常有尿频尿急,溲短而黄,或兼尿道疼痛,只用六一散 30 g,拌入砂糖适量,开水冲服,连服数日,即愈。亦可用鲜竹叶心、车前草二味水煎,和入砂糖,当饮料用,亦有效验。

6. 消渴

消渴,有多饮多食多尿的特征,俗所谓三多证。一般老年人患此病重,并较缠绵,但多不至于殒命。青少年得此病较易治愈,亦有发而难救者。治法当参照内科方书,根据饮多尿多之偏重,除与治肺胃、益肾命之剂外,先生常用鲜山药 500 g 许,一日量,煮服。或当菜肴佐食,坚持久服,有一定的效果。

7. 外科疾病

先生曾治同乡李某某,于某年冬季,因帮工熬夜过多、嗜烟致毒火内炽,于口角唇边发一红疔,鲜艳夺目。自知病重,急来求方。诊其脉甚数,舌质红绛。谓之曰:疔毒内发,一发而不可遏止,恐致发肿神昏,所谓走黄矣。急令其采鲜野菊花(如花不够,连嫩藤叶用亦可)500 g 煎浓汁,每服一大碗,两小时一次,药味尽再采鲜药用。一日夜服十数次。并劝其禁辛辣,戒烟酒。次日来诊,红肿消退,疔毒已解。再令其缓服前药三日,以巩固疗效。

又对口、发背将发,或某局部掀赤红肿,势将发为大痈。先生常用鲜金银花连藤叶 250 g,鲜大蓟 100 g,炮甲珠、生甘草各 10 g,水煎好后,米酒兑入和服,多能消散而愈。此方治阳热痈毒,可解毒消肿,效果良好。先生曾名此方曰李氏外科消毒饮,谓宜公诸于世云。

8. 妇科疾病

一李姓妇人患白带如注,形瘦骨立,脉细数,阴虚显然,久延恐成劳损。曾服苦寒药无效。又因素畏服药,先生劝其用乌贼一味,少拌猪腿肉,炖汤服食。连服数月,白带止,体气复。是食补之法,亦证乌贼有育阴益精涩下止带之效。

又黄姓妇产后发热,经注射抗炎针剂及服清热解毒药,病益甚。邀先生诊治。其脉浮,舌白,证有头痛骨楚,作产后血中感受风寒治,仿《备急千金要方》大豆紫汤意,用独活 10 g、黑大豆 30 g(炒热后酒淋)、当归 6 g、川芎 4 g、炒黑荆芥 6 g、桑枝 15 g,二剂而愈。是古方之简而效者,不可不知。

9. 小儿科疾病

某年先生往大悟县苏区进行中医班教学时,曾治小孩发热咳喘(即西医所谓肺炎)多例,因中药较缺,就地取材,常用鱼腥草 15 g、鸭跖草 15 g,略加砂糖,水煎服。服后多能使热渐退,喘渐止,而至痊愈。是中草药之功效,绝对不可忽视。

如治一小孩发热,迁延月余未退,因往年亦如此,举家惶惶。邀诊,视其唇红口干,每日热势总在 37.2～38 ℃徘徊,入暮为甚,断为伏暑发热,亦即近时所谓夏季热。用鲜青蒿、鸭跖草各 15 g,水煎好后,频服。周余热退,翌年未发。

10.小儿疳积

小儿肚大青筋,发穗面黄,进食则消化不良。或兼虫积,是即世俗所谓疳积之证。当用清热理气、杀虫消积法。药用胡黄连、砂仁、焦白术、使君子肉(炒)、炙干蟾皮、橘皮、炒建曲、炒枳壳、炒二芽等味。脾虚甚者,合参苓白术散服。服后多能使势渐轻,直至痊愈。

以上不过举例而云,说明内外妇儿各科疾病,能用小方、单方治愈者,即可用此类方法治之。若今人处方,药味动辄数十种而且滥用贵重药品,戕害药源,莫此为甚。撰写此稿动机,是愿为医者,当如孙真人所云"常以利济为怀,勿作贼民之举",则幸甚矣。

(原载《新中医》2011 年第 12 期第 136～137 页)

李培生辨治儿科咳喘经验

儿科,因患儿在大多数情况下不能或只能部分表述自己的病情、感受,又称"哑科"。《灵枢·逆顺肥瘦》云:"婴儿者,其肉脆,血少气弱。"在生理方面,其脏腑娇嫩,形气未充,机体的物质和功能均未发育完善,故被称为"稚阴稚阳"之体。因此,这一生理特点决定了他们体质嫩弱,抗邪能力不强,不仅易被外感、内伤等诸多病因损害而致病,且一旦发病,病情变化多快而迅速,所以,在辨证施治时,难度较高,也因此最能体现医者的临床水平。

咳喘是常见、多发的肺系疾病,因小儿抵抗力低下,易被外邪侵袭,故小儿咳喘每在气候突变的时候发作及加重,且其传变较快,临床辨治时有一定难度,如不能及时治疗,往往导致严重后果。

李培生教授为全国著名伤寒学家,其不但学识渊博,熟读经典,更有长达 80 余年的临证经验,内、外、妇、儿科无不精通。本文总结了李老治疗小儿咳喘疾病的临证经验，对其辨治思路及用药特点进行了分析和归纳，以期为同道中人提供一些有益借鉴。

1. 外感六淫，解表为先，佐以清热

自古以来，关于小儿发病一直有"体禀纯阳"和"稚阳稚阴"两种观点。持"体禀纯阳"观点的医家认为，幼儿罹病，容易化热，宜用寒凉，以近代名医奚晓岚为代表。而以"稚阴稚阳"立论者，则认为小儿赖阳以生，依阴而长，脏腑柔嫩，形气未充，易感外邪，以近代名医刘弼臣为代表。李老认为，小儿之阳实为稚阳，其阳气并非真正有余，常相对不足，故在咳喘的发病早期多以感受外邪为主要诱因，而六淫之中，风、寒常占多数。《幼科发挥·肺所生病》有云："如因感冒得之者，必洒洒恶寒，鼻流清涕，或鼻塞，宜发散，加减五拗汤主之。"这类患儿往往在咳喘早期表现为发热恶寒、鼻流清涕、咳喘不止等表寒证候。然又因患儿"体禀纯阳"，其生机蓬勃，发育迅速，故在很短的时间内易入里化热，形成外寒内热，虚实夹杂的病证。针对此种类型，李老提出"解表为先，佐以清热"的治疗原则，表里双解。

病案举隅

刘某，女，5岁。1992年9月9日初诊。主诉：反复咳嗽1周。现病史：1周前因气候变化，感受风寒，咳嗽发作，后经西医抗炎输液治疗，未见好转，迁延加重。现发热微恶寒，鼻流浊涕，咳吐黄稠痰，咽喉红肿、疼痛，纳食一般，大便干结。舌苔黄白相间，中间厚，脉浮而弦滑。处方：荆芥7 g、陈皮6 g、桔梗5 g、百部7 g、白前7 g、紫菀10 g、甘草（炒）4 g、法半夏7 g、杏仁8 g、黄芩6 g、桑白皮8 g、茯苓9 g、栀子8 g、薄荷6 g。4剂，水煎服。

复诊：恶寒已除，发热、咳嗽减轻，浊涕稀薄，大便畅通，纳食好转，仍吐痰色黄，舌苔白厚，脉弦滑。处方：守前方，去荆芥，加竹茹8 g，4剂，水煎服。

按：本案患儿外感风寒，卫外受邪，肺失清肃，故常发热，恶风寒，咳嗽不已；迁延失治，入里化热，痰浊壅肺，则鼻流浊涕，咳吐黄稠痰，咽喉红肿而痛，苔黄，脉弦滑；表邪未散，故脉浮；大便干结，实乃肺与大肠相表里，肺失肃降，大肠传导不利所致。宋代陈自明在《妇人大全良方·卷八》中指出："盖肺气不下降,则大肠不能传送。"证属外邪不解,痰热壅肺之证。李老治用解表散邪、清热化痰之法,方以止嗽散加味。止嗽散是清代程钟龄所创制的一张经验方,对于多种咳嗽均有良效。方中桔梗苦、辛,微温,能宣通肺气,利咽祛痰,治痰壅喘促、鼻塞咽痛;荆芥辛、苦而温,芳香而散,能散风湿、清头目、利咽喉,善治伤风头痛、咳嗽;紫菀辛温润肺,苦温下气,消痰止咳,治寒热结气、咳逆上气;百部甘、苦、微温,能润肺下气止咳,善治肺热咳喘;白前辛、甘,微寒,长于下痰止嗽,治肺气盛实之咳嗽;陈皮苦、辛,温,能理气调中,导滞消痰;甘草炒用性温,补三焦元气而散表寒。故程氏言:"本方温润和平,不寒不热,既无攻击过当之虞,又大有启门驱贼之势,是以客邪易散,肺气安宁,宜其投之有效欤?"李老在此方基础上加用桑白皮、栀子、黄芩、薄荷,可增强清泻肺热之力;法半夏、杏仁、茯苓,助陈皮健脾化痰止咳。全方共奏泻热止咳、化痰解表之功。复诊时患者表邪渐去,故去荆芥,加清热化痰之竹茹,以祛内邪。前后共服 8 剂而病瘥。

2. 内伤咳喘,实关脾肺,健运为本

《素问·咳论》有云:"五脏六腑皆令人咳,非独肺也。"说明咳喘病位虽然在肺,但也与脾、肾等其他脏腑密切相关。《儿科心鉴》云:"若脾气虚冷,则不能相生,是以肺气不足。风邪外袭,痰湿内生。治以补其脾肺……大抵脾气不足,则不能生肺家之气。"李老认为,小儿肺常不足,肌肤柔嫩,藩篱疏薄,卫外失固,加之小儿寒温不能自调,家长调护失宜,易为外邪所侵,多出现肺失宣降之证。又因小儿脾胃之体成而未全、脾胃之用全而未壮,不能及时受纳、腐熟、传导乳食,易为饮食所伤。脾胃虚则易生痰湿,上贮于肺,皆易发生咳嗽。《幼幼集成·咳嗽论治》云:"咳而久不止,并无他证,乃肺虚也。只宜补脾为主。"因此,李老针对小儿内伤咳喘,治疗多以健运脾胃,化痰止咳为本,实乃补土生金之法。

病案举隅

杨某,男,6岁,黑龙江人。1994 年 11 月 2 日初诊。主诉:咳喘反复发作 5 年,复发 2 个月。现病史:5 年前即发咳喘,平均每年因咳喘住院 3～6 次。2 个月前因受寒后再次复发,现痰多,色白,喉中痰鸣,有喘息,鼻塞,纳食欠佳,大便干,发作时夜间需服用氨茶碱半片。舌边尖红,苔薄黄,边有齿痕,脉弦微数。处方:麻黄6g,苦杏仁10g,桑白皮9g,炙甘草4g,黄芩8g,全瓜蒌9g,桔梗6g,紫菀12g,紫苏子6g,莱菔子6g,车前子9g。4剂,水煎服。

复诊:咳嗽、喘息转减,纳食好转,鼻塞已瘥,喉中仍有痰鸣音。舌边尖红,苔薄黄,脉弦。处方:守前方,加陈皮5g、法半夏6g,4剂,水煎服。

按:本案患者咳喘反复发作,久咳伤肺,其气必虚,肺卫不固则咳嗽反复,宿痰不除而复感新邪则喘息难平;久病不愈,容易化热,故舌红而苔薄黄;肺气亏虚,子病累母,脾运失常,则纳食不佳,痰多色白,边有齿痕。证属外寒内热,脾肺亏虚,痰浊阻肺之证。治宜补土生金,清热化痰。方用定喘汤加减。方中麻黄、苦杏仁、桔梗、紫苏子、莱菔子、炙甘草宣肺止咳、降气平喘;黄芩、桑白皮、全瓜蒌、紫菀,清泻肺热、化痰止咳;车前子甘,寒,入肺经,与全瓜蒌同用,能治肺热咳嗽痰多之证,与本证相合。二诊时,患者咳喘好转,鼻塞已瘥,纳食转佳,说明药已对证,肺气已通,脾气略运。但喉中仍有痰鸣音,表明痰邪仍盛,故在前方的基础上加陈皮、法半夏以加强理气化痰之效。患者前后共服8剂,诸症消失而病愈。其家属自诉以前咳喘发作之时,必用抗生素和氨茶碱,此次只服中药汤剂,效果实在让人惊奇。李老认为,黄芩、桑白皮除清肺热外,尚有间接增强免疫力的作用。

3. 病情变化,随证调整,有的放矢

李老认为,小儿易于发病,既病后又易于传变,这是其发病的一个重要方面。小儿发病后传变迅速的病理特点,主要表现为寒热虚实的迅速转化,即易虚易实、易寒易热。《诸病源候论》提出:"小儿脏腑之气软弱,易虚易实。"又提出:"小儿气血脆弱,病易动变,证候百端。"李老指出,小儿患病,邪气易盛而呈实证,正气易伤则呈虚证,因正不胜邪或素体正虚而易于由实转虚,因正盛邪祛或复感外邪又易于由虚转实,也常见虚实夹杂之证,其病情变化多端,瞬息万变。因此,认识小儿发病易虚易实、易寒易热的特点,以及发病后证情易于转化和兼夹的特性,特别是早期预见和发现危重病证的出现,防患于未然,才能提高辨治的正确率与有效率。李老常言"用药如用兵",特别在辨治小儿疾病方面,更要根据病情的变化,不断调整治疗方法,做到有的放矢,方能立于不败之地。

病案举隅

李某,女,2岁。1992年9月30日初诊。主诉:反复咳嗽、咳痰1年余,复发7天。现病史:患儿反复咳嗽、咳痰1年余,近1周又复发,现证见咳喘,流清涕,痰鸣如拽锯,气急,口中和,二便调,自汗出,指纹青红,苔白滑。既往史:常自汗,从8个月大开始,反复感冒、咳嗽、哮喘至今,遇寒即发,平均每月发作1~2次。处方:炙麻黄3g,杏仁8g,炙甘草3g,法半夏6g,陈皮6g,茯苓9g,紫苏子6g,干姜3g,五味子3g,射干6g,葶苈子6g,生姜汁(自加)3滴,莱菔子6g。4剂,水煎服。

二诊:服药后痰鸣声如拽锯已杳,咳嗽亦见减轻,纳可,自汗出也减少,但现证见口渴喜冷饮,大便干,指纹青红,苔薄白。听诊背部有轻度痰鸣音。仍宗原法增损。处方:守前方,去茯苓、干姜、五味子、射干、生姜汁,加桑白皮6g、全瓜蒌9g、地龙6g。4剂,水煎服。

三诊:咳嗽、哮喘本已痊愈,但近2日因外感风寒而流清涕,咳喘又发,但较前为轻,口干喜饮,纳少,大便溏,1次/日,小腹隐痛。指纹淡,苔白滑。处方:炙麻黄2g,杏仁8g,炙甘草3g,鸡内金6g,桔梗5g,藿香8g,法半夏6g,陈皮6g,茯苓9g,白扁豆8g,前胡6g。4剂,水煎服。

四诊:咳喘已杳,清涕未除,食纳增加,大便调,尿频,指纹淡,苔薄白。处方:牛蒡子8g,桔梗5g,前胡6g,炙甘草2g,党参7g,黄芪8g,白术6g,茯苓7g,陈皮4g,薄荷4g,法半夏6g。6剂,水煎服。

五诊:咳喘愈,食欲好,每餐1~1.5两(50~75g)饭,唯流清涕偶作,指纹、舌苔同上。处方:守四诊方,去黄芪,加百部7g,紫苏子6g。6剂,水煎服。

按:本案患儿脾虚不足,肺气亏虚,卫气不固,故见自汗、纳少、反复感冒、咳喘之症;其指纹青红,表明外感风寒;流清涕、痰鸣、气急、苔白滑则为痰饮内盛的表现。故李老辨为外寒内饮之证,治用解表化饮之法,方用射干麻黄汤加减。

方中炙麻黄、杏仁、紫苏子、葶苈子、莱菔子,解表散寒、宣肺平喘;射干苦寒,清热解毒、祛痰利咽;法半夏、陈皮、干姜、茯苓、生姜汁化痰止咳、健脾利湿;五味子收敛耗散之肺气,防止麻、姜辛温燥烈而伤阴;炙甘草补脾益气、调和诸药。二诊时,患者诉咳喘缓解及喉间痰鸣音消失,但渴喜冷饮且大便干,提示有化热之趋势,故李老在前方基础上去茯苓、干姜、五味子、射干、生姜汁辛温利咽药物,加桑白皮、全瓜蒌、地龙等加强泻热平喘、化痰止咳之力。三诊时,患者咳喘本已痊愈,但又因外感风寒而咳喘复发,鼻流清涕,纳食不佳,大便溏,小腹隐痛,结合舌脉,当属新感外邪、脾虚湿盛之证。故用三拗汤合藿香正气散加减。三拗汤解表散寒、宣畅肺气;桔梗、前胡一宣一降,助三拗汤平喘止咳;藿香芳香化浊,陈皮、法半夏燥湿和胃;茯苓、白扁豆健脾利湿;鸡内金健脾消食,以助运化。值得注意的是,因新感外邪,咳喘相对不重,故李老减轻了炙麻黄用量。四诊、五诊之方变化不大,李老在着重于健运脾胃的同时,兼以止咳化痰来调理巩固,终于病获痊愈。纵观李老五诊用药,急则治其标,缓则图其本,对新感旧疾,分清主次;寒热虚实变化多端,随证辨治,各有法度,治疗得当。

4. 总结与体会

李老用药有一个特点,那就是药味少且用量小,其用药一般不超过 15 味,单味药剂量一般在 6～15 g,用药一贯轻灵平稳,此主要受叶天士、吴鞠通、恽铁樵、曹颖甫等医家的影响。本篇 3 个医案所用方剂,均是李老治疗咳喘的常用之方,虽然所用药物不一,但其在治疗外感咳喘病症时偏爱用麻黄、杏仁等药物,认为不论老幼,只要病体不是太过虚弱,或因长期服用麻黄药物而导致肺气虚极者,皆可酌情使用。麻黄辛温,宣肺平喘;杏仁苦降,降气平喘,两药相合,一宣一降,顺应肺的宣发与肃降之性,有利于肺功能的正常发挥。

此外,李老在诊病时,常能将辨证与辨病相结合,其在治疗肺热咳喘病证时,喜用桑白皮与黄芩,认为此二药不但可泻热止咳,还能间接提高患者免疫力。笔者查阅相关文献后发现,早在 20 世纪 90 年代,关于黄芩苷能调节机体免疫能力的实验研究已见诸于世。近年来,亦有某高校硕士研究生及研究人员对黄芩苷和黄芩素在抗炎和免疫调节方面的作用进行了系统而深入的研究。对于桑白皮的补虚作用,古人早有认识。宋代唐慎微《证类本草》认为桑白皮"味甘,寒。无毒,主伤中,五劳六极,羸瘦,崩中,脉绝,补虚益气"。现今药理学研究也证实其有抗炎和免疫调节的作用。以上关于黄芩和桑白皮的古代及现代研究,也从另一方面证实了李老认为此二味药能间接增强免疫力观点的科学性。

以上是对李老诊治儿科咳喘病证经验的一个简单总结。李老常说:"读书、临证、写作这三个方面缺一不可。"并且其在漫长的治学生涯中从未停止过。我辈作为后学者,当谨遵前辈教诲,用实际行动为中医学术的传承及发扬做出自己的贡献!

（原载《中华中医药杂志》2017年第4期第1580～1583页）

汗法的运用和体会

汗法为八法中之一,其适应证范围颇为广泛。就外感疾病来说,对于时令病或某些传染病初起的阶段,病位在表,此时使用汗法,可以宣透病邪,延缓病情向前发展,从而达到治愈疾病的目的。

汗法有辛温解表、辛凉解表之别:宜辛凉者设误用辛温,则以火益热,而有灼伤津液之嫌;相反,宜辛温者倘误用凉解,亦足以冰伏病邪,促使病机逆变。如余治一卢姓小孩,10岁,因秋天玩水而受寒感冒,遂致恶冷发热,咳嗽喘促。医以为肺炎,为之注射抗炎针剂,并频服板蓝根、金银花等清热解毒药。越一日,自嚷头痛甚,随即昏厥。延余诊视,抚其全身燠热无汗,咳喘呕逆,舌苔白,脉浮数。断为病只四日,邪犹在表,病机当为阳郁寒闭致厥。拟用辛温解表之法,勿使病邪内传为宜。方用小剂麻黄汤(麻黄、桂枝、杏仁、炙甘草)加紫苏、厚朴、半夏,以辛温宣透,平喘理气,止呕降逆。一剂服后患儿汗出涔涔,随即神识清醒,呕逆随止,喘咳亦轻。二诊用上方去桂枝,加橘红、茯苓,以靖余波,病即痊愈。

往年，余在家乡应诊时，遇有感证，运用辛温发表之剂，常以荆防败毒散（荆芥、防风、党参、茯苓、炙甘草、枳壳、桔梗、柴胡、前胡、羌活、独活、薄荷）取效者颇多。然此方不仅能治风寒感冒而已。曾治一李姓青年，于深秋发热喉痛，医以为咽炎，进养阴凉润药二剂无效。忽神志昏沉，自嚷全身不舒如被杖状。愚诊时用灯红纸卷成捻子蘸清油燃照全身，似有斑疹隐隐欲出之象。舌虽红而苔白满布，脉带数而沉伏已起。断为毒邪内闭，急当辛温宣散，以使邪有出路。若过用清凉寒润，反使冰伏病邪，促使病机向坏的方面转化。急用荆防败毒散全方加牛蒡子、紫背浮萍，于辛温宣散中而具有透斑疹、利咽喉的作用。服一剂而微汗之后，斑疹全身密布，唯口唇边露白色，神志清醒，喉痛亦轻。盖是中医学之烂喉痧，西医所谓猩红热也。嗣后因热已全退，用药只略予清解，调养旬日，于发斑处红皮脱落一层，咽喉爽利，而病痊愈。

麻疹为小儿传染病之一，民间有"麻要清凉痘要温"的说法，故麻疹治法，愚常参用温病方治，每多获效。但用药不得法，亦能误事。因忆某年冬，乡间麻疹流行，余适寒假回故里。一李姓女孩，3岁，忽发热面赤，咳嗽气促，鼻流清涕，烦渴少食，眼胞困倦不起。麻出于肺，病机在手太阴，已显麻疹特征。越一日忽焦躁不安，满床乱滚。请余一视。余曰：此麻毒内闭，欲出而不得透发之象。初起若用辛凉宣透之剂，如银翘散类方，病势当不至于演变如此。病家曰：已为之注射抗炎针剂，并内服金银花、连翘、板蓝根等药矣。余曰：银翘散方用金银花、连翘、竹叶清凉解热；牛蒡子、桔梗、甘草、芦根宣肺通痹；荆芥、香豉、薄荷辛宣透发，合为辛凉解表之剂。今不用荆芥、香豉、薄荷，是无辛宣透散之力，故显此正邪相争、欲出而不得透发之险象。急为处银翘散全方与服。一剂而疹子密布，神清思食。继与宣肺化痰之药，并禁风休息，数日痊愈。

温病治法："在卫汗之可也"，到气用清气法，入营用清营凉血法，是汗法为卫分证的主要治法。但病邪入里，在气、在营，亦有兼有汗法而辛宣透解者。如余治夏月暑病，内伏暑热，外感暑风，往往有身热烦渴而兼恶风寒，甚至阳郁而厥，呈现真热假寒证象。此时救治之法，最宜辛宣与凉解并用，如白虎汤加薄荷片、藿香叶之例。盖清凉得辛通，则不致冰伏遏邪；辛宣得清凉，善内清外透，较有功效,按仲景有用白虎加桂枝之方。前辈张锡纯有石膏与阿司匹林并用之法,议者有论为中西药杂揉合用,不足取法。实则余从此用药处而看到清气与汗解并用之法。又治一程姓女孩,该女孩于秋初外感发热,越一日忽手足抽搐。余审其面赤、舌红、弄舌、神昏、脉数,有动痉发厥之象,断为小孩阴薄阳浮,邪热容易直入营分,引动肝风,治法当以息风清热为主。因病属初起,用药宜兼辛宣透发,使其从外而解。急用紫雪丹 1 g,并用薄荷叶 2 g,开水泡汤。将丹调化吞服。服后一时许,大多数能汗出热解,病热减轻(如初服无效,可以继续照此再服)。此法曾治好成人、小孩热病多人;在传染病初期如脑炎、麻疹等有类痉厥之象者,均可应用。此即入营犹可透热之法,亦即凉营与汗解并用之法。

至于汗法的注意事项,愚意无论辛温或辛凉之剂,用药宜适事为度,用量不要太大。曾见一陈姓青年患热病,医用薄荷 15 g,病好后汗出不止,神气困顿,经久难复。又对虚人施用汗法,当结合体质,综合证候而考虑用药。

(原载《中医杂志》1989 年第 7 期第 4~5 页)

吐法的临床运用与体会

吐法为八法之一。从病的性质说,多属于实证。催吐的方法很多,如病起仓促,有时当临机应变,就地取材而合理施用吐法。现介绍本人(李培生教授)在临床中使用吐法获效之病案数例。

狂病多属阳热实证。余治此病,多用清火化痰通下诸法,但间有用吐法而愈者。曾治余姓妇,年逾三十,尚未生育。因性情急躁,又善感多虑,故婚后数年,时呈现神志不安的症状。以后发作加剧,常呈狂躁证象。服西药镇静剂能减轻病势,但不能抑制其再次发作。某次在发作时,邀余一视。细审其发作剧时,总在月经来潮期间。发作前伴有头晕、胸痞、干呕、痰多、心烦、大便结等症状。当时扬手掷足,善笑昏谵,诊脉弦滑有力,舌苔白滑。因思沈尧封《沈氏女科辑要》所载蠲饮六神汤主治证候,颇与此证相合。遂作痰饮治,与六神汤(旋覆花、陈胆南星、石菖蒲、半夏、橘红、茯苓）合黄连温胆汤，并间服礞石滚痰丸。数服之后，症状渐轻，神识清醒。但一有所感，仍不能制止其再次复发。于此荏苒半年之久，病家坚请设法根治。因思此证当是痰饮癖结，积于上脘，用涤化痰饮药能暂开，得苦寒攻下剂能暂通，然不能直捣窠臼，尽刈其根。考古人治狂病实证，有使吐下并用之法，如张子和《儒门事亲》所载者是。此妇年壮体健，证实脉实。况又时当仲春，气主升达，此时施用吐法，直捣病巢，当有一定的良好疗效。因趁其发而未剧之时，用民间土方干苦瓜蒌蒂 10 g，碾末，用水煮开后，俟温，灌下。服一次未见动静，服二次即呕出清水痰涎甚多。自经过呕痰后，胸廓感觉轻快，狂躁症状未发。唯精神疲乏，神气困顿，以涤化痰饮与扶脾和胃药合用调理，月余始复元。以后月经来潮，未见复发。次年怀孕生育一孩，后竟无恙。

李姓妇，年方四十，体素肥腴。因气量狭窄，某日，与家人争吵后一时许，发生气厥不醒，随即用开关散吹鼻取嚏，无效，众以为虚脱也，欲煎参汤与服。余诊其脉弦滑有力，牙关紧闭，舌苔未见。断为痰气郁闭，阻于胸中，大气一时不能转旋，故尔见厥，与虚脱之证有别，参汤切不可服。与猪牙皂角、白矾各 3 g，细辛 2 g，碾为细末，温开水调，将口撬开，徐徐灌下。服后一刻许，即呕出痰涎甚多。患者太息一声，神识渐苏，呼口渴，命即与饮。随用开郁理气化痰散结之药数剂调理而安。

患者吴某，年三十余，体素健，以善啖著称。某年农历新春期间，赴亲戚家贺年。民间习俗，新春早点，每以糯米汤圆饷客。吴至，兴致勃然，与诸亲友打赌，狼吞虎咽，食汤圆至一百个，又饮酒食肉，谈笑风生，颇以胜利者自居。俄顷，心胸痞胀极度不舒，干呕频作，欲吐而不能吐，反复颠倒而不能自已。自用手指刺激咽部，亦不能吐。时余在家，急来求治。因命用酸浆水（即农家之淘米水，新春期间，储于缸内，数日发酵，系用以饲养牲口者）两大碗，急火煎开与服，服后并加鹅翎扫喉探吐。至此，宿积食物得从呕吐而出，数升许，酸臭之气，达于户外。患者疲惫异常，卧床旬余方起。

综上所述，可见人之所病，病疾多；医之所病，病道少。吐为八法之一，吐证固较少见,施用吐法后,患者精神体力亦大显衰惫,然不可因噎废食,认为吐法无用而弃置不讲。

（原载《中医杂志》1990 年第 2 期第 4～6 页）

运用下法治疗臌胀的体会

臌胀重症,有因血结者,其病以妇科较为多见。某年秋,愚在黄石市某医院带同学实习时,诊一李姓女教师,年逾三十,未婚。自诉素有胸肋胀痛、胸痞嗳气、月经不调等症状,常服逍遥丸、当归养血膏等成药,近两年来,月经由少量而终至未来,腹部渐膨大几如怀孕状,经医院检查排除肿瘤,服中西药无效,特来求诊。愚视其面色不华,形容憔悴,舌色紫暗,脉见迟涩,大便常结,月经半年未至,血瘀之象宛然。病因:肝郁气结。治法:拟疏肝理气与活血通经缓下药并用。因脉见迟象,心力不足,不宜使用破血化瘀峻药。方用四逆散(柴胡、赤白芍、炒枳实、炙甘草)合下瘀血汤(醋炒大黄、桃仁泥、炒土鳖虫)加丹参、当归、益母草、川芎、泽兰、山楂炭、香橼皮、制香附、乌药、生麦芽等出入为方。月余诊察数次,服药二十余剂后,患者自诉月经少量而至,血色紫暗,腹胀减轻,腰围较小。唯因教学工作繁忙,汤药煎服不便,求一丸方久服。愚诊脉舌如前,仍用前法,以四逆散合下瘀血汤加当归、川芎、丹参、炮甲珠、炒五灵脂、山楂炭、制香附、橘红、益母草膏合丸,如梧桐子大,每次服 6～10 g,每日 2～3 次,食前服。后月余来诊,自诉服前丸有效,月经来时量较多,血色较为红活,腹胀已宽舒许多。面部色泽光润,脉象亦较滑利。

臌胀重症,有因水气结聚而致者,名曰水臌。同湾涂某老丈,年近古稀,体素健,嗜酒。某年五月,因田间劳作,醉饱之余,露宿受凉发热,胸痞不饥,泛恶欲呕。医进疏风消导药,热退,余症未解。更医以为伤酒,与葛花解醒汤数剂,无效。又疑为中虚,与参芪补中,渐至腹胀如鼓,二便不利,肢体微肿,喘促昏瞀。病已月余,家人已办后事,邀请一决。愚视其舌苔灰厚,脉象弦大,因断之曰:此病由露宿,风伤其外,酒食伤其内,以致脾胃转输运化失常,水道失于通调。三焦受阻，湿邪漫无出路，遂使水气壅积于大腹，而为水臌。趁其脉尚有神，元气未匮，治法：因势利导，急与疏瀹通利，促使病机向好的方面转化。补益之药，此时绝不可服。为处疏凿饮（商陆、槟榔、茯苓皮、大腹皮、川椒目、赤小豆、秦艽、羌活、木通、泽泻、生姜皮）加生杏仁、厚朴。服二剂，肿势稍退，喘促稍平，唯二便仍不通利。遂于前方中加舟车丸（炒牵牛子、酒炒大黄、煨甘遂、煨大戟、醋炒芫花、青皮、木香、橘红、轻粉）10 g，分二次服，服后亦无动静。遂亲赴药店，令其按舟车丸方原量如法配制。药配好后，急与服 6 g，服后患者腹部大痛，入厕泻污水数升。从此以后，二便畅行，喘肿渐轻，又与五子五皮汤小剂数服，病势逐渐痊愈。后于分消水气方中，略用参术调补，患者即感胀满不舒。幸其年老体健，修养百日，始可起床。

（原载《中医杂志》1990 年第 5 期第 4 页）

对吴鞠通运用仲景下法而发展的体会

下法为治则八法之一，下法的用途颇为广泛。《内经》所谓"盛者泻之""中满者泻之于内"实指一般下法之通用准则。但因病机复杂，证候每呈现多样性，自应根据各个具体证候不同，而在使用下法中又有种种不同。如张仲景之《伤寒论》《金匮要略》两书中为下阳明胃实而使用三承气汤；下蓄血有桃核承气汤、抵当汤（丸）、下瘀血汤、大黄䗪虫丸；下悬饮用十枣汤；下水热结实的大结胸病用大陷胸汤（丸）。一般施用下法时多用寒凉攻下之剂，但仲景又有温下之法，如下寒实用大黄附子汤，下寒实结胸用三物白散等。以上对于下法的运用，可谓粲然大备。时代是前进的，中医药学是发展的，如治阳明胃实用三承气汤方，清朝吴鞠通《温病条辨》在此基础上演变出增液承气汤、新加黄龙汤诸方。这对于下法的运用，可谓又有所发展，有所创新。余治温热病中应下失下之证，往往遵循其法，用于临床，确有较好的疗效。兹从拙著《温病证治括要》中选录病案数例，借以说明于此。

　　同乡某药店吴某某,男,40 岁,于某年农历三月,受感发热,自服清解之剂,热势退而未尽,缠绵兼旬,邀请会诊。余视其舌边绛而中心苔黄,脉细数而又弦急,食粥乏味,小溲短赤,腹部拒按,大便解而不畅。愚曰:此病当属春温,所服清解方剂,并无大错。唯热势每逢午后加剧,此时并呈现神昏谵语,与《伤寒论》阳明胃实潮热略似,少此通下一法,以致病势久羁不解。吴君疑肠伤寒不可滥用下药。余曰:西医学所谓肠伤寒,审其脉证与湿温略似。此病发于暮春,初起即热壮神糊,脉数舌黄,当属春温而非湿温,亦与温邪挟湿有所不同。病属里热炽盛,又兼夹有燥屎,通下一法,非仅去实,还可泻热,原是对证治法。今病程过久,口干咽燥,脉细舌绛,已露阴液大伤见证。纯与苦寒通下,又恐重劫其阴。当用吴鞠通增液承气汤,取其泻热去实,增水行舟,可谓面面俱到。此议幸蒙患者首肯。遂用细生地黄 30 g、玄参、麦冬各 15 g,另用酒洗大黄 15 g,开水泡汁。将上三药煎好后,加入大黄汁,分 2 次服。初服无动静。越 2 小时后再如前服。服后半小时许,患者自嚷腹痛,随即入厕泻出黄水中挟有燥屎多枚。从此纳食渐加,大便通畅,汗出涔涔,身热退尽,盖里气通而表气亦和也。唯精神疲乏,再与益胃生津之剂,调养数周,始恢复。

　　在急性热病的发展过程中,病机的变化,单纯的少,复杂者多。病在一经者少,合并证候者多。所以《温病条辨》在运用下法时,有宣白承气及承气与陷胸并用等法,上述数证在临床中每易遇到。曾治李某,男,48 岁,有痰咳宿疾,于某年春患风温,延医诊治,服药数剂,无效。转延余诊,至则见患者身热颇甚,喘咳气逆,不能平卧。经过问诊,知目不交睫已两天。咳痰极浓稠,有臭气,胸满,腹部膨急,大便未得畅通。口渴,又因胀满而不敢多饮。舌苔中心黄而边缘白,脉象滑数而按之有力。索视前方,均属辛凉宣化之品。寻思病属风温,药亦对证,服而无效,是因患者素有痰饮,一感温邪,内外俱病,遂较常人为重。本证不仅上焦阻痹,肺气不宣,且从脉舌测之,肠胃热结亦为重要因素。徒知治上,病重药轻,而喘愈促,气愈逆,良由不知釜底抽薪之故。试思起病至此,病逾旬日,便未畅行,热未退尽,治当宣上、清中、导下,熔陷胸、白虎、承气三法于一炉。庶痰热结实,一齐尽蠲。否则病势纠缠,轻则延为痈脓,重可危及生命。遂仿宣白承气汤法,以全瓜蒌、生杏仁、生石膏、旋覆花、川贝母、枇杷叶、白前、炙紫菀、炒葶苈子等药,水煎。另以生大黄 15 g,开水泡汁,分 2 次兑入前汤药中合服。服 2 剂后,泻水颇多,中有结粪,喘逆大平,胸腹较舒,热势渐降,脉象亦和,口渴、舌苔黄症状亦减轻。唯咳痰颇多,臭气仍有,乃以竹叶石膏汤去半夏,合《备急千金要方》苇茎汤加川贝母、旋覆花、枇杷叶、瓜蒌皮、白前、紫菀、忍冬藤、蒲公英、鱼腥草、橘叶、橘络之属,以宣肺通痹,降逆化痰,清热解毒。根据以上方药出入又连服至 20 余剂而病痊愈。

治李某老翁,年逾花甲,于某年秋天患感冒,发热。其人素有痰饮,服辛宣疏解药,热即退。后胸腹痞满,大便不通,自服泻叶茶通下,服后呕吐不止。愚视其上自胸膈,下迄腹部,皆痞满拒按,呼吸迫促,烦躁辗转不宁,舌苔焦黄,脉滑疾。断为患者阳明痰热纠葛,中上阻痹,三焦俱结。与小陷胸汤(瓜蒌实、半夏、黄连)合小承气(酒洗大黄、炒枳实、厚朴)复方,并加橘皮、炒竹茹、枇杷叶、代赭石、旋覆花以宣气解结,止呕降逆,化痰通便。2 剂后即呕止便行,脘腹皆舒,续与和胃降逆平剂,以善其后。此病治法,亦是从《温病条辨》悟出,录之可以说明吴鞠通对仲景下法的运用和发展,值得重视。

硝黄类下药一般属于孕妇禁药,故旧传《妊娠药忌歌》载之。但有是病,用是药,特别是在病情危重、法当急下的情况下,似可不必拘于此说。因忆某年夏,曾治一刘姓妇,怀孕 7 个月,受感发热,自服姜椒汤取汗无效。延医诊,又与辛温发散药,热益甚。迁延数日,邀诊,至则见患者神识昏沉,肌肤扪之大热,但手足冷,胸腹板实,烦闷,辗转不宁。其胎儿在腹中跃动,虽隔衣而隐约可见。舌苔干而老黄,脉沉而弦劲有力。小便短赤,大便起病至此未得一畅通。断为温邪在表,未得凉解宣散,又用辛温助热,促使病机内传,但病邪不逆传于心脑,而顺传于阳明胃腑,尚是不幸中之幸。然而燥热结实,壅于肠道,苟不急为疏导通下,则阳亢阴竭,必至危及生命。唯硝黄气味俱厚,善于趋下,与胎有碍;又恐一下之后,变证蜂起。当时将实际情况告知病家后,其翁坚请设法,并云病势至此,服药倘有不测,亦无怨尤,更不必顾及胎儿。乃用生厚朴、生枳实各 10 g,先煎;再用酒洗川大黄 15 g,开水泡汁兑入;又用玄明粉 15 g,随药分 3 次化服。服 1 剂腹部觉痛,大便未通。又处前方 1 剂,服头煎即宿粪随下,热势较和。后续下腐臭积垢多次,厥始温,热渐退,患者始知人事,而大渴不已。乃用竹叶石膏汤去半夏,加花粉、知母、芦根之属,以肃清肺胃余邪,约 10 剂,病始愈。愈后周身并发暑疖多处,仍处清凉解毒药与服,而胎儿幸勿恙,延至秋初即产。《内经》谓"有故无殒",斯可信也。

(原载《新中医》1993 年第 1 期第 15～16 页)

谈运用先攻后补、先补后攻的治验

中医治病,必先通过正确的诊断,综合全部证候,以审察病机,剖析病情,揆度病势,然后因证设法,或因势利导,或补偏救弊,因病证之寒热虚实,定方药之温凉补泻。特别是在复杂的病候中,更须审其主次,明其缓急,以决定治法之先后。故今本此旨,谈谈愚在临证中运用先攻后补及先补后攻治则的体会。

案 1 族人李某老丈,年近古稀,素嗜酒,并有脾胃虚弱、大便不实宿疾,因略知医,时购滋补丸药服之。近至某年夏至节后,忽头面肢体浮肿,更以为虚,自进温阳补肾药,无效。近延某医诊治,进清利湿热药,亦无效。病家央求开一补方,未决。因忝在族谊,邀请一诊。愚见其脉弦缓,舌苔白而厚腻,其证见胸痞腹膨,间有泛恶欲呕,不欲饮食,强食即感胸胃不舒,呼吸迫促,大便不行,小溲短黄。故断之曰:此固脾胃不实之体而原宜于补者也。唯病起于伤酒,又因时令湿热与之相合,遂至湿浊之邪泛溢于三焦,充斥于表里,故出现以上种种症状。此时清利湿热自属必要之图;唯胸腹板实,二便不行,又当酌用下法于其中,以迅开出路,免致湿浊之邪,阻遏气道,蒙闭清阳,以致危殆。若徒分利三焦,尚恐缓不济急。处方遂用藿、朴、夏、苓、枳、橘、杏、蔻等疏利湿热之药,每次并送服《医宗金鉴》中谈及的导水丸(炒牵牛子、大黄、黄芩、滑石)6 g,日三服。服二剂后,未见动静,且腹益膨,喘益急矣。再诊:余谓浊邪盘踞气道,又为补涩之药阻遏，遂至难以分解如此。幸正气未溃，脉尚有神，虽属病久年高，此时尚堪一击，宜急与通下法为妥。遂在征求患者同意后，进舟车丸（牵牛子、面煨甘遂、醋炒芫花、醋炒大戟、大黄、青皮、陈皮、木香、槟榔、轻粉）10 g，作两次服。初一服未见动静；一小时后再进二服，又半小时许，患者忽腹痛而厥，随即暴下浊粪水液甚多。急邀再诊，至则患者神识已清醒，并云胸腹俱见宽舒，小溲亦行，略能思食稀粥。遂停下药，仍与清利湿热小剂，以靖余波。以后再与平补脾胃法，治其宿疾，并劝其戒酒，而病痊愈。

案 2 患者，程某，男，45 岁。于某年夏患湿势发黄，因腹胀，服苦寒泄利药过多，病益甚。延至月余，邀诊，其证大便带溏，日行数次，不思食，食即呕逆，小溲短而黄，面目微黄，神情极疲，腹部膨胀，触诊微有痛感，脉濡而缓，舌苔白厚而腻。因思此证自属湿热发黄，而成肿胀；又因过用下药，损伤脾气。此时呕利不食，脉濡神疲，自以里虚为急，应从理中论治，但病起于湿热，干姜辛热，亦属非宜，当师其意而不必拘泥其方。遂与香砂六君子汤（砂仁、煨广木香、党参、焦白术、茯苓、法半夏、橘红、炙甘草），以扶脾为主，并加大腹皮、香橼皮、佩兰、二芽之属，佐以疏肝和胃、宽中理气为治。服至八剂，利渐减，呕渐止，食欲渐增，但脉仍不振。患者因腹胀，纳食后更感不舒，要求用宽下药，余坚持不用。又与前方五剂，脉转滑利，神情之振，乃以川厚朴、大腹皮、橘红、苦参、苍术、炒二芽、鸡内金、炒莱菔子等药，煎好后，以针砂末（醋煅过，碾极细）半字（用康熙青铜钱为标准，旧制药量约五厘），随药汗吞服。药下后半小时许，腹部大痛，随即转矢气甚多，腹部稍感宽舒。第二服后痛感如前，经转矢气后，腹部又宽舒许多。至第三服腹部胀满已消十之六七，腰围缩小。乃去针砂，仍以前方服三剂，并嘱其慎饮食，适寒温，和情志。以后仍以扶脾和胃、疏肝理气药为主。稍佐清利湿势药调理，服十余剂，而病愈。

按： 此病初诊时通过问诊，知其服药后稍兼辛燥，即感舌糙；药偏宽利，则现少气不足，故只有采取平补脾胃之法，此其一。再则腹满似实，法宜通下，但脉证又虚，先补后攻，原有前人成法可师。否则一味蛮攻，正气愈虚，邪气益陷，将有单腹胀之虞，此其二。针砂能消疸胀，解结气，故古方小温中丸用之。据愚家之体验,此方若变丸为汤,用于疸胀症中,将针砂为末吞服,殊有良效,但服后有反应,必须灵活掌握使用。黄疸成胀,据其病理机制,当与肝脏病变有关。但此病治则是从中医湿热证立法,并根据患者证情而用先补后攻而取效也。

以上两例病案说明中医治病,既要有原则性,又要有灵活性,方能因证立法,处方遣药,从而收到较好的疗效,故古人有"用药如用兵"之喻。若夫按图索骥,守株待兔,虽有所获,间或有效,究非能掌握中医药学术之上乘。故书此一篇,并附感想,以供方家之指正。

(原载《光明中医》1990 年第 2 期第 3 页)

经方疗梅核气病之我见

《金匮要略·妇人杂病脉证并治第二十二》云:"妇人咽中如有炙脔,半夏厚朴汤主之"。《医宗金鉴》注云:"咽中如有炙脔,谓咽中有痰涎,如同炙肉,咯之不出,咽之不下者,即今之梅核气病也。此病得于七情郁气,凝涎而生。故用半夏、厚朴、生姜,辛以散结,苦以降逆,茯苓佐半夏,以利饮行涎;紫苏芳香,以宣通郁气,俾气舒涎去,病自愈矣。此证男子亦有,不独妇人也。"梅核气病之名始于宋代王硕之《易简方》。其论病机,有云"四七汤(即半夏厚朴汤)治喜怒悲恐惊之气,结成痰涎,状如破絮,或如梅核,在咽喉之间,咯不出,咽不下,此七气之所为"是也。其述所主证候,即王氏谓"或中脘痞满,气不舒快;或痰涎壅盛,上气喘急;或因痰饮中节,呕吐恶心"。论证虽简,殊有重要的参考价值。愚多年诊治此病,从中观察,用《金匮要略》方以治梅核气病,有的有效,也有的无效。半夏厚朴汤所治有效之证,病因多是寒饮湿痰结。具体症状中多有胸脘痞闷,腹部胀满,呕吐恶心,二便不爽,舌白,脉弦等,是与王氏所说相符。而用之无效的梅核气病,吾认为另有证因,除如临证见有咽中如有炙肉,吞之不下,咯之不出外,别无呕吐痰多痞满等证。其证或咯出少数结痰,咽部发红,情绪急躁,舌质红,脉弦数等,多为痰火郁结而成。愚则采用清火化痰宣郁解结之法。药用黄芩、玄参、浙贝母、海蛤粉、炒牛蒡子、白僵蚕、昆布、牡蛎、夏枯草、制香附、青果。方用清化解郁汤,以治此证,确有良好的效果。兹举病案两则于下。

吴某,女,40 岁,农民。素性抑郁,近来自觉咽喉部如有物堵塞,吞之不下,咯之不出,自是梅核气病。服中药辛温宣通之剂,已经半年无效。脉弦数,咽部发红,余无所苦,月经正常,治拟清火化痰,宣郁解结之法,用自制清化解郁汤治之。处方:炒黄芩 10 g,夏枯草 15 g,浙贝母、炒牛蒡子各 10 g,玄参、牡蛎各 12 g,海蛤粉、连翘各 15 g,制香附 6 g,昆布 15 g,白僵蚕、青果各 10 g。水煎服,每日 1 剂,并禁食辛辣刺激等食品。此方服至 15 剂后,自觉上述症状减轻。以后效不更方,劝其坚持常服,以巩固疗效。后续服此方两个月,而病痊愈。

又同乡李某,年近古稀,患梅核气病,并发展有吞咽困难症状。经检查发现食管有狭窄病变,忧心忡忡,来舍向余求治。吾用此方加半枝莲、白花蛇舌草、蒲公英、代赭石、旋覆花、炒竹茹、枳实、芦根等药,出入为方,连服半年而症状缓解。唯不能禁酒,后又复发加剧,又服此方多剂,而获痊愈。

是方书谓梅核气病亦可见于男性患者,并为噎膈之渐,信然。梅核气病是一种常见病,多见于妇女患者,此病有几种证型,《金匮要略》半夏厚朴汤主治之证,当是因寒饮湿痰气郁而生,故用辛开宣散、温通解结之法。愚所制清化解郁汤,是用清火化痰、宣郁解结之法,对于痰火郁结之证比较适宜,然不可因此而议《金匮要略》方之非。又半夏厚朴汤为理气化饮祖方,其适应证范围当可从上述证候类推。由此可见,中医治病,必须做到理论与实践相结合,辨病与辨证相结合;遣方用药,必须与病机、证候悉悉相符,方足以御纷纭复杂之病变。

（原载《辽宁中医杂志》1992 年第 5 期第 15 页）

运用经方治胃脘痛的经验

胃脘痛为常见病、多发病之一。胃主受纳,位居中焦,胃气以下降为顺。胃脘不和,气机一有所滞,则结而为痛。胃痛的发病原因甚多,杂病中如水、血、痰、食、气郁等各种致病因素皆能导致胃痛。今就愚在临床中运用经方治疗胃脘痛的验案择数例报道如下。

1. 水热结实胃痛

邻村陈某,男,21岁,某市营业员。近来患胃痛,疼痛异常,经该市几大名医诊治殆遍,无大效;有徐姓医进硝黄下剂,服后能令痛势暂止,但须臾又发。越数日,其父偕其子归里,急来邀诊。愚触诊其中脘部结硬而疼痛拒按。此时胃痛尚未剧烈发作,发作时,疼痛不堪耐受,躁扰不宁。并述唯服硝黄类下药,得下后则痛势可暂时缓解,然越时又痛作如前。脉弦紧,舌苔黄,口渴思饮而不能多饮,食少亦不敢多食,小便黄。因思病程将近两个月,幸患者适值壮年,体质健壮,可耐受许多下药,而元气未漓。此证正《伤寒论》之热结胸也。水热结实,硝黄能泻下燥实,而不能破其水结。当宗仲景法,用大陷胸汤原方,庶水热结实,一齐尽蠲,唯煎服法须根据现有病况,而略为变通。遂与川大黄15 g,开水浸泡半小时;继用玄明粉15 g,用大黄汁调化;再用以上药汁一半,服时另调入醋炒甘遂末1 g,合药汁吞下。上方药物不用煎煮法。因此病部位正在心下,取泻心汤水渍法之意也。初一服,无动静。越2小时后,续按前法,送服第2次药。服后俄顷患者忽痛甚而厥,暴下水液及燥屎多枚。病家急邀往诊,至则患者神识已清醒,自云:得下后胸中甚爽快,按之已不甚痛,因令其糜粥自养,停药两天,以观病情变化。越两日,再诊,胃痛已止,并能进食。再与香砂六君子汤去甘草合入少量控涎丹(甘遂、大戟、白芥子)调服。治法是于和胃健脾中兼破水结,攻宿积,攻补兼行,以靖余波。又服数剂而病痊愈。

2. 寒饮伤中胃痛

丁某,男,年四十许,素嗜酒,少吃饭。某年秋,因喝酒引起胃痛宿疾大发,痛剧时呕吐痰涎多许,则稍舒。自服葛花解醒汤及单方解酒之剂,均无效。来舍商治。愚诊其脉弦缓,舌苔白厚而滑,小便短少。乃属素有中虚,又因酒湿蕴积于中焦,胃气失其通降之常,脾不运化,以致聚为寒饮,因而胃脘作痛。当宗仲景法,用苓桂术甘汤加法半夏、砂仁、橘红、炒枳实、炒建曲,以温中通阳,理气化饮。此方服三剂后,胃痛即止。又劝其戒酒,并常服温中和胃化饮药以刈其根,而病痊愈。

3. 撞伤血瘀胃痛

程某,男,业农,32岁。体质素壮。近五个月在田间耕作,因跌仆为农具撞伤，服伤科药无效。来诊：脉象弦数，舌苔略黄而边缘紫暗，伤处胃脘部刺痛，外表并出现青紫色一团，大便不畅，小便带黄，余无所苦。拟用活血消瘀、通下解结、和胃止痛之法治之，与醋炒大黄、桂枝、桃仁、玄明粉（后下）、炙甘草、土鳖虫等药，亦即桃核承气汤，下瘀血汤并用之法。服药二剂后，大便排黑色粪块数枚，痛止食进，伤处青紫色块渐次吸收而病愈。

4. 食滞中脘胃痛

凌某，男，年逾花甲，素嗜烟酒，并有咳喘宿疾。某年夏，因食粽子过多，胃脘作痛，自服番泻叶茶 2 次，得下后胃痛未止。又服西药阿托品，痛虽暂止，后又复发。愚触诊其胃脘部痛甚拒按，大便行而不畅，间有泛恶欲呕，苔黄滑，脉弦滑。病属痰食交结，拟仿小结胸病治法。处方：用瓜蒌实（炒）15 g，姜半夏 10 g，炒黄连 6 g，炒枳实 10 g，橘红 6 g，川大黄（酒洗）10 g。煎服法：将前五种药合煎，川大黄一味用开水浸泡取汁后，兑入前药汁合服。日三服。此是化痰清热、理气消痞、化食导滞、通下解结之法，亦是小陷胸、小承气合橘枳生姜汤并用之法。服一剂，大便畅行，痛即不作。前方去川大黄，又服二剂而病愈。

5. 气郁中焦胃痛

胡某，男，46 岁。于某年初，陡患昏厥，急来邀诊。至则见患者牙关紧闭，口角流涎。询知在吃饭时因与家人争吵致此。并知素性抑郁，且有胃痛宿疾。触诊胃脘部作拒按状。脉弦滑，舌苔白滑。此属气郁痰闭，上蒙清窍，以致形成闭证。急与苏合香丸 2 粒灌下，用以化痰理气，开闭醒脑。2 小时许，神识渐苏。唯胃脘疼痛又大发作。再与开郁理气、和胃止痛之法。用《金匮要略》半夏厚朴汤（半夏、厚朴、紫苏叶、茯苓、生姜）加砂仁、橘红、制香附、佛手片与服。二剂后，胃痛渐轻。再诊：前方加白芍、炙甘草、炒枳壳，参以柔肝和胃、活营缓急之法。又服药三剂，而病愈。

按：水、血、痰、食、气郁为胃病中之主要致病因素。今举胃脘痛为例，说明遇有上列病因而引起的病证，如能善用经方，因证化裁，灵活应变，自能收到良好的效果。

（原载《河南中医》1991 年第 4 期第 21～22 页）

谈 哕 逆

1. 寻源

哕，《说文解字》"气牾也"。又"牾，逆也"，此解亦见于《说文解字》。《玉篇》曰："哕，逆气也。"《唐韵》曰："哕，于月切，音瓬。"故吾鄂医者多读"哕"音如"月"。唯《集韵》"瓬"又音"郁"，与《诗经·庭燎》"鸾声哕哕"之读为翙、《玉篇》所谓"见外切，鸟语也"者不同。是哕有郁音，并有郁义，故《礼记·内则》"不敢哕、噫、嚏、咳"以四者相提并论。盖机体气机本和，逆而上行，冲击气道则为咳，出于鼻腔而为嚏，若胃气上逆，则为噫、为哕。然哕逆究竟是何病证？此则当求之于方书而探求所以然。

2. 定义

对于哕逆是什么证象，古医书中的认识有分歧，约有四说：一，以哕为干呕。王海藏云："吐属太阳，有物无声，乃血病也……呕属阳明，有物有声，气血俱病也……哕属少阳，无物有声，乃气病也。"（《此事难知》卷一）。至朱丹溪直以"有声有物谓之呕吐，有声无物谓之哕"。故江篁南云："哕者，即干呕也。"（《名医类案》卷四）后世杂病方书，多宗载之。实则干呕条文在《伤寒论》《金匮要略》书中多见。否则既云干呕，又云哕逆，一名两用，定义不妥，仲景当不致轻率若此，故此说难以成立。二，以哕为干呕之甚者。王安道云："干呕与哕，东垣视为一，仲景视为二。由为一而观之，固皆声之独出者也，由为二而观之，则干呕乃哕之微，哕乃干呕之甚。干呕者，其声轻小而短；哕者，其声重大而长。长者虽有微甚之分，盖一证也。"（《医经溯洄集》）按干呕为呕类。《金匮要略》云："似喘不喘，似呕不呕，似哕不哕。"又云："干呕、哕。"明示干呕与哕属于两个不同症状，自不能从微甚而分。并参见上段。三，以哕为咳逆。朱肱云："咳逆者，仲景所谓哕者也。"又云："伤寒咳逆，此证极恶，仲景经中不载。孙真人云：'咳逆遍寻方论，无此名称，深穷其状，咳逆者，哕逆之名，盖古人以咳逆为哕耳。'大抵咳逆者,古人所谓哕是也。"(《类证活人书》卷十一)按《礼记·内则》"不敢哕、噫、嚏、咳",是咳即咳嗽,哕是哕,古人已经说明它们是两个不同的症状,不可混为一谈,自相纠缠不清。四,以哕为呃逆。王肯堂云:"呃逆,即《内经》所谓哕也。"(《证治准绳》)张景岳云:"《内经》诸篇,并无呃逆之证。观此节治哕三法,皆所以治呃逆者。是古所谓哕者,即呃逆无疑矣。"(《类经》)巢氏《诸病源候论》云:"伏热在胃,则令人胸满,胸满则气逆,气逆则哕。若大下以后,饮水多,胃内虚冷,亦令哕也。"又云:"呕哕之病者,由脾胃有邪,谷气不治所为也。胃受邪气则呕,脾受邪气,脾胀气逆,遇冷折之,气不通,则哕也。"巢氏论热病哕逆之病源甚精,其云胸满气逆,又云气不通,是皆气郁而不能畅达之象,与哕之本义甚合,是哕为呃逆,又可为一证。若干呕或咳逆,则不可为训矣。

3. 审机

综上所述,是哕逆之病变中心在胃,其当为胃气不和,气机上逆所致。故《素问·宣明五气》谓"胃为气逆、为哕",可谓一语破的。《灵枢·口问》云:"谷入于胃,胃气上注于肺。今有故寒气与新谷气俱还入于胃,新故相乱,真邪相攻,气并相逆,复出于胃,故为哕。"亦是进一步探究胃寒气逆而发为哕之故。若"肺主声为哕"是因气病于胃而主于肺,结合上段经义自明。然哕逆之发,有平人食物下咽之后,一时胃气不和,逆而为哕,有一发吃吃然数十声,不经治疗而自愈者。如不愈,《灵枢·杂病》外治三法即"以草刺鼻嚏,嚏而已;无息而疾引之,立已;大惊之,亦可已"殊有良好的疗效。然此为对一般轻证而言。若为哕逆重症之证治,则当求之于《伤寒论》《金匮要略》之中。"病深者,其声哕"《素问·宝命全形论》,可谓已发其端。"热病不可刺者有九,一曰汗不出,大颧发赤,哕者死"(《灵枢·热病》)。此则属于热病末期之危证,《伤寒论》中亦有此种类似证候之描述,可互相参看。

4. 辨证

(1)《伤寒论》论哕逆

今将《伤寒论》中有关呃逆一证的条文汇集于此,并综释于下。

"得病六七日,脉迟浮弱,恶风寒,手足温。医二三下之,不能食,而胁下满痛,面目及身黄,颈项强,小便难者,与柴胡汤,后必下重。本渴饮水而呕者,柴胡汤不中与也,食谷者哕。"(98条)

"阳明病,不能食,攻其热必哕。所以然者,胃中虚冷故也。以其人本虚,攻其热必哕。"(194条)

"若胃中虚冷,不能食者,饮水则哕。"(226条)

"伤寒大吐大下之,极虚,复极汗者,其人外气怫郁,复与之水,以发其汗,因得哕。所以然者,胃中寒冷故也。"(380条)

"伤寒哕而腹满,视其前后,知何部不利,利之即愈。"(381条)

"阳明中风,脉弦浮大而短气,腹都满,胁下及心痛,久按之气不通,鼻干不得汗,嗜卧,一身及目悉黄,小便难,有潮热,时时哕,耳前后肿,刺之小差,外不解,病过十日,脉续浮者,与小柴胡汤。"(231条)

"脉但浮,无余证者,与麻黄汤;若不尿,腹满加哕者,不治。"(232条)

"太阳病中风,以火劫发汗,邪风被火热,血气流溢,失其常度。两阳相熏灼,其身发黄。阳盛则欲衄,阴虚小便难。阴阳俱虚竭,身体则枯燥,但头汗出,剂颈而还,腹满微喘,口干咽烂,或不大便,久则谵语,甚者至哕,手足躁扰,捻衣摸床。小便利者,其人可治。"(111条)

按:①上条文98、194、226、380条均属胃中虚冷证。其形成原因:或因素体胃中虚寒,或因阳虚饮停,或伤寒汗下过当,以致胃阳虚弱,阴寒凝滞,胃气上逆,而发为哕。②381条"哕而腹满"自是实证所据,但有两种病况,当用两种不同的治法处理:一种见大便不利,当是胃实热盛,可用通腑泻实大便法;另一种见小便不利,当是中焦水停致哕,可用宣气化饮、通利小便之法。③231、232两条当作一条读,病属三阳合并病范畴。病邪弥漫,胃热气郁致哕。如病势进一步发展,可能成为不治之证。111条是热病末期阳盛阴虚危重之证,其中,发黄、衄血、手足躁扰、捻衣摸床、谵语、呃逆均属热病中坏证的常见症状。仲景如实陈述,具见匠心。特别是结语指出以小便利否,判津液之存亡,决病情之生死,以启叶氏"热邪不燥胃津、必耗肾液"之说,最有胜义。

（2）《金匮要略·呕吐哕下利病脉证治第十七》论哕逆

"病人胸中似喘不喘，似呕不呕，似哕不哕，彻心中愦愦然无奈者，生姜半夏汤主之。"

"干呕、哕，若手足厥者，橘皮汤主之。"

"哕逆者，橘皮竹茹汤主之。"

"哕而腹满，视其前后，知何部不利，利之即愈。"

按：《金匮要略》治哕四条，除"哕而腹满"一条与大论相同外，其用生姜半夏汤治寒饮上逆之呃；橘皮汤治气郁而厥、逆而为哕；橘皮竹茹汤治中虚有热气逆为哕。所述重点是在杂病之类，自与《伤寒论》有所不同。

5. 论治

从《伤寒论》哕证的条文来进行分析，哕逆之证有虚寒、实热两大类型。治法：虚寒者温补之，如吴茱萸汤、甘草干姜汤或理中汤（丸）。并可酌加镇降逆气之品，如代赭石、旋覆花之类。喻嘉言医案，对此证甚有心得，堪可师法。实热之哕，因腑实燥结、大便不通者，选用三承气汤。若胃有停饮，小便不利，则宜通阳化饮，渗利小便，如五苓散、茯苓甘草汤之类。至于热病末期阳盛阴虚之哕，自是危重证候，仲景未出方治，唯从"小便利者，其人可治"句来探索其义，则对于育阴滋液息风镇逆之法，后世温病方书可以补其未备。又杂病之哕，《金匮要略》治哕三方，如痰郁者宣化之，气结者温散之，可供参用。至于血瘀者活血，食停者消积，治法在人，不可尽述。

6. 治验

患者，李某，某年夏，因胃病特来就诊。因其直系亲属数人死于消化道癌症，因此忧心忡忡，请求一决。愚视其舌苔黄厚，诊脉滑数，口中气臭，胃脘部疼痛拒按，不能纳食，强食则稍顷吐出，呃忒连声，小溲黄，大便不畅，行年四十，而月事量少。细询发病原因，始知平素酷嗜辛辣，又因家境不顺，久郁积热，化痰生火，火热结于中焦，致成此证，缠绵年余，诸治无效。此时救治，拟用清降镇逆之法，以作和胃解结之用。遂与小陷胸汤（瓜蒌仁、法半夏、炒黄连）加炒竹茹、枳实、橘红、枇杷叶、代赭石、旋覆花、鲜芦根。服五剂,病势依然如故。因思本病症结在胃,胃气以下行为顺。气郁火结,阻其和降之机,故脘部不通则痛;气逆火炎,肆其冲激之势,故纳食入口则吐,频频作哕。《内经》谓"诸逆冲上,皆属于火"可为此病之最好说解。而《金匮要略》"食已即吐者,大黄甘草汤主之",当可为治法之重要依据。遂于前方中,加酒洗川大黄 12 g、炙甘草 6 g。又两剂,大便通畅,脘部自觉甚松快,吐势稍止,哕声亦稀,略能进食。前方去酒洗川大黄,与数剂服之,遂愈。

某年初夏,有徐某同志,胃痛大发,不能食,食即呕,痛益甚。当时西医会诊,断为幽门狭窄症。令其来省城住院医治,徐未允。或劝其暂服中药试治,延诊:愚视其舌苔白而质淡,脉弦而缓,呃逆频作,得食即呕,胃脘时发剧痛,得食益甚,得温暖稍快,大便不爽,小便尚可,盖由平素胃阳虚寒,又因客居,饮食条件过差,遂兼冷食阻滞,以致胃痛发而加剧,上逆而为呕、哕也。当主用温中和胃、降逆止呕之法,而兼消食导滞之品为治。方用旋覆代赭汤,减生姜,增代赭石用量,并加干姜、炒枳实、焦三仙。服两剂,痛势缓和,呕哕随止。再诊:仍用温中和胃、降逆消导之法,只将前方略予加减,以善其后。

热病末期及久病见哕,均属危重之证,甚或成为不治,但间有可治者。忆愚初学医时,族人李某之父,年逾花甲,体素弱,并有咳喘宿疾。某年冬,喘嗽复发,杂治数月无效,并从喘促中出现呃逆数声,医皆束手,后请某老医诊治,处方用《金匮要略》肾气丸少佐黑锡丹与服,数服有小效,后去黑锡丹,用肾气丸加胡桃肉、补骨脂、五味子、蒸牛膝、煅磁石、橘红等药,以温纳镇摄,坚持半载,始告痊愈。此是阳虚而寒之证,阳虚水泛而为痰嗽,阳不归根,则为喘、为哕,故治法如此。若据愚以后历年所治此证,似以仲景所言阳盛阴虚者为多。如邻村李某老翁,某年春,患温,卧床两个月,病已危殆,其子坚请愚往一诊,至则见患者神情恍惚,语声低微,气息似不相连续,并间现呃逆数声,虚象显然。而五心时热,舌干少津,唇焦齿槁,耳聋,不食,脉象细数,自是阴虚有热而非阳虚而寒之证。视从前服方,大抵皆温燥之剂。此证胃津既竭,肾液又伤。此时救治之法,纯用滋肾,则有腻膈壅逆之嫌;稍涉温燥,恐有戕胃伤津之弊。拟用金水相生法,胃肾兼顾为治。方用六味地黄汤去泽泻,加白薇、玉竹、麦冬、五味子。又因患者月余未进米粒,胃气受损太甚,并用参燕冰糖饮(西洋参 6 g、燕窝 15 g、橘饼三枚、冰糖适量,饭上蒸熟)时时呷服,以苏醒胃气、补救津液为治。服药十剂后,病情逐渐好转,热势亦和,渐能纳食。因哕声仍时间作,遂于前方中去白薇、玉竹,加酥炙龟板、煅磁石、蒸牛膝、橘红,以潜镇摄纳,随服参燕冰糖饮如前。使用以上两方加减调理约两个月,而病痊愈。唯耳聋终不能复。对于哕证的治法,愚从临床实践治疗之观点来进行分析,常谓实证重点在胃,虚实兼夹证治兼及脾;若虚证及危重之证,则胃肾并治。此说未知当否,谨供方家验证。又哕逆重症,并非以单纯症状出现,而与其他证候综合伴见,此点必须说明。

（原载《中医杂志》1989 年第 4 期第 11～14 页）

谈阳盛为狂 阳虚亦为狂

狂之症状,《灵枢·癫狂》谓,"狂始发,少卧不饥,自高贤也,自辨智也,自尊贵也,善骂詈,日夜不休",或"先自悲也,喜忘,喜怒"或"狂言,惊,善笑,好歌乐,妄行不休",或"狂,目妄见,耳妄闻",或"多食,善见鬼神,善笑而不发于外"。综此数条,实对狂病之具体状态已经描绘尽致,惟妙惟肖。至于狂病病机,《素问·至真要大论》病机十九条概括为"诸躁狂越,皆属于火",或谓为"阳盛"(《素问·阳明脉解》),或为"阳厥"(《素问·病能论》)。是狂之病机,实属阳,主动,主躁。故针对狂病特点,愚从临床实践中总结了四种治法:一曰泻火降逆法;二曰化痰开郁法;三曰凉血消瘀法;四曰养血安神法;并举病例,借以说明于此。

1. 泻火降逆法

泻火降逆法有二:①治阳明火热内盛上扰神明而为狂者。曾治一李姓壮年患者,因家境素丰,某年完婚前后,饮以参茸补酒,衣以新绵重裘,因受感发热后发狂,邀诊。愚视其面色通红,口臭唇焦,间见鼻衄,善怒喜躁,有时问答尚清,有时狂言谵语,大便数日未行,小溲短赤,舌苔黄厚,脉象滑数,证属阳明热盛显然。拟清泻阳明、安定神明法。药用酒炒大黄 10 g、酒炒川黄连 5 g、酒炒黄芩 10 g,以泻亢盛之火;生地黄 15 g、白芍 15 g、炙甘草 6 g,以护其真阴;用生铁落 30 g(布包)以平其逆气。煎服。连服五剂,热势始平,狂谵始止,继用养血清火安神法以善后而愈。②治肝胆气郁相火内发而为狂者。曾治一王姓青年,病狂。家人偕来就诊,代诉,因生活问题与人争吵后,遂胸痞不舒,发而为狂。愚视其目赤善怒,时作太息声,间有呃逆,有时比较安静,有时发狂奔走,舌苔黄,脉弦数。治法:拟平肝泻火,解郁降逆,安神定狂。与大柴胡汤加龙骨、牡蛎、代赭石、茯神等药。再诊:服药三剂,狂势遽减,热象渐轻,仍与前方五剂,并劝其家人设法解决其实际问题。后恢复如常人。

阳明热盛而致悍热上冲于脑引起神志失常而发狂者,有气分热盛用白虎者,有胃实热结而用承气者,亦有石膏大黄并用者。愚从临证中体会到用苦寒直折之法能使热势顿挫,狂躁自平,故用途较辛甘寒药为广。仲景所说"若胃气不和,谵语者,少与调胃承气汤"似可为此说一证。肝胆气郁化火而发狂之证,愚有用龙胆泻肝汤加生大黄、生铁落而效者,有用龙胆泻肝汤间吞服当归龙荟丸,亦有用大柴胡汤加龙骨、牡蛎、代赭石而愈者,如上述病例。此方治狂实较柴胡加龙骨牡蛎汤为良,因方中有枳实开泄行气,白芍缓肝和营,而无人参之壅补滞邪,桂枝之辛温助火也。

2. 化痰开郁法

肝气郁结,情怀不畅,多能化痰生火,影响神明,而发为狂。愚治一刘姓妇女,年二十余,婚后因家境贫苦,抑郁于胸,遂发而为狂。诊时不知羞或发愧,袒胸露怀,有时剧而出走,自谓胸痞闷不舒。唾痰甚多,饮食、二便尚可,月经如常,唯情志略受刺激,则发频而剧。苔白厚,脉滑数。遂与黄连温胆汤加郁金、胆南星、石菖蒲、旋覆花、制香附等,以化痰清火、开郁散结。三剂后狂势大减。后将此方略作加减,又服三剂,而病竟愈。

情志郁结,化痰生火而发为狂者,此证在妇科中尤为多见。愚治此证一般采用黄连温胆汤,痰火旺盛,并与礞石滚痰丸、白金丸合用;病久正虚,可加参、术,如涤痰汤。妇女月经不调,兼情怀抑郁而为狂者,亦可用沈氏蠲饮六神汤(陈胆南星、石菖蒲、旋覆花、半夏、茯苓、橘红)。

3. 凉血消瘀法

《伤寒论》治蓄血,如桃核承气汤、抵当汤方,皆有如狂、发狂之证。实则血热内蕴,结而不甚,血热上扰神明,亦可出现狂证。此证以妇女为多见。曾治一程姓少妇,婚后因家庭琐事发生口角,又因农事太忙,致每次经来,腹痛量少,渐至每月经期来时,即发狂谵语,越数日神识始渐恢复,后又发而增剧。适当伏天,来诊,愚审其面色不华,舌质紫暗,询其月事,则经来量少而色紫暗,少腹拘急不舒,大便不畅,小溲短黄,脉形带涩,是血热内结之证显然,拟用活血消瘀、清热调经之法。与牛膝、蒲黄、五灵脂、琥珀、益元散、益母草、丹参、当归、赤芍、桃仁等药,服后浊热下行,狂即少定。后每次经来,即服上方数剂,以后未发,而身体逐渐康复。愚用上法治妇女发狂病案较多,血结甚者,并可与下瘀血汤(大黄、桃仁、䗪虫)同服。

4. 养血安神法

狂病,亦有因阴血不足,心火太旺而发者。曾治一吴姓青年,因读书用脑过度,导致心火旺盛,发而为狂。诊时证有心中烦不得眠,并见舌红、口干,舌上有溃疡,小溲短赤,脉细数。治法:拟泻火滋阴,养血安神,并寓心热从小肠分泄之意。用炒黄连 5 g,生地黄 15 g,竹叶 10 g,木通 5 g,甘草 6 g,朱砂染茯神 15 g,白芍 10 g,当归 6 g,煅磁石 10 g,五味子 6 g。此方连服五剂,热势减轻,狂已不发。续诊:去炒黄连、木通,加酸枣仁、丹参、夜交藤等药调理而病愈。

按:愚用此法以治血虚火旺狂病证型,如无舌疮、赤溲,可以不用木通,甚有效果。此法亦可用于泻火化痰之后,以作为善后治法。又方如朱砂安神丸、酸枣仁汤、百合知母地黄汤、补心丹等皆可参入合用。

以上所云是阳盛为狂,以下所谈,则是侧重在阳虚为狂的证治。

《内经》论狂较详,似侧重在阳盛火旺这一方面。唯仲景治狂,有用桃核承气、抵当汤方,以治热盛血结者;若桂甘龙牡汤、救逆汤以治烦躁发狂,则是心阳不足、心神外越而为阳虚之狂。《金匮要略·五脏风寒积聚病脉证并治第十一》所谓"阳气衰者为狂"可谓已发其端。窃考后世医籍,如张石顽云:"妇科郑青山,因治病不顺,沉思辄夜,兼受他医讽言,心甚怀愤,天明病者霍然,愤喜交集。病家设酌酬之,而讽者已逋,愤无从泄,忽然大叫发狂,同道诸名家治之罔效。一日,目科王道来往候,索已服未服等方视之,一并毁弃,曰:此神不守舍之虚证,岂豁痰理气清火药所能克效哉?遂令觅上好人参二两,一味煎汤服之顿安,三啜而病如失;更与归脾汤调理而康"(《张氏医通》卷六)。又王孟英治"江某,年三十余,忽而目发赤,牙龈肿痛,渐致狂妄奔走。其父皇皇求孟英诊焉。脉大而数,重按虚散。与东洋参、熟地黄、辰砂、龙齿、磁石、菖蒲、枣仁、琥珀、肉桂、金箔、龙眼肉为剂,投匕而安"。张柳吟云:"昔余友彭香秋患此证,医虽知其虚而治不如法,竟以不起,今读此案,弥增惋叹。"(以上均见《王氏医案续编》)因忆之前,族人李某,住汉口观音阁,其妻年三十许,患狂病,当时武汉诸前辈,迭用牛黄清心、礞石滚痰、当归龙荟丸等方均无效。后经武昌杨寿丰药店一杨姓老医,与养心汤(黄芪、炙甘草、人参、茯苓、茯神、当归、川芎、柏子仁、远志、半夏、肉桂、五味子)重加龙骨、牡蛎,数剂而病愈。此是用温补重镇法治狂而有效者,愚印象很深。后避难回乡应诊,诊一朱姓少妇,因避难受惊发狂,诸治无效。诊时见其神情时作惊恐之状,间作躁动发狂,面色时赤时白,脉虚细无力,舌淡白少华。断为阳虚而寒、心神外越之狂。急投养心汤重加龙骨、牡蛎数剂而病告愈。盖此方实具有桂甘龙牡汤、桂枝救逆汤之遗意也。

频年治狂,虽以阳盛者为多,但间有见阳虚为狂者。又如治一李姓男子,年五十余,因精神迭受惊恐刺激,发而为狂。用泻火化痰安神治狂诸套药均无效。愚审其脉微细无力,舌质淡白,神情疲惫,时而喃喃独语,时而惊作发狂,尿频汗多,作心肾阴阳两虚、神气外越之证治。用芍药甘草附子汤加红参、磁石、五味子、龙骨、牡蛎、茯神数剂而病愈。是知狂病,有属于阳盛者,亦有属于阳虚者。若一见狂病,试用治狂套方无效,更不从此多方面探索,以为中医学术,不过尔尔,可为浩叹。因临证中目睹有此现状,故不惮词费,书此以告来者。

(原载《中医杂志》1986 年第 6 期第 2~4 页)

谈脱阳与脱阴的证治

　　《难经》是中医古典医籍之一，三国时期吕广、唐代杨玄操曾为之注，张仲景《伤寒论》自序："撰用《素问》《九卷》《八十一难》。"唐朝开元中张守节作《史记正义》，于《扁鹊传》所引《八十一难》原文，即是今本《难经》文字。后人重《素问》《灵枢》而薄《难经》，实则在中医之学术思想、理论体系及其实践总结方面，《难经》每有异于《内经》而颇能发前人之所未发者。愚读《难经》至"脱阳者见鬼，脱阴者目盲"征以生平经历所见，深感其所述证候实有此种特征，所论病机则确有其理。盖疾病发生发展到危重阶段，阳气浮越，神明错乱，则目为之幻视，如有所见。所谓"见鬼"，当即《伤寒论》"如见鬼状"（212条）之义（按：《内经》谓"拘于鬼神者，不可与言至德"，《金匮要略》谓"此皆带下，非有鬼神"，凡此皆为医家所宗，可以说明自古医术与巫术有明显不同处，故此条当从"如见"二字着眼，"鬼"字幸勿泥看），亦为脱阳证之典型症状。又五脏六腑之精气皆上注于目而为精，目得血而能视。设阴液耗竭，则阴精不得上注于目，而为目盲，此为脱阴证之典型症状。若徐洄溪解为"鬼属阴，阳脱则纯乎阴，故见鬼；目得血而能视，阴既脱则血不荣于目，故目盲"，说理尚觉模糊，未能深知其义。兹举病案数例，以证明其要旨，并说明体会于下。

　　脱阳见鬼一证，愚见有虚寒下利而亡脾肾之阳者；有因大量失血，而亡心脾之阳，其见证如此者。曾治塾师李某，男，年逾花甲，素患濡泻，自服温中利湿之剂，颇效，但稍受寒凉或饮食失调即发。某年秋，因天气酷热，在外露宿一夜，晨起陡患腹泻如注多次，腹时痛，微呕，小溲少，泻未已而大汗淋漓如洗，神识恍惚，喃语中云有所见，邀诊。诊其脉虚细而数，舌质淡苔白。余曰：此证脾不健运，肾关不固，受病日久，故泻直不愈，近因起居不慎，暴寒迳犯三阴之脏，与直中略似。病属脾肾虚寒，证以泄利为主。但据所伴见汗出等证，不仅阳气虚衰，而且阴液亦竭。且因阳衰而致阳为阴逼，虚阳上越，扰乱神明，故目起幻视而有妄见之症状。此病濒临"阴阳离决"之危重阶段，救治之法，自当以救阳为主，而收敛固摄救液敛汗之品，亦应参入配合使用，以期收到救阳益阴、阴阳双补的效果。处方：与四逆汤（熟附片、干姜、炙甘草）加高丽参、炒白芍、煅龙牡、茯神、五味子、山茱萸。二剂后，泄泻即止，神情安定，唯精神疲惫，饮食少进，再与理中汤（党参、焦白术、干姜、炙甘草）加煨木香、砂仁、茯苓、炒谷芽、陈皮，以温中理气、和胃进食，并治其宿疾，而泄泻从此亦愈。

同塆程某之母，年龄 45 岁，体弱，素有漏红之疾。某日经来至，已呈血崩之状，汩汩乎不可止。急邀余诊。至则见患者身卧帷帐之中，两手乱抓，自嚷目中如有所见，家人咸以为怪。细询病史，始知患者素性抑郁，并有心悸、失眠、漏红等疾。未病之前，曾数日不得安寐，遂至一病至此。诊脉虚细而数，舌质淡，面色时红时白。盖神情狂躁之时，则面色浮红；迨神识稍定，精神极度困惫时，则又面色苍白。病因：思虑过度，心脾失调。病机：因心主血，脾统血，经来暴崩而下，血无统摄，致心脾阳气无所依附，浮越于上，神识恍惚，故目呈现幻视，即《难经》所谓"脱阳者见鬼"也。当前救治之法，当以扶养心脾、益气摄血为主。所谓血脱固气，古有成例，然血暴下至此，又当对证治疗，参以固摄止血之法，斯为善治。处方：用归脾汤（党参、焦白术、黄芪、当归、炙甘草、茯神、远志、广木香、酸枣仁、龙眼肉、生姜、大枣）全方，黄芪用至 30 g，并加阿胶、茜草根炭、乌贼骨、血余炭，三剂。服药后，血漏全止，神情安定。再诊：仍与归脾汤小剂加生地黄、阿胶、砂仁、制香附等药调理，又服药十余剂，而病痊愈。

脱阴目盲一证，愚见有色欲过度致肾阴亏损而致者；有因温热病后损伤阴液而成者。曾治李某，男，25 岁。新婚未久，目忽暴盲，多方医治无效，来延余诊。余视其目无红肿热痛之苦，瞳神亦完好无损，唯光彩略现昏暗而钝，目眵眵而无所见。诊脉细数，此是肾精亏损，精气不得上注于目，而为暴盲，与久病精竭致此，自有不同。唯病起猝暴，当用大量滋肾育阴、益精明目之剂，坚持久服，或可奏效。处方：生地黄、熟地黄、制龟板、沙参各 15 g，砂仁、菊花、五味子、密蒙花各 6 g，枸杞子、天冬、麦冬、沙苑蒺藜各 10 g。以后再在此方的基础上，加入桑椹、菟丝子、白芍、阿胶之类。服药至十五剂时，某日晨起，喜谓其妻曰：能见帐中些微白光矣，至此更树立信心，坚持服此方至五十余剂，目光复明如旧。

以后诊时仍用前法调理，并嘱其远酒色，戒忿怒，避免食辛辣刺激食物，而病痊愈。

李某，男，年方三十，患春温，延其戚某医诊治，迭进羌活、独活、川芎、白芷等辛温燥烈之品，势濒于危。邀诊：余视其舌质绛，脉细数，神昏谵语，认为温邪已入心营，急投安宫牛黄丸加凉心清营救阴之品，服三剂，热势渐退，神情安定，甫庆转机。数日后忽目盲而不能视物，患者悲愤不已。诊脉细数，舌干少津。细询病因，始知病当小愈之际，阳气骤伸，又犯房事，致使阴液走泄，精气更竭，目无所注，遂成暴盲。遂与生料六味地黄汤（熟地黄、山药、山茱萸、炒牡丹皮、茯苓、泽泻）加枸杞子、女贞子、五味子、天冬、玄参、旱莲草、阿胶、制龟板之属，以大补肝肾真阴而益精明目，所幸正值壮年，脾胃素旺，此类凉润滋腻之品，能够受纳有效。此方服至四十余剂，诸证全退，目已复明，唯视力稍逊于前云。

（原载《贵阳中医学院学报》1990 年第 2 期第 17～18 页）

冠心病的辨治经验

冠心病，又称缺血性心脏病，包括因冠状动脉粥样硬化使之狭窄或阻塞，或其功能性改变如痉挛所致的心肌缺血性疾病。常以心绞痛、心肌梗死、心力衰竭、心律失常等为临床特点。李氏认为，冠心病属中医学的胸痹范畴，多由阴阳气血失调及寒凝、热结、痰阻、气滞、血瘀等因素引起，临床采用辨证论治或辨证与辨病相结合的方法治疗。

1. 通阳宣痹

素体阳虚，胸阳不振或心气不足，复因寒邪侵袭，阻碍胸阳，心脉痹阻，易致冠心病发作。《素问·调经论》曰："寒气积于胸中而不泻，不泻则温气去，寒独留则血凝泣，凝则脉不通。"故患者常易在气候突变，特别是受寒时猝然发生心痛。若暑热太过，伤及心气，亦可血脉不畅而发心痛。振奋心阳、宣痹通络始终是治疗冠心病的一个重要措施。

证见胸闷心痛,遇寒则发或加剧,甚者形寒肢冷,心悸气短,心痛彻背,背痛彻心,舌质暗红,苔薄白,化热则苔黄而腻,脉紧或弦紧,病久则脉来细涩或细弦。此证多见于冠心病心绞痛等。治宜宣痹通阳,散寒活血。药用瓜蒌皮、薤白、法半夏、桂枝、甘草、当归、桃仁、丹参、赤芍、香附等。痰浊较甚者,加枳实、厚朴、浙贝母各 10 g;挟有瘀血胸痛甚者,加红花 10 g、制乳没各 6 g,以化瘀止痛;胸闷气塞者,加延胡索、橘皮、橘络、紫苏梗各 10 g,以理气宽胸;心气虚者,加太子参、麦冬、五味子各 10 g,以益气养心;食欲不振者,加炒山楂 15 g,炒二芽各 15 g,以醒脾和胃;寒邪化热者,去桂枝等辛温之品,加竹茹 10 g、黄连 6 g、金银花 30 g,以清热化痰;大便秘结者,加火麻仁 5 g、制大黄 6 g,以润肠通便。对于胸阳闭阻或心阳不足之证,李氏一般不主张滥用桂枝、附子等辛燥之品,即便用之亦不过 3～5 日,用后即停;或于温阳药中参入益阴之品,以调节阴阳,阴中求阳,阳中求阴,防止患者有阴阳互损之变。

案例:邱某,女,64 岁,武汉电厂退休工人。1994 年 3 月 25 日初诊。阵发性胸闷、心痛、心悸伴畏寒 4 个月。1993 年 12 月,因天气变化,患者病发胸闷,甚则心痛,心悸畏寒。当时在厂医务室服用地奥心血康、复方丹参片等,稍有缓解,但移时又发。1994 年 2 月,病又发作加重,即往某医院住院诊治,经心脏摄片、心电图、静息心肌显象等检查,诊断为"冠心病,心功能不全",给予强心、扩管、对症治疗等,病无显效,自请出院转中医诊治。或温通心阳,或活血化瘀,或养心益气,亦无明显效果。现症:家属护送来诊,胸闷心痛,心悸气短,发作欲死,夜间尤甚,一日发作数次,身体怕冷,阳春三月,竟着冬装,肢体乏力;纳食减退,大便干燥,小便不利,咽喉疼痛,舌质暗红,边有瘀点,舌苔黄而略腻,脉来细弦。既往有过敏性哮喘、慢性肾盂肾炎、慢性咽炎等病,时有发作。审视以前所用方药,大多为桂枝、熟附子之类。此乃胸阳阻遏,气血不畅,心脾亦虚,迭用温药,而有化热之象矣。治拟宣痹通阳,行气活血,健运脾胃,佐以清热解毒之法。处方:炒瓜蒌皮 15 g,薤白 10 g,丹参 30 g,赤芍 30 g,桃仁 10 g,延胡索 15 g,制香附 10 g,太子参 15 g,茯神 30 g,火麻仁 15 g,陈皮 12 g,金银花 30 g,白茅根 18 g,炒山楂 15 g,炒二芽各 15 g。

二诊：服上方剂，患者胸闷、心痛情况明显好转，精神振奋，纳食增进，大便通畅，已着春装，步行来诊，唯咽部稍感干燥，舌质暗红苔薄黄，脉细弦。当予宣痹通阳、行气和血、健运脾胃，方中参入清利咽喉之品。处方：炒瓜蒌皮 15 g，薤白 10 g，牡丹皮 30 g，赤芍 30 g，桃仁 10 g，太子参 15 g，茯神 30 g，芦根 15 g，陈皮 10 g，制香附 10 g，炒山楂 15 g，炒二芽各 15 g，青果 10 g。连服 12 剂，胸闷、心痛、心悸等症消失，唯夜间有时易醒，后以宣痹通阳、养心安神之品调治而愈。

2. 活血化瘀

若素体阳虚，阴乘阳位；或过食肥甘厚味，痰湿内蕴，上犯胸位，气机失畅；或情态失调，气郁日久，血行滞阻；或劳伤元气，气虚不能运血，血气瘀滞；或受寒邪，寒主凝滞，痹阻心脉等，均可导致气血瘀滞而为病。临床以活血化瘀、宽胸理气为主。实验证明，其具有改善冠状动脉循环和微循环，保护心肌缺血，缩小梗死面积，减轻病变程度，保护心肌结构，促进修复，增强纤溶酶活性，防治动脉硬化，增强耐缺氧能力和体力，以及调节免疫功能等多方面的作用，是治疗冠心病心绞痛、心肌梗死的重要方法。

证见心悸气短，胸闷心痛，或心前区、胸骨后闷，或引背内侧痛，痛引肩背，时发时止，严重者痛如针刺不可忍，唇面青紫，舌质紫暗，舌边有瘀点瘀斑，脉细涩或结代。此证于冠心病心绞痛、心肌梗死等较为多见。治宜行气活血，宽胸定痛。药用：丹参、赤芍、制乳没、蒲黄、五灵脂、当归、桃仁、延胡索、橘皮、制香附等。心血瘀阻，病发于阴寒凝滞，而心络不通、疼痛剧者，加熟附子 6 g，细辛 3 g，红花 10 g，以温经通络止痛；心脉瘀阻严重，胁下癥块积结而正气未衰者，加三棱、莪术各 10 g，炮甲珠、地鳖虫各 12 g，以活血化瘀，软坚散结；气郁化火，烦躁易怒，口苦咽干者，加牡丹皮、栀子各 10 g，钩藤 12 g，夏枯草、菊花各 15 g，以清肝潜阳；病程辗转，心脉不和，湿热内阻，口苦脘痞，舌苔黄腻者，可选用黄连温胆汤加藿香、佩兰、川贝母各 10 g，薏苡仁 30 g，以清热化湿，待苔腻得化，湿热稍挫，再用活血化瘀通络之品。

案例：余某，男，52 岁。1992 年 4 月 18 日初诊。胸闷、心痛反复发作 2 年，复发加重半年。患者素嗜烟酒。1990 年 6 月,因劳累诱发心痛,当时服用三七片、丹参片可缓解;1991 年 9 月,回江西老家探亲,因旅途劳顿,复加烟酒过度,以致心痛频发,再服前药无效。1991 年 10 月,至省城某医院诊治,经心电图、超声心动图、心脏摄片等检查,诊断为"冠心病心绞痛(劳力型)",住院 10 天,予服硝酸甘油、心痛定等西药,稍有好转,但移时复发。现症:心前区痛,痛如针刺,胸部憋闷,每天发作 4～5 次,每次持续时间长则 1～2 分钟,短则数秒,发作时须用硝酸甘油方可缓解;心神不宁,睡眠不安;舌质红苔薄白,脉弦细。证属心脉瘀阻,气机郁滞,拟活血化瘀,行气止痛。处方:丹参 15 g,赤芍 15 g,制乳没各 6 g,当归 10 g,延胡索 10 g,合欢皮 10 g,茯神 20 g,橘皮络各 10 g,炒瓜蒌皮 15 g,薤白 10 g。上方一剂分三服,禁烟酒、辛辣等物,停用硝酸甘油。

二诊:服药 8 剂,心痛发作次数减少至 1～2 次,疼痛时间亦缩短,睡眠尚可,舌脉同前。证属血脉瘀阻,病难速去。上方适量加入活血化瘀之品。处方:丹参 15 g,赤白芍各 15 g,制乳没各 6 g,炒蒲黄 10 g,炒五灵脂 10 g,当归 10 g,茯神 18 g,炒瓜蒌皮 10 g,制香附 10 g,薤白 10 g,橘皮络各 10 g,炒山楂 10 g。连服 10 剂,心痛缓解,偶有发作,症状亦轻。继以宽胸理气、养血和血之法调治而愈,复查心电图亦告正常。

3. 益气养阴

气阴两虚是冠心病的常见病机。究其原因,或禀赋不足,素体虚弱,邪热犯心,心阴耗伤或思虑过度,积劳虚损,耗伤气阴。气阴亏损,运血无力,血脉瘀滞,则发心痛。此时宜益气养阴,宁心安神,活血化瘀,对缓解病情有满意效果。

证见心悸怔忡,胸痛隐隐,或有刺痛,气短乏力,虚烦失眠,自汗盗汗,手足心热,口干少津,小便短黄,舌红少苔,或光剥无苔,脉细弱或细数或结代。国内大量心血管疾病研究资料表明,患冠心病心绞痛和急性心肌梗死时,临床多表现为气阴不足。治宜益气养阴,活血通络。药用:人参、麦冬、五味子、生地黄、当归、丹参、柏子仁、酸枣仁、炙远志、茯神等。兼阴虚火旺,心烦失眠者,加炒黄连 6 g,炒栀子 10 g,以清心泻热;肾阴亏虚,腰酸耳鸣,口干咽燥者,加龙骨、牡蛎、珍珠母各15 g，以潜镇宁心；气机郁滞，胸闷憋气，自感窒息者，加郁金、瓜蒌皮、薤白、陈皮各10 g，以宽胸散痹；心脉瘀阻，胸闷刺痛，舌边瘀点者，加三七6 g，赤芍30 g，桃仁、红花各10 g，以活血化瘀；胸脘闷胀，纳食呆滞者，加炒山楂15 g，炒二芽各15 g，香橼皮、炒枳壳各10 g，以理气和胃。据李氏经验，心气阴两虚，常伴有大肠津液不足。大肠传导不及，易致大便干燥难解。在真心痛时，因腑气不通，大便用力过猛而猝死者不乏其例。故临床用药，须确保大便畅通，可用番泻叶10～20 g，开水泡服当茶饮。为防气阴耗伤，亦可用生脉承气汤（人参、麦冬、五味子、芒硝、厚朴、大黄）与其他方药加减化裁与服。

案例 余某，男，74岁，工人。1989年11月2日初诊。胸闷心悸反复发作1年，复发加剧1个月。1988年因劳累过度，又遇情绪恼怒，病发胸闷心痛，心悸气短，到武汉某医院诊治，心电图检查：ST段改变，心肌供血不足。眼底检查：眼底动脉硬化。诊断为"冠心病"，予服硝酸甘油片、消心痛、心痛定、脉通、复方丹参片等，心痛缓解。但情绪激动或劳作时心痛又发，如此辗转一年，特请李氏诊治。刻诊所见：胸闷不适，心痛隐隐，时有刺痛，时作时止，心悸气短，睡眠多梦，倦怠懒言，面色少华，遇劳则甚。舌质偏红，苔薄黄少苔，脉来细数。李氏断之曰：此心病日久，心气不足，阴亦耗损，心脉痹阻之证也，当益气养阴，活血通络，宁心安神为治。药用：太子参15 g，麦冬10 g，五味子10 g，丹参30 g，当归10 g，桃仁10 g，茯神30 g，酸枣仁20 g，制香附10 g，橘络10 g，炒瓜蒌皮15 g，郁金10 g，山楂炭15 g，红枣6 g。

二诊：上方服用5剂，胸闷心痛好转，精神渐振，唯睡眠欠佳，时发头昏，舌红苔薄黄，脉细略数。此为心气阴两虚，血脉痹阻，用益气养阴、活血通络等药自然有效。然心气阴两虚时，肾阴亦亏，心病得治，而肾阴虚显然，故有头痛等证也。可于上方加入滋养肝肾、清利头目之品。处方：太子参15 g，麦冬、五味子各10 g，丹参30 g，赤芍、白芍、女贞子、旱莲草、夏枯草、野菊花、炒山楂各15 g，桃仁、橘络、制香附、炒柏子仁各10 g，茯神30 g。连服10剂，胸闷、心痛消失，头昏得除，睡亦安神，唯有时心烦，舌红苔薄黄，脉细弦小数。继以养心安神、清热除烦之剂调治而愈。随访 2 年未发。

（原载《中国名老中医药专家学术经验集》，贵州科技出版社，1996 年，第200～202 页）

心律失常辨治经验

心律失常在临床中最为常见，可发生于各种心脏疾病患者，严重者可引起心力衰竭、休克、心脑综合征等。心律失常可分为虚实两类：实证多由痰滞、气郁、血瘀所致；虚证多与阴血不足、阳气虚衰有关。其临床特点：心悸、胸闷、胸痹、气短、乏力、脉结代或疾或迟等。临床当循此而辨证处方用药。

1. 滋阴和阳

心律失常者，每有气阴两虚之脉证。盖心主血脉，血以养心，而血气互用，所谓血载气，气帅血是也。外邪入心，心阴阳受损，气血亏虚，心失所养，鼓动无力，则心悸气短，脉结或代。当以滋阴养血，通阳复脉为主，兼以治标。通过调理阴阳，扶助阳气，借以改善中枢神经系统和心血管系统，兴奋心肌，增加心排出量，改善微循环，是使异常心律复常的一个重要步骤。

证见心悸气短、自汗、少寐多梦、胃纳不振、疲乏无力，脉细或细数或结代，舌质淡红，苔薄黄或苔剥。此证多见于植物神经功能紊乱、心肌病、冠心病等引起的房性或室性期前收缩（室性早搏）、心动过速、心房颤动等。治宜滋阴和阳、益气养血。药用：炙甘草、人参、生地黄、麦冬、阿胶、火麻仁、茯神、炒山楂、砂仁、大枣等。若触事易惊，心悸不安，宜加龙牡、珍珠母、柏子仁、炙远志等，以重镇潜纳，宁心安神，定惊止悸；胸闷太甚，自感窒息，呼吸不畅，可加郁金、瓜蒌皮、薤白、橘皮等通阳利气，宽胸散痹；胸部刺疼，舌质紫暗，可加三七、丹参、赤芍、制乳没等，以活血消瘀，通络止痛；心烦不寐，口糜生疮，舌质红绛，是心火太旺，则宜加入牡丹皮、丹参、竹叶、玄参等育阴养血，清火除烦，甚者加黄连，以苦寒直折火势。

案例　张某，男，40岁。1982年9月10日初诊。心悸气短、神志不安2年。患者长期在某市搞计划工作，2年前因过于劳顿，病发心悸不安。当时在某医院做心电图检查，提示"频发室性期前收缩"，对症治疗3个月余，症状略见好转，唯停药后病情反复，近期病情加重。诊其脉，五、六息即见一止，心悸不安，夜间不眠。遇劳或失眠则心悸发剧，饮食二便尚可，舌边尖甚红，中有白苔。素嗜烟酒。证属劳心太过，阴液虚而不得濡润，阳气虚而不得畅通，遂致心主受累，而见脉结代、心动悸之病。治宜益气补虚，滋阴和阳，宁心安神。处方：炙甘草12 g，人参10 g，生地黄15 g，阿胶12 g，炒火麻仁12 g，茯神、龙骨各15 g，煅牡蛎12 g，桂枝3 g，生姜3 g，大枣10 g。上药一剂分三服，服时兑入米酒半汤匙合服，并嘱其戒烟酒、辛辣之品，以安神摄养为宜。药进15剂，心悸、失眠好转，脉搏仍有间歇，面部有时浮肿，腹满不适，爰以上方去龙牡（龙骨和煅牡蛎）、炙甘草，生地黄减量，而加茯苓、山楂炭、橘皮、橘络以理气消胀。连服15剂，心悸各证大减。以脉搏歇止偶尔见诊，则于前方中加入丹参、柏子仁养心安神。至年底，患者特来致谢，云服药30剂后，复查心电图已见正常，现已参加工作云云。

2. 涤痰通络

痰湿阻络是心律失常的又一重要病机。《证治汇补》谓："迷于心，为心痛惊悸，怔忡恍惚。"李时珍亦云："迟司脏病或多痰。"（《濒湖脉学》）可见痰湿亦能导致心律紊乱。因诸阳受气于胸，邪恋胸中，胸阳不振，津液不布，凝聚为痰，痰阻气机，则胸痛胸闷；痰浊阻滞，肺失宣降，而有咳喘、气短诸证。

本证凡以胸阳痹阻为主，即可以祛痰为法。

证见心痛闷胀，胸中窒闷或如累压，左肩背及左臂内侧胀闷或痛麻，头晕眼花，泛恶欲吐，舌质红或暗淡，苔白腻，脉弦缓或弦滑，或迟或结代。其多见于冠心病、风心病、高血压心脏病等引起的期前收缩、传导阻滞或心房颤动等。治宜涤痰通络。药用：瓜蒌实、薤白、法半夏、川贝母、炒枳实、橘皮、橘络、炒山楂等。若胸闷气短，宜加党参、麦冬、五味子等益气复脉；心悸怔忡，可加炙甘草、柏子仁养心安神;心前区闷痛,加石菖蒲、檀香理气行滞;心痛彻背,背痛彻心,加赤白芍、丹参、乳没活血通络;血压升高,加生龙牡、天麻等重镇潜降。

案例 胡某,女,43岁,工人。1983年3月12日初诊。心悸、胸闷、喘气反复发作5年,复发加重1个月。阵发性夜间呼吸困难,不能平卧,心有憋闷,头晕乏力,轻度咳嗽,有时咯少许粉红色痰,小便短少,舌质暗红,边有瘀点,苔白厚腻,脉结代。体检:口唇发绀,颜面轻度浮肿,两颧紫红,心率102次/分,律不齐,心尖闻及隆隆样舒张期杂音。心电图:P波增宽并有切迹,电轴右偏,心房颤动。X线检查:心房增大。某医院诊断为风湿性心瓣膜病,二尖瓣狭窄,心力衰竭Ⅱ度。经长期抗感染、强心、利尿等处理,时好时发。此次发作,经中药温阳利水之剂治疗,反致咳喘加剧,咯血不止。此非阳虚寒凝,乃胸阳痹阻,痰浊凝聚,脉络不通。治宜宣痹通阳,涤痰散结,活血止血。处方:炒瓜蒌皮15 g,薤白10 g,川贝母10 g,丹参30 g,赤芍30 g,当归15 g,制乳没各6 g,茯苓30 g,血余炭10 g,白茅根30 g,仙鹤草30 g,木通10 g,三七粉6 g(另包吞服),炒山楂15 g,橘皮络各10 g。

服药5剂,咯血即止,胸闷缓解,咳喘亦轻,小便通利,浮肿先退,唯活动后稍有喘气,肢软乏力,舌质暗红苔薄白,脉结代。遂以上方去血余炭、仙鹤草、木通,酌加太子参、麦冬、五味子,迭进60余剂,诸证缓解。后以通阳散结、活血通络、养心安神之法调治收功。随访2年未发。

3. 解郁行滞

情志失调是导致心律失常的病因之一。《灵枢·口问》谓:"心者,五脏六腑之大主也……故悲哀愁忧则心动,心动则五脏六腑皆摇。"《素问·举痛论》云:"惊则心无所倚,神无所归,虑无所定,故气乱矣。"可见,各种情志刺激都可能伤及心脏,心神受损又可影响其他脏腑,反过来又可以加重心脏病情。从临床观察,情志失调引起的心律失常以肝气郁结为多见。因此调理脏腑气机、解郁行滞是治疗心律失常的一个方面。

证见胸闷心悸、失眠多梦,气短乏力,胁肋胀痛,情志抑郁,善太息,嗳噫频作，食纳呆滞，或咽中如物梗阻，吞咽不利，月经不调，甚或闭经，舌红苔薄白或薄黄，脉弦结代或细而结代。此证多见于心脏神经官能症、更年期综合征等有心律失常者。治宜疏肝解郁，养心安神。药用：柴胡、白芍、炒枳壳、制香附、郁金、陈皮、茯神、丹参、炒山楂等。若心悸怔忡，心率较快，加龙牡、珍珠母等定惊安神；若心胸憋闷，有窒息感，加瓜蒌皮、薤白、紫苏梗等宽胸理气；若胸闷多痰，舌苔较腻，加川贝母、石菖蒲、橘红等化痰通络；若心神不宁，夜不安寐，加柏子仁、炙远志、合欢皮等养血安神；若胸闷刺痛，难以耐受，加桃仁、红花、赤芍等活血化瘀；若心烦急躁，卧寐不安，加炒栀子、黄连、玄参等清心除烦。

案例　周某，女，46岁。1991年9月3日初诊。心悸、胸闷、腹胀反复发作7年，复发加重1个月。1984年因妊娠行人流术后，情志不舒，大量食用海马蒸鸡等，致手足浮肿，心悸，腹胀，以为虚损使然，又过服补益之药膏（药名不详），上证加重。曾多次到一职工医院诊治，心电图检查结果示频发室性早搏，肝功能、B超检查结果均正常。考虑为"更年期综合征""频发室性早搏"，予服心律平、谷维素、肌苷片等西药及中药健脾益气、活血化瘀之剂，无明显效果，特请李氏诊治。现症：心悸胸闷，头昏乏力，失眠多梦，性情烦躁，腹胀纳呆，嗳气频作，大便干燥，小便灼热，月事已3个月未潮，舌红苔薄黄，脉来结代，每分钟歇止8～9次。心主血脉，肝主疏泄，脾主运化，情志不遂，滥用补益，则肝气郁滞，脾胃失运，血运失常，心神失养，故有心悸胸闷、纳差腹胀、性情烦躁、脉来结代等症也。治疗当以疏肝解郁、宽胸理气、健脾和胃、养心安神为法。处方：柴胡10 g，炒枳壳10 g，制香附10 g，紫苏梗10 g，郁金10 g，瓜蒌皮12 g，薤白10 g，橘红10 g，白芍12 g，炒牡丹皮10 g，茯神15 g，合欢皮10 g，麦芽15 g。

二诊：服用上方5剂，心悸好转，浮肿、腹胀减轻，大便也较前通畅，脉转细数，唯稍有胸闷，故于前方适量参入丹参、赤芍等养血活血之品。方用：柴胡10 g，炒枳壳10 g，丹参15 g，赤白芍各12 g，瓜蒌皮12 g，薤白10 g，郁金10 g，紫苏梗10 g，制香附10 g，合欢皮10 g，麦芽15 g。连服15剂，心悸、胸闷消失，身无浮肿，纳食正常，脉象细而带弦。唯食后稍感腹部不适。后用疏肝健脾、养血和血之剂调治而愈。

4. 活血通络

血瘀气滞于心律失常中极为常见。盖气为血之帅,血为气之母,气行则血行,气滞则血瘀,若禀赋不足,或脏腑失调,劳役过度,寒热扰心,情志不舒等,均可导致气血凝滞,血脉不通,而发生心律失常,李时珍所谓"结脉皆因气血凝"(《濒湖脉学》)是也。活血化瘀,调畅气机,对改善微循环,增加冠状动脉血流量,抗心律失常等有良好功效。

证见胸闷、刺痛频频发作,心悸气短,精神抑郁,头昏身倦,面色晦暗,唇甲青紫,舌质暗红或边有瘀点,舌苔薄白或薄黄。病久阴伤者舌红少苔,脉沉弦涩或促或结代。其多见于冠心病、风心病等引起的早搏、心房颤动等心律失常。治宜活血通络,行气止痛。药用:桃仁、红花、当归、赤芍、枳壳、生地黄、丹参、制香附、山楂炭等。瘀血胸痛甚者,加乳没、五灵脂、延胡索等活络止痛;胸闷有窒息感者,加厚朴、紫苏梗、瓜蒌皮、郁金等宽胸理气;心悸头昏、有热象者,加葛根、苦参、黄连以清心泻热;心率较快、阴虚阳亢者,加夏枯草、菊花、钩藤等清热潜阳;胸闷有痰者,加瓜蒌皮、薤白、法半夏、川贝母等化痰散结;心阴虚损者,加人参、麦冬、五味子、炙甘草等滋阴复脉;心阳不足者,加党参、桂枝、甘草等温通心阳。

案例 梁某,男,74 岁。1989 年 9 月初诊。心悸、胸闷反复发作 5 年,复发加重半年。5 年前因为劳累及饮酒诱发心悸胸闷,发作欲死,即到某医院住院治疗,经超声、心电图等检查,诊断为冠心病、心房颤动。用西地兰等治疗,病情缓解,但稍遇劳累或情志不舒时,心房颤动又发。先后住院 5 次,房颤时发时止。近半年来,发作尤为频繁,故请中医治疗。刻诊所见:心悸气短,胸闷不适,时有胸痛,痛如针刺,动则喘气,睡眠多梦,口干舌燥,大便干结,小便带黄,舌质暗红、边有瘀点,苔光剥少津,脉来结代。辨属心血瘀阻,脉络不通,阴津亏耗,心神失养。治用活血通络,理气宽胸,滋阴复脉。处方:丹参 30 g,赤白芍各 15 g,桃仁 10 g,红花 6 g,炒枳壳 10 g,郁金 10 g,瓜蒌仁 15 g,生地黄 15 g,太子参 15 g,麦冬 10 g,五味子 10 g,炙甘草 15 g,炒山楂 15 g。

二诊：心悸、气短好转，胸痛消失，大便通畅，舌面有少许津液，但仍有胸闷，稍有气喘，睡不安神，舌暗红、边有瘀点，苔有光剥较前好转，脉代。此时血脉瘀滞未去，心阴亏虚证在，宗上方略为出入为治。处方：丹参 30 g，赤白芍各 15 g，制乳没各 6 g，瓜蒌仁 15 g，柏子仁 10 g，茯神 18 g，西洋参 6 g（另包，切片，含服），麦冬 10 g，五味子 10 g，炙甘草 10 g，生地黄 15 g，山楂炭 15 g，香橼皮 10 g，橘皮络各 10 g。连服 15 剂，心悸、胸闷、气短缓解，喘促已平，舌上有薄白苔，脉转细数。心电图检查结果基本正常。后以养血活血、滋阴复脉、宽胸理气之法调治数月而愈。

心律失常一般以虚证多见，然也有以瘀血、气滞或痰阻为主者。临床治疗当有所侧重。据临床经验，过速性心律失常者，用柏子仁、当归、菟丝子、石斛、徐长卿等养血安神、滋阴补肾的药物，因这些药物有减慢心率的作用；过缓性心律失常者，用麻黄绒、麝香、鹿茸、茶叶等芳香走窜、温阳兴奋的药物，因这些药物有加速心率的作用。此外，如炙甘草汤及生地黄、麦冬、延胡索、赤芍、柴胡、桂枝、茵陈、苦参等均有抗心律失常的作用，临床可随证选用，不可囿于一隅。

慢性咳嗽辨治经验

慢性咳嗽，一般病程日久，缠绵难愈，尤以合并肺部感染者，治疗最为棘手，但若辨证处方用药，亦能收到良好效果。

1. 邪热恋肺→清肺止咳

外感咳嗽，若服解表宣肺之品仍咳嗽不止，或用温燥太过，极易化热伤肺，致邪热恋肺，痰浊内阻，咳嗽剧烈，咽痒难忍，或稍遇外邪，咳嗽加重。此时用药，宜轻灵平稳，清轻宣肺，化痰止咳，或佐以润肺化痰，可用止嗽散化裁为治。表邪较重者，可加紫苏叶、防风以解表散邪；燥热伤肺、干咳少痰者，加瓜蒌、贝母以润燥化痰；痰热内阻、痰液黄稠者，加黄芩、芦根、败酱草、冬瓜子以清热化痰；咳嗽痰多、舌苔白腻者，加制半夏、茯苓以燥湿化痰。

案例 金某,女,36 岁。1991 年 8 月 30 日初诊。3 年来频发咳嗽,胸部胀痛,发作时间不一,与气候无明显关系。始用麦迪霉素、螺旋霉素、氨苄青霉素等稍能缓解,继用无效。近半年来,咳嗽加剧,辗转数地,经中西医多方诊治,病情如故。1991 年 6 月 2 日到某医学院附属医院住院,纤维支气管镜检查示:右支气管化脓性炎症伴右上肺感染性化脓性肺不张。经抗炎、祛痰、抗过敏及对症处理,症状无明显改善,自动出院。出院结论:由于右肺支气管壁大量白色坏死物附着,无法消除,仍频繁咳嗽。随即求诊于愚。现症:咳嗽频作,无一息之停,咳甚时小便失禁,彻夜难眠,唯靠镇静、镇咳药方能入睡 2～3 小时,咳嗽痰少,咽喉发痒,咳痰不畅,胸部疼痛,口干且苦,不欲饮食,精神疲惫,舌质红苔薄黄,脉弦细数。李氏断曰:外邪入肺,寒热内合,肺失清肃,则咳嗽频作也。肺主气,心主血,两脏同居上焦而肺朝百脉。肺气失宣,血脉失和,则胸闷疼痛,咳嗽剧烈,心神不宁,故彻夜不眠。肺司呼吸,肾主纳气,肺气不利,吸入之气,不能下纳于肾,肾失封藏,则咳甚时小便失禁。治以宣肺清热,化痰止咳,祛邪出表,佐以滋养肾阳。药用:川贝母 9 g、炙枇杷叶 15 g、炙紫菀 10 g、杏仁 10 g、桔梗 10 g、蒸百部 10 g、白前 10 g、橘红 10 g、通草 6 g、紫苏梗 10 g、冬瓜子 15 g、车前子 10 g。5 剂。

二诊:药后咳嗽减轻,夜间能入睡 4～5 小时,原所赖止咳西药已全停用。唯感胸部闷痛,舌质红苔薄黄而干,脉弦细数。宗上法,适量参入宽胸散结、清肺生津之品,药用:紫苏梗 10 g、前胡 10 g、蒸百部 10 g、炙紫菀 10 g、炒瓜蒌皮 12 g、炙枇杷叶 15 g、炒枳壳 10 g、冬瓜子 15 g、芦根 15 g、通草 6 g。连服 5 剂,咳嗽即止,胸痛消失,精神转佳,舌红苔薄黄有津,脉来弦细。继以宣肺化痰、宽胸理气、健脾和胃之剂调治,继服 20 余剂,病始痊愈。纤维支气管镜检查报告:右侧化脓性支气管炎,与前一次检查结果比较,明显好转。随访半年未发。

2. 痰热壅肺→清肺化痰

支气管炎、肺炎、肺结核等病后期,因病热在里,灼津为痰,或热毒壅瘀,肺络阻滞,或毒热恋肺,肺系伤损,而有发热、咳嗽、咳吐黄痰,或痰少难以咳出,胸中隐隐作痛，或胸闷胀痛，咳时尤甚，舌红苔黄而腻，脉细弦数或滑数等症。治疗之法当以清肺化痰、软坚散结为主，李氏常以《备急千金要方》苇茎汤、消瘰丸等化裁为用。苇茎汤能清热化痰，活血化瘀；消瘰丸能清热消痰，软坚散结，合用则效力专宏。热毒盛者，加金银花、连翘、鱼腥草等清热解毒；胸闷气滞者，加瓜蒌皮、香附、丝瓜络等宽胸利气；发热咳嗽、痰多口渴者，加桑白皮、黄芩、沙参等清热化痰养阴；热邪在里、小便色黄者，加白茅根、车前子等清热利湿。

案例 侯某，男，16 岁，学生。1992 年 5 月 9 日初诊。发热、咳嗽、胸痛反复发作 1 年半。1990 年因劳累兼外感而持续发热 1 周，即至省某医学院附属医院诊治，当时胸部 X 线检查结果提示右下肺肺炎。住院 20 余天，用氨苄青霉素等及时处理，热退出院。出院不到一周，又见发热。复到该院门诊，多次胸部断层摄片检查结果：左肺下叶基底部有大片模糊影，边缘模糊不清，密度不甚均匀。诊断为左肺下叶基底段肺结核（浸润型）。口服利福平，每日 3 次，服用月余，肝区不适，ALT 50 U/L（赖氏法）。改用链霉素治疗，25 天后出现耳鸣，遂又停药，用雷米封等口服。1991 年 9 月又持续发热月余，体温 38 ℃以上，长期反复用头孢拉定等抗炎药，发热渐退，但若偶遇风寒，即又发热，间用交沙霉素、悉复欢（环丙沙星缓释片）等治疗，而咳嗽、胸痛未去，肺部阴影不消。1992 年 1 月 14 日，纤维支气管镜检查结果：左支气管结核，左下支气管炎。继用前药无效，休学 1 年。即来敝处治疗，诊时所见：咳嗽不止，左下胸部胀痛，晨起咳痰较多，痰液黄稠，有时又不易咳出，口干喜饮，纳食尚可，小便色黄。舌红苔薄黄，脉细弦数。辨属痰热壅肺，肺失清肃，日久津伤之证，治宜消热化痰，宣肺止咳，养阴润肺。药用：苇茎 15 g、桃仁 20 g、冬瓜子 20 g、薏苡仁 30 g、川贝母 10 g、夏枯草 20 g、黄芩 10 g、连翘 15 g、桑白皮 10 g、瓜蒌皮 15 g、炙枇杷叶 15 g、橘皮络各 10 g、白茅根 15 g。

二诊：服用上方 21 剂，咳嗽、胸痛缓解，唯因近日感受外邪，稍有咽痛，左下颌淋巴结轻度肿大，舌红苔薄黄，脉细弦。当从清热化痰、软坚散结、清利咽喉为治。处方：玄参 10 g、川贝母 10 g、夏枯草 18 g、连翘 15 g、牡蛎 10 g、芦根 15 g、薏苡仁 20 g、炒牛蒡子 10 g、青果 10 g、瓜蒌皮 10 g、炙枇杷叶 15 g、陈皮 10

g、炒黄芩 10 g、桑叶 10 g、冬瓜子 15 g。此方加减服用 30 余剂,咳嗽、胸痛、颌下淋巴结肿大等均告消失,咽喉不痛,纳食正常,小便通利,几次胸部透视及摄片检查结果均提示左下肺阴影消失。继以养阴润肺、清热化痰、健脾和胃之法调理而愈。随访 1 年未见复发,并告已复学云云。

3. 痰湿阻肺→宣肺利水

慢性支气管炎并发肺气肿,或支气管哮喘、支气管扩张、肺结核等慢性肺部疾病,久治不愈,可导致右心室肥厚扩大,右心代偿不全,引起右心衰竭。由于久咳伤肺,肺气受损,肺失肃降,肺气上逆,而出现咳喘、倚息不得卧等症。痰湿内阻,肺气壅塞,不能通调水道,影响脾之运化,使肾失气化,而发水肿。治宜宣肺化痰,健脾利水。药用:麻黄、杏仁、薏苡仁、桑白皮、大腹皮、茯苓皮、陈皮、防己等。胸闷气滞者,加瓜蒌皮、薤白等宽胸散结;脘胀纳差者,加厚朴、枳实、炒莱菔子、炒山楂等理气和胃;痰涎较甚者,加川贝母、法半夏等化痰去湿;水肿较剧者,加葶苈子、车前子、白茅根等利水消肿;痰黄黏稠者,加石菖蒲、蒲公英、鱼腥草、鸭跖草等清热化痰;面唇青紫者,加丹参、红花、桃仁、赤芍等活血化瘀;气虚咳喘者,加党参、黄芪等益气利水;喘促难平者,加黑锡丹温肾定喘;肢冷汗冷脉微者,可用参附龙牡汤加减以回阳救逆。但此证温阳药如肉桂、附子等不宜滥用,尤其是有咯血证者,用之可加剧出血症状,另若用之时间过长,亦有伤阴损阳之弊。

案例 王某,男,68 岁,退休工人。1992 年 4 月 13 日初诊。咳喘反复发作 50 年,加重 3 年。年轻时嗜烟,50 年前即发咳嗽,每年冬季或气候变化明显时症状加重。当时用一般止咳药如咳必清、甘草合剂等可见效。后发作频繁,尤其近 3 年来,咳嗽加重,甚时不能平卧,用咳必清及螺旋霉素、麦迪霉素等罔效。1989 年 2 月到省某医学院附属医院住院 2 个月,经胸部 X 线、心电图等检查诊断为慢性支气管炎、肺气肿、肺心病、心力衰竭Ⅱ度。经抗炎、化痰、止咳、强心、利尿等治疗后出院。1992 年元月以频繁发作,胸闷憋气欲死,再至该院住院,经胸部 X 线等检查发现左侧胸腔积液,用抗结核药、激素及中药治疗月余后出院。

现症：咳嗽气喘，活动后加剧，痰白黏稠，不易咳出，胸闷憋气，脘腹作胀，纳谷不馨，小便量少，口唇青紫，颜面下肢轻度水肿，舌体稍胖，舌质暗红苔白黄略腻，脉弦而数。此患者素嗜烟，使毒邪入肺，致肺失清肃，痰湿内阻，血脉瘀滞，水道不利；且肺病日久，影响于脾，使脾胃失运，气滞水停，而有咳喘、水肿等症。治当宣肺化痰、利水除湿、活血理气。处方：炙麻黄 10 g、杏仁 10 g、薏苡仁 30 g、桑白皮 10 g、大腹皮 10 g、川厚朴 10 g、防己 10 g、茯苓皮 30 g、丹参 30 g、紫苏子 10 g、炒莱菔子 10 g、车前子 10 g。

二诊：服上方 7 剂，咳喘明显减轻，颜面下肢水肿消退，纳食增进，小便通利，舌质暗红苔白略腻，脉弦略数。续上方略为出入予之。处方：炙麻黄 6 g、杏仁 10 g、陈皮 10 g、薏苡仁 30 g、桑白皮 10 g、大腹皮 10 g、厚朴 10 g、防己 10 g、茯苓皮 30 g、紫苏子 10 g、炒莱菔子 10 g、香橼皮 10 g。连进 7 剂，咳喘即平，诸证缓解，继以宣肺利气、健脾和胃之剂调治善后。

4. 痰热结实→宣上通下

慢性支气管炎、支气管哮喘、肺炎等在发展的过程中，若误用辛燥太过，或外邪入里化热，易形成痰热壅结，致肺气不降，胃肠里实，肺气不通。盖肺与大肠相表里，肺失肃降，则大肠传导失职，反之腑气不通，肺气亦势必壅滞，而使咳喘等症加重。对此，李氏常采用宣通肺气、通下里实之法，亦即宣上通下、脏腑合治之法，以宣白承气汤或陷胸、白虎、承气并用之法予以治疗，有较好的效果。

案例 李某，男，48 岁，农民。咳喘反复发作 10 年，加重伴发热 10 天。10 年前病罹咳喘，冬春较甚，服用中药止咳平喘剂可以缓解。10 天前又患风温，发热喘咳不止，延医诊治，服药数剂无效，请李氏治。现症：患者身热颇甚，喘咳气逆，不能平卧，细询知目不交睫已两天，咳痰极黄稠，有臭气，胸部胀满，腹部膨急，大便未得畅通。口渴，然因腹满不敢多饮。舌苔中心黄而边缘白，脉滑数有力。索视前方，均属辛凉宣化之品。病属风温，药亦对证，服而无效，是因患者素有痰饮，一感温邪，内外俱病，遂较常人为重。其次，本证不仅上焦阻痹，肺气不宣，且从舌脉测之，肠胃热结亦为重要因素。徒治其上，病重药轻，而喘愈促，气愈逆,是由不知釜底抽薪之故。其起病至此,病逾旬日,便未畅行,热未退尽,治当宣上、清中、导下,熔陷胸、白虎、承气三法于一炉,庶痰热结实,一齐尽蠲,否则病势缠绵,轻者迁为痈脓,重则可危及生命。遂仿宣白承气汤法,以全瓜蒌15 g、生杏仁 10 g、生石膏 30 g、旋覆花(布包)10 g、川贝母 10 g、枇杷叶 15 g、白前 10 g、炙紫菀 10 g、炒葶苈子 10 g、黄芩 10 g 水煎。另以生大黄 15 g,开水泡汁,分 2 次兑入前药中合服。服 2 剂后,泻水颇多,中有结粪,喘逆大平,胸腹较舒,热势渐降,脉象亦和,口渴、舌苔黄症状亦减轻。唯咳痰颇多,臭气仍有,乃以竹叶石膏汤去半夏,合《备急千金要方》苇茎汤加川贝母、旋覆花、枇杷叶、瓜蒌皮、白前、紫菀、忍冬藤、蒲公英、鱼腥草、橘叶、橘络之属,以宣肺通降,降逆化痰,清热解毒。以此方加减,前后服至 20 余剂而病愈。

诊治咳喘宿疾,愚常以经方、时方,在辨证论治的基础上,灵活化裁,随证运用,有时亦常用单捷小剂而获效。如曾在丰店带学生实习时,一小儿患支气管肺炎,高热月余,喘咳不止,医用氨苄青霉素抗炎无效而邀诊。视其肌肤灼热,神情烦躁,咳嗽喘逆,痰液黄稠,难以咳出,呼吸不利,舌红苔黄腻,脉来滑数。直断为痰热壅肺,肺失宣肃。遂用单捷小方,以陈胆南星(以生南星研末,放入牛胆汁风干而成)6 g、鱼腥草 30 g 煎汤与服。5 剂后,发热即退,咳喘已平,继以清肺化痰、健脾和胃之剂调理而愈。后用此法治疗类似病证者亦有效。

(原载《中国名老中医药专家学术经验集》,贵州科技出版社,1996 年,第206～209 页)

慢性肝炎辨治经验

慢性肝炎属中医胁痛、黄疸、虚劳等范畴。临床上采用辨证论治的方法治疗本病,亦可取得较好效果。

1. 肝胆湿热→清热化湿

急性肝炎迁延不愈,或慢性进行性肝病加上反复发作的活动性病变,使消化道功能紊乱明显，胆道功能障碍严重，极易致湿热蕴结，熏蒸肝胆，肝失疏泄，气机不畅，胆汁外溢，形成肝胆湿热证。临床表现有右胁胀痛，脘腹胀满，发热口苦，渴欲饮水，或饮而不多，纳呆厌油，恶心欲呕，身目俱黄，或无黄疸，小便黄赤，身困乏力，大便黏腻、臭秽不爽，或大便干结，舌红苔黄腻，脉弦滑数。治宜清利湿热，利胆退黄。药用：茵陈、栀子、大黄、茯苓、猪苓、白茅根、车前草、虎杖、黄柏、丹参、赤芍、香橼皮、郁金等。肝气郁滞、脘腹胀满者，加柴胡、炒枳壳、厚朴、大腹皮以疏肝行气；气滞血瘀、胁肋刺痛者，加川楝子、延胡索、桃仁、玫瑰花以行气活血；食少纳差、恶心欲呕、脾胃失和者，加竹茹、炒神曲、炒二芽或炒三仙以和胃降逆止呕；湿热内蕴、小便短赤、有灼热感者，加木通、滑石、龙胆草、金钱草以泻热利尿通淋；湿热积滞、腑气不通、大便秘结者，加重大黄用量，另加芒硝适量冲服，以通下积滞。肝胆湿热为慢性肝炎中常见证候，治疗本证的关键是改善黄疸与降低转氨酶水平。据余经验，茵陈与大黄协同使用退黄之效较为理想，茵陈、板蓝根、虎杖、连翘、龙胆草、糯稻根、白薇等清热解毒药与五味子对降低转氨酶有肯定疗效。但凡湿热蕴结者，用清热解毒药较好，体虚而湿热不甚者，以用五味子相宜。另湿热蕴结，往往伴有热毒积滞阻结肠道，而使腑气不通，极易导致伤阴动血、内陷心包等证，故临证之时，应尽快清理肠道，酌用通里攻下之法，重用大黄或承气汤之类，使毒邪从大便排出，冀以阻止疾病的演变。

案例 蒙某，女，38 岁。1993 年 3 月 19 日初诊。肝区作胀、纳差、乏力 1 年，身目发黄 20 天。1 年前因饮食不慎，邪毒内侵，病发肝区不适、纳差、乏力，在当地市人民医院诊治。肝功能检查：ALT 30 U/L。HBsAg、抗 HBc、HBeAg 均为阳性。服用肌苷片、ATD(抗甲状腺药物)及中药清热解毒、疏肝解郁之剂，时好时坏。近 1 个月来因劳累太过，肝区作胀，身目发黄，小便黄，纳呆厌油，到该市某医院门诊，肝功能检查结果：TB 2.0 mg/dL，IB 5 μmol/L，ALT 60 U/L。HBV-M 检查同上。诊断为慢性活动性肝炎，用保肝、护肝剂及经输液等治疗半个月，未见好转。刻诊所见：身目发黄，小便深黄如浓茶，肝区不适，纳呆，恶心厌油，舌暗红苔黄略腻，脉弦细。辨属湿热内蕴，熏蒸肝胆，疏泄失常，胆汁横溢,治以清热化湿,利胆退黄。处方:茵陈 30 g、炒栀子 10 g、茯苓 30 g、泽泻 10 g、猪苓 15 g、炒竹茹 10 g、郁金 10 g、陈皮 10 g、赤芍 30 g、丹参 30 g、白花蛇舌草 30 g、炒山楂 15 g。

二诊:服用上方 20 余剂,身目不黄,纳食增进,肝功能检查正常,但 HBsAg、抗 HBc、HBeAg 仍为阳性。小便淡黄,舌红苔薄黄而干,脉细弦。是湿热未尽,而又有热邪伤阴之象。治用上法,适当参入清热生津之品,处方:茵陈 30 g、炒栀子 10 g、赤白芍各 15 g、丹参 18 g、白花蛇舌草 30 g、败酱草 30 g、制香附 10 g、香橼皮 10 g、炒山楂 15 g、橘皮 10 g、白茅根 18 g、芦根 30 g。连服 10 剂,黄疸尽退,小便清利,唯劳累后精神疲惫,肢体乏力,舌质暗红,苔薄黄脉弦细。治法:清热解毒,理气活血,健脾益气。前后加减服药 140 余剂,诸证消失,肝功能正常,HBsAg、抗 HBc、HBeAg 复查均为阴性,病即告愈。随访半年,未见复发。

2. 肝郁脾虚→疏肝健脾

慢性肝炎之恢复阶段,由于肝气郁结,疏泄失常,横逆犯脾,脾失健运,常见肝郁脾虚之证。临床表现有右胁肋胀满疼痛,胸闷,善太息,精神抑郁或性情急躁,纳食减退,脘痞腹胀,四肢倦怠,少气懒言,大便溏泻,肠鸣矢气,舌淡苔白,脉沉细或弦细。治宜疏肝解郁,健脾益气。药用:柴胡、白芍、当归、茯苓、白术、陈皮、香附、甘草等。气滞血瘀、胁痛明显者,加延胡索、赤芍、丹参、川楝子行气活血;纳呆腹胀脘痞甚者,加枳壳、厚朴、莱菔子、大腹皮、瓜蒌皮等理气消痞;脾虚泄泻者,加葛根、川黄连、木香、薏苡仁、砂仁等清热健脾止泻;湿热内蕴、口苦尿黄者,加茵陈、败酱草、白花蛇舌草等清热化湿;肝肾阴虚、口燥咽干、舌红少津者,加生地黄、麦冬、枸杞子等滋养肝肾;气血不足者,加熟地黄、党参、黄芪等养血益气。肝郁脾虚证,其证多有兼夹,故临证不可固守一法一方,而应以疾病之证候变化随证增损用药。如肝失调达、脾失健运者,常可见水湿内停而臌胀,治宜疏肝理气,除湿散满,用柴胡疏肝散合胃苓汤化裁。肝郁日久,证见化热者,则又当以疏肝健脾清热为主,用逍遥散加龙胆草、黄芩等。针对具体证候及实验检查指标，尚可选用一些具有降酶、降浊、退黄、调控免疫等作用的中草药，如白花蛇舌草、夏枯草、土茯苓、茵陈、赤芍、丹参、郁金、人参、黄精等，以提高临床疗效。

案例 李某，男，12岁，学生。1992年12月11日初诊。腹胀纳差反复发作6年。6年前因饮食不洁，病发脘腹胀气，纳食减退，当时到该地市人民医院诊治，肝功能检查：ALT 40 U/L，HBsAg、HBeAg、HBcAb均为阳性。诊断为乙型肝炎。予服肌苷片、ATP片及中药肝炎春冲剂等，病情时好时坏。经人介绍来诊。时见面色萎黄，纳食呆滞，脘腹稍胀，性情急躁，小便色黄，舌淡红，苔薄白，脉细弦。肝功能：ALT 45 U/L，HBV-M检查结果同前。断为肝气郁滞，脾虚失运，兼夹湿热。治以疏肝理气，健脾益气，清热化湿解毒。处方：太子参10 g、五味子6 g、柴胡6 g、茯苓15 g、炒白术10 g、当归6 g、赤白芍各15 g、陈皮10 g、白花蛇舌草18 g、虎杖10 g、炒山楂12 g、连翘12 g、炒二芽各15 g。二诊：服用上方30余剂，患者面色较前红润，腹胀缓解，纳食增进，唯食后胃脘稍有不适，舌红苔薄白，脉弦细。守上法适当参入益气养阴、和胃消滞之品。处方：太子参10 g、麦冬6 g、五味子6 g、丹参15 g、炒神曲10 g、炒山楂12 g、鸡内金6 g、郁金6 g、陈皮10 g、虎杖12 g、贯众10 g、白花蛇舌草10 g、连翘10 g、茯神15 g、白茅根15 g。前后加减服用150余剂后，腹胀消失，食欲旺盛，面色润泽，二便通利，肝功能检查结果正常，HBsAg、HBeAg、HBcAb均为阴性。随访10个月未见复发。

3. 肝肾阴虚→滋养肝肾

黄疸、胁痛等病，迁延日久，湿热未尽，蕴遏化热，热耗阴血，或攻伐太过，或误用辛燥，易伤津耗液，致肝肾阴虚。证见右胁隐痛，食少纳差，口燥咽干，失眠多梦，五心烦热，腰膝酸软，或面色晦暗，齿鼻衄血，舌红苔少，或有裂纹，脉细数无力或细弱或虚弦。治宜滋养肝肾，疏肝理气，能使肝阴得养，肝气调达，机体康复。药用：生地黄、沙参、枸杞子、麦冬、当归、川楝子、制首乌、丹参等。内热口干、舌绛少津者，加玄参、石斛、芦根等清热生津；热扰心烦者，加川黄连、炒栀子、柴胡等清热除烦;湿热内结、小便不利者,加猪苓、泽泻、白茅根等通利小便;纳差腹胀者,加茯苓、白术、陈皮、炒三仙等健脾理气和胃;齿鼻衄血者,加仙鹤草、白茅根、三七粉等凉血止血;失眠多梦者,加炒酸枣仁、合欢皮、夜交藤等养心安神。

案例 杨某,女,32 岁,工人。1992 年 8 月 17 日初诊。肝区疼痛反复发作 5 年,复发加重 1 个月。5 年前因肝区疼痛做肝功能检查:ALT 60 U/L。HBV-M:HBsAg、抗 HBc 均为阳性。在工厂医务室服用灭澳灵、肌苷片等稍有好转,但情绪不舒或紧张劳累后肝痛又发。曾在武汉几所医院诊治,先后服用中药(药名不详),未见显效。到诊所见:肝区隐痛,口干咽燥,心烦失眠,纳食不馨,小便色黄,月经失调,经来腹痛,舌红苔薄黄干,脉细数。肝功能检查:ALT 50 U/L,HBV-M、HBsAg、抗 HBc 均为阳性。辨属肝肾阴亏,肝郁乘脾,兼夹湿热。拟用滋阴柔肝、疏肝健脾、清化湿热之法。处方:生地黄 15 g、沙参 15 g、丹参 30 g、枸杞子 15 g、柴胡 10 g、枳壳 10 g、延胡索 10 g、川楝子 10 g、香橼皮 10 g、茯苓神各 15 g、赤白芍各 15 g、白花蛇舌草 30 g、炒三仙各 10 g。

服用上方 30 余剂,肝区疼痛基本缓解,口干咽燥、心烦失眠好转,月经正常,唯四肢乏力,纳食欠佳,小便带黄,肝功能及乙肝三项检查结果同前,舌红苔薄黄,脉细弦数。宜滋养肝肾,健脾益气,清热解毒。处方:生地黄 15 g、沙参 15 g、枸杞子 15 g、芦根、太子参、五味子、虎杖、炒麦芽、炒谷芽、白茅根各 15 g,麦冬、香橼皮、川楝子各 10 g,丹参、白花蛇舌草各 30 g。前后加减服至 100 余剂,肝病诸证消失,肝功能及乙肝三项复常。继用养血柔肝、健脾和胃、清热解毒之法调治 20 余剂后,病方痊愈。随访半年未发。

4. 瘀血积聚→活血化瘀

慢性肝炎久治不愈,正气亏虚,邪毒留着,肝气郁滞,脉络瘀阻,日久成为积块。证见面色晦暗,肝脾肿大,质地较硬,腹胀纳差,倦怠乏力,日渐消瘦,蜘蛛痣及肝掌等。若血瘀癥积,水湿内停,可见腹大坚满,腹壁青筋显露,或兼发热、齿衄、鼻衄、黄疸,舌质紫暗或有瘀斑,脉沉涩或细涩。治宜活血行气,化瘀消积。药用：丹参、赤芍、制乳没、桃仁、红花、玫瑰花、炮甲珠、鳖甲、土鳖虫、香附、枳壳、茯苓等。若气血瘀滞，肝区痛甚，加延胡索、川楝子、三棱、莪术等行气活血止痛；若肝胆湿热，病发黄疸，加茵陈、金钱草、白茅根、白花蛇舌草等清热利湿退黄；若血瘀癥积，水湿内停，腹大坚满，小便不通，加车前子、莱菔子、牵牛子粉，并合用鳖甲煎丸、大黄䗪虫丸等消癥利水；若阴伤发热，口干舌燥，加黄芩、生地黄、沙参、麦冬、牡蛎等清热育阴；若热伤血络，齿鼻衄血，或呕血，加小蓟、茜草、白茅根、三七粉、阿胶等凉血止血；若大便干燥，加大黄、厚朴、枳实、甘草等通下里实。

案例 周某，男，53 岁。1991 年 10 月 8 日初诊。肝区疼痛、肢软无力 1 年，复发加重 3 个月。1 年前因饮食不洁加上工作劳累，病发肝区疼痛，四肢无力，纳食减退，即到该地县人民医院就诊，肝功能检查：ALT 64 U/L。HBV-M：HBsAg（＋）。诊断为乙肝，用中西药治疗无显效。7 月，患者身体极度疲惫，肢软无力，小便深黄，又到该院诊治，肝功能检查：黄疸指数 13，ALT 60 U/L，HBsAg（＋）。经保肝及对症处理，黄疸消退，但极度无力。1991 年 8 月 5 日到某医科大学附属医院就诊，检查结果：ALT 65 U/L，HBsAg、HBeAg、抗 HBc 均为阳性。B 超检查结果提示肝脾肿大。诊断为病毒型乙肝，慢性活动性肝炎，肝硬化。住院治疗 2 个月余，用药如肌苷片、ATP 片及中药清热解毒、活血化瘀剂等，病证未减。现症：面色黧黑，见有肝掌，肝区胀痛，肢软乏力，纳食减退，口干口苦，肝脾肿大，小便色黄，大便时干时稀，舌质暗红苔薄黄，脉弦细。10 年前患过血吸虫病，曾用锑剂治疗。今酶联免疫吸附试验未见血吸虫感染。有烟酒嗜好。此乃饮食不洁，感染疫毒，嗜酒无度，复加劳累，以致正虚邪入，湿热毒遏，肝失疏泄，脾失运化，久延不愈，则脉络瘀阻，终致瘀血积聚，而成积块。拟以活血化瘀、疏肝健脾、清热利湿为法。处方：醋炒鳖甲、麦芽、赤芍、白芍、丹参各 15 g，炮甲珠、柴胡、炒枳壳、桃红、香橼皮、炒川楝子、橘皮、橘络、延胡索各 10 g，酒炒土鳖虫 6 g，白茅根 30 g。

二诊：服用上方 15 剂，精神渐振，胃纳增进，面色红润，肝痛缓解，肝掌亦消失，二便通利，肝功能正常，B 超证实肝脾肿大较前明显缩小，舌红苔薄黄，脉弦,睡眠有时欠佳。守上法加入养心安神之品。处方:醋炒鳖甲、赤芍、白芍、丹参、茯神各 15 g,当归、郁金、炮甲珠、制香附、橘皮、橘络、炒枳壳、延胡索、川楝子、柏子仁、柴胡各 10 g,炒三仙各 10 g,白花蛇舌草、白茅根各 30 g,酒炒土鳖虫 6 g。

三诊:服用上方 20 剂,临床症状缓解,未再坚持服药,并参加工作。经常熬夜受累,时过 4 日,肝痛复发,肝区作胀,纳食减退,脘腹胀气,肢体乏力,腹大坚满,出现腹水,身目发黄,小便深黄,大便时干时稀,舌质暗红苔黄略腻,脉弦细。肝功能:总胆红素 30 μmol/L、ALT 100 U/L。HBV-M:HBsAg、抗 HBc 均阳性。B 超提示肝硬化伴腹水。遂到县中医院住院,治疗月余,服用中药利胆退黄剂及西药等,病情无明显改善。此肝病痼疾,治未彻底,又妄劳作,正虚邪盛,血瘀癥积,湿热蕴结,水气内停,酿为臌胀也。当清热解毒,利水去湿,化瘀消癥。处方:茵陈、赤芍各 50 g,丹参、茯苓、白茅根、白花蛇舌草各 30 g,醋炒鳖甲、车前草各 15 g,炒二芽各 15 g,炒栀子、泽泻、陈皮、制香附、炮甲珠各 10 g,酒炒鳖甲 6 g,三七粉 6 g(吞服)。

四诊:服上方 12 剂,腹水消退,腹胀缓解,黄疸亦退,精神渐振,小便较前通利,大便成形,唯纳差乏力明显,舌暗红苔黄,脉弦细。再以清热解毒、行气活血、疏肝健脾之法治疗。处方:茵陈、赤芍各 50 g,丹参、茯苓、白花蛇舌草、白茅根各 30 g,炒鳖甲 15 g,炒二芽各 15 g,猪苓 12 g,炒栀子、炒黄柏、炒白术、泽泻、陈皮、炮甲珠、制香附子各 10 g,三七粉 6 g(兑服)。加减服用 50 余剂,诸证皆愈,肝功能正常,肝脾缩小、变软。随访 1 年半未发。

(原载《中国名老中医药专家学术经验集》,贵州科技出版社,1996 年,第209~212 页)

慢性萎缩性胃炎治验

慢性萎缩性胃炎是以胃腺萎缩、黏膜变薄、黏膜肌层增厚、胃液分泌减少为病理特征的一种常见病。其病程长,病情复杂,或以胃脘疼痛为主,或以心下痞满为重，或以纳少嗳气、消瘦乏力、嘈杂烧灼为甚，或数者兼并出现。属中医胃脘痛、痞证等范畴。愚常用的辨治方法如下。

1. 胃痛日久→益气活血

慢性萎缩性胃炎多由慢性浅表性胃炎演变而来。饮食不节，饥饱失常，或劳倦内伤等，均可损伤脾胃，日久而成脾胃气虚。胃失和降，不能受纳腐熟水谷，脾失健运，不能化生气血，食滞不化则气机阻滞，以致胃络血瘀，形成气虚血瘀、本虚标实的病机。《仁斋直指方》谓："盖气者，血之帅也，气行则血行，气止则血止。"《医林改错》云："无气则虚，必不能达于血管，血管无气，必停滞而瘀。"气虚和血瘀互为因果，是以影响慢性萎缩性胃炎的发生和发展。临床表现为胃脘胀痛或刺痛，脘腹痞满或纳呆食少，嗳气矢气，胸闷气逆，面黄消瘦，体乏无力，大便不调，舌质暗红或有瘀斑瘀点，脉沉细弦。治以益气健脾，活血化瘀为主。方用黄芪建中汤合活络效灵丹化裁，以达到气充则血行，血行而瘀去的目的。脾胃虚寒者，加党参、干姜；脾胃阴虚者，去生姜、桂枝，加百合、知母、麦冬；营血不足者，加当归、熟地黄；气滞痛者，加延胡索、川楝子、陈皮、香附等。曾治蒋某，女，38 岁，工人。胃脘胀痛反复发作 10 年，加重半年。形体消瘦，面色萎黄，体倦乏力，嗳气泛酸，大便时干时稀，舌质暗红苔薄白，脉弦细。胃镜和病理检查结果：慢性萎缩性胃炎伴肠上皮化生。辨属脾胃气虚，血行瘀滞。药用：炙黄芪、党参、赤白芍、丹参、制乳没、延胡索、炒川楝子、乌贼骨、法半夏、茯苓、炒山楂等，随证加减治疗 8 个月，症状逐渐缓解。胃镜和病理检查结果：慢性浅表性胃炎，原萎缩性病灶、肠上皮化生均告消失。

2. 病势缠绵→治重湿热

脾胃素虚，过食生冷，日久易寒积化热，致寒热夹杂，中气困顿，湿浊内生；又因脾为湿土，胃为燥土，若慢性萎缩性胃炎合并有幽门螺杆菌感染，胆汁反流或为偏嗜酒辛之人，亦易湿热内蕴，夹杂寒热。表现为胃脘胀满，心下痞闷，口苦气秽，胃中嘈杂，食欲减退，周身乏力，大便干燥或溏而不爽，舌尖红，苔黄厚腻，脉细弦滑。治宜辛开苦降，清热化湿，选用半夏泻心汤化裁。药用：法半夏、太子参、炒黄芩、炒川黄连、干姜、藿香、陈皮、炒二芽等。恶心欲呕者,加竹茹、紫苏梗;脘腹胀满加厚朴、枳实;胃胀满而痛甚者,加延胡索、川楝子;血行瘀滞者,加桃仁、丹参、赤芍;大便色黑者,加白茅根、乌贼骨、三七粉等。曾治李某,男,49 岁。胃脘疼痛反复发作 9 年,加重伴柏油样大便 15 天。胃脘胀痛,痛无规律,纳谷不馨,口苦气秽,大便稀溏,色黑如油,小便色黄,体倦乏力,舌淡红,苔黄略腻,脉细弦滑。胃镜和病检结果:慢性萎缩性胃炎,幽门螺杆菌感染(＋＋),大便潜血(＋＋)。辨属湿热中阻,脾胃失运,热伤血络。治以健脾理气、清化湿热为主。药用:法半夏、太子参、炒黄连、炒黄芩、炒川楝子、延胡索、乌贼骨、丹参、白茅根、茜草炭、白及、炒二芽等。服上方 5 剂,胃痛缓解,大便成形、色黄,纳食增进。继以上方加减药后服用 60 余剂,胃痛消除,纳食及二便正常。胃镜和病检结果:慢性浅表性胃炎,幽门螺杆菌感染(－)。随访 2 年未发。

3. 木邪克土→调理肝胃

许多慢性萎缩性胃炎患者因脾胃失运,肝气郁滞,郁而化火,横逆犯胃,常有肝胃不和的病理表现。证见胃脘胀痛,或烧灼痛,痛窜胁肋,心烦易怒,嘈杂泛酸,口苦咽干,大便干结,小便色黄,舌红苔黄,脉细弦等。选用柴胡疏肝散或逍遥散化裁。药用:醋柴胡、赤白芍、炒枳壳、厚朴、郁金、香橼皮、川楝子、丹参、炒栀子、当归身、茯苓、炒三仙等。若恶心、呕吐,加竹茹、法半夏;若反胃吞酸,加左金丸;若胁肋胀痛,加金铃子散;若胃脘灼痛,加川黄连、生石膏;腹痛则泻,泻后痛减,是肝气乘脾,可用痛泻要方加减为治。曾治王某,男,41 岁。胃脘疼痛反复发作 7 年,又发加重 3 个月。胃脘疼痛,有烧灼感,连及两胁胀痛,纳食欠佳,心情烦躁,易怒,嗳气反酸,口干口苦,大便干结,小便色黄,舌红苔黄,脉弦略数。胃镜及病检结果:慢性萎缩性胃炎,中度肠上皮化生。此乃肝气郁滞、脾胃失和、内有郁热之证。当疏肝理气、清热和胃。药用:柴胡、炒枳壳、赤白芍、炒栀子、牡丹皮、炒川黄连、竹茹、金铃子、川楝子、郁金、制香附、茯苓、白术、炒三仙等。随证加减服用半个月后,胃痛缓解,纳食增加,嗳气、吞酸等症亦有好转。原方去竹茹、炒栀子,加陈皮、佛手等,续用 3 个月,症状基本消失。随访 1 年未发。

4. 善后调治→顾护胃阴

慢性萎缩性胃炎病程较长,由于其消化吸收功能减退,化源不足,可见脾胃阴伤。另外,若脾胃虚寒,寒极生热;气机郁结,郁而化热;过食辛辣,胃中生热等,均易损伤胃阴,致胃阴亏耗。证见胃灼隐痛,纳呆痞满,嘈杂吞酸,口干咽燥,五心烦热,倦怠消瘦,大便秘结,舌红少苔,脉细数等。治当酸甘养阴,理气止痛。方用益胃汤合芍药甘草汤化裁。药用:沙参、麦冬、玉竹、生地黄、石斛、白芍、佛手、陈香橼、绿萼梅、炙甘草等。若气滞胃痛,加川楝子、延胡索;血中有热或血行不畅者,加丹参、赤芍、牡丹皮;若纳呆食滞,加炒山楂、炒二芽、鸡内金;若大便秘结,可配合麻子仁丸与服。曾治杨某,男,42岁,工人。胃脘疼痛反复发作 13 年,又发加重 2 个月。胃痛隐隐,病无定时,伴灼热感,食后腹胀,又觉嘈杂,伴灼热感,时有嗳气,口干咽燥,心烦难寐,大便干结,小便微黄,舌红少苔,脉象细数。曾至武汉各大医院治疗,服用温中健脾、清热燥湿之剂等甚杂。辨为胃中有热,阴津亏损。治用滋养胃阴、调理气机之法。选用益胃汤或一贯煎化裁。药用:沙参、麦冬、石斛、赤白芍、丹参、茯神、柏子仁、炒川楝子、延胡索、香橼皮、乌梅、炒山楂等,随证加减连服 6 个月,胃痛消失,纳食正常,心烦不寐等证缓解,苔薄白而润。胃镜检查:原慢性萎缩性胃炎与前比较明显好转。随访 1 年基本正常。

脾胃居于中焦,乃人身气机之枢纽,交通上下,布达四末,为后天之根本。脾胃虚弱,气血运行受阻,则致气滞血瘀;脾胃失运,气机不畅,升降失调,则致肝胃不和;脾主运化,胃主受纳,脾胃虚弱,则水湿内停,蕴郁生热,而为湿热内结;脾胃失运,化源匮乏,或热邪伤津,或辛燥太过,又可见胃阴亏损之证等,临证可循此而辨证论治。然因慢性萎缩性胃炎病机复杂,证情变化多端,故其治法又不可拘于一种,当随证候之变化而加减用药。

各种治法均有其相应的适应证候,这是建立在辨证论治基础上的,但在现代中医临床上,有时辨证尚须与辨病相结合,才可更好地发挥中医治病的效果。如有关临床资料表明,益气补虚法适用于慢性胃炎的静止期或萎缩期病变、肠化生不典型增生较明显者;疏肝和胃法适用于有幽门舒缩障碍和存在胆汁反流而引起明显的胃肠病症状者;养阴清热法适用于炎症发作期,或胃黏膜充血水肿、糜烂出血者;活血化瘀法则可贯穿于治疗过程的始终,因为萎缩性胃炎患者胃黏膜的血流和微循环障碍是其发病的病理学基础,故在辨证用药的前提下,可加入较大剂量的丹参、赤芍、川芎等活血化瘀药,这对于改善微循环障碍、消除炎症细胞浸润、促进病灶恢复等均有良好的作用。

（原载《中国名老中医药专家学术经验集》,贵州科技出版社,1996 年,第213～215 页）

男性不育症证治杂谈

1. 男性不育症治法

欲知男性不育症有效的治疗方法,必须首先理解关于男性不育症可治之证的范围。在此医学的关键问题上,中医学中旧传的"五不男"之说实具有重要指导作用。所谓"五不男",即"天、犍、漏、怯、变也。天者,阳痿不用,古云天宦是也;犍者,阳势阉去,寺人是也;漏者,精寒不固,常自遗泄也;怯者,举而不强,或见敌不兴也;变者,体兼男女,俗名二形。晋书以为乱气所生,谓之人疴,其类有三:有值男即女、值女即男者,有半月阴、半月阳者,有可妻不可夫者,此皆具体而无用者也"(说见李时珍《本草纲目》)。按:上述五不男五种:第一种天宦,即先天性阳痿。余曾见族侄李某某,从童年至壮年发育旺盛之时,不知性生活为何事,而面如桃花,声带娇音,身体健壮,毫无病态。以后曾广服滋肾壮阳之方及注射荷尔蒙针剂,亦了无效果。故此种男性不育症自不在可治范围。第二种"犍",如公牛之骟去睾丸,又如旧时皇宫之太监,近代有因睾丸某种疾病而进行手术摘除者,虽为数极少,但亦属此种类型,自无生育可能,亦不在可治之列。第三种"漏",为精关不固,常遗泄,或稍一接触异性,精即滑出,即民间所谓"见花谢"者。第四种是"怯",多为阳强而不能举,或举而不坚,或始而性功能正常,继因某种病因而出现以上症状,虽见阳痿,而与第一种"天"属于先天性者自有轻重不同。第五种"变"为性畸形,据余所知,多系女性而生殖系统发育特异,只能生男育女,但不能排精毓麟,故书云"可妻不可夫"是也。若所谓"半月阴,半月阳"或"值男即女,值女即男"两种,似因性变而以讹传讹,凭空臆测,生理真相,未必定有如此离奇诡异。故根据文献记载,以上三四两种,当为今之男性不育症的治疗对象。至于发病原因、病理机制以及相适应的治法,当于下文综合讨论之。

2. 男性不育症原因

男性不育症的受病主要原因,据余所见,或患者先天不足,身体素来虚弱;或幼时手淫过度;或接触异性过早;或大病后失于调理等。至于病理机制,根据中医学基本理论,愚认为重点仍侧重于肾。因为五脏藏精气而不泻,特别是肾主蛰,职司封藏。肾藏精,是为真阴;内附命火,是为真阳。真阴真阳寄居于中,宜于固密而不宜于妄泄。若人先天不足,或后天失调,导致真阳虚衰,或真阴亏损,容易演变为男性不育之症。关于男性不育症证型的方书分类颇繁,愚则综合其最常见的症状而分为肾阳虚、肾阴虚两种。

（1）肾阳虚

证候:阳痿,或早泄,或精关不固,常自遗泄,并有头晕目眩,面色苍白,四肢发凉,腰酸腿软,精神萎靡不振等症状。舌质淡白,脉沉而无力或脉微细等。

辨析:肾中真阳,也就是命门之火,有鼓动肾气、强壮性功能的作用。肾气虚衰,故阳痿,或早泄,或常自遗精;腰为肾之府,肾阳不足,所以腰酸、腿软;阳气不能上荣,则见眩晕、面白;阳气不能外充,则四肢发凉;其舌苔、脉象都是阳气虚衰之象,也就是男性不育症之属于性功能抑制型者。

治法:温补下元,强壮肾气。

方药:常用右归丸(熟地黄、山药、山茱萸、肉桂、熟附子、杜仲、枸杞子、当归、鹿角胶、菟丝子),或用附子汤(熟附片、人参、白术、茯苓、白芍)加肉苁蓉、淫羊藿、杜仲、巴戟天、菟丝子、枸杞子等。

按:阳虚生寒,故男性不育症由于肾阳虚衰者,其脉、舌、证候都呈现寒象。治法以温补真阳为主,因无阳则阴无以化。且无阴则阳无以生,故又必兼用育阴滋液、补精生髓之品,斯为善治。余治李姓子,年逾二十,其父母为之完婚,而其智力迟钝,性欲懵如,如此数年,家属深以为忧,商治于余。细询病因,始知幼年曾患慢惊风,遂致身体素亏,发育不良。审其证候:脉象细弱。面色苍白,四肢不温,喜暖怯寒,绝不似青壮年活泼气氛,是男性不育症属于肾阳虚衰证型者。治法当温补肾阳,益精充髓,促进性功能正常发育为善。遂用附子汤加淫羊藿、制仙茅、炒补骨脂、鹿角胶、龟板胶、炒杜仲、桑椹、五味子、菟丝子、枸杞子、胡桃肉、熟地黄、当归、桑螵蛸、肉苁蓉等出入为方,熬膏,常服。越两年,身体渐壮,阳事勃兴,其爱人已受孕矣。

(2)肾阴虚

证候:阳痿,或早泄,或常自遗精,并有头眩、耳鸣、咽干口燥、心烦失眠、腰酸腿软、精神萎靡不振等症状。舌质红绛,脉象细数。

辨析:肾藏精,为生生之本。肾阴偏虚,相火易于妄动,则阳痿、早泄,或常自遗精,而为男性不育症的主要原因。阴虚液燥,虚热内生,所以有头昏脑胀、目眩耳鸣、神识不安等症状。肾主骨生髓,阴精不足,骨髓失充,故腰酸腿软,精神萎靡不振。其脉象、舌质都具有阴虚火亢之象,也就是男性不育证之属于性功能兴奋型者。

治法:滋阴潜阳,补肾生精。

方药:常用方如归肾丸(熟地黄、山药、菟丝子、山茱萸、当归、茯苓、杜仲、枸杞子)并加龟板胶、广鱼鳔胶、淫羊藿、肉苁蓉、五味子、桑椹等。

按:关于男性不育症肾阴虚证型的治法,因阴虚生内热,固宜以滋补真阴为主,即所谓壮肾水以制阳光。如遇相火偏亢,又宜折火势以救阴液。故诊治此种类型证候,最须权衡于两者之间,是为必要之图。曾治周某某,年逾三十,结婚数年,尚无生育,由外甥孙某某介绍来舍请求诊治。审其证有颜面潮红,五心时热,心烦口干,夜寐不安,舌质绛而苔黄,脉象细数,自属阴虚内热见证。细询病因,始知少年迭患手淫遗泄,结婚以后,而又房事无节,遂致阳事举而不坚,所泄精液稀薄。此时治法,当于育阴滋填中又略兼苦寒,折其火势,庶几阳不过亢、阴得所藏为宜。处方:知柏地黄汤加白薇、天冬、制龟板、白芍、炒菟丝子。

并劝其房事撙节、火不妄动为善。此方服至二十余剂，越月余，再诊：以前阴虚内热证象减轻。遂用集灵膏（沙参、天冬、麦冬、生地黄、熟地黄、淫羊藿）加炒杜仲、桑椹、山药、山茱萸、菟丝子、五味子、金樱子、枸杞子、龟板胶、广鱼鳔胶等药调理久服。后身体健壮，性生活正常。自服药至第二年终，喜来相告，其爱人已生育一孩矣。

治疗上述男性不育症的重点是分肾阳虚、肾阴虚两种证型论治。但遇阴虚和阳虚交错出现的患者，则治宜取平补之法，以滋阴强阳、补精益气而促进性功能的生化作用。愚在临床中，在古方应用的基础上，通常采用自拟的十子育麟汤（膏），方用枸杞子、五味子、蛇床子、桑椹、菟丝子、车前子、覆盆子、金樱子、益智仁、炒补骨脂、肉苁蓉、红参、鹿角胶、龟胶、杜仲、淫羊藿、当归、熟地黄、橘红等味，水煎服，亦可为丸或熬膏服，颇有良效。

3. 男性不育症辨治举隅

人体五脏六腑是一个有机的整体，在生理动态平衡下，相互依存、相互制约而发生双向的调节作用。此种平衡局面失调即是病态，故男性不育症病机重点虽侧重在肾，但肝郁而失于条达或脾弱而运化力差也能使生育功能减弱而为男性不育症的发病原因。曾治丁某某，男，35 岁，以结婚数年阳事不旺而尚未生育求诊。审其病因，知其性极抑郁，又有胁胀、胸痞、嗳气、失眠、腰酸早泄、脉弦细等症状。认为肝郁失达，肾阴亦虚。治法：拟滋肾水而不碍肝胃气机之滞，调肝木而有助于生育功能之复。处方：与高鼓峰滋肾生肝散（地黄、山药、山茱萸、茯苓、牡丹皮、泽泻、柴胡、当归、焦白术、五味子、炙甘草）加丹参、白芍、玫瑰花以柔肝和营；加郁金、合欢花、枳壳以舒郁理气，上方守服，出入加减二十余剂，肝胃气滞减轻。再诊：仍用滋肾生肝散加枸杞子、菟丝子、桑椹、淫羊藿、杜仲、砂仁等，以补益肾阴为主，并以胸怀开朗、节制房事为劝。由冬至春，服药数月，身体渐壮，早泄停止，其爱人已有孕矣。又治李某，男，年三十许。素脾胃虚寒，每因稍受寒凉或饮食失节，即触发致病。常来舍求诊。因主证有纳食少，大便稀，舌白，脉弱，治法大抵以健脾温中为主，所用方药为香砂六君子汤、理中汤之类。

兼胃寒而痛,则加高良姜、制香附;兼嗳气上逆,加代赭石、旋覆花;兼腹膨不舒,加厚朴、大腹皮;兼食物停滞加焦三仙、鸡内金;更有寒热相杂、兼里急后重、下红白冻,则加广木香、炒川黄连。如此数年,服之甚适。后处一善后之方,用香砂理中丸合参苓白术散加芡实、金樱子为丸,常服。数月之后,不仅脾胃渐健,纳食增加。结婚数年,常以不育为忧,至此其爱人已获有孕之效果矣。

男性不育症之由于阳痿者,从来阳事不举,毫无性欲,即所谓先天性的,治疗困难。开始无病态,以后因某种原因出现阳痿,虽经检查精子活动力较小,如调治得法而增强生育机能的作用,也可以徐图恢复。对于中药久服常服,必须树立信心,坚持数月,甚至年许,方能达到理想的效果。在服药期间,如有小效,性情不要过于急躁,须对房事有所节制,以图巩固疗效。

男性不育症肾阳虚证的治法,既要注重扶阳气的一面,也要考虑阳根于阴的重要性。故在温补壮阳药中必须参入滋阴填精之品。否则久虚之体,又可向阳亢方面转化,此点必须注意。又矿物石类的烈性壮阳药如阳起石、钟乳石、硫黄等与酒类同服,或可取快于一时,稍经久服,多有损耗真阴,戕伤真元的流弊,须慎用。

治疗男性不育症的辅助单方,应重在日常服食之品,特别是血肉有情物品,即所谓"精不足者,补之以味"。例如,熟附块、羊肉慢火炖汤常服,有很好的补精益气、填阴强阳的作用,对于治疗男性不育症肾阳虚证,有一定的效果。此外,牛、狗外肾与鱼鳔胶、龟肉、鳖肉、墨鱼、海参、淡菜、紫河车等,皆可服食。又鹿茸、腽肭脐等,如条件许可,也可试用。

(原载《湖北中医杂志》1990 年第 3 期第 2~4 页)

辨治血小板减少性紫癜的经验

血小板减少性紫癜有原发性与继发性之分,原发性血小板减少性紫癜病因不明,一般认为与自身免疫、脾脏破坏、毛细血管脆性增加等因素有关;继发性者与再生障碍性贫血、急慢性白血病、急性感染性疾病等因素有关。其临床表现以皮下、黏膜和内脏出血为主要特征。血小板减少性紫癜隶属于中医学"血证"的范畴。笔者谨将本病分型论治的经验介绍于此，以飨同道。

1. 血热壅盛

症见起病急骤，初有寒热，斑色紫赤，量多成片，或衄血、尿血，或月经淋漓不断，血色鲜红，面赤心烦，舌质红绛，脉象滑数。治法：清热解毒，凉血止血。方药：犀角地黄汤加味。广犀角 1 g（水牛角代，磨汁冲服），生地黄 30 g，赤芍 15 g，牡丹皮 12 g，黄芩 10 g，白茅根 30 g，血余炭 10 g，地榆炭 10 g，乌贼骨 12 g。

加减：血热致发热者，加青蒿 10 g、白薇 10 g，以清透伏热；腹痛气滞者，加砂仁 6 g、制香附 10 g，以开郁行气；胃热亢盛、热高心烦者，加石膏 30 g、知母 10 g，以清热除烦；阳明腑实、烦躁便秘者，加大黄 10 g、黄连 6 g，以泻热通便；久病漏下、淋漓不止者，加阿胶 15 g、茜草 15 g，以活血止血。

【验案举例】刘某，女，30 岁，工人。1982 年 10 月诊。经水来而不止，血注如崩 10 余天，伴全身出现多处斑点，口鼻衄血，身发热。在某医院住院治疗，西医诊断为血小板减少性紫癜。经输血、止血、抗感染治疗后，血略止，倏忽又发。急邀愚诊。刻诊所见：除上症外，并有心烦、不寐、溲赤、脉数、舌红等症状，血热之证显然。遂用水牛角 50 g、生地黄 15 g、白芍 15 g、牡丹皮 12 g、黄芩 15 g、白茅根 30 g、血余炭 10 g、地榆炭 12 g、乌贼骨 15 g、阿胶 15 g、仙鹤草 30 g，药取浓煎，不分昼夜，时时频服。3 剂后发热已退，斑点渐少，血亦渐止。后仍以此方略为加减，又服 6 剂，直至病愈，后未再发。

2. 阴虚内热

证见紫斑较多，颜色紫红，下肢尤甚，时发时止，头眩耳鸣，低热颧红，心烦盗汗，常有鼻衄、齿龈出血或月经过多等，舌红少津，脉象细数。治法：滋阴清热，佐以止血。方药：六味地黄汤化裁。生地黄 30 g，山药 15 g，山茱萸 10 g，炒牡丹皮 10 g，茯苓 15 g，茜草 15 g，乌贼骨 15 g，白茅根 30 g，阿胶 15 g。

加减：热势较甚者，加黄芩 10 g、黄柏 10 g，以清热解毒；低热不退者，加炒鳖甲 15 g、地骨皮 12 g，以清退虚热；出血过多，或月经淋漓不止者，加血余炭 10 g、藕节 10 g、砂仁 6 g、制香附 6 g，以调经止血。

【验案举例】周某，女，28 岁，工人。1983 年 5 月诊。因产后一个月继发感染，下肢广泛出血性紫癜，阴道出血淋漓不断。经西医抗感染、止血等处理，病无显效。邀诊：下肢广泛紫斑，颜色紫红，头晕目眩，低热盗汗，心烦不寐，阴道出血，日用纸 1～21 刀，舌红苔少，脉象细数。是阴虚内热无疑。遂用生地黄 50 g，山药 15 g，牡丹皮 10 g，山茱萸 12 g，茯苓 15 g，女贞子 15 g，旱莲草 15 g，砂仁 6 g。3 剂后，阴道出血止，下肢紫斑颜色变淡，热退汗少，唯心烦难寐，精神疲乏。守上方加太子参 15 g，麦冬 10 g，五味子 10 g，炒柏子仁 12 g。服 5 剂，诸证缓解，后以养阴补虚、健脾和胃之剂调治而愈。

3. 心脾两虚

证见紫癜时愈时发，稍劳则病发甚，面色萎黄，精神萎顿，头晕乏力，心悸气短，动则明显，食欲不振，常见便血、月经过多，舌淡无华，脉象细弱。治法：健脾和胃，益气摄血。方药：黑归脾汤化裁。党参 12 g，黄芪 12 g，炒白术 12 g，茯神 18 g，熟地黄 15 g，当归 10 g，酸枣仁 10 g，桂圆肉 15 g，广木香 6 g，大枣 10 g。

加减：出血较多者，加阿胶 12 g、茜草 12 g、乌贼骨 15 g，以养血止血；久病不愈，脾损及肾，肾阳虚损者，加熟附片 6 g、肉桂 6 g，以温暖脾肾。

【验案举例】

(1) 王某，女，40 岁，农民。1978 年 12 月诊。下肢紫斑，经来量多 5 年余。每逢月经期下肢紫斑增多，且血来不止，延至 10 余天或更长时间。此次适逢月经来潮，大量出血，面色苍白，神情烦躁，急诊来院。经西医对症处理，疗效不显。邀诊：除上症外，尚有心悸气短，脉搏细弱。乃心脾血虚使然。遂用黑归脾汤（即归脾加熟地黄）化裁。药用：熟地黄 15 g，党参 15 g，黄芪 12 g，炒白术 12 g，茯苓神各 15 g，酸枣仁 10 g，广木香 6 g，当归 10 g，阿胶 15 g，茜草 15 g，乌贼骨 15 g，大枣 10 g。急煎予服，血行即止。后经来虽有出血，但症状亦轻。嘱常服归脾汤或丸，终至痊愈。

（2）忆 1972 年余在宜昌带学生实习，曾治张某，10 余岁，全身紫斑，消化不良，经中西医多方诊治罔效。请愚为治，时见全身皮下广泛紫斑，面色萎黄，纳食呆滞，有时腹胀，身体消瘦，时发低热，食多则腹泻，舌质淡红，舌苔黄而略腻，脉象细弱。断为脾胃气虚，兼食积内热。方用归芍异功散化裁：当归 10 g，白芍 10 g，党参 10 g，茯苓 15 g，白术 6 g，炙甘草 6 g，胡黄连 10 g，炒榧子 10 g，炒山楂 10 g，麦芽 10 g，炒神曲 10 g，连用 30 余剂，紫斑消失，纳食增进，继以健脾和胃、理气疏导之剂调治收功。后患儿之父将此方传给有类似此病患儿数人服用，均有良效。

血小板减少性紫癜一般以上述血热壅盛、阴虚内热、心脾两虚为多见，循此而论治多有征验。除此而外，民间尚有用单方如花生衣、牛西西、马兰根、紫珠草等治疗血小板减少性紫癜者，然效不如汤。若与复方汤剂参合使用，则可提高临床治疗效果。

（原载《光明中医》1993 年第 4 期第 2 页）

谈肥胖病的病因、治法及应用效方

欲知肥胖病的治法，必先了解什么是肥胖病，体质肥壮与肥胖病的关系，肥胖病的主要症状，并根据中医审证求因、辨证论治的精神，探讨肥胖病的发病原因、病理机制、治疗方法及其应用效方。兹先从肥胖病的主要症状谈起。

从生理方面观察，一般成年男女达到三十岁左右，亦即《素问·上古天真论》所谓男子"四八筋骨隆盛，肌肉满壮"、女子"四七筋骨坚、发长极、身体盛壮"之时，躯体肥壮，神采奕奕，相貌堂堂，若未超过标准体重，仍是生理发育正常阶段，尚不足以言病。倘过此以往，随着年龄的逐渐增长，而又出现腹部隆突，两颊下垂，重颐，眼裂狭小，步行困难，稍为急速行动，即出现汗出、心悸、呼吸急迫，已是肥胖病的征兆。再进而体重增加，身体易感疲劳，身体倦怠，懒于动作，稍一行动即汗出、心跳加快、呼吸迫促，头晕目眩，易于感冒，咳嗽痰多，睡眠不好,性欲减退,甚至阳痿,大便秘结;在妇女则有月经不调,闭经较早,性情变异,或遇事奋激,或鲁钝健忘,往往发生全身性或局部筋肉疼痛等等。以上是肥胖病的主要症状。

1. 肥胖病病因

肥胖病发病原因有内因、外因两种。内因多为遗传。据一般观察,上一代直系亲属是肥胖病体型者,其下一代子女于初老期阶段,多容易出现肥胖体征。外因:素嗜醇酒厚味为其诱因,其中以嗜饮啤酒、爱食肥肉及爱逸恶劳之体较为多见。"凡治消瘅仆击,偏枯痿厥,气满发逆,肥贵人,则高粱之疾也"(《素问·通评虚实论》)不仅道破肥胖病之发病原因;而且为因肥胖而招致所续发病患,亦提供一可靠之线索。

2. 肥胖病体形

肥胖病体形与"土形之人"基本略同。即"土形之人……黄色,圆面,大头,美肩背,大腹,美股胫,小手足,多肉,上下相称,行安地,举足浮。"(《灵枢·阴阳二十五人》)。盖土位居中央,在人身藏器内应于脾,故循此而探讨肥胖病病理机制,可用民间谚语"肥胖人多痰湿""肥胖人易患中风""肥胖人多内虚"三句借以概括而说明之。因脾属土而主运化水湿、恶湿,因肥胖使脾气不能健运,脂肪沉着增加,最易引起水气受阻,痰湿滋生;脾功能受阻,则有碍化生精微的正常功能,故精气衰颓、性欲减退,多显内虚征象;脾气受病,最易招致风的上鼓,使肝木横逆。故肥胖病患者往往血压升高,容易招致中风等病的发生。《内经》所云"高粱之疾",有消瘅、仆击、偏枯痿厥等,当亦属于此类。

3. 肥胖病治法

肥胖病的治疗方法,当以预防为第一要点,特别是有遗传体征的。在青年时期,即须细心注意,多营户外运动,戒暴饮过食。迨至壮年渐现本病初征时,尤须节制饮食,多步行及适当运动。本病显著时,以注意饮食调摄为第一要着:宜戒酒,特别是啤酒。摄取脂肪少之肉类、鱼类,或进食不含脂肪之蔬菜、水果,即多进素食,以冀减轻体重。至于中医治疗方法,据以往愚治此病经验,如家大兄李某某,中年以后,体重已达一百余公斤,出现上述肥胖病的典型症状。稍一劳动,即气喘汗出;稍一休息,随又处于朦胧状态,鼾声大作,深以为苦。愚据中医理论,结合患者现有症状,为处一消水气、化痰湿之方(方名消瘦减肥丸,见后),并略佐参术,以助脾气之健运,促使水湿之流行,以冀达到消瘦减肥而又不损正气的目的。此丸服两剂后,体重约减轻十分之一,之后每年坚持照料配服数剂,并注意饮食及做适当活动,体重又有所下降。又同乡郭某某,亦因体胖苦恼,照料现制遵服,并介绍十数人配服,都有良好的效果。又某年愚往某市视察同学实习时,适该市中医院收治一肥胖病女患者,年三十许,曾住武汉市某大医院多日,断为脑垂体前叶增大症,服药无效,特来该院求中药试治,该院邀请会诊。患者出现肥胖病典型特征,体重并以每日 0.5 公斤的速度增长,月经尚好,愚据中医"怪病多生于痰"的理论,为处一涤痰减肥之方,药用陈胆南星、海蛤粉、法半夏、橘红、昆布、浙贝母、茯苓、旋覆花、炒竹茹、枳实等,并加礞石滚痰丸吞服,此方服数剂后,体重停止增加,后又坚持常服,体重又有所下降。录之以供治疗肥胖病患者之参考。

4. 主治方剂

消瘦减肥丸方:法半夏 30 g,浙贝母 30 g,海蛤粉 30 g,昆布 30 g,海藻 30 g,橘红 20 g,茯苓 50 g,沉香末 10 g,炒枳实 20 g,炒建曲 20 g。

功能:消水气,祛痰湿,理气除满,软坚散结,可消瘦减肥,并能消瘿瘤,除有形结硬癖块等。

方解:方用法半夏、浙贝母、海蛤粉为消水气、化痰湿要药;昆布、海藻软坚散结;沉香末、橘红理气降逆;炒枳实祛中焦之痞塞;炒建曲助脾气以健运,茯苓促使水湿下行,从而达到消瘿减肥的效果。

配制方法:以上药物九味,混合一处,焙干存性,再加入沉香末,共碾为细末,水泛为丸如梧桐子,贮于瓷瓶中备用。

辨证加减法:如脾气虚加党参、焦白术各 30 g;上焦火盛,目赤面红,加炒黄芩 30 g;大便秘结加炒瓜蒌实 50 g;心悸甚者,加党参、茯神各 50 g。服法:每次饭前吞服 10～20 g,每日 2～3 次,白开水送下。

(原载《光明中医》1994 年第 4 期第 20～21 页)

葶苈之研究

药以证为对象，证赖药而治疗。药苟对证，虽砒硇亦效若桴鼓；药不对证，即参术亦势如冰炭。至贱之甘草，呕家尚忌，日食之大枣，食壅非宜，况《神农本草经》视为下品、性味本非中和之葶苈乎。今医家视为习用之品，随手有乱撒之弊，今试而研究之。

葶苈有甜、苦二种。苦者力峻，甘者较缓，犹之牵牛有黑白两种，虽性较冲和，但毕竟烈质尚存，故《神农本草经》谓其主治"癥瘕积聚结气，饮食寒热，破坚逐邪，通利水道"。《名医别录》谓其能"下膀胱水，伏留热气，皮间邪水上出，面目浮肿，身暴中风热痱痒，利小便"。治结胸之大陷胸丸，后从腰以下有水气之牡蛎泽泻散，肠间有水气之己椒苈黄丸，肺痈喘息不得卧之葶苈大枣泻肺汤，皆用葶苈，胪叙如此，可见葶苈疗治之对象，皆因水饮停蓄，淋巴泛滥。壅于肺系则为喘息；滞于肠间，则有水气；或溢于肤表，而身痒面浮；或过于膀胱，则小便不通。上既非麻杏所能散，下亦非苓泽所能利，唯取葶苈，迅开气闭，通利水源，则治节有权，州都能化。"泄可去闭，葶苈大黄之属是也。"以一能行清道，二能开浊道，而葶苈与大黄并言，则性之如何，可以概见。时珍谓葶苈既能泄肺闭，亦能泄大便。虽肺与大肠相为表里，然验之于目睹，参之于古籍，苟非与䗪枳大黄辈同用，则葶苈实不能泄大便。俗医见仲师治喘息有用葶苈，遂不问病因，不审药性，一见斯证，遽尔效颦，不知喘息因外感风寒者，散之可愈；内伤肾病者，饮之可安；气逆者平之；燥化者润之。苟非肺组织有水饮之停积，原无借于葶苈也；误用气逆反促，喘急愈增，治乖节，魄宇斜，肺元既损，死日可期。良由医理不明，药性不晓，遂甘操刃之辜，可慨也夫！

（原载《光华医药杂志》1936 年第 11 期第 22 页）

药物考证集·桂枝

品名：桂枝。

性味：辛，温，无毒。

主治：《神农本草经》中桂枝治上气咳逆，结气喉痹，吐吸，利关节，补中益气，久服通神，轻身不老。《名医别录》中桂枝疗心痛、胁痛、胁风，温筋通脉，止烦出汗。

考证：桂枝之效能，仲景在伤寒论第一方之桂枝汤中已有详细之说明，其所主症状，不外以恶风发热、头项强痛、自汗出、脉浮缓为主要之标准；与麻黄汤证应用于脉浮紧、无汗恶寒而喘者，虽不外乎使病毒由汗腺而透达，若二者治苟相淆，则变即立见。其所致此，或由时令之温凉，或关皮肤之疏密。生理之设施既不同，表现亦各异，故一则皮毛闭汗不出，二则汗腺开，汗自出；一则病毒郁而不通，二则病机欲宣不泄。此中几微之差别，缜密之分析，非妙达斯道，曷克语此。故外界气温低于人体，骤然无以防御，体温调节机能失职，外邪长驱直入，表层因起自然救济作用，血管扩张，应之以热；汗腺弛缓，宣之以汗，斯时之用药物补偏救弊，即为补助自然疗能之所不及。因其病机欲出，而不能俱出，故不用麻黄之峻而开表层，但取桂枝辛甘而发散，刺激末梢神经，调整循环，鼓舞病毒由汗而排泄，则表层开关循常，汗腺启闭自如。故柯韵伯曰："桂枝汤不可用麻黄，而麻黄汤不可无桂枝。"伤寒病在阳经，柴胡葛根麻黄青龙等方，固皆不离桂枝，即病在三阴，苟有可解之机，从阳分而达，则舍桂枝其谁与归。故太阴有桂枝加芍汤，厥阴有当归四逆汤，太阳有桂枝去芍加附汤，太阳少阴相为表里，附子强心，则已涉及少阴。然则桂枝祛风解表之效能如斯，曷以《神农本草经》无片语只字齿及。近代谓本品含有挥发性之桂皮油，能刺激胃管壁，使胃黏膜充血，故治上气咳逆，结气喉痹，心痛胁痛，肠蠕动旺盛，故又疗慢性肠炎、腹痛、泄利，仲师建中汤用之，后世亦有"桂能伐木"之术语。《神农本草经》谓桂枝能利关节，《金匮要略》宗之，亦有桂芍知母汤。无非借本品旺盛血行，则废料之壅遏自除，关节之拘急能通，证以伤寒有头项强痛体痛诸证，则桂枝治表，《神农本草经》自有言外之意。王叔和曰，"桂枝下咽，阳盛则毙"，诚见道之谈。苟非风寒闭塞，血脉凝痹，服之不当，往往有烦躁者，有吐血者，有痉厥者。曾有吐脉之素，质不忌麻黄，而忌桂枝，犯桂即防再发，以麻黄发表，直透无余，桂枝解肌，有赖姜粥，故误用麻黄，必汗喘亡阳，非若桂枝鼓动血行，促成炎化，多显厥阴坏症者，故外感病犯风热口渴舌红，不可用桂枝，吴鞠通《温病条辨》治温病脉动数、口渴而用桂枝汤，宁非误尽天下苍生！唯其鼓舞循环，扩张血管，则心房氧碳交换急迫，体工废料容积增加，尿素迅速由肾脏达输尿管而排泄于外，此五苓八味苓桂术桂枝之权衡，而后人有桂能化气之术语者也。凡在上在表之病，则多用桂枝，在下在里之病，则用桂心桂枝，虽同一为桂，而临床使用上不得不辨细微之区别。石顽谓《本草纲目》误列桂枝主治于牡桂条下；不知上气咳逆、结气、喉痹、吐吸、关节诸病，全系在上阳，微之以古书，参之以实验，必以应用桂枝为标的，可以断言。况《金匮要略》治胸痹有瓜蒌薤白桂枝汤，故今所列仍时珍之旧，纯以真理为主，诚不敢唐突前贤，阿私所好耳。

（原载《中国医学》1936 年第 2 期第 30 页）

漫谈一药之师

昔人评议文章，有增移一字而使词句清顺，气势陡振，琅然可诵，即所谓"一字之师"。吾谓中医治病，若辨证既明，立法、遣方亦不致不误，唯用药不能丝丝入扣，设有贤达为之指点一二，加入对证之药，则疗效卓著，其作用当不亚于一字之功，此即吾所谓"一药之师"。

忆余幼年学医时，与上述事实有关联而不能忘怀者有二。

其一，某年端午节过后，同垮刘培义之弟患湿温，延龚某诊治，服药至十余剂而无效，刘培义来县请吾父一决，并度父老病不能远行，先请龚医将病情、脉象、舌苔一一细载，请为斟酌。父审视毕，谓余曰："照龚方（内有黄芩、黄连、半夏等药）加干姜一味可也。盖湿温痞、呕、泄利，有同于伤寒胃不和。湿郁热蒸，中焦不和，则湿热二者愈益纠缠不解，故前人有抽茧剥蕉之喻。仲景半夏泻心汤，用黄芩、黄连清热，姜、夏燥湿，借用于湿温，可谓面面俱到。若今人只敢用寒凉药而不用辛热药，未免遗却一面，遂致不效矣。"刘持方归，服此方数剂，竟愈。以后愚临证时，对于湿温，有时施用此法亦有效验。然而患者舌苔黄燥，或中心带剥，或舌质红绛，需谨防胃阴受损，因干姜辛热，仍不可用。《张聿青医案》治湿温，有此类型一案，可以作为殷鉴。至于人参、甘草、大枣等药，助湿酿热，如遇湿热蕴隆，亦宜酌用。

其二，是岁秋，余由县回乡，探视三叔之疾，其人素嗜酒，其证有腹满时痛，不食而吐，大便溏泻，日行三五次，小便清白，脉缓弱，苔白厚，是太阴脏寒，脾不健运，寒湿凝滞致病。当与温中法。进理中汤二剂，无效。又加熟附子，服二剂，亦无显效。急归持方示父，父审视毕，谓余曰："方尚与证相合，唯宜加理气药一两味，必有大效矣。""前人如朱丹溪用参芪补药，必佐以橘皮。张石顽于理中汤内加青陈二皮，方名治中汤，甚有巧思。盖气行则水行，气为血之帅，故治疗水血痰食诸病，苟能于对证方中加入行气散结之品，殊有加强疗效作用，不仅气郁病患可用理气药而已。"余遵其说，遂于前方加砂仁、煨木香、川厚朴、炒建曲等药，又服二剂，果愈。

自抗日战争爆发后，余避难回乡，悬壶于官桥李家集，适福兴杂货店店东李某老丈，体素弱，素有咳喘之疾，某年冬天大发，延愚诊治。审视前方，均为疏肺化痰之剂。其证见面部浮肿，恶冷腰痛，呼吸迫促而不能平卧，少腹部拘急不舒，大便尚可，小溲短少，舌质淡苔白，脉沉细而弱。断为久病咳喘，势必及肾。肾为真阳真阴之本，肾虚而不能温煦摄纳，故出现上列种种症状。"肾者水脏，主津液，主卧与喘"（《素问·逆调论》），是其明证。故从前治肺、治脾无效，此时当用温肾益阳、固本补虚之法。遂用八味肾气丸方作汤与服，数剂后，诸证少减，唯喘促仍存。又仿都气丸意，将前方去肉桂，加五味子，服五剂，药有小效。又参都气丸合观音应梦散复方之意，用六味地黄汤加五味子、盐水炒补骨脂、胡桃肉、炒杜仲、煅磁石、怀牛膝、车前子与服。十剂后，患者精神渐振，诸证减轻，唯稍一动作仍感喘息不支。适老医李某在集上开位育堂药店，余持方请教。彼谓：此方温镇固摄，与证甚合。唯建议加入沉香一味，以加强理气平喘的作用。余从其说，将前方煎汤后每次用沉香末数分，让患者随药汤吞下。又五剂，喘息渐平，时至新春，已能起床，随即告愈。盖沉香一物，李时珍谓，"治上热下寒，气逆喘急，大肠虚闭，小便气淋，男子精冷"，用于此证，自有良效。

某年秋，余暑假回乡休假，适邻村刘湾一吴姓壮年患疟疾兼旬不愈。持前服方示之，为草果、黄芩等味。愚曰：间日疟发过多次，症状典型，可用截法。此方当加酒炒常山，疟发前两小时服，必效。服后，果愈。盖乡间医生疑常山为下品毒药，不敢贸然轻用也。李士材云："世俗畏常山发吐，不知其（治疟）有神功，但炒透则不吐耳。"可谓知言。昔清朝康熙帝与曹寅书，推重金鸡纳治疟有神效，谓"中土无治疟效药，并有疟疾不可妄服人参"之说（见《红楼梦》附录）。愚谓金鸡纳一名金鸡勒，清朝赵学敏据查慎行《人海记》所载已将金鸡纳收入在《本草纲目拾遗》。此药治疟有效，自是事实。唯中医治疟效方，如汉代张仲景之《金匮要略》用蜀漆散治牝疟、温疟，唐朝《千金方》《外台秘要》以下方书用常山、蜀漆治疟之方，不胜枚举。因忆往时汉川县某小镇一药店，有治疟方多验。时至暑月，每日卖药数百剂，其药经铡过，不传方。愚托人购其药，细为检视，知为常山、草果、槟榔、乌梅、川厚朴、半夏、黄芩、陈皮等味，是从达原饮、截疟七宝饮诸方变化而来。故愚采用上法，泛治诸疟，随证增损，极有效验。至于人参可否治疟，愚谓疟疾如挟暑湿纠缠，病邪势盛，虽露虚象，自不可服。曾见疟疾有误服人参补益，酿为臌证，以致不救者。但若谓疟疾一概禁用人参，亦不尽然。曾治塾师李某，年逾花甲，患疟疾，服截疟药即好，但不断根，遇风冷即作，如是者两年。延诊：时方仲秋，衣尚着棉。愚视其舌苔白滑，脉象濡缓无力，肢冷恶寒，稍食生冷或油腻食物即腹痛吐泻。断为久疟中虚、虚多邪少之证。宜用露姜饮加味，治以温中固本为主而微兼散邪之法。遂与高丽参 6 g、陈皮 5 g（愚在临床中凡用参芪白术等甘温补益中焦之药，必少加陈皮、枳壳等理气快膈之品，如异功散用陈皮、枳术丸用枳实之例，则补而不滞，补而受益），药炖好后，合入鲜生姜汁一匙，露一宿，服前加温，分两次服。服后精神即振，以后连服数次，疟不再作。是治虚疟久疟，人参间亦可用。故人参治疟之说，必须运用辨证的方法，审证而定，并非一概禁用。

中医治病，应以辨证论治的原则为指导，而其最重要的一个环节是遣方用药。但时下风尚，多重医而轻药。岂知投剂不准，用药不当，不仅影响病情向好的方面转化，甚至会危及患者生命。是知一药之微，关系于临床至大。

（原载《光明中医》1988 年第 6 期第 5 页）

误补救治琐谈

中医使用补药：补血如当归、枸杞子，育阴宜地黄、阿胶，益气用黄芪、人参，助阳用鹿茸、附子之类，皆为人们所熟知而为医生所习用者也。补为八法之一，中药之用，主要是针对病情，大抵为补偏救弊而设。设患者果属虚证，在阴阳气血某一方面已显露不足。虚者补之，借用某类补剂，调整其机能，从而促使阴阳平衡，使其得以早日恢复健康，斯为善治。若无病之人，妄服补药，不仅无益，反而有害。特别是在患病期间，病邪势盛，医者滥用补剂，不但使病邪留恋，导致病势迁延不愈；更重要的是会导致病邪弥漫，病机恶化，往往使疾病转变为不治之症。故徐洄溪《慎疾刍言》首述补剂之害，可谓洞中时弊，独具慧心。今特本诸历年来临证之肤浅体会，谈谈滥用补剂之危害。并举病案数例，以资佐证，而供参究。

鹿茸补精髓，益不足，古方如斑龙丸、百补全鹿丸、异类有情丸等方用之，然只适用于阳气衰惫之体。考李时珍谓"鹿鼻常反向尾，能通督脉，故取其角以补命、补精、补气，皆以养阳也"，汪讱庵谓"若真阴亏损，虚火上炎者，不可轻投，恐反涸其水也"，洵为见道之言。吾乡鹿城湾李某，27 岁。某年秋，其父偕同来诊。愚诊其脉弦细而数，舌苔干而黄燥。其证头胀颠痛，眼赤羞明，心烦易怒，口干畏热，小便短涩赤黄，大便干结难行，阳事易举，时有梦遗。愚讶之曰：正方壮年，身体当甚健硕，何以一病至此。遂询其由，始知结婚数年，未见生育，又因有遗精，家人虑其体虚，广购参桂鹿茸丸及参茸制剂成药与服。是此病当因过服温补壮阳之药，以损伤真阴，扰动相火，使火势燎原，不可遏止，故见证如此。因思此时治法,当于养阴和营中,以清肝热、泻郁火为宜。方用龙胆泻肝汤全方,重用生地黄至 60 g,并加生白芍 15 g、酒洗大黄 10 g,与服。二诊:上方服三剂后,上部火热之势大减,大便通利,唯小溲仍短赤灼痛。改用知柏地黄汤加白薇、白芍、白茅根、制龟板、忍冬藤,以育阴泻火为治。此方服至二十剂,诸证渐趋向愈,脉之弦数亦和。再用生料六味地黄丸合五子衍宗丸方意,以调理收功。后至某农场当司机,身体健壮,其爱人已生小孩。

《伤寒论》中四逆汤、四逆加人参汤,为回阳救逆要方,适用于三阴虚寒、四肢厥逆之证。然引起厥逆的病因多端,如四逆散治肝郁气结而见四逆,亦载于少阴篇,当应用此以与阳衰阴盛之四逆证做出鉴别。实则虚寒厥冷,病因亦不只少阴一途。如厥阴血虚寒凝,主用当归四逆汤,以治手足厥寒,脉细欲绝,即是证明。是故一遇厥冷,滥用姜附,实足以偾事。因忆同乡汤某,小学教员,体素弱。某年七月患感冒发热,初起神志昏愦,手足清冷。前医进四逆加人参汤二剂,服后患者烦躁不安,狂乱欲走。诊时视其舌苔白厚而腻,脉滑而数。其身灼热,小便短赤,大便难行,触诊胸腹部有蹙眉而感不舒之状。愚断之曰:暑湿蕴隆,阳气为时令之邪所遏,故见厥冷,与虚寒四逆,大相径庭。此证失于清解,又误用温补,遂致邪热披猖,扰乱神明,而为烦躁昏狂。然舌苔白厚,脉象滑数,当是病邪尚在气分而不在营分,与清营、清宫之证不同;又与阳明燥实,证见腹满、苔黄之当下证亦有区别。此时救逆之法拟急与清宣暑湿、展利枢机为治。方用叶天士甘露消毒丹加减化裁。处方:黄芩、川贝母、炒栀子、炒香豉各 10 g,茵陈、六一散、竹叶、连翘各 15 g,藿香、川厚朴、白豆蔻、鲜石菖蒲各 6 g,薄荷 4 g(后下),二剂。二诊:热势稍退,手足温和,神识已清,烦躁已平。前方去炒栀子、炒香豉、鲜石菖蒲,加佩兰 10 g,二剂。三诊:上方服完后,患者忽得战汗,全身热退,神疲思睡。改用轻宣湿热兼和胃之法,再服药数剂而病愈。

黄芪生用固表,温分肉,实腠理;炙用补中,益元气,生血生肌,排脓内托,是疮疡要药,为补药之长,东垣补中益气汤、保元汤等均以此为主药。《金匮要略》中防己黄芪汤治风水,防己茯苓汤治皮水,均用黄芪治水气病在肌肤而又兼有表虚者,若不属此种证型,似不可滥用。某年秋,本院学生偕指导员王某扶掖一退休老工人柳某来诊，柳某自诉：年 50 余，素有咳喘，近来发而加剧，更现浮肿，曾住某医院内科病房治疗五个月，断为心脏病，中西医药配合治疗无效，已下数次病危通知单，促其家属领回治疗，因此，由实习学生介绍前来。愚诊其脉弦缓而时有一歇止，舌苔白厚而滑腻。其证见咳唾稠痰而不能畅出，呼吸迫促而不能平卧，目不交睫已数昼夜，面部、四肢均见浮肿，腹部臌胀，腰围增大，口干而不敢多饮，纳食亦少，小便短涩而黄，大便不爽。寻视中医以前处方，大都为通阳利水之剂，唯每方中必用黄芪，每剂药量有从 30 g 渐增至 150 g，而药亦罔效。因思此证自属水气为病。水气内停，肺气不得宣化，三焦因而不利，故上见咳嗽喘促，下而二便不爽；水气泛于肌表四肢，则见浮肿；水气内结，心阳不宣，故脉现歇止。医者虽用宣化分消之法，而中有大量益气实表之药，遂愈补愈涩，一发而不可措手。此时救治之法，当以对证之标实为主，徐徐疏瀹，冀其转危为安。方用五子五皮汤加减。处方：炒莱菔子、炒紫苏子、车前子、大腹皮、桑白皮各 10 g，冬瓜皮 30 g，茯苓皮 15 g，防己、生杏仁、陈皮、生姜皮、川厚朴各 6 g，炒葶苈子 5 g，水煎服。二诊：服完上方三剂后，喘促渐平，已能安寐，小溲较多，大便爽利。仍守前法以治，上方去炒葶苈子。以后或加川贝母、紫菀、白前、枇杷叶以宣肺化痰；或加枳壳、陈香橼皮以理气消胀；或加薏苡仁、梗通草、六一散以分消水湿。前后来诊十数次，用药大抵如上所述，唯略用参术，患者即感胀闷不舒。以后仍与小剂宣化，坚持两个月，守至患者肿势渐退，咳喘亦平，能扶杖而行，唯脉之歇止尚未恢复。

地黄、阿胶为甘寒滋润、育阴养血要药，然适用于阴虚之证。若素禀阳虚及久病痰饮之体，误用足以偾事，不仅腻膈碍胃而已。同乡李某，男，年 50 余，素患咳喘，并有失血之证，医者常与熟地黄、阿胶、龟板、枸杞子类滋润药，间用此类药熬膏与服。其病时而小愈，时而加剧。某年秋患感冒发热，引起咳喘加重，医者又用前法以治，无效。愚视其咳唾涎沫而顷刻盈盂，呼吸迫促而不能平卧，咳无一息之停，声音嘶哑，面部浮肿，口干而喜热饮，食欲少进，二便尚可。其脉弦紧，舌苔灰白而厚。以前有咯血史，目下尚未复发。因断之曰：此证当是痰饮为病。《金匮要略》谓"咳逆倚息不得卧，其形如肿者，谓之支饮"者是。治此证不与温化涤饮,反用滋阴腻膈药物,促使饮邪蕴积,汪洋聚于心下,致肺气不得宣布,胃气不能和降,因此浊沫频唾,喘促不宁,渐至酿为危重之证。此时救治之法,当宗《金匮要略》"病痰饮者,当以温药和之""咳逆倚息不得卧者,小青龙汤主之"为宜。因患者略识药性,又有咯血史,畏服麻、桂、细辛。愚不惜反复开导,并举前贤徐灵胎治松江王某之妻医案,与此病正相类似,可为一证。幸蒙患者首肯,因与小青龙汤原方,并遵仲景法,略加紫菀、款冬花以温润化痰,厚朴、杏仁以理气平喘。患者服头煎后,即觉胸廓爽朗,以后连进三剂,喘促渐平,咳痰亦稀,已能就枕安寐。随用温中宣肺化饮法调理而病愈。

综上所述,可知补剂滥用,危害甚大。愚少时曾见邻人舒某,本药材商,其妻生育过多,舒某因以为虚也,适值产后,用大量参芪伴老母鸡炖汤与服,以后产妇腹胀如鼓,目赤如金,终至不救。又见一壮年,久服参茸,头发尽脱,几至失明,皆为滥服补药致变。而今来就诊求开补益方者,比比皆是,故笔者根据所见,草此一篇,以为来者之殷鉴。

(原载《光明中医》1988 年第 1 期第 9 页)

痧病证治漫谈

痧字,古无此字。后世中医学中,用作病名,约有三义:一即俗谓绞肠痧、瘪螺痧者,盖即霍乱病之状态;二即俗谓烂喉痧,咽喉白烂,肌肤发现红点,即所谓猩红热是也;三即外感风热,身现红粒,搔痒如麻疹者,俗亦呼曰痧子,其证较轻微,发于小儿者居多(此说见于《中华大字典》)。本文所谈痧病,是在此三说之外。其病或曰发痧,或曰痧胀,或称痧病,当是麦秋之际,在吾鄂大江南北、江汉平原地区劳动人民之中,最容易出现的一种急性疾病。宋代张季明云"沙病,江南旧无,今东西皆有之,原其证医家不载,大凡才觉寒慄似伤寒而状似疟,但觉头痛,浑身壮热,手足厥冷"(《医说》)者是也。清朝郭右陶《痧胀玉衡》一书,专论此病,唯内容太繁,治法亦未尽善,使人难以掌握要领,反令人无所适从。故愚专文简要介绍此病的发病原因、具体证候及其相适应的治法。

1. 痧病的发病原因与病理机制

此病多由患者暑月饮食不洁，或饮冷太过，或食物失节，或彻夜贪凉露宿，内外合邪，一时中焦肠胃升降失序，气机偶愆，以致胸中大气不得转旋，营卫气血流行于周身脉络者被阻，故呈眩冒欲绝，四肢发麻，手足厥冷，口、唇、爪甲青紫，周身难过，俨如痧胀不舒之典型症状，亦有伴见头痛、寒栗壮热者。更重者并有欲吐不得吐、欲泻不得泻，或腹痛，呈所谓"干霍乱"之症状。按：沙字，从水少，水少石见，段玉裁谓"石散碎谓之沙"。痧字当由沙字衍化而来，故《医说》辨此为沙病，可为一证。民间借痧字作为此病病名，实与痧病病况大致相合。

2. 痧病治法

痧病治法，大抵分为外治法与内治法两种。因痧病起病急骤，一般采取急救方法，通常以外治法为主。

（1）刮法：外用刮法最妙。重点在脊椎骨全部及两肘弯、两膝弯等处。刮时以手指持康熙铜钱蘸青油或薄荷油由上而下，由轻而重，从容施行，以刮后皮肤带红紫色为好。刮法能令病邪宣畅，脉络通达，气血流行，反复进行，最为有利无弊。

（2）吹鼻取嚏法：用卧龙丹或开关散（均为成药）吹鼻取嚏。如无以上成药，只用细辛、猪牙皂角二味少许碾为细末，吹鼻取嚏。功能开闭通窍，促使气机流通，有助于病势向好的方面转化。

（3）出血法：用三棱针或瓷针刺尺泽、委中或十宣、舌尖及舌下两大青筋处至出血。施术前针头及针刺部位，宜用无菌棉球蘸酒精进行严密消毒。出血法能疏导病邪，流通气血。但出血量不可太多，只以见少许为宜。

（4）掐法：用手指掐肩、背、腰部各大筋肌腱处，可令其气血流行，脉络宣通，有助于病势缓解。但掐时不可做强大刺激，只以患者有痛感为度。

（5）探吐法：适用于欲吐不得吐、欲泻不得泻，呈所谓"干霍乱"之症状。治法当因势利导，可用烧盐汤或白鹅翎探喉取吐，以宣畅气机为宜。

（6）其他：中医药急救药品，如诸葛行军散、太乙紫金丹等成药，既可外治，又可内服,医者或病家皆可备用。

致于内服方药,治法总以宣郁开闭、疏畅气机为主。愚常用藿香正气散合香苏散加减化裁,结合外治法处理,对于痧病,有一定的效果。用药如藿香、佩兰、枇杷叶、紫苏、香附、橘红、乌药、炒枳实、大腹皮、厚朴、法半夏、茯苓、炒建曲等。亦有痧病经外治法处理病势已平之后,可以勿药告愈。致于禁忌,最忌滥用参、芪、白术等壅补滞气药及妄施攻下如硝、黄类寒下之类。又本病虽见爪甲青紫,肢麻厥冷,但病机总属闭证一类,与休克虚脱证象有别。《医说》云,"乡落多用艾灸,以得砂为良,有因灸脓血迸流移时而死者",不可不知。曩昔愚在本乡开业应诊时,每年夏秋之际,接触此病患者甚多。细询得病原因,多缘于习惯性饮冷贪凉。遂劝其禁饮未经煮沸之水,即或暑月大热,习惯露宿,亦令以薄被覆盖腹部。乡间有所谓"痧路子"之体(即每年容易患痧病者),听从此说后,至今多年未发此病,这可以说明防重于治的重要性。

明朝江篁南《名医类案》认为痧病是《内经》之"解㑊"。此在清朝魏玉横校订《类案》时,其友人与魏氏书(未署名。此书又见于清代学者杭世骏《道古堂集》,当是杭氏所撰,亦即为《名医类案》作序者),直訾其误,道理极是。唯云痧病为"小小疾苦",似不尽然。盖曾见民间有患痧病而危及生命者,不乏其例。其书辨解㑊,能综合经旨,旁参注说,立论颇精审,值得一读。兹特摘录于后,不仅可供对痧病医史文献研究者参考,对学习《内经》者,亦当有所一助耳。

3. 附录

与魏玉横论解㑊书。

"'解㑊'二字,不见他书,解即懈,㑊音亦。倦而支节不能振耸,怠而精气不能检摄。筋不束骨,脉不从理,解解㑊㑊,不可指明,非百病中有此一证也。《内经》言此者凡五:平人气象论云:'尺脉缓濇。谓之解㑊。'王氏注:'伫不可名,缓困弱也。'玉机真藏论云:'冬脉太过,则令人解㑊。'此从脉起也。刺疟论云:'足少阳之疟,令人身体解㑊,寒不甚,热不甚,恶见人,见人心惕惕然,多汗出甚。'此从疟起见也。刺要论云:'刺骨无伤髓,髓伤则销铄胻酸,体解㑊然不去矣。'

四时刺逆从论云：'夏刺经脉，血气乃竭，令人解㑊。'此从刺而究其极也。要皆从四末以起见，如经所言堕怠，小变其词，而意较微渺尔。后世传注与经发明者又有二：风论云：'使人怢慄不能食，名曰寒热。'怢慄，全元起本作失味，皇甫谧《甲乙经》作解㑊，则怢慄即解㑊之渐也。至真要大论云：'发不远热，无犯温凉。'王氏注：不发汗以夺盛阳，则热内淫于四肢而为解㑊，不可名也。粗工呼为鬼气，要病久久不已，则骨热髓涸齿干，乃为骨热病。此又究极解㑊之流弊。所谓救病于已形也。篁南江氏辑《名医类案》，引叶氏《录验方》以为俗名发痧之证，于瘟疫大头天行之后，另列一门，武断极矣。发痧，余尝有此证，发必神思躁扰，少腹痛，《灵》《素》未尝言及，特小小患苦耳，与解㑊之义，毫不干涉。篁南父子负盛名而《内经》不识，庸医祖述其说，转以欺世，事无害而理则大谬矣。足下续案已成，删去此门，庶为稳恰，勿令人有误解《内经》之诮，菶言或可采也。"

（原载《光明中医》1991 年第 2 期第 5 页）

血虚误攻救治举隅

妇科月经不调的病变机制及治疗大法的重点是血分。月经不调，有属血瘀者，亦有属于血虚者。若为血瘀之证，自可采用活血祛瘀或破血逐瘀的治法；设是血虚之证，特别是误投破血逐瘀之剂，则为害甚大，甚至能促使病机恶化而危及生命。愚遇妇科血虚证误用破血逐瘀药致变病例较多，兹录数例，聊举一隅，以供参究。

案 1 陈某，女，年龄 16 岁，时汉阳县南乡人。某年 8 月由家属领来诊治。据云，该女至 13 岁时始月事初潮，后年余尚正常。唯近两年月事忽止，脐腹胀大，如怀孕状。延医服破血通经药数剂，初有小效，经行一次，再服十余剂，无效。特来求治。愚视其形容憔悴，面色苍白，时方初秋而怯冷畏寒，衣尚着棉，言语迟呆，目睛无神。触诊肝脾肿大，脉细如丝，舌质淡白，并间有大便带血的症状。此因患者生活于血吸虫疫区，当是因血吸虫感染而致成蛊积，正虚邪实，破血药不可滥用也。与《金匮要略》温经汤（吴茱萸、当归、川芎、赤芍、党参、阿胶、牡丹皮、法半夏、麦冬、炙甘草、生姜)全方,并嘱其往血吸虫防治处检视。三个多月后来复诊,家属代诉,血吸虫防治处检验结果为阳性。服前方约二十剂后,患者精神渐振,住院专治血吸虫病转阴后,又服前方约十剂后,特来复诊。愚视其面色转为红活,精神较为活泼,肝脾缩小,食欲增加,脉证均有改善,唯月事仍未大至。遂于前方中去牡丹皮,重加益母草及丹参、制香附、乌药等药,是于温经暖血、益气培本中,略参活瘀理气调经之法。后家属来换方数次,主宗前方而略为加减,调养至次春而月事正常。

案 2 陈某,女,农民。因事务劳顿而性情急躁,常有心悸失眠之证。又年逾四十,而月经未至,经注射黄体酮针剂,月经方来,后亦无效。又服中医活血通经药数剂,亦无效。其夫为兽医,因闻红花泡酒服对通经有效,遂如法泡服。某次因药量太大,服后经血大至,血注如崩。适余回家休假,其夫丁某急邀诊治。诊时脉细如丝,舌质淡白,神情间有躁动之状。是时血虽少止,而尚漏下。余曰:此证当属心脾血虚之证。血虚不能上荣于心脑,故心悸失眠;血虚不能下注于胞宫,故未值绝经期而月信少至。《内经》谓"二阳之病发心脾,有不得隐曲,女子不月",似与此证病机略同。然治法不以荣养心脾、固本培元为主,而见证治证,唯以逐瘀通经是图,遂至酿为血崩大证。此时救治之法仍当以荣养心脾、益气固摄为主,方用归脾汤加阿胶、乌贼骨、茜草根炭、熟地黄、血余炭。服药五大剂后,漏下已止,精神渐振。再诊:去血余炭、乌贼骨等止血药,仍用归脾法调理,又服药二十余剂,始能起床,而月事从此未至矣。

案 3 李某,女,35 岁。某年暑月感冒后发热,服解表药热势减轻,下肢忽出现紫癜数处,适值月汛将至,延医诊治,以为此属血瘀特征,连进芎、归、桃、红等活血祛瘀药数剂后,经血大至如崩,口鼻亦见衄血,全身紫癜增多。急来邀诊:愚视其舌质红绛,脉象细数,断为此属血虚而伏有内热,冲激阳络,使血外溢,导致全身出血,是名大衄。所现紫癜,即是血热明显特征,与折跌打伤局部仅有青紫斑块而当从瘀血论治者不同。芎、归辛温,不可施用于血热之证;而活血逐瘀之药,用于此证,更是南辕北辙,会促使血液外溢,而造成危治。此时救治之法,拟以凉营清热、育阴止血为主。方用犀角地黄汤加炒黄芩、仙鹤草、白茅根、阿胶、蒲黄炭、乌贼骨、血余炭、茜草根炭、藕节等药,大剂煎服。连进三大剂后,再诊:患者热势退尽,紫癜渐少,衄血渐止。前方去犀角,仍以清热育阴、凉血止血法以善后,而病痊愈。

(原载《光明中医》1992 年第 1 期第 9 页)

浅谈晶痦与枯痦的证治体会

叶天士《温热论》,对于温病卫气营血的辨证,风温、湿温的鉴别以及辨斑疹、验舌、验齿等,均在前人的理论基础上经过临床实践总结而来,对于常见的、多发的温热病辨治,确有指导意义。特别是书中所说的白痦,似为叶氏所首倡,能言人所未言,发人所未发。依《温热论》"再有一种白痦,小粒如水晶色者,此湿热伤肺,邪虽出而气液枯也,必得甘药补之;或未至久延,伤及气液,乃湿郁卫分,汗出不彻之故,当理气分之邪;或白如枯骨者多凶,为气液竭也",现据愚亲身治疗此病之经验,谈谈体会于下。

白痦之如水晶色者,叫作晶痦;白如枯骨者,叫作枯痦。白痦多见于夏秋之间湿热正盛之际,天之热气下灼,地之湿气上腾,湿郁热蒸,最易使人感受致病。特别是吾鄂大江南北、江汉平原地区,此病最多。初起其症多有微寒发热,汗出胸痦,舌白或黄而带滑腻,口虽干而不思饮,腹部感胀而不爽,大便微溏而不快利,纳谷乏味,小溲短黄,脉濡缓。治则当参照治湿热之法,分三焦辨治。用药:如宣上用藿香叶、佩兰叶、枇杷叶、杏仁、薄荷、鲜荷叶;宽中用厚朴、炒枳壳、橘红、大腹皮、香橼皮;导下用六一散、赤茯苓、薏苡仁、通草梗、车前草之属。至于加减之法,如热盛则加黄芩、竹叶;湿重则加苍术、防己;呕吐则加半夏、白豆蔻;食滞宜加炒建曲、炒麦芽、炒谷芽等。进药二三剂之后,使湿得淡渗以下泄,热得辛宣而外达,则久郁于气分之邪,可从卫分而外达于皮腠,故颈下、胸胁或腹部出现白痦如水晶色。病邪既得透达,如是热退神爽,邪势已去,一般可以告愈。亦有湿热羁延难解,白痦出后,热不退尽,用药频与清宣疏达而病邪外透,白㾦续出,热始尽、病方愈者。若叶氏所云,湿热久延,伤及气液,必得甘药补之。循叶氏所指似是养胃阴一法。然从临床实际考之,尚未用过。因湿热一证,治法最宜宣化而忌滋润,宜流通而忌呆滞,虽在邪净病退之后,此点亦须注意。也有夏秋之际,常人中间有出现晶㾦者,证无发热,当是湿蒸热郁感受之轻证,自属勿关紧要。至于吴鞠通《温病条辨》用薏苡竹叶散(竹叶、薏苡仁、滑石、白豆蔻、连翘、茯苓、通草),以辛凉淡法治"湿郁经脉,身热身痛,汗多自利,胸腹白疹,内外合邪"之证。所谓白疹,当是白㾦如水晶色者。所云"纯辛走表,纯苦清热,皆在所忌",亦是阅历有得之言。唯此方对湿蒸热郁而身热下利,出现白㾦之证,药力尚嫌太轻,恐不足以胜病。

对白如枯骨者,叶氏断为"多凶"。汪谢城云,"非惟不能救,并不及救",自是事实。因忆某年夏,索河某堂药店吴某之弟,年 20 余,患湿温,纠缠多日不解,吴邀会诊,至则视患者舌紫如猪肝色,脉至如雀啄,两手撮空,神识时明时昧,时发谵语,而热势起病至今,未曾减轻。审视其颈下、胸胁等部,有白如枯骨之㾦数十粒。愚曰:此是湿热久延之坏证。邪未透泄,正已大伤,故脉证出现此种败象,并已见有枯㾦。前人虽有气液竭之说法,揆其语意,似当治用甘凉以滋养气液。然病势到此危险阶段,恐亦难以回生。未及服药,寻即告殁。然证现枯㾦,鄙见间有可救,故仍当综合全部证候细心辨治,竭力图维,不可一概认为必死者。如治丁姓妇,年龄 40 岁。素有漏红之疾。某年秋,感温发热,服清解药二剂后,血忽暴下如崩。邀诊:见其神情极度疲惫,而又心烦不寐,语言恍惚,答非所问。舌质淡白,脉象虚细。诊时血虽少止,仍渗漏而下。审视心下、胸胁等部,发现枯㾦多粒。幸热势减退,尚属不幸中之大幸。针对当前主要症状,当以崩漏为治,拟用调养心脾、止漏固下之法治之。遂用大剂归脾汤加阿胶、乌贼骨、茜草根炭、炒白芍、血余炭。服药三剂后,漏红已止,唯精神大疲。后仍用小剂归脾汤加减调理数月,方始康复,愈后全身毛发皆脱落殆尽,是枯㾦之仅见治愈者。

谈安宫牛黄丸、紫雪丹的临床运用

凡温热暑疫等所致之急性病患，最容易引起患者病邪入里，高热不退，神识昏迷，烦躁谵妄，手足抽搐，甚则发为痉厥等危重病候。安宫牛黄丸、紫雪丹为急救妙品，为中医治疗急性热病之必备要药。故今有必要谈谈以上二方的证候要点、使用方法，以及个人在临床运用中的肤浅体会。

1. 安宫牛黄丸

牛黄丸古方有多种，愚通常所用者为《温病条辨》所载之安宫牛黄丸，配伍精巧，效果良好。适用于温热时疫因邪热内陷，逆传心包，以致神昏痉厥，及大人因热卒中、小儿热痰惊风等证。本方由犀角、牛黄、黄芩、黄连、山栀子、郁金、冰片、雄黄、朱砂、珍珠、麝香等药组成，制蜜丸，金箔为衣。方中用犀角、牛黄、雄黄、黄芩、黄连、山栀子清心泻热，化痰解毒；珍珠、朱砂、金箔镇心安神，定惊止搐；郁金、冰片、麝香宣郁开窍，醒脑甦神。合之亦即吴鞠通所谓"芳香化秽浊而利诸窍，咸寒保肾水而安心体，苦寒通火腑而泻心用"之法。

按：愚生平使用安宫牛黄丸治疗温热时疫急证甚多，但多配合其他方剂使用，然亦有纯用此丸而单独见效者。因忆某年秋，邻村三湾吴某之妻凌某，年二十余，妊娠已八个月，某日纺织至深夜始寝，至次午尚未起，时其夫远贸未归，邻人知有异，破门而入，见其口噤目呆，昏厥在床，呼之不醒，急来邀诊。愚视其神识昏沉，面部发赤，四肢时作一抽动状，舌尖露绛，脉则弦大有力，下部已见红。断为暑热已入心营，引动肝风，发生子痫。病在厥阴，极为严重，胎已难保。幸血色殷红，尚有一线生机。急与安宫牛黄丸三粒（每粒约重 3 g），用碧玉散（六一散加青黛）60 g，开水泡，分三次将丸药化开随药汁调下。取其清心凉肝，解暑宣窍，并导浊热下行。次早复诊：知胎下已腐，神识仍未清楚，时作呻吟，面赤，微搐，脉弦较和。仍用前丸三粒，以钩藤 30 g、开水泡清汁，分三次将丸药化开，随药汁灌下。取清心宣窍中而增强息风止痉的作用。三诊：知是夜子半方知人事,抽搐已止。自述少腹微有痛感。改用平肝息风清热之剂,以清余波;并微参用活血消瘀之药,以化蓄瘀。又数剂,脉证始和。后随证调理逾月方起床而病痊愈。是主要用安宫牛黄丸急救而取效也。

某年春,吾乡疫痉(脑炎)散在性流行。曾治一李姓男孩,9岁,受感而头痛颈强、发热呕吐后,即神识昏迷,谵妄抽搐。经注射抗炎针剂及内服磺胺类药物,无效。邀诊:愚视其舌黑干燥少津,脉来弦数有力。急令用安宫牛黄丸二粒,分二次服下,以宣窍醒脑,息风止痉。随仿吴鞠通清心营、息肝风法,以清营汤(犀角、黄连、牡丹皮、生地黄、玄参、麦冬、竹叶、金银花、连翘)加钩藤、全蝎、地龙、石决明、桑枝与服。二剂后,神识渐苏,抽搐渐止。去安宫牛黄丸,前方改用小剂。又服五剂,病势缓和而愈。

2. 紫雪丹

凡病温热暑疫,因高热而引起的神识昏迷,谵妄惊狂,烦躁不安,四肢抽搐,尿赤便闭,口渴唇焦,舌红或黑,及小儿痉厥诸证,当是温疫热毒,内窜心包,煽动肝风,而神识失常所致。紫雪丹是由羚羊角、犀角、磁石、滑石、石膏、寒水石、炙甘草、木香、沉香、丁香、升麻、硝石、朴硝、玄参、朱砂、麝香、黄精等药组成。方中取羚羊角、犀角清心凉肝;寒水石、滑石、石膏寒凉退热;朴硝、硝石导浊通便;玄参、炙甘草护阴解毒;朱砂、磁石、黄精镇心安神;丁香、木香、沉香、麝香宣窍利气。诸药性均主降,唯独用一物升麻,升而后降,以降为主,使诸经的邪火热毒,都从下窍而出,如是则神识清明,诸证可解。

按:愚治时行疫痉及小儿风温、麻疹初起并发痉厥,常用紫雪丹 1～2 g,薄荷汤调下;如抽搐甚,用钩藤 10 g,泡汤调下。热减神清后,再按法施治,殊有良效。又温热暑疫因高热而引起的神昏窍闭,审其确属邪热内陷致闭,无论成年人、小儿发病,均可应用。曾治一吴姓男性患者,18岁。因暑期考试用功,感受暑热,某日忽发壮热,神昏,错语,举家惶惶。愚视其证有面赤、弄舌、溲少,脉数,急与紫雪丹 6 g,外用薄荷叶 6 g,辰砂益元散 30 g,开水泡汁调服。一服而汗出如洗,神识清楚而病愈。盖病是热闭,此法于清热通窍中,又具有辛宣透解之力也。

紫雪丹为治温热时疫、神昏窍闭之常用急救要药。唯其清心宣窍、化痰解毒之力，不及安宫牛黄丸；而凉肝降火、息风止痉之力最胜。临证时可斟酌选用。

（原载《新中医》1991年第8期第13～14页）

李东垣清暑益气汤应用心得

清暑益气汤，本李东垣方，原载于《内外伤寒辨惑论》，亦见于《脾胃论》，其文云："时当长夏，湿热大胜，蒸蒸而炽，人感之多四肢困倦，精神短少，懒于动作，胸满气促，肢节沉痛，或气高而喘，身热而烦，心下膨痞，小便黄而少，大便溏而频，或痢出黄糜，或如泔色，或渴或不渴，不思饮食，自汗体重，或汗少者……其脉中得洪缓。若湿气相搏，必加之以迟，迟病虽互换少差，其天暑湿令则一也，宜以清燥之剂治之，名之曰清暑益气汤主之"。按清暑益气汤方，药物组成为黄芪、人参、白术、苍术、神曲、青皮、陈皮、炙甘草、麦冬、五味子、当归、黄柏、泽泻、升麻、葛根、生姜、大枣等味。其所主治证候，当因暑月湿热伤气，或中气本虚，又感湿热之邪致病，故用此补中益气而兼苦燥通利之法，以治本虚标实、湿胜热蕴之证，似无疑义。唯因清朝王孟英《温热经纬》在评湿热证中，有"东垣此方，虽有清暑之名，而无清暑之实"一语，遂致引起后人许多议论。考暑月热、渴、自汗之病，属于暑病范畴，其病理机制，有暑热灼伤气液者；有暑月湿热伤气，或其人本虚，湿热相蒸，感人致病者。王氏所云暑病，当是纯属暑热灼伤气液之证，主治用西洋参、麦冬、石斛、黄连、知母、竹叶、荷梗、西瓜翠衣、甘草、粳米等味，能清暑热而益元气，确是对证良方，故后世亦名王氏清暑益气汤。若东垣此方，主治脉证项下有四肢困倦，肢节沉疼，心下膨痞，其脉洪缓或迟等。湿胜热蕴之象，至为显然。故吴鞠通《温病条辨》引此方以治《金匮要略》暍病，主治证候亦有发热恶寒，身重而疼，其脉弦细芤迟等，是与上述脉证大抵相符。据愚从临床中观察，东垣此方，亦自有其用途，而不可一概否定。因忆某年夏月，霪雨连朝，有胡某，男，年四十许，患感，经过数日延诊，见其恶寒发热，身重骨楚,肢体倦怠,懒于言语,胸闷不欲食,口渴不欲饮,腹感不舒,大便有时带溏,小便带黄,舌苔白,脉濡。诊后断为病属湿温,湿重于热。主用三仁汤加藿香叶、炒香豉、大腹皮、郁金等药,以辛香透热,淡渗利湿。服五剂,无效,且神益疲,脉愈软矣。再诊:根据病情反复推敲,断为暑湿相夹,热为湿遏,前方并无大误。唯患者体质素弱,且气候失常,不相适应,遂至肺气大虚,脾气不运,升降失司,出入不和,故出现上述种种脉证。病情本虚标实,而用药未遑照顾及此,因而效果不显。遂与东垣清暑益气汤原方,药用党参、黄芪各 10 g,青陈皮、苍白术、麦冬、五味子、炒黄柏、粉葛根、泽泻各 6 g,炙甘草 5 g,升麻 3 g,以补益肺气,健运脾气,兼去湿中之热。去当归,因其性滑润,与湿证有碍。并随证出入酌加杏、蔻、枳、桔、苓、通之类,辛苦宣渗,以助水湿之流行,而促病机之转化。三诊:前方服十剂后,患者神气渐振,周身时有微汗,寒热亦除。后改用香砂六君子汤加减调理收功。

(原载《中医杂志》1989 年第 9 期第 58 页)

缪仲淳治吐血三要法小议

缪仲淳治吐血三要法,其一曰:"宜行血不宜止血。""血不行经络者,气逆上壅也。行血则血循经络,不止自止。止之则血凝,血凝则发热、恶食,病日痼矣。"吐血之来,愚见有只吐一二口而止者;有来势颇急,倾碗盈盂而吐者;亦有始吐数口继而大吐者。故治法根据证情,针对病势,当以止血为第一要着。盖血止虽有宿瘀而尚徐可图治;若血出不止,则血竭气越,顷刻可以告危。止血之法,旧传通用之方有花蕊石散、十灰散。愚遇火热上扰,阳络受损之吐衄失血诸证,通常采用十灰散(大蓟、小蓟、侧柏叶、荷叶、茜草根、白茅根、山栀子、牡丹皮、大黄、棕榈皮各烧灰成性,食远服 20~30 g,童便调下。亦可用醋炒大黄、山栀子、牡丹皮、侧柏叶、茜草根、白茅根,煎汤,大剂频服)凉血止血,均有一定的效果。愚治堂弟李某,体素弱,因暑月受热而患吐血,余视其面赤心烦,畏热口干,舌红脉数,断为血热妄行之证。急用生地黄 60 g、醋炒大黄炭 12 g,浓煎,频服，血即顿止，后未复发。盖生地黄、大黄并用，甘凉复以苦寒，清热止血而不凝瘀，药味单捷而取效速，是古方之配伍精妙处。若花蕊石出硫黄矿中，品质不纯，尚不敢对吐血重证患者贸然试用。如间遇气虚挟寒而不摄血，致发吐血者，余则采用温中暖寒、益气摄血之法。方用归脾汤合《金匮要略》柏叶汤（余用此方，以干姜炮用，侧柏叶、艾叶炒黑存性用，另马通一味，则宜与童便合服），殊有良效。又遇素有胃溃疡患者而发吐血者，则用和胃止血法，常以乌贼骨、白及、茜草根、广三七等，炒为末，山药汤调下。此证大量吐血，气虚防脱，则加人参，亦可用米饮调下，每能收到止血的效果。以上血证若误用行血祛瘀药，每至沦为不救。

其二曰："宜补肝，不宜伐肝。""肝为将军之官，主藏血。吐血者，肝失其职也。养肝则肝气平而血有所归，伐之则肝虚不能藏血，血愈不止矣。"吐血之来，多由气逆火炎，阳络受损致血上溢而发。龙胆泻肝汤等平肝泻火之剂，皆缪氏所谓伐肝之药也。用得其宜，自有良效，似不能一概否定。又愚治吐血，有用泻亢盛之火，平逆乱之气，寓两法而于一方之中者。曾治一丁姓妇女，35岁，素性抑郁，月经不调，某次因与家人口角，陡患吐血。邀诊，诊时间常吐血一两口，血色紫暗，并见嗳气、善怒、胸胁胀痛，脉弦数。作肝郁气逆、火热犯胃而致吐血治之。急用醋炒大黄、炒川黄连、郁金炭、炒竹茹、白茅根、代赭石、炒枳实、焦栀子炭、枇杷叶、芦根、藕节等药，频频与服，数服血止，继与疏肝和胃、调气降火之剂，而病痊愈。若当此种类型吐血之时，骤用补肝之剂，必致气逆愈甚，火热益炽，血汩汩而外溢，不能止矣。

其三曰："宜降气不宜降火。""气有余即是火，气降则火降，火降则气不上升，血随气行，无溢出上窍之患矣。降火必用寒凉之剂，反伤胃气，胃气伤则脾不能统血，血愈不能归经矣。今之疗吐血者，大患有二：一则专用寒凉之味，如黄芩、黄连、山栀子、四物汤、黄柏、知母之类，往往伤脾作泄，以致不救；二则专用人参，肺热还伤肺，咳嗽愈甚。亦有用参而愈者，此是气虚喘嗽，气属阳，不由阴虚火炽所致，然亦百不一二也。"血得热则行，得寒则凝，此语实已道出吐血的原因与机理，并对其治疗大法，确已指示其要点所在。盖血证热证多而寒证少，自是事实。故愚治血热燔灼、阳络受损而致吐血之证,有用甘咸而寒、凉血散血之法而愈者甚众。如治一男性患者,年十七,忽患口鼻大量吐衄失血,急来邀诊,余视其面赤、心烦,间有昏谵,舌赤而绛,脉象细数,断为热入营血之证。急与犀角地黄汤加黄芩、炒侧柏叶、栀子炭、白茅根、仙鹤草、血余炭、藕节以凉营清热、止血和血。连投两大剂,血势方止,止后仍以此法加减,药小其制,又服数剂,而病痊愈。亦有火热太亢、损伤阳络而致吐血者,则《金匮要略》三黄泻心汤,用苦寒直折之法,以清热止血,正是对证良法。前述丁姓妇女吐血病案,亦是用此方加清凉宣降之药而愈。当此种吐血病情猖獗之时,如遵仲淳法用韭菜、降香、紫苏子等味,岂能制止炎上沸腾之火热,而止汹涌上溢之吐血乎?

综上所述,是吐血治法要点,缪氏之说,适与吾之临床观察所得相左。唯观缪氏病案数则,及其"立论,专以白芍药、炙甘草制肝;枇杷叶、麦门冬、薄荷、橘红、贝母清肺;薏苡仁、怀山药养脾;韭菜、番降香、紫苏子下气;青蒿、鳖甲、银柴胡、牡丹皮、地骨皮补阴清热;酸枣仁炒研、白茯神养心;山茱萸、枸杞子补肾。予累试之辄验,然阴无骤补之法,非多服药不效"(以上所引均见《先醒斋医学广笔记》)是其所云吐血,当指虚劳久病而言,故治法如此示戒。然既属虚劳,又病吐血,则清凉止血之法,始终绝不可忽。特别值得提出的是,对于吐血,无论何种原因诱发,治疗必以止血为首要紧急措施。盖热证吐血,火亢者清之,气逆者平之;虚寒失血,温补而摄之,皆所以促其溢出之血得止,然后方可从容图治。

(原载《中医杂志》1988 年第 12 期第 64～65 页)

记袁家玑老教授二三事

愚滥竽医林,在与数十年所交往之中医老前辈中,论人品道德素为愚所景仰,论学术医道为愚所敬佩,贵阳中医学院袁家玑老教授当为其中之一。

回忆 1975 年冬,湖北中医学院与贵阳中医学院受卫生部委托,合办全国《伤寒论》师资班。在此共事岁月里,得以时聆袁老教益,匡我不逮。如在筹备组开办初期,袁老对办学宗旨、课程进度与学员的学习要求和目的,颇多建树,并强调《伤寒论》既是中医基础理论课，又是临床实践课，引起了师生们的普遍重视与开办以后同学们的学习热潮。盖仲景之学，本《素问》《难经》之旨，以探讨阴阳消长、五运递嬗之奥秘，揆度营卫气血、脏腑经络之赜变，而究疾病之源；穷格物致知之至理，集经方本草之精髓，而为治疗之用。是《伤寒论》一书，实衷辑当时医经家、经方家之所长，做到理论与实践的统一。故在《素问·热论》的基础上，创立六经辨证，则辨证准确，立法详明，遣方精当，用药简要。施之于临床实践之中，疗效卓著，其用益宏，治伤寒如是，治杂病亦如是也。故汉魏以降，有志医学之士，无论朝野，均各崇尚伤寒。如晋之王氏，为之苦心撰辑；唐之孙氏，惧仲景方之不传也，为之纂辑于《千金翼方》之中；宋之林氏，认为百病之急，莫急于伤寒，首为之校定刊行；清之《医宗金鉴》钦定医书，以实用为指归，列仲景全书为首，非无由也。故袁老当时强调学习《伤寒论》的重要性与迫切性，极有道理，在讲学时，一以平正通达为主，从不诡异离奇取胜。如学员在学习讨论之中，遇有疑义，则有问必答，剖析详明，具有望之俨然、即之也温、听其言也和而顺的当代大医风度，受到全体师生们的普遍敬重与欢迎。

袁老在鄂期间，远近慕名患病求治者甚众，所治心脏病、消化系统疾病，都有显著疗效。盖师成法而不泥于古，治疾病必有合于今，说明袁老既是中医理论家，又是临床实践家。所有治验之宝贵资料，详见于袁老所著医论中，兹不赘述。

瞻望南天，缅怀旧友，辄深春树暮云之感。唯愚耄矣，心力交瘁，秃笔日拙，对袁老平生之宝贵行谊，实不能表达什一。今因贵阳中医学院为袁老仙逝邀愚撰文，故特书此一篇，略陈梗概，以志悼念之忱。

（原载《贵阳中医学院学报》1991 年第 3 期第 3 页）

读《伤寒论症状鉴别纲要》后

仲景《伤寒论》将理法方药结合起来，阐述多种外感热病及内伤杂病，始创六经辨证理论体系和辨证论治方法，书中三百九十七法，一百一十三方，继往开来，博大精深，验之临床，信而有征。故自金聊摄成氏后，下及近代，旁逮东瀛，注者益多。或本六经旧次，随文顺释；或参以己意，前后互易；或取南阳故说，证诸实际；或独掳心得，部勒成文，而体裁不拘，由宋迄清，代不乏人。

时至现代，国家列《伤寒论》为中医高校之必修课，刊行或发表了许多有价值的《伤寒论》专著和大量的研究、讨论文章，寻其梗概，仁智之见各异，而醇中有疵，瑕不掩瑜，均对仲景学说有所昌明。壬申冬末，金风送爽，东篱菊开，喜获黔省吴元黔先生等诸君所著《伤寒论症状鉴别纲要》（时上海中医学院出版社出版）。愚受而读之，觉其条分缕析，言简意赅，探微索隐，契合医理，实有"临证一册在手，伤寒迷津顿开"之益。其主要特色：一是按证归类，鉴别症状。是书按证候将原条文拆散分类，分别予以论述，将重点放在症状的鉴别上。其以《伤寒论》原文为准，找出所记载的症状百余个，从中挑选出有临床鉴别意义的症状八十余个，个别名称不同而实际相同的症状则合并讨论、分析、对比。如论发热，有感受外邪、正邪相争、阴虚火旺、阳气来复、虚阳外越等不同机理，后列述症状，鉴别异同，如太阳病有中风发热、伤寒发热、温病发热、表邪欲解发热、表寒里饮发热、表实里热发热、胸膈热扰发热、热与血结发热、热入血室发热等数端，阐释时以六经分证的方式为主，同时结合其他方法，不拘一格，有分有合，纲举目张，浑然天成。二是融贯古今，讲究实用。凡所论说，能求之前贤，融汇新知，旁征博引，寓医理与临床。如谓大承气汤，"乃峻下之剂，用之得当，可有立竿见影之效，用之不当，反徒伤胃气而致变证"，大承气汤"曾被用于习惯性便秘、单纯性肠梗阻、麻痹性肠梗阻、粘连性肠梗阻、蛔虫性肠梗阻、急性胰腺炎等病，取得了满意的疗效。本方有促进消化道平滑肌蠕动，提高其兴奋性以及消炎止痛的作用"，但"对年老、体弱者，孕妇，及病程较久者慎用，特别要注意排除其他机械性肠梗阻及肠坏死等，倒不拘泥于是否有矢气"，对大承气汤的古今运用及病者宜忌等都做了详尽阐述，确属阅历有得之言。又如分析《伤寒论》的几种舌象，张仲景"对舌象的记载十分简略，应注意与其他见证参合分析，不可孤立看待"。查舌包括查苔与质，舌苔反映邪气的深浅，舌质反映正气的变化。舌苔乃胃气上蒸而成，正如《形色外诊简摩·舌质舌苔辨》所说"苔乃胃气之熏蒸，五脏皆禀气于胃，故可借以诊五脏之寒热虚实也"，但祖国医学贵在整体观念，必须四诊合参，全面占有资料，岂能全凭舌象定夺？是既仰望于古人，而又不固守旧说，有自己的独到见解。余意斯书乃现今《伤寒论》研究领域里的第一部佳作，是知此类书问世，定卜纸贵洛阳，不胫而走，嘉惠后学，造福人类，实非浅鲜。因特聊书俚句，以为评介。

（原载《贵阳中医学院学报》1993 年第 1 期第 39 页）

《刘渡舟医学全集》序

尝谓为医难，为大医更不易。所谓大医也，必胸中涉万卷书，笔下无半点尘，然后能含英咀华，取精用宏，故宣之于讲坛，则启迪后进，能使莘莘学子做到心领神会，衷心悦服。或著之于文章，亦必言之有物，醰醰有味；或施用于临床，则疗效卓著，有口皆碑，此皆显而易见者也。

吾友北京中医药大学刘老教授，道德高尚，品性温良，至今已届耄耋之年，实当今之中医泰斗、一代宗师也。其治医也，广博精深，远宗《内经》《难经》、仲景，下逮金元之刘、李、朱、张，论温热如叶、薛、吴、王，以及内、儿、妇科等，均各学有心得；医余之暇，或辑成专著，或写为文章，其体裁则罗罗清疏，其内涵多饶有胜义，故其论著书出，俨如纸贵洛阳，而能风行海内外，素为读者所称颂乐道。其培育门下之博士生、硕士生、本科生，均皆青年英俊，奋发有为，可谓桃李遍天下。又刘老年逾八秩，而精力充沛，精神矍铄，每天仍坚持坐堂应诊，其就诊人次，有时可达百数。至于临床治疗效果，则早已誉满京华。凡此种种，夙为余所服膺、景仰者久矣。

迩来春风惠我，佳音频传，欣闻刘老门下博士生诸君，为了继承和发扬中医药学术，抢救老中医积累的卓越经验。现阶段正着手汇集刘老倾注毕生心血所撰写之医学论文，熔为一炉，名为《刘渡舟医学全集》一书。此书行将出版问世。

该书内容,既具有丰富之医学理论,又有可靠性之临床实用价值,使读者得此一书,在医学理论与治疗的问题中,不啻获一指路明灯而渡过迷津。因特不揣愚蒙,草拟此文,以示贺忱。并望此书能够早日与读者见面,俾能振兴中医,启发后学,造福社会,有益人民,则幸甚矣。是为序。

1997 年 4 月 28 日愚弟李培生谨书于湖北中医学院

(原载《刘渡舟医学全集》1997 年)

树立信心　学好中医

学习中医,重在树立信心,贵乎有恒,即所谓"学不可以已"。韩退之云,"业精于勤,荒于嬉;行成于思,毁于随",说的也是这个道理。中医药学是一门科学,是具有高深内容的学问,要想掌握它,运用它,不勤学苦练是不行的。我过去读书的方法是:①基本书籍反复读;②实用书籍重点读。所谓中医的基本书籍,如《素问》《灵枢》《难经》《神农本草经》《伤寒论》《金匮要略》《脉经》《本草从新》《医宗金鉴》《温病条辨》《温热经纬》《汤头歌诀》等。为了练好基本功,务必反复熟读这一类中医书籍,书中重点内容要求背诵得滚瓜烂熟。不但初学时要读,从事中医工作以后,亦要反复阅读。所谓实用书籍,像当时民间流传的明清八大家的临床书籍,既有基础理论方面的丰富知识,又有临床方面的实际运用价值,如喻嘉言的《医门法律》,孙文垣的《赤水玄珠》,李士材的《医宗必读》,李时珍的《本草纲目》,张景岳的《景岳全书》,张石顽的《医通》,叶天士的《临证指南医案》,尤在泾的《金匮翼》等。至于薛立斋、冯兆张等家的书籍,因观点偏颇,或价值一般,故概不入选。因中医临床书籍篇幅甚繁,可采用重点读的方法。举例言之,如喻嘉言论秋燥,李士材治泄泻,张石顽谈时疫,尤在泾的中风治法,对从事中医的临床工作者来说,极有裨益,应当精读。其他部分,只需阅看一下即可。

中医书籍,除上面提到的外,还有些小本书籍,属于专科性质或确有独到之处的，如吴又可的《温疫论》，葛可久的《十药神书》，张山雷的《中风斠诠》，王洪绪的《外科证治全生集》，沈尧封的《沈氏女科辑要》，谢朴斋的《麻科活人书》，庄在田的《福幼篇》等，也应该阅读。

读中医书，不仅要眼到、口到，而且要脑到、手到。眼到、口到，就是要仔细阅读并加以背诵。脑到，就是思考几遍读过的内容，要求充分理解，加深记忆。手到，则是勤做笔记，写心得体会，对于某本书中内容的精到之处，做些重点阐发；如有欠明之处，做些补充申述；如提法有偏颇处，则剖析辨明，这对于读书、临证、写作都有好处。拙著《柯氏伤寒论翼笺正》就是用这种方法写成的。

学习中医，要知识面广，不能囿于一家之言。记得幼年从父学习中医时，虽然有些收获，但进步不快。后恽铁樵在上海招收函授学员，我报名参加学习两年后，收获很大。所以二十世纪三十年代中期恽师逝世时，曾邮寄一挽联云："医界几老成，造物无情，恸此日又弱一个；少年作弟子，宫墙远望，知我公自足千秋。"后载于《药盦医学丛书》。因当时名老中医如张山雷、张锡纯诸前辈相继谢世，写此联时，盖纪其实尔。现今在中央领导同志的关怀、支持下，光明中医函授大学得以创办，条件优良，科目齐全。我想，有志于振兴中医事业的同志们，只要树立信心，坚持学习，一定能够学好中医；光明中医函授大学也一定能够为国家培养出一大批出色的中医人才，更好地为"四化"做出贡献。

（原载《光明中医》1985 年）

荆楚中医药继承与创新出版工程·

荆楚医学流派名家系列（第一辑）

李培生

医案精选

泄　泻　案

1. 寒湿泄泻

苏某,女,43岁,教师。2005年9月3日初诊。

腹泻3周。

初诊:患者3周前无明显诱因出现解黄色水样大便,无赤白冻子、里急后重、肛门坠胀,伴下腹部隐痛、嗳气。察其:舌红苔薄白,脉濡。诊其为寒湿泄泻(急性肠炎)。外来湿邪,最易困阻脾土,以致升降失常,清浊不分,水谷混杂而下,发生泄泻;寒邪能直接损伤脾胃,使脾胃功能障碍,引起泄泻,故见水样大便。治法:芳香化湿,解表散寒。方拟藿香正气散加减。处方:藿香8 g,大腹皮8 g,砂仁8 g,炒白芍10 g,炒枳壳10 g,佛手10 g,麦芽15 g,山楂炭8 g,茯苓15 g,丹参10 g,炒莱菔子8 g。

复诊:患者诉服药5剂后大便已成形,腹痛、嗳气已消失,精神食欲可。舌红苔薄白。继服10剂后,症状消失。

按:藿香正气散方中藿香辛温散寒、芳香化湿,茯苓健脾除湿,大腹皮理气除满,加用炒枳壳、佛手、炒莱菔子增强理气之功,麦芽、山楂炭、丹参、炒白芍有活血和胃之功。全方共奏芳香化湿、解表散寒之功。若湿邪偏重,泻如水样,腹满肠鸣,小便不利或小便清长,多加用白茅根、车前子利小便以实大便,如《景岳全书·泄泻》说:"凡泄泻之病,多由水谷不分,故以利水为上策。"若寒湿阻滞,脾失健运,气机升降失调,证见脘腹胀满,纳差,多加用莱菔子、砂仁、佛手、制香附、陈皮、橘络健脾理气。

2. 肝郁泄泻

刘某,女,41岁。1992年11月11日初诊。

腹泻反复发作10余年,再发加重1个月。

初诊：患者 10 余年来腹泻反复发作，2～3 次/天，无赤白冻子、黏液脓血、里急后重、腹痛腹胀等不适。曾服中西药（具体不详）治疗，症状时好时坏。1 个月前无明显诱因患者再次出现大便稀溏，2～3 次/天，大便有白色黏液，轻度里急后重、腹胀，无发热、腹痛。起病以来，患者精神、食欲、睡眠欠佳。察其：舌淡红，脉弦。诊其为肝郁泄泻（慢性肠炎）。患者乃脾虚失健，肝失疏泄，兼有湿热，故见腹泻反复发作。治法：抑肝扶脾。方拟痛泻要方合香连丸加减。处方：焦白术 10 g，炒白芍 15 g，防风 10 g，陈皮 10 g，川黄连 6 g，煨广木香 6 g，建曲 6 g，大腹皮 10 g，莱菔子 10 g，枳壳 10 g，香橼皮 10 g，炒二芽各 15 g。

复诊：服药 7 剂后，大便次数减少，1～2 次/天，基本成形，无明显里急后重，食欲增加，腹胀基本缓解。继服上方 10 剂，大便已成形，无里急后重、腹胀。药已中病，仍宗原法。处方：大腹皮 10 g，厚朴花 10 g，广木香 6 g，香橼皮 10 g，莱菔子 10 g，枳壳 10 g，川黄连 6 g，陈皮 10 g，鸡内金 10 g，建曲 6 g，二芽各 15 g，山楂炭 10 g。

按：脾虚易为肝木侮，或脾未虚而肝旺，致肝木克伐脾土，或平素情绪不畅，精神抑郁，致气机不畅，肝失调达而横逆侮脾，致脾失健运，使气机壅滞，升降失常，故致腹泻。即《医方考》中说："泻责之脾，痛责之肝；肝责之实，脾责之虚，脾虚肝实，故令痛泻。"临床多运用抑肝扶脾法，方用痛泻要方加减。痛泻要方中白芍养血柔肝，白术健脾补虚，陈皮理气醒脾，防风升清止泻，加用香连丸清热理气，并加用大腹皮、莱菔子、枳壳、香橼皮加强理气之功。若肝郁气滞明显，见脘腹胀痛，加用炒枳壳、制香附、佛手、川楝子、厚朴等疏肝理气；若脾虚明显，见大便完谷不化，纳差，神疲乏力，加用砂仁、鸡内金、炒二芽、陈皮、橘络等健脾；若脾虚湿停，日久郁而化热，证见腹痛，里急后重，口干口苦，身热，舌苔黄腻，则多加黄连、金银花、连翘、制香附、木香等清热燥湿，行气化滞。

3. 湿热泄泻

黄某，男，34 岁。1992 年 9 月 11 日初诊。

大便稀溏带有红白冻子反复发作 2 年余。

初诊：患者 2 年前因饮食不节发生腹泻，大便带有红白冻子，用土霉素治疗后缓解，但此后反复发作，2～3 次/天。1990 年 5 月在省肿瘤医院做肠镜：慢性直肠炎。胃镜：慢性食管炎。现大便稀溏，有红白冻子，2～3 次/天，腹痛隐隐，以剑突下及脐周明显，稍有里急后重，饮食欠佳，小便尚可。察其：舌红苔薄黄，脉弦细。诊其为：湿热泄泻（慢性直肠炎）。饮食不节，伤及肠胃，致使胃肠湿热蕴结。热邪类火，火性急迫，故见腹泻，大便带有红白冻子。治法：清化湿热，调理升降，健运脾胃。方拟香连丸加味。处方：赤白芍各 15 g，当归 10 g，炒川黄连 6 g，木香 10 g，大腹皮 10 g，炒枳壳 10 g，陈皮 10 g，炒黄芩 10 g，金银花 10 g，焦三仙各 24 g，香橼皮 10 g，炙甘草 6 g。

复诊：服上方 27 剂后大便成形，带少量白色冻子，日一次，食欲增进。现腹部隐痛，舌红苔薄黄，脉弦细。药已中的，略作加减。药用：赤白芍各 15 g，当归 10 g，炒川黄连 6 g，金银花 10 g，马齿苋 30 g，木香 6 g，炒枳壳 10 g，炒黄芩 10 g，焦三仙各 24 g，香橼皮 10 g。继服 20 剂后，大便成形，色黄，无红白冻子，纳食正常，腹痛减轻，苔薄黄，脉弦。药方对症，湿热已清，但气机仍未畅通，宜加理气止痛之品。药用：延胡索 12 g，炒川楝子 10 g，炒瓜蒌皮 10 g，炒枳实 10 g，木香 6 g，炒川黄连 6 g，金银花 15 g，马齿苋 30 g，当归 10 g，赤白芍各 15 g，焦三仙各 24 g。

按：患者病程长达 2 年，利久正虚，以脾胃失运、湿热阻滞为主，故有大便带有红白冻子、腹痛隐隐的证候。治用清化湿热、健脾理气之法。方中赤白芍、当归养血活血，补虚扶正；炒川黄连、炒黄芩、金银花清热解毒，燥湿坚阴；陈皮、木香、大腹皮、炒枳壳行气止痛，健脾和胃。初试见效，而腹痛仍然，则于前方略为变通，酌加强行气止痛、宽胸利膈之品。马齿苋一味，乃李教授临床运用治疗慢性肠炎、慢性痢疾之有效经验用药，能清利肠中湿热，祛肠中湿热之滞。木香一味，能去油脂，佐炒川黄连清而不过，又能防止油脂速去而使下利加重，以正常发挥调气健胃之效。全方共奏清化湿热、调理升降、健运脾胃之功。

4. 脾肾阳虚泄泻

代某,女,36岁,教师。1993年11月5日初诊。

反复腹泻3年余。

初诊:患者近3年多来饮食不慎或寒温失宜即腹泻,3～5次/天。曾服磺胺类药物及中药治疗,症状时好时坏。平时畏寒,指尖冷,纳差,小便清长,大便时干时稀,伴自汗、盗汗,面色无华。2周前患者因进食生冷,腹泻又发作,4～5次/天,大便呈黏液状,伴腹痛,泻后痛减,有里急后重,嗜睡,下肢拘急,上身燥热,口干,喜热饮。在当地医院查大便常规:黏液＋＋＋,白细胞＋＋,红细胞＋。用庆大霉素治疗5天,症状无明显缓解。察其:舌红少苔,脉沉细。诊其为脾肾阳虚泄泻(慢性肠炎)。久病之后,肾阳受损,后累及脾阳,导致脾肾阳虚,故见腹泻,平时畏寒,指尖冷,纳差,小便清长。治法:复阳益阴,温中散寒。方拟附子理中丸加味。处方:人参8 g,附片6 g,干姜8 g,白术10 g,白芍10 g,酸枣仁8 g,炙甘草7 g。

复诊:服药8剂后,患者畏寒肢冷减半,食欲增加,大便转稠,3次/天,下肢拘急,上身燥热症状减轻,精神尚可,舌脉如故。药用:人参6 g,附子6 g,干姜8 g,白术10 g,白芍10 g,酸枣仁8 g,炙甘草7 g。继服上方6剂,患者大便成形,1～2次/天,畏寒肢冷、下肢拘急、上身燥热症状基本消失,食欲正常。舌红苔薄白,脉细,重按较前有力。拟调理中焦为法,药用:党参10 g,干姜8 g,白术8 g,炙甘草4 g,黄芪8 g,白芍10 g,酸枣仁8 g,陈皮6 g,茯苓8 g,木香6 g,益智仁15 g。继续服药30余剂,症状消失。

按:年老体弱,肾气不足;或久病之后,肾阳受损;或房事无度,命门火衰,脾失温煦,运化失职,水饮内停,而成泄泻。且肾为胃之关,主二便,若肾气不足,关门不利,则大便下泻。《景岳全书·泄泻》中说:"盖肾为胃关,开窍于二阴,所以二便之开闭,皆肾脏之所主,今肾中阳气不足,则命门火衰,而阴寒独盛……即令人洞泄不止也。"附子理中丸中人参大补元气,干姜、白术、炙甘草温中健脾,附片补益肾阳,白芍、炙甘草合用缓急止痛。全方共奏复阳益阴、温中散寒之功。

便　秘　案

1. 气机郁滞

李某,女,33 岁,无业。2005 年 9 月 10 日初诊。

大便不畅 3 个月。

初诊:患者近 3 个月来大便不畅,较干结,1~2 天/次,有便不尽感,伴有腹胀、肠鸣矢气,心烦易怒,纳差。察其:舌红苔微黄,脉弦。诊其为气机郁滞便秘(功能性便秘)。情志不畅,导致肝郁气滞,影响气机运行,故见大便不畅,腹胀,肠鸣矢气,心烦易怒。治法:疏肝解郁,顺气导滞。方拟逍遥散加减。处方:柴胡 10 g,白芍 15 g,当归 15 g,白术 15 g,枳壳 15 g,甘草 6 g,火麻仁 10 g,柏子仁 10 g,麦冬 15 g。

复诊:患者服上方近 15 剂,大便正常,日一行,食欲正常,偶有腹胀。嘱患者继服中成药逍遥丸。随访半年,患者便秘未见复发。

按:肝主疏泄,调畅一身气机,有促进脾胃运化的作用,脾胃的升清降浊功能有赖于肝气之调达,大肠的传导作用为胃气降浊功能的延伸。忧愁思虑过度、情志不舒或久坐少动,每致肝气郁结,不能调达,而致脾胃升降失常、大肠传导失职;另外,肝气郁结,久而化火,灼伤胃肠津液,也可造成便秘。逍遥散中柴胡、当归疏肝柔肝,白术、甘草健脾益气,加用枳壳理气除滞,火麻仁、柏子仁、麦冬润肠通便。全方共奏疏肝解郁、顺气导滞之功。

2. 肠胃积热

张某,男,45 岁,工人。1992 年 8 月 26 日初诊。

大便秘结 2 个月。

初诊:患者近 2 个月大便秘结,8~10 日一行。胃脘痞满,按之痛,纳少,倦息,手指阵发性麻木,头昏胀,转侧受限,纳差,口渴不欲饮。舌苔黄腻,舌系带粗大青暗,脉弦滑。既往有习惯性便秘、颈椎病病史。诊其为肠胃积热便秘(习惯性便秘)。患者长期便秘,腑气不通,浊气上泛,故头昏;气机阻滞,通达四肢不利,故肢体麻木;胃与大肠相表里,腑气不通,影响胃之功能,故见胃脘痞满,按之痛。治法:清利湿热,泻下通便。方拟小陷胸汤加味。处方:法半夏 10 g,川黄连 6 g,瓜蒌实 12 g,枳实 8 g,丹参 15 g,赤芍 15 g,茯苓 10 g,川厚朴 8 g,杏仁 10 g,陈皮、橘络各 8 g。

复诊:服药 4 剂后,大便日一行,胃脘见宽,食欲增加,精神好转,肢体麻木感减轻,但头昏依旧。舌苔黄腻,脉弦滑。患者大便正常。继续服药 6 剂后,大便通畅,日一行,胃脘痞满、手指发麻、头昏消失,食欲可。舌苔薄黄,脉弦滑。连续服药 20 剂后,症状完全消失。随访 1 年,患者便秘未见复发。

按:素体阳盛,或过食肥甘厚味,饮酒过多,导致湿热蕴结,肠道不通,大便难以排出。小陷胸汤中瓜蒌实清热散结,法半夏燥湿化痰,川黄连苦寒清热,加用枳实行气破滞,丹参、赤芍活血,杏仁、陈皮、橘络开肺理气。全方共奏清利湿热、泻下通便之功。热重,痞满燥实坚者,合承气汤。但承气汤泻下力强,李教授不主张多用,一般用 1～3 日,大便通后即停。若热伤阴津,肠道干燥,加用火麻仁、柏子仁。

黄 疸 案

阳黄

蒙某,女,38 岁,工人。1993 年 3 月 19 日初诊。

肝区作胀、纳差、乏力 1 年,身目发黄 20 天。

初诊:患者 1 年前因饮食不洁,出现肝区不适,纳差、乏力,在当地人民医院诊治,查肝功能:ALT 60 U/L,乙肝三系检查结果提示大三阳。予护肝及中药清热解毒、疏肝解郁之剂治疗,症状时好时坏。近 1 个月来,因劳累太过,患者肝区作胀,身目发黄,小便色黄,纳差,厌油,即到该院查 TBA 20 μmol/L,IBIL

50 μmol/L,ALT 60 U/L,诊断为乙型病毒性肝炎(慢性活动期),予护肝、退黄对症治疗后,症状未见明显好转。刻诊所见:身目发黄,小便深黄如浓茶,肝区不适,纳差,厌油,恶心欲呕。察其:舌暗红,苔黄略腻,脉弦细。诊其为:阳黄黄疸(慢性乙型病毒性肝炎活动期)。湿热内蕴,熏蒸肝胆,疏泄失常,胆汁横溢,故见肝区作胀,身目发黄,小便色黄,纳差,厌油。治法:清热化湿,利胆退黄。自拟清肝败毒饮。处方:茵陈30 g,炒栀子10 g,茯苓30 g,泽泻10 g,猪苓15 g,炒竹茹10 g,郁金10 g,陈皮10 g,赤芍30 g,丹参30 g,白花蛇舌草30 g,炒山楂15 g。

复诊:服上方20余剂,患者身目不黄,纳食增进,小便淡黄,舌红苔薄黄而干,脉弦细。复查肝功能正常。现湿热未尽,又有热邪伤阴之象。治疗上加入清热生津之品,处方:茵陈30 g,炒栀子10 g,赤芍15 g,白芍15 g,丹参18 g,白花蛇舌草30 g,败酱草30 g,制香附10 g,香橼皮10 g,炒山楂15 g,橘皮10 g,白茅根18 g,芦根30 g。继上方连服10剂,黄疸尽退,小便清利,唯劳累后精神疲惫,肢体乏力,舌质暗红,苔薄黄,脉弦细。治用清热解毒、理气活血、健脾益气之法。前后随证加减服药140余剂,诸症消失,肝功能正常。随访半年,患者未复发。

按:肝脾主升,胆胃主降,是病机相关,若肝胆失疏,脾胃运化失职,三焦壅滞,湿热疫毒蕴结于中,则上焦不通,下焦郁闭,津液不下,胆汁排泄不畅,外溢肌肤,故见身目小便俱黄;湿热蕴结不解,则脘痞纳呆;脾湿不化,则大便溏而不爽;热浊气上逆,则口淡呕恶乏味;肝失条达,气机不畅,则两胁胀痛;湿遏热伏,则舌苔厚腻或黄白相兼,脉弦滑或弦细而数。李教授诊此类肝病患者,积临床数十年之经验,融伤寒温病于一炉,提出"寒温统一,妙在神合"之论。所谓神合,即从临床实践中去结合,颇有见地。故自拟清肝败毒饮(柴胡、黄芩、杏仁、厚朴、茯苓、麦芽、茵陈、败酱草、白花蛇舌草)。全方旨在和解少阳,清利三焦,起宣上、宽中、导下、疏肝利胆、调理脾胃之功。使湿热疫毒之邪,由上、中、下三焦分而解之。其加减运用法:胸腹痞满者,加瓜蒌皮、藿香、大腹皮;呕恶纳呆者,加姜夏、连苏饮之类;胸胁胀痛者,加橘络、丹参、金铃子散之属;湿遏热伏,小便不利者,加芦根、滑石之流;腹痛便秘者,加赤芍、白芍、山楂、大黄炭等。

胁 痛 案

肝阴不足

杨某,女,32岁,工人。1992年8月17日初诊。

肝区疼痛反复发作5年,再发加重1个月。

初诊:患者5年前因肝区疼痛做肝功能检查:ALT 60 U/L,乙肝三系检查结果提示小三阳。予护肝治疗后症状稍好转。1个月前因紧张劳累肝区疼痛再次发作,刻下证见:肝区隐痛,口干咽燥,心烦失眠,纳差,小便色黄,月经失调,经来腹痛。察其:舌红苔薄黄,脉细数。肝功能:ALT 50 U/L。诊其为肝阴不足胁痛(乙肝病毒携带者)。肝肾阴亏,肝郁乘脾,兼夹湿热,故见肝区隐痛;肝阴不足,故见口干咽燥,心烦失眠。治法:滋阴柔肝,疏肝健脾。方拟一贯煎加减。处方:生地黄15 g,沙参15 g,丹参30 g,枸杞子15 g,柴胡10 g,枳壳10 g,延胡索10 g,川楝子10 g,香橼皮10 g,茯神15 g,赤芍15 g,白芍15 g,白花蛇舌草30 g,炒三仙各10 g。

复诊:服上方30余剂,患者肝区疼痛基本缓解,口干咽燥、心烦失眠明显好好转,月经正常,唯四肢乏力,纳食欠佳,小便稍黄,舌红苔薄黄,脉细数。肝功能检查结果同前。药用:生地黄10 g,沙参15 g,丹参30 g,枸杞子15 g,芦根15 g,太子参15 g,五味子15 g,虎杖15 g,炒二芽各15 g,白茅根15 g,麦冬10 g,香橼皮10 g,川楝子10 g,丹参30 g,白花蛇舌草30 g。前后随证加减服药100余剂,患者肝病诸症消失,肝功能恢复正常。继用养血柔肝、健脾和胃、清热解毒之法调理20余剂,病方痊愈。随访半年患者未再发病。

按:肝血不足或因攻伐太过,或误用辛燥之品,伤津耗液,出现肝肾阴虚。一贯煎中生地黄、枸杞子滋养肝肾,沙参、白芍养阴柔肝,川楝子疏肝理气止痛,加用柴胡、枳壳、香橼皮、延胡索疏肝理气止痛,丹参、赤芍活血化瘀,炒三仙健脾和胃。全方共奏滋阴柔肝、疏肝健脾之功。热扰心神者,加莲子、炒栀子清热;小便不利者,加白茅根、车前子通利小便;口干者,加芦根、石斛清热生津;纳差腹胀者,加砂仁、陈皮、麦芽、鸡内金健脾和胃;寐差多梦者,加茯神、夜交藤、酸枣仁养心安神。

臌　胀　案

肝脾血瘀

周某,男,53岁,教师。1991年10月8日初诊。

肝区疼痛、肢软无力1年,复发加重3个月。

初诊:患者1年前因不洁饮食加上工作劳累,出现肝区疼痛,四肢无力,纳食减退。即到当地人民医院就诊,查肝功能ALT 64 U/L,HBsAg(+),诊断为乙肝,用中西药治疗(具体不详),无明显效果。1991年7月因自觉身体极度疲惫,四肢无力,身目黄染,小便颜色深黄,再次到该人民医院,予护肝、退黄治疗后,黄疸消退,但极度无力。1991年8月到某医科大学附属医院查乙肝三系:大三阳。肝功能:ALT 65 U/L。B超:肝硬化,脾脏轻度肿大。诊断为肝硬化,住院治疗2个多月,予护肝药及中药清热解毒、活血化瘀等,症状无缓解。现症:面色晦暗,可见肝掌,肩颈部可见散在蜘蛛痣,肝区胀痛,四肢乏力,纳食减退,口干口苦,小便色黄,大便时干时稀。察其:舌质暗红,舌苔薄黄,脉弦细。10年前有血吸虫病,曾用锑剂治疗,现酶试验未见血吸感染。患者平素有烟酒嗜好。诊其为:肝脾血瘀臌胀(肝硬化)。饮食不洁,感受疫毒,复加劳累,以致正虚邪入,湿热毒遏,肝失疏泄,脾失运化,气滞血瘀,故见肝区胀痛,四肢乏力,纳食减退,口干口苦,小便色黄。治法:活血化瘀,疏肝健脾。自拟方药。处方:醋炒鳖甲、麦芽、赤芍、白芍、丹参各15 g,炮甲珠、柴胡、炒枳壳、桃仁、红花、香橼皮、炒川楝子、橘皮、延胡索各10 g,酒炒土鳖虫6 g,白茅根30 g。

复诊:服上方15剂,精神渐振,胃纳渐进,面色渐红,肝区疼痛缓解,二便通利,睡眠有时欠佳。复查肝功能正常,B超示肿大的脾脏较前缩小。舌红苔薄黄,脉弦。守上方加养心安神之品。药用:醋炒鳖甲、赤芍、白芍、丹参、茯神各15 g,当归、郁金、炮甲珠、制香附、橘皮、炒枳壳、延胡索、川楝子、柏子仁、柴胡各

10 g,炒三仙各 10 g,白花蛇舌草、白茅根各 30 g,酒炒土鳖虫 6 g。服上方 20剂,患者临床症状明显缓解,但未坚持服药,并参加工作,经常熬夜,时过 4 日,肝区疼痛再次发作。肝区作胀,纳食减退,脘腹胀气,肢体乏力,腹大坚满,出现腹水,身目黄染,小便深黄,大便时干时稀。舌质暗红,舌苔黄略腻,脉弦细。查肝功能:TBIL 30 μmol/L,ALT 100 U/L。B 超示肝硬化并腹水。遂到中医院住院近 1 个月余,症状无明显缓解。李教授诊之曰:此肝病顽疾,治未彻底,又妄为劳作,正虚邪实,瘀血癥积,湿热蕴结,水气内停,发生臌胀,治当清热解毒,利水去湿,化瘀消积。药用:茵陈、赤芍各 20 g,丹参、茯苓、白茅根、白花蛇舌草各 30 g,醋炒鳖甲、车前草各 15 g,炒二芽各 15 g,炒栀子、泽泻、陈皮、制香附、炮甲珠各 10 g,酒炒土鳖虫 6 g,三七粉 6 g(吞服)。服上方 12 剂,患者腹水消退,腹胀缓解,黄疸亦消退,精神渐振,小便较前通利,大便成形,唯纳差、乏力明显,舌暗红苔黄,脉弦细。再以清热解毒,行气活血,疏肝健脾治之。药用:茵陈、赤芍各 20 g,丹参、茯苓、白茅根、白花蛇舌草各 30 g,醋炒鳖甲 15 g,炒二芽各 15 g,猪苓 12 g,炒栀子、炒黄柏、炒白术、泽泻、陈皮、炮甲珠各 10 g,制香附10 g,三七粉 6 g(吞服)。加减用药 50 余剂,诸症皆除,肝功能恢复正常,脾脏大小恢复正常。随访 1 年半未发。

按:李教授认为饮食不洁,感受疫毒,复加劳累,以致正虚邪入,湿热毒遏,肝失疏泄,脾失运化,久延不愈,则脉络瘀阻,以致瘀血积聚,而成积块。方中醋炒鳖甲、酒炒土鳖虫、炮甲珠、桃仁、红花、赤芍、丹参软坚散结,活血化瘀,柴胡、炒枳壳、香橼皮、炒川楝子、橘皮、延胡索疏肝理气止痛,白芍柔肝,白茅根清热。全方共奏活血化瘀、疏肝健脾之功。

积　聚　案

气结血瘀

汪某,男,38 岁。1992 年 12 月 28 日初诊。

右上腹发现肿块半个月。

初诊：患者于 1992 年 12 月上旬发现右上腹肿块，逐渐长大，既而疼痛拒按。即到某医科大学附属医院做彩超检查，结果示肝癌，肿块约 8.9 cm×9 cm大，甲胎蛋白定量 1000 U/L，经肝脏 CT 扫描确诊为肝癌。就诊时，望形体消瘦，腹部膨隆，面色蜡黄，颜面及四肢浮肿，闻语声低微，切诊右肋下肿块坚硬，疼痛难忍。腹胀满，尚能饮食，大便 5～6 次/天，且排泄不爽，小便短少。察其：舌质紫暗，舌体瘦小，舌底络脉有瘀斑，脉弦细带数。诊其为：气结血瘀积聚（肝癌）。肝失疏泄条达，痰火气血瘀阻络脉，凝聚于肋下形成肿块，不通则痛，故见右肋下肿块，疼痛难忍，腹胀满。治法：软坚散结，解毒化瘀。方用自拟软肝化积解毒汤。处方：白花蛇舌草、半枝莲各 30 g，丹参、桃仁、赤芍、白芍、醋鳖甲各 15 g，枳实、柴胡、青皮、陈皮、黄芩、三七粉、瓜蒌皮、炙蜈蚣、炙水蛭、炮甲珠各 10 g。

煎服法：取炙蜈蚣、炙水蛭共研粉末，用药汁冲服药末 6 g，每日 3 服。

复诊：服药 15 剂后，自觉右上腹疼痛减轻，腹胀好转，肿块变柔软，大便日2～3 次，小便通利，肿满渐消，饮食尚可，舌质淡苔白，脉弦细。药既中的，效不更方，原方加生麦芽 30 g，土鳖虫、茯苓、茯神各 10 g。上方化裁加减，迭进半年余。半年后复诊时，右胁肿块渐消。查 B 超提示：肿块约 5.4 cm×6.4 cm。触之较软，疼痛明显减轻，胃纳转佳，二便正常，舌暗苔少，脉弦细。照前法处方：白花蛇舌草、半枝莲、丹参各 30 g，醋鳖甲、石见穿、赤芍、白芍、延胡索各 15 g，炒土鳖虫、柴胡、炒水蛭、三七粉、橘核、橘络、制乳香、没药各 10 g，炙全蝎、炙蜈蚣各 8 g。上方 5 剂共研粉末，装入胶囊，每服 5 粒，日 3 服。观察 3 个月余，效果良好，仅偶见右上腹有不适之感，但精神颇佳，饮食正常，二便通畅，舌淡苔少，脉弦细。嘱续服上方，制成胶囊再服 3 个月后，复查 B 超提示：肿块约 3.5cm×2.5 cm。触之柔软，病情稳定，持续服汤剂、丸药近 3 年，一般情况较好。

按：患者病情迁延日久，病机错综复杂，既有邪毒深入血络，日久成癥之实证，又兼见肝阴暗耗，脾气受损之虚证，故用药宜各方照顾；且久病虚羸，不耐峻猛之剂，过寒过温，偏攻偏补皆足致变，故用丹参、桃仁活血化瘀，炮甲珠、醋鳖甲软坚散结。脾主运化水谷精微，为后天之本，佐以黄芪、白术、党参健脾益气之品符合仲景"见肝之病，当先实脾"之旨，并以女贞子、墨旱莲益肝肾之阴。全方攻补兼施，共奏扶正祛邪之功。

胆 胀 案

1. 胆腑郁热

王某,女,43 岁,粮店职工。1995 年 8 月 22 日初诊。

上腹胀痛间断发作 4 天。

初诊:患者 4 天前无明显诱因出现上腹部胀痛,伴嗳气频作,恶心欲呕,曾在省某医院急诊室就诊,诊断为:急性胆囊炎、急性胃炎。留观 3 天,予以抗炎、解痉对症治疗,疼痛无明显缓解,转请中医治疗。刻诊所见:上腹痛甚,以右侧为重,伴嗳气,恶心欲呕,纳呆,大便 3 日未行,小便色黄。察其:舌红苔黄,脉弦。诊其为胆腑郁热胆胀(急性胆囊炎)。胆腑郁热,疏泄不及,移热于下焦,故见上腹痛甚,以右侧为重,嗳气,恶心欲呕,纳呆,大便秘结。治法:疏利肝胆,通腑导滞。方拟大柴胡汤加减。处方:柴胡 10 g,炒枳实 15 g,川厚朴 15 g,赤白芍各 30 g,延胡索 20 g,炒川楝子 10 g,蒲公英 30 g,炒竹茹 12 g,大黄 10 g,芒硝 5 g(后下冲服),炙甘草 6 g。

煎服法:予 2 剂。嘱先煎服一剂,若大便得通,腹痛缓解,则勿再服;若服后,病无缓解,则续进第 2 剂。患者遵嘱,回家后急煎一剂与服,服后一时许下黑粪结如珠者甚多,腹痛旋即而止,后以米粥自养病即告愈。

按:胆附于肝,与肝互为表里,肝经属肝络胆,胆经属胆络肝。肝主疏泄,胆汁借肝之余气,溢入于胆;胆以通降为顺,肝气条达,则胆汁分泌和排泄正常,若肝郁气滞,则胆汁壅阻,湿热内生,而成胆病。大柴胡汤中小柴胡汤和解少阳,大承气汤通下导滞,加用延胡索、炒川楝子加强行气,炒竹茹清热化痰。气滞腹胀甚者,加厚朴、香附行气消滞;气滞挟瘀,胁痛甚者,加赤芍、当归、丹参活血通络;木横侮土,气逆呕吐者,加竹茹、法半夏、生姜降逆止呕;湿热发热者,加蒲公英、败酱草清热去湿解毒;胃纳呆滞,口苦口臭者,加藿香、佩兰、炒山楂芳香化浊,健运脾胃;热结胃肠,大便不通者,加芒硝、火麻仁泻下里实。

2. 肝胆湿热

吴某,女,51 岁,工人。1979 年 8 月 18 日初诊。

右上腹绞痛 7 天。

初诊:7 天前患者出现右上腹绞痛,发热恶寒,恶心呕吐,伴黄疸。曾在某医院就诊,经超声波等检查,诊断为胆石症、胆系感染。始入外科考虑手术,后因气候酷热,手术不宜,而转内科保守治疗。经西药抗炎、解痉及对症处理,病无缓解。无奈之下,内科医生用中药大承气汤煎汁与服,痛势不减,而请中医诊治。刻诊所见:右上腹绞痛,恶心呕吐,身目尿黄,发热恶寒,大便干结、数日未行。察其:舌红苔黄厚腻,脉弦滑数。诊其为肝胆湿热胆胀(胆囊结石)。肝胆湿热内蕴,煎熬胆汁,化为结石,阻滞气机,故见右上腹绞痛,恶心呕吐,身目尿黄,发热恶寒,大便秘结。治法:和解少阳,通下腑实,利胆排石。方拟大柴胡汤合茵陈蒿汤加减。处方:茵陈 30 g,炒栀子 10 g,大黄 15 g,柴胡 10 g,黄芩 10 g,炒枳实 15 g,法半夏 10 g,炒竹茹 12 g,金钱草 40 g,海金沙 20 g,蒲公英 30 g,延胡索 15 g,炒川楝子 10 g,赤白芍各 20 g,白茅根 30 g,炒鸡内金 15 g,甘草 6 g。

煎服法:予 2 剂。嘱停用一切西药,急煎中药一剂与服,因呕吐不止,药难下咽,则先取鲜生姜若干榨汁一小酒杯饮服,呕吐见止,再取中药 200 mL 服下。服后一时许,未见任何反应,则急煎另一剂续服。服后半时许,患者腹痛突然增剧,且从床上跃起,大呼痛,然话音未落,腹中剧痛霍然而去,脸上笑意顿生,并急欲索食也。

复诊:服药后诸症减轻。以清热解毒、利胆退黄、健运脾胃之法,调治周余而愈。

按:肝胆郁滞,不能通行水道,则水饮停滞而生湿;湿浊内困,脾气不能宣达,郁蒸而生热。胆为中清之腑,湿热侵犯肝胆,则湿热壅阻。湿热内蕴,熏蒸肝胆,胆汁受其煎熬,化为结石,阻滞气机而发病。证见右胁绞痛,口苦纳呆,高热畏寒,大便秘结,小便短赤,或伴黄疸,舌苔黄腻,脉弦滑数。大柴胡汤合茵陈蒿汤加减,方中茵陈、炒栀子、柴胡、黄芩、法半夏、炒枳实、赤芍、大黄、生姜共奏和解少阳、通下腑实、利胆排石之功。气滞痛甚者,加延胡索、炒川楝子等行气止痛;兼有瘀血者,加桃仁、红花等活血化瘀;若有结石内生,加金钱草、海金沙、鸡内金等利胆排石;湿热毒盛者,加蒲公英、败酱草等清热解毒;湿热伤阴者,加生地黄、石斛等清热养阴。

3. 肝脾血瘀

游某,女,46岁,工人。1998年10月20日初诊。

右上腹胀痛反复发作3年。

初诊:患者曾因胆囊多发结石在省某医院先后做过两次手术,术后半年,又发肝内胆管结石并阻塞性黄疸、胆汁淤积性肝硬化、胰腺炎、脾肿大、高度腹水,相继在武汉几所医院诊治,并在某省级医院住院半年,无明显效果。转请中医诊治,刻诊所见:精神萎靡,形体消瘦,面色黯黑,身目俱黄,右上腹攻撑胀痛,连及满腹,腹大如鼓,腹部青筋暴露,纳食呆滞,恶心欲呕,唇口色紫,口渴,而饮水不下,小便短,色黄如浓茶,大便干结,3~5日1次。察其:舌质暗红,苔黄略腻而稍干,脉细弦滑数。诊其为:肝脾血瘀臌胀(①肝内胆管结石并阻塞性黄疸;②胆汁淤积性肝硬化)。病在肝胆,祸及脾胃,湿热毒壅,气血瘀阻,水湿不行,故见右上腹攻撑胀痛,连及满腹,腹大如鼓,腹部青筋暴露。治法:活血化瘀,清热解毒,利胆排石。方拟茵陈蒿汤合下瘀血汤、五苓散加减。处方:丹参30 g,赤芍50 g,炒鳖甲15 g,茵陈50 g,炒栀子10 g,大黄10 g,柴胡10 g,法半夏10 g,黄芩10 g,炒枳壳15 g,延胡索15 g,蒲公英30 g,金钱草50 g,海金沙15 g,茯苓30 g,白茅根30 g,炒鸡内金15 g,炒山楂15 g。

复诊:上药加减前后服用20余剂,腹水消退,腹痛缓解,黄疸渐清。B超复查结果示肝内胆管多发结石仅见残留泥沙样结石,胰腺肿大消失。继以清热解毒、利胆排石、理气和血、健运脾胃之剂调理2个月有余,临床告愈。

按:长期肝外胆道阻塞或肝内胆汁滞留,如胆石症、肝内胆管结石久治不愈,或结石术后结石反复发生,严重感染,肝脏实质性损害,则易致气滞血瘀,湿热壅阻,水邪内停,证见腹胁攻痛,腹大坚满,面色萎黄,甚则黯黑,或身目尿黄,唇口色紫,烦热口干,小便短赤,大便秘结或便溏,大便不爽,舌质紫暗,苔黄腻,脉弦数或滑数。茵陈蒿汤合下瘀血汤、五苓散加减,方中茵陈、炒栀子、大黄、茯苓、白茅根共奏活血化瘀、清热解毒、利胆排石之功。气滞腹胀甚者,加柴胡、炒枳实、厚朴等行气消滞;瘀血积聚甚者,加炒三棱、炒莪术、炒水蛭破血逐瘀;水道不利,胀满甚者,加牡蛎、商陆等攻逐水饮;湿热毒甚,发热恶寒者,加蒲公英、败酱草、黄芩、黄连等清热解毒;脘闷纳呆者,加炒山楂、炒神曲、炒鸡内金等健脾和胃;肝胆结石者,加金钱草、海金沙、鸡内金等利胆排石。整个治疗过程中,须注意患者体质的虚实变化。

头 痛 案

1. 厥阴头痛

吴某,女,52岁。2005年5月28日初诊。

患者头痛反复发作15余年,加重1周。

初诊:患者15年以来常觉头痛,变天时加重,曾吃过不少中药,一直未有明显好转,近1周来头痛症状加重,特来李老处诊治。刻下症:右侧头痛,连接颠顶,如戴冰帽,痛甚则干呕欲吐,手足发冷。察其:舌质淡,苔白滑,脉沉紧。诊其为:头痛(厥阴经头痛)。寒邪袭于厥阴,使经脉凝滞,阳气不得伸展,浊阴上逆,故有头痛在颠顶、手足发冷、干呕、吐涎沫等表现。治法:暖肝散寒,降逆止呕。方拟吴茱萸汤加减。处方:吴茱萸8g,细辛3g,藁本10g,桂枝6g,炙全蝎6g,陈皮、橘络各8g,茯苓10g,生姜3片,炙甘草6g。水煎服,日1剂。

复诊:服药5剂后,头痛缓解,原方继续服用1个月,诸症悉除。

按:足厥阴肝经,起于大趾丛毛之际,上循过阴器,抵小腹,夹胃,属肝,络胆,上贯膈,布胁肋,循喉咙之后,上入颃颡,连目系,上出额,与督脉会于颠。病在厥阴经,无论外感内伤,寒热虚实,均可见头颠顶痛,连及目系。本案患者因寒邪袭于厥阴,经脉凝滞,阳气不得伸展,浊阴上逆,故有头痛在颠顶、手足发冷、干呕、吐涎沫等表现。李老运用暖肝散寒、降逆止呕之法,方用吴茱萸汤加减,配以细辛、桂枝、炙全蝎等温经通络之品,使患者多年不愈的顽疾得以清除。

2. 肾阳亏虚

李某,女,35 岁。2005 年 5 月 21 日初诊。

患者头痛、足疼反复发作 8 年余。

初诊:患者 8 年前生产后,因不慎外感风寒之邪而引发头痛、足疼,曾自服"三七止痛片",头痛时好时坏,每遇风着凉则加剧,痛时喜捶,面白少华,头发易落,怯寒肢冷,膝软腰酸,饮食平平。察其:舌淡,苔白,脉沉细而缓。诊其为头痛之风寒凝滞型。此乃气血亏虚,肾阳不足,寒气伏经所致。治法:调整气血,补肾健脾。方拟六味地黄丸加减。处方:熟地黄 10 g,山药 10 g,山茱萸 10 g,羌活 8 g,当归 10 g,川芎 8 g,淫羊藿 8 g,桑寄生 10 g,制首乌 15 g,生姜 8 g,大枣 10 g,炙甘草 6 g。水煎服,日 1 剂。

复诊:连服上方 7 剂后,头痛减半,足痛亦见好转。按原方续治 1 个月,头足疼痛告愈,其他诸症也有明显改善。半年后随访,头痛未发。

按:张景岳云:"少阴头痛,三阴三阳经气不流行而足寒气逆,为寒厥。"足少阴肾经为先天之本,元气之根,为一身阳气之本,诸脉经气,得阳则运,得阴则滞。元气不足,全身之阳气不能发。阳虚阴盛,无以固表卫外,故极易复感外邪。风寒之邪乘虚而入,故见头隐隐冷痛突然加剧,背部发冷,身微发热,恶寒甚剧,肢冷神疲,精神萎靡,倦怠欲寐,腰膝酸软,舌淡苔白,脉沉细无力。此系少阴经脉阳虚而兼外感之证。盖少阴之阳,为一身阳气之根本,五脏之阳非此不能发。阳虚阴盛,虚寒内生,复感风寒,阳气被郁,不能上达清窍而引发头痛。本案患者总观症状乃寒邪伏经,为肾阳虚衰所致,李老虽未用温燥之桂枝、附子,而用六味地黄丸加减,酌加桑寄生、羌活、淫羊藿等相对平和之补肾壮阳之品,同时佐以制首乌、当归、川芎等养血和血之药,使肾阳得充,气血得调,于平淡中见良效。

3. 痰浊阻窍

张某,男,56 岁。2005 年 6 月 11 日初诊。

患者头痛间断性发作 5 年,复发加重 7 天。

初诊:患者 5 年前查出患有高脂血症,5 年来头痛经常发作,曾多方就医无果,近一周来头痛加重,特来寻求李老诊治。刻下症:头痛且昏,自觉有压痛感,形体肥胖,嗜睡痰多,色白质黏,胸闷腹胀,大便数日不通。察其:舌红,苔黄腻,脉弦滑。诊其为头痛之痰浊阻窍型。患者形体肥胖,痰湿素盛,久郁化热,阻闭头窍,故有头痛、嗜睡、痰多、大便数日不通等表现。治法:豁痰泄浊。方拟涤痰汤加减。处方:茯苓 10 g,枳实 10 g,法半夏 10 g,陈皮、橘络各 8 g,泽泻 8 g,川芎 10 g,蔓荆子 10 g,丹参 15 g,石菖蒲 10 g。水煎服,日 1 剂。

复诊:连服上方 5 剂,头昏好转,大便得解,带有黏液,嗜睡消失。连续服 5 剂巩固,大便质稀溏薄,日 3～4 次。恐攻伐太过,脾气受损,原方中加入党参、白术、山楂等,调理 3 个月,病情一直稳定。

按:足太阴脾经为后天之本,主身之肌肉,以阳气为本,运化水湿。其人多形体丰腴,或嗜烟酒肥厚,致脾土受困,痰湿内生,壅遏轻窍而成。风湿之邪内犯,"始虽外受,终归脾胃",内困中阳,使脾运失司,郁滞不化,上扰清窍,致清阳不得舒展,故而头痛发作。本案患者形体肥胖,体内多痰湿,从而清窍为痰浊所闭,时发头痛,李老用涤痰汤加减,使痰湿去,清窍得通,头痛自然缓解。复诊时患者有脾虚腹泻之象,李老恐攻伐太过,损伤脾阳,而加用健运脾胃之品,一攻一补,相得益彰,足见李老用方之精妙。

心悸怔忡案

1. 肝阳上亢

夏某,男,60 岁。2005 年 12 月 24 日初诊。

患者心慌 1 个月伴头昏。

初诊：患者 1 个月以前因情绪不佳诱发心慌，伴头昏，近 1 个月发作频繁，未服用任何药物，2005 年 12 月 19 日在某医院做心电图检查，结果提示：①窦性心律；②心电轴轻度左偏；③二度房室传导阻滞。动态心电图提示：①窦性心律，偶发室早（4 次），伴一至二度房室传导阻滞；②无 ST-T 波群异常动态改变。血压 160/95 mmHg。为求进一步诊治，特来本门诊。刻下症：心慌，无胸闷、胸痛，头痛，头昏，夜间尤甚，纳可，夜寐欠安，小便色混，大便先干后溏。察其：舌质红，苔薄黄，脉弦。本例患者病情较为复杂，既有心悸病症，又兼有头昏病症。诊其为心悸怔忡之气机阻滞，肝阳上亢。治法：宽胸理气，平肝潜阳。方拟天麻钩藤饮加减。处方：夏枯草 15 g，丹参 10 g，制香附 8 g，天麻 10 g，炒二芽各 10 g，石决明 10 g，桑叶 10 g，决明子 10 g，陈皮、橘络各 8 g，茯神 15 g。水煎服，日 1 剂。

复诊：服药 20 剂后，心慌消失，头昏、头痛未发，其他诸症皆除。2006 年 1 月 6 日复查 Holter 示：①窦性心律，偶发室早，偶发房早；②全程 ST-T 波群无异常改变。

按：本案患者因情志因素导致气机郁滞，气行不畅故而心慌；加之患者肝阳上亢，肝风上扰头目，所以头昏。李老紧扣病机，运用天麻钩藤饮加减。天麻、石决明、决明子平肝潜阳；制香附、陈皮、橘络行气解郁；夏枯草、桑叶清利头目；丹参、茯神活血化瘀，养心安神。全方共奏宽胸理气、平肝潜阳之功。服药 20 多剂后，患者疾病基本痊愈。

2. 气机阻滞

周某，女，46 岁。1991 年 9 月 3 日初诊。

患者心悸、胸闷、腹胀反复发作 7 年，复发加重 1 个月。

初诊：患者 1984 年因妊娠行人流术后，情志不舒，大量食用海马蒸鸡等，致手足浮肿，心悸，腹胀，以为虚损使然，又过服补益之药膏（药名不详），上证加重。曾多次到一职工医院诊治，心电图检查结果提示频发室性早搏，肝功能、B 超检查结果均正常。考虑为"更年期综合征""频发室性早搏"，予服心律平、谷维素、肌苷片等西药及中药健脾益气、活血化瘀之剂,无明显效果,特请李老诊治。现症:心悸胸闷,头晕乏力,失眠多梦,性情烦躁,腹胀纳呆,嗳气频作,大便干燥,小便灼热,月事已 3 个月未潮。察其:舌红,苔薄黄,脉来结代,每分钟歇止 8~9 次。诊其为心悸怔忡之气机阻滞型。心主血脉,肝主疏泄,脾主运化,情志不遂,滥用补益,则肝气郁滞,脾胃失运,血运失常,心神失养,故有心悸胸闷、纳差腹胀、性情烦躁、脉来结代等症也。治法:疏肝解郁,宽胸理气,健脾和胃,养心安神。方拟柴胡疏肝散加减。

处方:柴胡 10 g,炒枳壳 10 g,制香附 10 g,紫苏梗 10 g,郁金 10 g,瓜蒌皮 10 g,薤白 10 g,橘红 8 g,白芍 10 g,炒牡丹皮 10 g,茯神 15 g,合欢皮 10 g,麦芽 15 g。水煎服,日 1 剂。

复诊:连服上方 5 剂,心悸好转,浮肿、腹胀减轻,大便也较前通畅,脉转细数,唯稍有胸闷,故于前方适量参入丹参、赤芍等养血活血之品。方用:柴胡 10 g,炒枳壳 10 g,丹参 15 g,赤芍、白芍各 15 g,瓜蒌皮 10 g,薤白 10 g,郁金 10 g,紫苏梗 10 g,制香附 10 g,合欢皮 10 g,麦芽 15 g。连服 15 剂,心悸、胸闷消失,身无浮肿,纳食正常,脉象细而带弦。唯食后稍感腹部不适。后用疏肝健脾、养血和血之剂调治而愈。

按:情志失调是导致心悸怔忡的常见病因之一。《灵枢·口问》谓:"心者,五脏六腑之大主也……故悲哀愁忧则动心,心动则五脏六腑皆摇。"《素问·举痛论》云:"惊则心无倚,神无所归,虑无所定,故气乱矣。"可见,各种情志刺激都可能伤及心脏,心神受损又可以影响其他脏腑,反过来加重心脏病情。从临床观察,情志失调引起心悸怔忡以肝气郁结为多见。因此调理脏腑气机、解郁行滞是治疗此病的一个方面。本案患者因肝气郁滞,脾胃失运,血运失常,心神失养而导致心悸的表现,李老紧扣病机,用柴胡疏肝散疏肝解郁、宽胸理气,酌加健脾和胃、养心安神、宣痹通阳之品,使患者疾病向愈。

3. 气虚血瘀

孙某,男,29 岁,教师。2005 年 6 月 11 日初诊。

患者心悸 2 年余，加重 1 周伴胸闷。

初诊：患者 2 年前因感冒引发心慌，于医院诊断为"病毒性心肌炎"，曾予以药物治疗（具体药物不详），疗效不显。两年来心慌时发时止，近 1 周以来，心慌加重。2005 年 6 月 9 日，心电图检查结果提示：①窦性心律；②心肌缺血。刻诊所见：心慌发作频率增加，伴胸闷，易疲劳，偶有鼻塞，夜寐欠安，纳可，二便调。察其：舌质暗红、边有瘀点，苔光剥少津，脉弦细。诊其为：心悸怔忡之气虚血瘀型。治法：益气活血化瘀。方拟瓜蒌薤白白酒汤加减。

处方：瓜蒌皮 10 g，薤白 10 g，丹参 20 g，赤白芍各 15 g，陈皮、橘络各 8 g，当归 10 g，太子参 10 g，五味子 10 g，茯神 20 g，炒山楂 15 g，川黄连 6 g，煅龙牡各 15 g。水煎服，日 1 剂。

复诊：连服上方 5 剂，心慌明显好转，无胸闷，鼻塞消失，夜寐欠安。遂以上方去川黄连、煅龙牡，加夜交藤 15 g，再进 40 余剂后，诸症悉除。

按：本案患者素感外邪，伤及心气，心气不足，则发心慌，气虚日久，无力推动血液运行，日久则胸闷。李老四诊合参，紧扣病机，用瓜蒌薤白白酒汤加减，太子参、五味子益气补阴；瓜蒌皮、薤白宣痹通阳；丹参、赤芍、当归、炒山楂活血化瘀；陈皮、橘络、川黄连、白芍理气和胃；煅龙牡、茯神镇静安神。全方共奏益气活血化瘀之功。后李老针对病情变化，微调方药，终使疾病痊愈。

4. 气滞血瘀

赵某，女，18 岁，学生。2005 年 7 月 16 日初诊。

患者心慌、神疲 3 年余。

初诊：患者 3 年前因学业紧张诱发心慌、神疲，发作频率低，休息后可自行缓解，3 年间未予任何治疗。2005 年，在某医院做心电图检查，结果提示：①窦性心律；②部分导联 T 波改变。为求进一步诊治，特来门诊。刻下症：心慌，神疲，偶发腹胀，嗳气，二便调，夜寐尚安。察其：舌质暗红，苔薄黄，根部腻；脉弦细。诊其为：心悸怔忡之气滞血瘀型。治法：行气活血。

处方：丹参 15 g，炒瓜蒌皮 10 g，茯神 15 g，麦芽 15 g，紫苏梗 8 g，川贝母 8

g,陈皮、橘络各8 g,佛手10 g,制香附8 g,炒山楂10 g。水煎服,日1剂。

复诊:连服上方5剂,精神好转,心慌减轻,腹胀、嗳气也有所缓解,故继续按原方治疗。在原方基础上加砂仁行气宽中,炙甘草调和诸药。服用30剂后,复查心电图,结果已正常。

按:本案患者因忧思过度,损伤脾胃,致运化失常,气机失调,气行不畅则血行不利,久则血瘀,痹阻心脉,故有心慌、神疲、腹胀、嗳气等表现。李老紧扣病机,用自己的经验方化裁治疗。以紫苏梗、陈皮、橘络、佛手、制香附行气解郁;丹参、炒山楂、茯神活血化瘀,养心安神;川贝母、炒瓜蒌皮化痰去浊。全方共奏行气活血、养心安神之功。后李老针对病情,微调方药,终使疾病痊愈。

5. 痰湿阻络

胡某,女,43岁,工人。1983年3月12日初诊。

患者心悸、胸闷、喘气反复发作5年,复发加重1个月。

初诊:患者近5年来常觉阵发性夜间呼吸困难,不能平卧,心有憋闷,头晕乏力。某医院诊断为风湿性心瓣膜病,二尖瓣狭窄,心力衰竭Ⅱ度。心电图:P波增宽并有切迹,电轴右偏,心房颤动。X线检查:心房增大。经长期抗感染、强心、利尿等处理,时好时发。此次发作,某医院给予中药温阳利水之剂治疗,反致咳喘加剧,咯血不止。刻下症:心慌胸闷,轻度咳嗽,有时咯少许粉红色痰,小便短少,口唇发绀,颜面轻度浮肿,两颧紫红,心率102次/分,律不齐,心尖闻及隆隆样舒张期杂音。察其:舌质暗红,边有瘀点,苔白厚腻,脉结代。诊其为:心悸怔忡之痰湿阻络型。因胸阳痹阻,痰浊凝聚,脉络不通,故而心慌、胸闷、咳嗽、咯血。治法:宣痹通阳,涤痰散结,活血止血。方拟瓜蒌薤白白酒汤加减。

处方:炒瓜蒌皮15 g,薤白10 g,川贝母10 g,丹参30 g,赤芍30 g,当归15 g,制乳没各6 g,茯苓30 g,血余炭10 g,白茅根30 g,仙鹤草30 g,木通10 g,三七粉6 g(另包吞服),炒山楂15 g,橘皮络各10 g。水煎服,日1剂。并嘱患者多休息,忌劳累,忌发物、辛辣刺激,保持心情舒畅。

复诊:连服上方5剂,咯血即止,胸闷缓解,咳喘亦轻,小便通利,浮肿先退,唯活动后稍有喘气,肢软乏力,舌质暗红,苔薄白,脉结代。遂以上方去血余炭、仙鹤草、木通,酌加太子参、麦冬、五味子,送进 60 余剂,诸症缓解。后以通阳散结、活血通络、养心安神之法调治收功。随访 2 年未发。

按:痰湿阻络是心悸怔忡的又一重要病机。《证治汇补》谓:"痰迷于心,为心痛惊悸怔忡恍惚。"李时珍亦云:"迟司脏病或多痰。"(《濒湖脉学》)可见痰湿亦能导致心律紊乱。因诸阳受气于胸,邪恋胸中,胸阳不振,津液不布,凝聚为痰,痰阻气机,则胸痛胸闷;痰浊阻滞,肺失宣绛,而有咳嗽短气诸症。本案患者痰浊凝聚,胸阳痹阻,脉络不通,因此心慌胸闷,呼吸困难,咳嗽咯血,李老用瓜蒌薤白白酒汤加减,其中炒瓜蒌皮、薤白宣痹通阳;川贝母止咳化痰;丹参、赤芍、当归、血余炭、仙鹤草、三七粉活血止血;炒山楂、橘皮络、制乳没健脾行气止痛;木通、白茅根利水消肿。全方共奏宣痹通阳、涤痰散结、活血止血之功。

6. 痰阻血瘀

赵某,女,50 岁。2006 年 1 月 7 日初诊。

患者心慌 10 年余,加重 2 年。

初诊:患者平素体虚,10 多年前无明显诱因出现胸闷、心慌等症,未予任何治疗。2 年前,胸闷、心慌症状加重,胸闷发作难以忍受,发作时易出汗。夜间胸部冷感尤甚。自服"心通络胶囊",疗效不明显,为求进一步诊治,特来门诊。刻下症:咳嗽,痰色白,左侧头痛,大便干,小便可,夜寐欠安。察其:舌质红,苔薄黄,脉细。诊其为:心悸怔忡之痰阻血瘀型。治法:行气活血,宽胸理气,化痰止咳。方拟瓜蒌薤白白酒汤加减。

处方:丹参 10 g,炒瓜蒌皮 10 g,薤白 10 g,茯神 15 g,杏仁 8 g,川贝母 8 g,炙枇杷叶 15 g,陈皮、橘络各 8 g,麦芽 10 g,冬瓜子 15 g,炒山楂 8 g。水煎服,日 1 剂。嘱其忌牛羊肉等发物,忌辛辣等刺激性食物,保持心情舒畅。

复诊:连服上方 5 剂,心慌明显缓解,夜间胸部冷闷感消失,咳嗽好转,偶有咽部不适,故原方去麦芽、炒山楂,加桔梗宽胸理气,芦根、炒竹茹清咽利喉。服用 15 剂后,唯有心慌,故改用活血益气之药服用 30 剂后,诸症皆除。

按:本案患者素来体虚,加之痰浊凝聚体内,使胸阳不振,心脉不通,久之则血瘀气滞,形成恶性循环。故有心慌、胸闷、胸部冷感、咳痰等表现。李老针对病机,用瓜蒌薤白白酒汤加味,炒瓜蒌皮、薤白宣痹通阳;杏仁、川贝母、炙枇杷叶、冬瓜子止咳化痰;丹参、茯神活血安神;麦芽、陈皮、橘络、炒山楂健脾理气。全方共奏行气活血、宽胸理气、化痰止咳之功。

7. 心脾不足,表虚不固

夏某,男,8岁。2005年7月9日初诊。

患者心慌、汗多反复发作2个月余。

初诊:患者于2个多月前外感风寒后发热,恶寒,始作感冒治疗,在用"银翘片"等药物后退热,但随后出现心慌,在某儿童医院做心电图检查,结果提示:心率110次/分,窦性心律。血沉20 mm/h,从鼻咽分泌物中分离出病毒。经过抗生素、糖皮质激素等治疗,疗效不显。为求进一步诊治,特来本门诊。刻下症:心慌,出汗多,夜间出汗尤甚,微咳,纳食一般,二便正常。察其:舌质红,苔薄黄,脉沉细。诊其为心悸怔忡之心脾不足,表虚不固。治法:养心健脾,固表止汗。方拟生脉散合归脾汤加减。

处方:太子参8 g,麦冬8 g,五味子6 g,茯神15 g,丹参10 g,生地黄10 g,煅龙骨10 g,浮小麦15 g,川贝母6 g,山楂炭8 g,陈皮8 g,龙眼肉10 g。水煎服,日1剂。

复诊:服药5剂后,心慌、汗出好转,食欲渐佳,已无咳嗽。因此继续以养心健脾、敛汗固表为法。在原方中去煅龙骨、浮小麦,加酸枣仁8 g、柏子仁8 g、炒二芽各15 g。连服40剂后,诸症皆除。

按:本案患者因外邪入侵,伤及心系,影响肺脾。伤及心脉,致心气不足,则见心慌;心气不足,脾亦虚弱,肌表不固则见汗出;脾虚失运,则纳食一般。李老辨证论治,用生脉散加味治疗。太子参、麦冬、五味子、茯神、丹参、生地黄滋补阴液、养心安神;煅龙骨、浮小麦固表止汗;陈皮、龙眼肉、山楂炭健运脾胃;川贝母止咳化痰。全方共奏养心健脾、固表止汗之功。后李老针对病情微调方药,终使患者疾病痊愈。

8. 心血不足

韩某,女,35 岁,教师。2005 年 7 月 30 日初诊。

患者心悸反复发作 1 年余,伴早搏 2 个月。

初诊:患者 1 年前因劳累后出现心慌,以夜间为甚,难以入睡,1 年来间断发作,未予以治疗。2005 年 4 月 8 日,在某医院做心电图检查,结果提示:轻度心肌缺血,偶发早搏。为求进一步诊治,特来本门诊。刻下症:心悸,偶感胸闷,神疲乏力,夜间不眠,月经量多,腰酸腹胀,白带异味。察其舌,质红,苔薄黄;诊其脉,七八息即见一止。诊其为心悸怔忡之心血不足型。心血不足,导致心神失养,故有心悸,神疲乏力,夜间不眠的表现;阴血不足,阴虚化热,虚热内扰冲任,从而出现月经量多、白带异味的表现。治法:滋阴养血安神,清热凉血解毒。方拟当归芍药散加减。

处方:阿胶(烊化)15 g,当归 8 g,炒白芍 10 g,炒黄芩 10 g,乌贼骨 10 g,茜草 10 g,茯神 15 g,白茅根 15 g,车前子 10 g,连翘 15 g,砂仁 8 g,炒二芽各 10 g。水煎服,日 1 剂。并嘱患者多休息,忌劳累,忌食发物、辛辣刺激之物,保持心情舒畅。

复诊:连服上方 6 剂,早搏、胸闷消失,心悸缓解,腰酸腹胀明显减轻,白带异味明显改善。遂守原方继续服用 20 剂,诸症皆除。复查心电图已见正常。

按:本案患者病情较复杂,除有心系病症外,尚有妇科病症。因心血不足,导致心神失养,故有心悸、神疲乏力、夜间不眠的表现;阴血不足,阴虚化热,虚热内扰冲任,从而出现月经量多、腰酸腹胀、白带异味的表现。李老运用当归芍药散加味,阿胶、当归、炒白芍、茯神有滋阴养血安神的作用;炒黄芩、乌贼骨、茜草、连翘、白茅根、车前子内清虚热,凉血止血;砂仁、炒二芽健运脾胃,使气血化生有源。全方共奏滋阴养血安神、清热凉血解毒的妙用。

9. 血瘀气滞

梁某,男,74 岁。1989 年 9 月 2 日初诊。

患者心悸、胸闷反复发作 5 年，复发加重半年。

初诊：患者 5 年前因为劳累及饮酒诱发心悸、胸闷，发作欲死，即到某医院住院治疗，经超声、心电图等检查，诊断为冠心病，房颤，心功能Ⅳ级。用西地兰等治疗，病情缓解，但稍遇劳累或情志不舒时，房颤又发。先后住院 5 次，房颤时发时止。近半年来，发作尤为频繁，故请中医治疗。刻诊所见：心悸气短，胸闷不适，时有胸痛，痛如针刺，动则喘气，睡眠多梦，口干舌燥，大便干结，小便略黄。察其：舌质暗红、边有瘀点，苔光剥少津，脉来结代。诊其为心悸怔忡之血瘀气滞型。因心血瘀阻，脉络不通，阴津亏耗，心神失养，故有心悸气短，胸闷不适，时有胸痛，痛如针刺，动则喘气，睡眠多梦，口干舌燥等表现。治法：活血通络，理气宽胸，滋阴复脉。方拟桃红四物汤和生脉散加减。

处方：丹参 30 g，赤白芍各 15 g，桃仁 10 g，红花 6 g，炒枳壳 10 g，郁金 10 g，瓜蒌仁 15 g，生地黄 15 g，太子参 15 g，麦冬 10 g，五味子 10 g，炙甘草 15 g，炒山楂 15 g。水煎服，日 1 剂。

复诊：连服上方 6 剂，心悸气短好转，胸痛消失，大便通畅，舌面有少许津液，但仍有胸闷，稍有气喘，睡不安神，舌暗红、边有瘀点，苔有光剥较前好转，脉代。时血脉瘀滞未去，心阴亏虚证在，宗上方略为出入为治。处方：丹参 30 g，赤白芍各 15 g，制乳没各 6 g，瓜蒌仁 15 g，柏子仁 10 g，茯神 18 g，西洋参 6 g，麦冬 15 g，五味子 10 g，炙甘草 10 g，生地黄 15 g，山楂炭 15 g，香橼皮 10 g，橘皮络各 10 g。连服 15 剂，心悸、胸闷、气短缓解，喘促已平，舌上有薄白苔，脉转细数。心电图检查结果基本正常。后以养血活血、滋阴复脉、宽胸理气之法调治数月而愈。

按：血瘀气滞在心悸怔忡中极为常见。盖气为血之帅，血为气之母，气行则血行，气滞则血瘀。若禀赋不足，或脏腑失调，劳役过度，寒热扰心，情志不舒等，均可导致气血凝滞，血脉不通，而发生心律失常，李时珍所谓"结脉皆因气血凝"（《濒湖脉学》）是也。本案患者因心血瘀阻，脉络不通，阴津亏耗，心神失养，故而心慌、胸闷、脉结代。李老紧扣病机，用桃红四物汤和生脉散加减。丹参、赤芍、桃仁、红花活血化瘀;炒枳壳、郁金行气解郁;生脉散滋阴复脉;瓜蒌仁、生地黄滋阴润肠;炒山楂、炙甘草健脾和中。全方共奏养血活血、滋阴复脉、宽胸理气之功。后李老略微加减方药,终使疾病痊愈。

10. 阴阳两虚

张某,男,40岁。1994年9月10日初诊。

患者心悸气短、神志不安2年。

初诊:患者长期在某市工作,2年前因过于劳顿,病发心悸不安。当时在某医学院附属医院做心电图检查,提示"频发室性早搏",对症治疗3个月余,症状略见好转,唯停药后病情反复,近期病情加重。平素嗜烟酒。现症:心悸不安,夜间不眠。遇劳累或失眠则心悸发剧,饮食二便尚可。察其:舌边尖甚红,中有白苔,脉五六息即见一止。诊其为心悸怔忡之阴阳两虚型。劳心太过,阴液虚而不得濡润,阳气虚而不得通畅,遂致心主受累,而见脉结代、心动悸之病。治法:益气补虚,滋阴和阳,宁心安神。方拟炙甘草汤加减。

处方:炙甘草12 g,人参10 g,生地黄15 g,阿胶12 g,炒火麻仁12 g,茯神15 g,龙骨15 g,煅牡蛎12 g,桂枝3 g,生姜3 g,大枣10 g。上药一剂分三服,服时兑入米酒半汤匙,并嘱其戒烟酒、辛辣之品,以安神摄养为宜。

复诊:药进15剂,心悸、失眠好转,脉搏仍有间歇,面部有时浮肿,腹满不适,李老认为患者不适的表现是因方中有碍胃之品,遂将上方去龙牡(龙骨、煅牡蛎),生地黄减量,而加茯苓、山楂炭、陈皮、橘络以理气消胀。连服15剂,心悸各症大减。以脉搏偶尔歇止见诊,则于上方中加入丹参、柏子仁养心安神。至当年年底,患者特来致谢,云服药30剂后,复查心电图已见正常,现已回归工作云云。

按:心悸怔忡者,每有气阴两虚之脉证。盖心主血脉,血以养心,而血气互用,所谓"血载气,气帅血"是也。外邪入心,心阴阳受损,气血亏虚,心失所养,鼓动无力,则心悸气短,脉结或代。当以滋阴养血、通阳复脉为主,兼以治标。本案患者因劳累耗伤心之阴阳,从而引起心悸不宁之症。方用炙甘草汤加减,酌加龙骨、煅牡蛎之镇惊安神之品。后复诊时经随证加减,终使疾病渐愈。

胸痹心痛案

1. 气滞血瘀

曾某,男,45 岁。2005 年 9 月 24 日初诊。

患者胸前区疼痛间断发作 3 年余,加重 4 个月。

初诊:患者 3 年多前无明显诱因出现胸前区疼痛,休息后缓解,劳累后加重,情绪激动后易发,一直未予治疗。今年 5 月发作频繁,休息后或者自服"丹参片"仍不能缓解,于某医院诊断为"冠心病,不稳定型心绞痛"。心电图示:①窦性心律;②心肌缺血;③建议进一步检查。为求进一步诊治,特来门诊。刻下症:胸部闷痛,有针刺感,后背时有隐痛,劳累后疼痛明显,纳可,夜寐尚安,大小便可。察其:舌质暗,苔薄黄,脉弦。诊其为胸痹心痛之气滞血瘀型。治法:行气宣痹,活血化瘀。

处方:丹参 15 g,炒瓜蒌皮 10 g,茯神 15 g,麦芽 15 g,紫苏梗 10 g,杏仁 8 g,陈皮、橘络各 8 g,制香附 8 g,炒山楂 10 g。水煎服,日 1 剂。

复诊:连服上方 10 剂,胸痛明显好转,尚有胸闷,劳累后疼痛亦减轻,遂以调畅气机、宽胸理气活血为主,并在原方基础上,去杏仁,加炒枳壳、砂仁,加大行气力度。患者服用 20 剂后,胸闷消失。为巩固疗效,再服 30 剂后,复查心电图已正常。

按:"气为血之帅,血为气之母"。本案患者因气行不畅,血行无力,瘀血内阻,胸阳痹阻,故有胸部闷痛,针刺感,后背时有隐痛的表现。李老紧扣病机,结合自己的经验用方化裁治疗。紫苏梗、陈皮、橘络、制香附行气解郁;杏仁开宣肺气;丹参、炒山楂、茯神、麦芽活血化瘀,养心安神;炒瓜蒌皮宣痹通阳。全方共奏行气宣痹、活血化瘀之功。后李老针对病情,微调方药,终使疾病痊愈。

2. 气阴两虚

余某,男,74 岁,工人。1989 年 11 月 2 日初诊。

患者胸闷、心悸反复发作 1 年,复发加剧 1 个月。

初诊:患者 1988 年因劳累过度,又遇情绪恼怒,病发胸闷心痛,心悸短气,到武汉某医院诊治。心电图检查结果提示:ST 段改变,心肌供血不足。眼底检查结果提示眼底动脉硬化。诊断为冠心病。予服硝酸甘油片、消心痛、心痛定、脉通、复方丹参片等,心痛缓解。但情绪激动或劳作时心痛又发,如此辗转 1 年,特请李老诊治。现症:胸闷不适,心痛隐隐,时有刺痛,时作时止,心悸短气,睡眠多梦。察其:舌质红、苔薄黄,脉细数。诊其为:心气不足,阴液耗损。因劳累过度,外加情志刺激,耗伤气阴,气有亏损,运血无力,血脉瘀滞,故见胸闷不适,心痛隐隐,时有刺痛,时作时止,心悸短气,睡眠多梦等表现。治法:益气养阴,活血通络,宁心安神。方拟生脉散加减。

处方:太子参 15 g,炒瓜蒌皮 15 g,山楂炭 15 g,麦冬 10 g,五味子 10 g,当归 10 g,桃仁 10 g,制香附 10 g,橘络 10 g,郁金 10 g,丹参 30 g,茯神 30 g,酸枣仁 20 g,红枣 6 g。水煎服,日 1 剂。

复诊:连服上方 5 剂后,胸闷、心痛好转,精神渐振,唯睡眠欠佳,时发头昏,舌红,苔薄黄,脉细、略数。李老谓:倦怠懒言,面色少华,舌质偏红,苔薄黄,脉细、略数是心病日久之象,心气阴两虚时,肾阴亦亏。心病得治,而肾阴虚显然,故有头昏等症也。上方加滋养肝肾、清利头目之品。处方:太子参、赤白芍、女贞子、旱莲草、夏枯草、野菊花、炒山楂各 15 g;麦冬、五味子、桃仁、橘络、制香附、炒柏子仁各 10 g;茯神、丹参各 30 g。连服 10 剂,胸闷、心痛消失,头昏得除,睡亦安神,唯有时心烦,舌红苔薄黄,脉细弦、略数。继以养心安神、清热除烦之剂调治而愈。随访 2 年未发。

按:气阴两虚是胸痹心痛的常见病机。究其原因,或禀赋不足,素体虚弱,邪热犯心,心阴耗伤,或思虑过度,积劳虚损,耗伤气阴,致气有亏损,运血无力,血脉瘀滞,则发心痛。本案患者因劳累过度,耗伤气阴,致气有亏损,运血无力,从而出现心脉痹阻的表现。故用太子参、麦冬、五味子益气养阴;山楂炭、当归、桃仁、丹参活血化瘀;制香附、橘络、郁金行气解郁;茯神、酸枣仁、红枣养心安神,炒瓜蒌皮宣痹通阳。复诊时患者又诉睡眠欠佳,时发头昏,李老辨为心气阴两虚时,肾阴亦亏,故在原方的基础上酌加滋养肝肾、清利头目之品,从而使疾病向愈,药到病除。

3. 胸阳不振

邱某,女,64 岁,工人。1994 年 3 月 25 日初诊。

患者阵发性胸闷、心痛、心悸伴畏寒 4 个月。

初诊:1993 年 12 月因天气变化,患者觉胸闷、心痛、心悸、畏寒。服用地奥心血康、复方丹参片等,稍有缓解,但移时又发。1994 年 2 月病发加重,即住某大医院诊治,经心脏摄片、心电图、静息心肌显象等检查,诊断为"冠心病,心功能不全",用强心、扩管、对症等治疗,病无显著好转,自动出院,转中医诊治。前医或温通心阳,或活血化瘀,或养心益气,均无明显效果。既往有过敏性哮喘、慢性肾盂肾炎、慢性咽炎等病,时有发作。现症:胸闷心痛,心悸短气,发作欲死,夜间尤甚,一日发作数次,身体怕冷,阳春三月竟着冬装,肢体乏力,纳食减退,大便干燥,小便不利,咽喉疼痛。察其:舌质暗红,边有瘀点,舌苔黄而略腻,脉来细弦。诊其为胸痹心痛之胸阳不振型。审视前医所用方药,大多为桂枝、熟附子之类。此乃胸阳阻遏,气血不畅,心脾亦虚,迭用温药而有化热之象矣。治法:宣痹通阳,行气活血,理气宽胸。方拟瓜蒌薤白白酒汤加减。

处方:炒瓜蒌皮 15 g,薤白 10 g,延胡索 15 g,太子参 15 g,火麻仁 15 g,炒山楂 15,炒二芽各 15 g,桃仁 10 g,制香附 10 g,丹参 20 g,茯神 20 g,金银花 20 g。水煎服,日 1 剂。

复诊:服上方 6 剂,胸闷、心痛明显好转,精神振奋,纳食增进,大便通畅,已着春装,步行来诊。唯咽部稍感干燥,舌质暗红,苔薄黄,脉细弦。当予宣痹通阳,行气和血,健运脾胃,参以清利咽喉之品。处方:炒瓜蒌皮 15 g,薤白 10 g,太子参 15 g,芦根 15 g,炒山楂 15 g,炒二芽各 15 g,桃仁 10 g,陈皮 10 g,制香附 10 g,青果 10 g,丹参 30 g,茯神 30 g。5 剂后胸闷、心痛、心悸等症消失,唯夜间易醒,后以宣痹通阳、养心安神之品调治而愈。

按:素体阳虚,胸阳不振或心气不足,复因寒邪侵袭,阻碍胸阳,心脉痹阻,以致胸闷、心痛发作。《素问·调经论》曰："寒气积于胸中，不泻则气去，寒邪留则自凝泣，凝则不通。"故患者常易在气候突变特别是受寒时猝然发作。治以振奋心阳，宣痹通络。此证多见于现代医学冠心病心绞痛患者。药用瓜蒌皮、薤白、法半夏、桂枝、甘草、当归、桃仁、丹参、赤芍、香附等。对于胸阳闭阻或心阳不足之证，李老一般不主张滥用桂枝、附子等辛燥之品，即便用之亦不过5日，用后即停；一般于温阳药中掺入益阴之品，以调节阴阳，阴中求阳，阳中求阴，防止患者有阴阳互损之变化。本案李老运用瓜蒌薤白白酒汤加减，并结合自己的经验用方，取得了良好疗效。

4. 瘀血内阻

余某，男，52岁。1992年4月18日初诊。

患者胸闷、心痛反复发作2年，复发加重半年。

初诊：1990年6月，因劳累诱发心痛，当时服用三七片、丹参片可缓解。1991年9月回乡探亲，因旅途劳顿，复加烟酒过度，以致心痛频发，再服前药无效。1991年10月，至某医院诊治，经心电图、超声心动图、心脏摄片等检查，诊为冠心病心绞痛（劳力型），住院10天，予服硝酸甘油、心痛定等西药，稍有好转，但移时复发。现症：心前区疼痛如针刺，胸部憋闷，每天发作4～5次，每次持续时间长则1～2分钟，短则数秒，发作时须用硝酸甘油方可缓解；心神不宁，睡眠不安。察其：舌质红、苔薄白，脉弦细。诊其为心脉瘀阻，气机郁滞。此为劳伤元气，气虚不能运血，血气瘀滞，故见心前区疼痛如针刺，胸部憋闷，心神不宁，睡眠不安等表现。治法：活血化瘀、行气止痛。

处方：丹参15 g，赤芍15 g，炒瓜蒌皮15 g，制乳没各6 g，当归10 g，延胡索10 g，合欢皮10 g，橘皮络10 g，薤白10 g，茯神20 g。水煎服，日1剂。禁烟酒、辛辣等物，停用硝酸甘油。

复诊：服上方8剂，心痛发作次数减少至每天1～2次，疼痛时间缩短，睡眠尚可，舌脉同前。证属血脉瘀阻，病难速去。上方适量加入活血化瘀之品。处方：丹参10 g，赤白芍各15 g，制乳没各6 g，炒蒲黄10 g，炒五灵脂10 g，当归10

g,炒瓜蒌皮 10 g,制香附 10 g,薤白 10 g,橘皮络各 10 g,炒山楂 10 g,茯神 18 g。连服 10 剂,心痛缓解,偶有发作,症状亦轻。继以宽胸理气、养血和血之法调治而愈,复查心电图亦告正常。

按:素体阳虚,阴乘阳位;或过食肥甘厚味,痰湿内蕴,上犯胸位,致气机失畅;或情志失调,气郁日久,血行滞阻;或劳伤元气,气虚不能运血,血气瘀滞;或受寒邪,寒主凝滞,痹阻心脉等,均可导致气血瘀滞而为病。本案证属瘀血内阻兼气机郁滞,故用丹参、赤芍、当归活血化瘀;炒瓜蒌皮、薤白宣痹通阳;制乳没、延胡索、橘皮络行气止痛;合欢皮、茯神养心安神。复诊时,李老针对患者的临床表现,加用活血化瘀,行气止痛之品,取得了良好疗效。

月经量少案

肝肾亏虚,阴血不足

李某,女,27 岁,已婚。2006 年 4 月 1 日初诊。

月经过少 3 个月。

初诊:近 3 个月月经点滴而下(1~2 滴),2 天即净,本次月经未至。伴有头晕眼花,视物不清,全身乏力,饮食差,二便正常,舌淡暗、苔薄白,脉弦细。妇科检查无异常,未妊娠。中医诊断:月经过少(月经失调),证属肝肾亏虚,阴血不足。治宜补益肝肾,养血调经,平肝明目,拟六味地黄丸加减。处方:熟地黄、山药、山茱萸、丹参、石决明、钩藤、白芍、天麻、桑叶、炒谷芽、炒麦芽各 10 g,茯神、夏枯草各 15,当归 8 g。7 剂,每天 1 剂,水煎服。

二诊:月经期未至,头晕、全身乏力好转,饮食尚可,舌淡暗、苔薄白,脉弦细。效不更方,守上方去钩藤、桑叶,加山楂 10 g。7 剂,如法煎服。

三诊:末次月经 4 月 11 日,量较前有增,第 3 天小腹胀痛,其余诸症减轻,饮食可,舌淡暗、苔薄白,脉弦细。证属肝肾不足,气机受阻。治宜补益肝肾,行气止痛。处方:熟地黄、山药、山茱萸、牡丹皮、白芍、当归、丹参各 10 g,砂仁、枳壳、香附、紫苏梗、青皮、陈皮各 8 g。7 剂,如法煎服。随后以上方加减,服用 30

余剂,月经基本恢复正常。

按:本例患者近3个月月经点滴而下,2天即净,妇科检查排除了妊娠原因。月经与肝肾密切相关,"经水出诸肾",肾为先天之本,主藏精气,与天癸的生成有密切联系;肝藏血,主疏泄,具有调理冲任的功能。肝肾不足,精血亏虚,直接导致冲任气血衰少,血海满溢不多,故月经量明显减少,或点滴而净。肾精亏虚,精血不足,髓海不充,故头晕;肝开窍于目,肝血不足,肝阳偏亢,则眼花,视物不清。精血不足,机体失去濡养,则全身乏力。舌淡暗、苔薄白、脉弦细均反映了肝肾不足,精血亏虚。故治疗主要针对肝肾不足,方用六味地黄丸加减,其中以六味地黄丸去牡丹皮、泽泻,纯以滋补肾阴;白芍、当归、丹参养血活血柔肝;天麻、钩藤平肝止眩;夏枯草、桑叶、石决明平肝潜阳、清肝明目;炒谷芽、炒麦芽健脾和胃。全方共奏补益肝肾、养血调经、平肝明目之功。后经水已至,量亦有增,然气机不利,不通则痛,出现小腹胀痛,则在前方基础上,酌加行气止痛之品。

妇人腹痛案

气滞血瘀,兼有热象

胡某,女,35岁,已婚。2006年2月25日初诊。

主诉:小腹痛间断发作半年余。

初诊:近半年来月经期后推,经后时有小腹痛,健忘,舌红、苔黄,脉弦。有附件炎、肾结石病史。中医诊断:妇人腹痛,证属气滞血瘀,兼有热象。治宜行气活血,清热止痛。处方:白芍、枳壳、延胡索、丹参、佛手、浙贝母各10 g,连翘、蒲公英、茯神各15 g,青皮、陈皮各8 g。7剂,每天1剂,水煎服。

二诊:腹痛好转,月经中夹有血块,近1周白带颜色稍黄,舌红、苔黄,脉弦。此为下焦湿热明显,治拟在行气止痛基础上,辅以清热化湿。处方:当归、紫苏叶、香附、猪苓、泽泻、砂仁、车前子、青皮、陈皮各8 g,茯神、六一散、蒲公英、连翘各15 g,鸡内金、赤芍各10 g。7剂,如法煎服。

三诊：服药后，小腹仍有压痛。舌红、苔薄黄，脉弦。拟加强行气止痛之力，方用柴胡疏肝散加减。处方：赤芍、白芍、枳壳、延胡索、丹参、当归、白茅根、车前子、山楂各 10 g，柴胡、香附、紫苏叶、青皮、陈皮各 8 g。7 剂，如法煎服。随后继服上方加减 20 余剂，小腹痛基本消失，妇科检查附件炎好转，随访 3 个月无复发。

按：本例患者腹痛发生在经期后，并有月经周期的延后，多为气滞血瘀，血行不畅，冲任阻滞，"不通则痛"。舌红、苔黄，脉弦，乃内有热象之征。故治以行气活血，清热止痛。方以枳壳、青皮、陈皮、延胡索、佛手行气止痛；连翘、蒲公英、浙贝母清热散结；白芍缓急止痛；丹参活血调经；茯神健脾安神。随后出现下焦湿热症状，在上方基础上，佐以猪苓汤去阿胶加车前子以清热利湿，利尿通淋。其后气滞不通，小腹疼痛较为明显，故加强行气止痛之力，方用柴胡疏肝散加减。诸药合用，共奏行气活血、化瘀止痛之功。

乳　癖　案

气滞络阻，兼有湿热

张某，女，30 岁，已婚，2005 年 6 月 11 日初诊。

主诉：双侧乳房胀痛反复发作 3 个月余。

初诊：近 3 个多月来出现双侧乳房胀痛，经期提前，伴有胃脘疼痛，背部胀痛，白带多，色黄，小腹绞痛，舌红、苔黄腻，脉弦。有肾盂肾炎病史。2005 年 5 月 8 日，乳腺 B 超提示乳腺增生。中医诊断：乳癖，证属气滞络阻兼有湿热。治宜行气散结，通络止痛，清热化湿。处方：连翘、蒲公英、麦芽、丹参、茯神各 15 g，夏枯草 20 g，瓜蒌皮、浙贝母、白芍、枳壳、黄芩、白茅根、车前子各 10 g，陈皮、青皮、橘络各 8 g。7 剂，每天 1 剂，水煎服。嘱其保持心情舒畅，勿食辛辣、刺激食物。

复诊：乳房胀痛减轻，后背痛，见风肩部疼痛，舌淡红、苔薄黄，脉弦。效不更方，守上方去麦芽，加香附、当归、桔梗各 8 g，延胡索 10 g。7 剂，如法煎服。

三诊：乳房疼痛明显减轻，小腹压痛，舌淡红、苔薄黄、脉弦。在上方基础上，增加通络止痛之力。处方：蒲公英、连翘、夏枯草、麦芽、丹参、白茅根、忍冬藤各 15 g，黄芩、白芍、枳壳、栀子炭、车前子、延胡索各 10 g，香附、陈皮、橘络各 8 g。7 剂，如法煎服。患者相继服上方 30 余剂，乳房胀痛消失。

按：本例患者双侧乳房胀痛，并伴有胃脘疼痛，背部胀痛，乃肝胃气滞，木郁土侮，乳络不畅所致。其白带色黄，量多，舌红、苔黄腻，脉弦，乃内有湿热之征象。故治宜行气散结，通络止痛，清热化湿。方以瓜蒌皮、夏枯草、浙贝母、陈皮、橘络、麦芽、青皮、枳壳行气散结，疏肝解郁，通络止痛；连翘、蒲公英、黄芩清热散结；白芍柔肝缓急；白茅根、茯神、车前子清热利湿；丹参活血调经。李老在辨治妇科疾病时，不轻率用苦寒、耗气破血之品。他主张清热不宜过于寒凉，行气不宜过于辛散，活血不宜过于峻猛，注意顾护脾胃。本例使用瓜蒌皮、白芍、枳壳、黄芩等药，其用药特点，可见一斑。

男 科 案

1. 滑精案（肝肾阴虚，相火旺盛）

刘某，男，23 岁，2005 年 6 月 25 日初诊。

滑精 2 年。

初诊：其有较长时间手淫史，现每周滑精 1～3 次。双眼干涩，夜间视物不清 8 年。曾多方求治，诊断为维生素 A 缺乏症、干眼综合征等。诊见：双眼干涩，夜间视物不清，口干欲饮，饮食尚可，阴部瘙痒，小便黄，大便可，舌红、苔黄厚腻，脉弦细，尺部尤甚。属肝肾阴虚，相火旺盛，湿热下注。治宜滋肾益肝明目，清热泻火除湿，方用六味地黄丸加味。处方：熟地黄、山药、牡丹皮、桑叶、菊花、车前子、山茱萸各 10 g，香附、黄柏、泽泻各 8 g，茯苓、连翘、蒲公英、夏枯草各 15 g。每天 1 剂，水煎服。并嘱其移情易性，勿再手淫。

二诊：服 7 剂，小便黄转淡，仍眼涩，每周滑精 1～3 次，阴部瘙痒，舌红、苔黄厚腻，脉弦细。药已对证，守方略做调整，上方去车前子、香附、蒲公英，加砂仁(后下)8 g,枸杞子 10 g,谷精草、连翘、白茅根各 15 g。

三诊:服 30 余剂后,眼干涩情况明显好转,晨起较明显,滑精亦好转,唯咽干、鼻腔干燥,大便干,舌红,苔薄黄,脉弦细。湿热已除,有化燥之势,治宜养血润燥。处方:熟地黄、山药、山茱萸、牡丹皮、枸杞子、菊花、桑叶、炒白芍、柏子仁、车前子各 10 g,谷精草、夏枯草各 15 g,当归 8 g。7 剂。

四诊:药后双眼干涩明显缓解,滑精基本消失,大便可,舌稍红,脉弦、稍细。效不更方,略作加减,又服 30 余剂,诸症消失。随访 3 个月,未复发。

按:遗精是指男子青春期后非性交或非手淫时频繁发生精液外泄的病症,并有梦遗与滑精之分。有梦而遗者,为梦遗;无梦而遗,甚至清醒时精自流出者,为滑精。患者手淫频繁,导致肾阴亏虚,肾精暗耗则阴虚火旺,相火偏盛,扰动精室,使封藏失职。因眼涩、视物不清求诊。肝开窍于目,本责之于肝,然患者长期手淫,损及肾阴,出现滑精证,并见湿热下注之征,故治从补肾,兼祛湿热之邪。方用六味地黄丸滋补肾阴;谷精草清热明目退翳;夏枯草清肝火、散郁结;桑叶、菊花清热清肝明目;车前子利尿通淋,清肝明目;白茅根清热利尿,使邪有出路,湿热从小便而除。李老抓住本病病机变化,针对不同时期的不同兼症,在滋养肝肾基础上,前期湿热证明显则侧重清热利湿,后期有化燥之象,则选用益肝养血之品加减,层次分明,故药到病除。

2. 阴囊潮湿案(湿热下注)

方某,男,63 岁。2005 年 5 月 28 日初诊。

阴囊潮湿伴双下肢无力 2 个月。

初诊:患者 2 个月前自觉双下肢无力,小腿肚酸胀,热水温熨后则舒,阴囊潮湿、黏裤,性功能不佳,小便多、不畅、色淡,口不干,饮食可,大便正常,舌质红、苔少,脉细。X 线片示颈椎骨质增生。证属湿热下注肝经。虽有肾虚之征,然急则治其标。治宜清热祛湿。方用四妙丸加味。处方:苍术 6 g,薏苡仁 20 g,炒黄柏、当归各 8 g,连翘、蒲公英各 15 g,川牛膝、炒白芍、车前子、茯苓皮各 10 g。每天 1 剂,水煎服。并嘱其节制性生活。

二诊:服 7 剂,患者腿脚酸胀情况好转,阴囊仍湿润、黏裤,时有头痛,性功能仍不佳，小便滴沥消失，纳可，舌质红、苔薄黄，脉弦。药已中病，效不更方，稍作加减。处方：苍术 6 g，当归、橘络、炒黄柏各 8 g，薏苡仁 20 g，车前子、怀牛膝、炒白芍各 10 g，连翘、茯苓、蒲公英、麦芽各 15 g。

三诊：服 7 剂，腿脚酸胀情况明显好转，小腿凉，阴囊潮湿较前减轻，稍有黏裤，口不干，小便滴沥好转，性功能差，舌红、苔薄黄，脉弦细。湿热渐去，当治肾虚之本，攻补兼施，方用六味地黄丸合四妙丸加味。处方：熟地黄、山药、山茱萸、牡丹皮、车前子、炒杜仲、怀牛膝各 10 g，茯苓 15 g，薏苡仁 20 g，苍术 7 g，泽泻、炒黄柏各 8 g。

四诊：服 7 剂后，仍阴囊潮湿，腿发软无明显好转，纳食差，继续守方调理。处方：熟地黄、山药、川牛膝、炒杜仲、车前子、山茱萸各 10 g，牡丹皮、茯苓、炒谷芽、炒麦芽各 15 g，炒黄柏、陈皮、泽泻、苍术各 8 g，薏苡仁 20 g。

五诊：服 7 剂，阴囊潮湿好转，小腿肚仍发凉，腿软，性功能差，舌红、苔薄黄。药已对症，守方加减服 50 余剂，阴囊潮湿、双下肢无力、腿脚酸胀均消失，性功能改善。嘱其注意调理生活并节制性生活。

按：本例患者阴囊潮湿及下肢无力，证乃肝经湿热下注，肝经循行部位受累所致。湿热虽盛于下焦，病始从脾胃而起，故治病必求其本。四妙丸之苍术芳香燥湿，直达中州，为燥湿健脾主药，炒黄柏苦寒燥湿，入肝肾直清下焦之湿热，两药标本同治，兼顾中下焦；当归、川牛膝活血养血，化瘀以补肝肾；茯苓皮、蒲公英、连翘清热利湿；车前子利小便而使湿热得祛。湿热渐去，本虚之证凸显，治法当固本，然湿热未尽，不可纯补肾之虚，宜攻补兼施。故用六味地黄丸补肾之不足，方中炒杜仲补肾强筋骨。

剧烈腹痛（胆囊扭转）案

阳明腑实，气血瘀阻，胆胃不和

沈某，男，43 岁，1991 年 10 月 14 日初诊。

右上腹阵发性绞痛 30 余天。

初诊：患者于 1989 年 2 月曾发"右上腹绞痛"一次，当时在武汉某医学院附属医院急诊住院，经 B 超、CT 等检查，诊断为"肝肾囊肿，胆囊扭转"。随即做外科胆囊拨正手术，疼痛缓解。但术后不久复发，几年来右上腹隐痛，近 1 个多月来突发右上腹绞痛。经某医院 B 超等检查，考虑再次"胆囊扭转"可能，劝其手术探查，以拨正胆囊，而患者未允，则用抗炎、镇痛处理，病痛如故。经人介绍，特请诊治。刻诊所见：右上腹绞痛，以手支撑右上腹部，冀图缓解，面色青紫，脘腹胀痛，纳谷不馨，嗳气频作，恶心厌油，口干口苦，大便干结如羊屎，2～3 天解一次，腰痛，腹痛，小便黄而有灼热感，双下肢酸胀发软，有时怕冷，舌质红、苔薄黄干，脉弦数。直断为阳明腑实，浊气壅滞，气血瘀阻，胃失和降。治拟泻热通腑，行气活血，疏肝利胆，佐以和胃降逆之法。处方：生大黄 15 g、柴胡 10 g、炒枳实 10 g、赤白芍各 15 g、炒黄芩 10 g、延胡索 10 g、炒川楝子 10 g、湘花粉 10 g、火麻仁 15 g、代赭石 12 g、旋覆花 10 g、白花蛇舌草 10 g。6 剂。

二诊：大便通利，腹痛减半，纳食增进，已无腹胀，但时有嗳气，舌质红、苔薄黄干，脉弦略数。腑实得通，邪气衰退，但肝胆气郁，通行不畅，再治以疏肝利胆、行气活血为主，兼以和胃降逆，润肠通便，以防积滞复发。处方：延胡索 10 g、炒川楝子 10 g、炒竹茹 10 g、炒枳实 10 g、柏子仁 10 g、香橼皮 10 g、生麦芽 15 g、大丹参 12 g、陈皮 10 g、橘络 10 g、火麻仁 15 g、芦根 18 g、白茅根 18 g、郁金 10 g，6 剂。

三诊：腹痛消失，大便通畅，食欲旺盛，精神亦振。原青紫之面色渐转红润，舌质红、苔薄黄，脉弦细。仍宗上法加油当归 10 g，续服 30 余剂。后做 B 超复查，不见"胆囊扭转"，原有之肝肾囊肿与前几次 B 超检查情况相比，亦已明显缩小，追访 1 年，腹痛未见复发。

按：胆囊扭转乃罕见之急性胆道疾病，国内此类疾病报道甚少，而且往往须在手术时方能确诊并制止其疼痛。本案患者罹患肝肾囊肿，继发胆囊扭转，右上腹绞痛，面色青紫，大便干结，状如羊屎，嗳气呃逆，恶心厌油，小便灼热，寒冷发抖，乃邪郁肝胆、腑实积滞、气血瘀阻、正邪交争使然。故大胆重用大黄苦寒攻下，辅以炒黄芩、白花蛇舌草清解热毒；柴胡、炒枳实、延胡索疏肝解郁，行气止痛；赤芍、白芍柔肝缓急，活血通络；旋覆花、代赭石行气和胃，降逆止呕。用湘花粉者,旨在益胃生津,防止燥热伤阴。药后肠腑得通,气机运转,大气周流,腹痛即止。则变攻下为润下,酌参以疏肝理气、和胃健脾之剂,俾邪去而不伤正,正复而不留邪矣。

腰以下奇冷案

肾气衰惫,风寒湿邪,流注关节

孙某某,男,45岁。1991年9月18日初诊。

腰以下寒冷彻骨,痛如折断15年。

初诊:患者1976年冬月某日劳累后洗澡,不慎受寒,继用热浴,随即感到腰以下寒冷,两侧臀部冷如冰块,腰部冷痛如折断,夜间不能入寐。此后半年,又见滑精、阳痿。曾先后至武汉、贵阳、湖南、江西、上海等地有关专科医院诊治,服药数千剂,用药如肉桂、附子、鹿茸等,反致上身如火,口唇溃烂生疱,而下身冰冷如故。遂经人介绍来治。时见精神疲惫,表情痛楚,腰以下寒冷,冷彻骨髓,痛如折断,喜近炉火,舌质淡红,舌苔薄白,脉细而濡。此属风寒湿邪,流注关节,厥冷日久,肾气已衰。治宜补益肾元,祛风除湿,活血通络。处方:熟地黄15 g、山药10 g、淫羊藿10 g、独活10 g、防风10 g、牡丹皮10 g、赤茯苓18 g、当归10 g、山茱萸12 g、泽泻10 g、川牛膝10 g、炒杜仲10 g、防己10 g、车前子10 g,5剂。

二诊:药后寒冷情况稍有减轻,但仍冷痛甚剧、阳痿、滑精、舌质淡红、舌苔薄白、脉细濡。宗上法加强祛风活络、益肾壮骨之味,减去牡丹皮、泽泻偏于寒凉之类。处方:熟地黄15 g、淫羊藿15 g、山药15 g、山茱萸10 g、独活10 g、防风10 g、茯苓15 g、巴戟天10 g、炒杜仲10 g、川牛膝10 g、五加皮10 g、制苍术6 g、制仙茅6 g、木瓜10 g、薏苡仁30 g、车前子10 g。10剂。

三诊:腰部以下渐觉温暖,除双臀稍有酸冷外,余处冰冷缓解,阳事能举,滑精亦止,邪实渐去。遂守上法去制苍术、薏苡仁、车前子等味,酌加菟丝子10 g、橘红10 g、核桃肉10 g、补骨脂10 g、桑寄生15 g。连进40余剂,寒冷、疼痛均消失。

按：腰以下冰冷，痛如折断，阳痿、滑精持续 15 年，前医多以肾阳虚衰而治之。要知疾病之源：本于寒湿，寒邪凝滞，湿聚不化，经脉受阻，气血不畅，故腰以下寒冷，疼痛如折；久痛及肾，肾精亏损，命门火衰，则阴器弛软不用；肾气既虚，下元疲惫，精关不固，则频发滑精。若纯用补阳之剂，则阴无以继，以致浮阳躁动于上，使上身热炽、口伤烂赤、上热下寒，寒热格柜。此时治法宜标本兼顾，益阴和阳，阳中求阴，阴中求阳，平衡阴阳。

故药用祛风胜湿、散寒止痛之剂以治其标；用补益精血、温肾强健之剂以治其本。标去本实，沉年痼疾，竟侥幸告愈。

肺癌术后胸痛咳嗽案

毒热壅肺，肺失肃降

李某，男，68 岁，武汉市蔡甸区农民。1988 年 2 月 11 日初诊。

胸痛、咳嗽、咯血反复发作 4 年，又发加重 1 个月。

初诊：患者自 20 岁起至今一直大量吸烟，日 1 包许，伤害肺系。1987 年 10 月，病发胸痛，咳嗽痰中带血，当时到武汉某医院诊治，胸部 X 线检查结果提示周围型肺癌，胸部右侧斜位断层检查结果提示右中叶新生物可能性大。纤维支气管镜检查报告周围性肺癌。遂于 1987 年 12 月 29 日在该院外科住院，在全麻下行右肺中叶切除术。术中见一拳头大包块，有坏死组织液化，经病理切片检查诊断为"腺癌"。术后又在该院对症治疗数日，于 1988 年元月 12 日出院。出院后月余，胸痛咳嗽又发，即到当地县医院诊治，经胸部 X 线检查考虑为肺癌复发。用中西药治疗（药名不详）无明显效果。刻诊所见：胸痛，咳嗽，痰少，不易咯出，每天痰中带血 1～2 口，血色暗红，右颈项部有一鸡蛋大肿块，红肿疼痛，纳食欠佳，舌淡红、苔薄黄，脉细数。此乃大量吸烟，正气伤损，邪从肺入，毒热壅肺，久衍成癌也。肺癌手术使正伤更甚，阴液亏耗，而热毒壅肺，肺失肃降。治当清热解毒，宣通肺气，滋阴补虚。处方：沙参 15 g、炒白术 10 g、奶参 20 g、玄参 15 g、白芍 12 g、陈皮 10 g、茯苓 15 g、炒枳壳 10 g、土贝母 10 g、半枝莲 20

g、白花蛇舌草 20 g、炒二芽各 30 g、炙甘草 6 g。日 1 剂,水煎服,日服 3 次,禁烟酒、辛辣之物。

1988 年 6 月 27 日二诊:服上方 10 剂,胸痛、咳嗽、咯血均消失。颈项部肿块亦消除。后数月未再服药。近来因嗜食辣椒,烟瘾又犯(日吸半包许),致胸痛又发,咳嗽,咯痰带血,每日 3~4 口,血色鲜红,口干欲饮,舌红、苔薄黄,脉细弦,是毒热壅肺,痰浊内阻,肺气失宣,肺阴受损之证也。治宜清热解毒,宣肺化痰,养肺生津,凉血止血。方用:白花蛇舌草 18 g、贝母 10 g、半枝莲 15 g、桑白皮 10 g、薏苡仁 15 g、玄参 12 g、橘皮络各 20 g、黄芩 10 g、冬瓜子 15 g、乌贼骨 12 g、炙枇杷叶 15 g、海蛤粉 15 g、芦根 15 g、白茅根 15 g。水煎服。

1991 年 12 月 3 日三诊:连服上方 30 余剂,胸痛、咳嗽、咯血等症均缓解,3 年多时间未复发,亦未服用其他药物。近日来因劳作太过,又因吸烟未禁,原病复发。证见胸痛,饭后尤为剧烈,咳嗽,每天晨起咯血 3~5 口,血色鲜红,口渴欲饮,纳食欠佳,舌质尖红,苔薄黄少津,脉象细数。到省城某医院做胸部 X 线检查,考虑为肺癌复发,右下胸膜增厚,膈肌粘连。此热毒壅肺,宣肃失职,肺津耗损所致。治拟清热解毒,宣肺化痰,养阴润肺。处方:半枝莲 18 g、川贝母 10 g、连翘 15 g、薏苡仁 30 g、白花蛇舌草 18 g、黄芩 10 g、芦根 15 g、白茅根 18 g、冬瓜子 15 g、桑白皮 10 g、炙枇杷叶 15 g、炙紫菀 10 g、血余炭 10 g、瓜蒌皮 10 g、橘皮络各 10 g、藕节 10 g。服用上方 10 剂,咳嗽、咯血、胸痛消失,精神亦振,唯背部作胀,遂于上方加入宽胸理气、活血解毒之品,继进 30 余剂,调治而愈。随访 3 年半未发。

按:肺癌患者胸痛、咳嗽、咯血反复发作 4 年,曾做过切除术,术后又反复发作,舌质红、苔薄黄,脉细数,是毒热壅肺,肺失宣肃,阴津耗伤使然,故用药始以清热解毒、宣通肺气、滋阴补虚之重剂为法,首见捷效。药后数月,因患者食无禁忌,吸烟不止,胸痛诸证又作,则以清热解毒、宣肺利气、化痰止咳、凉血止血为治,药后缓解。时越 3 年,劳作过度,痼疾又发,而用清热解毒、宣肺化痰、凉血止血、养肺生津之法奏效。细审此病,前后长达 4 年,4 年之中,胸痛、咯血大发 4 次,然病机总在毒热壅盛、正伤邪恋之间。是以临证用药,始终谨守病机,以清热解毒、宣肺化痰、养阴润肺为本,不以久病虚损而忌用寒凉,而又深合中医辨证论治之道。1994 年底,其子来谢曰:服药至今,诸证未发,已存活 6 年有余,且精神爽健,尚能下田间劳作,而其原同病室之 5 名肺癌术后病友,因未服中药,早已谢世多年云云。

恶性神经鞘瘤术后胸痛咳嗽案

毒热内蕴,痰瘀阻络,瘰疬成核

张某,男,29 岁,黄冈某中学教师。1993 年 12 月 16 日初诊。

左侧胸痛 2 个月。

初诊:1993 年 9 月 6 日因劳累而胸痛,未予重视。15 天后胸闷烦躁,疼痛加剧,自觉日渐消瘦,但无发热、咳嗽、咯血等症,1993 年 10 月 6 日到黄冈某医院住院诊治,胸部 X 线检查结果提示左侧胸腔大量积液,纵隔心影均向右侧移位。CT 报告左上肺尖块影,考虑为转移性肺癌。后 2 次 CT 复查均维持上述诊断。用放疗(VDOP)及抗结核药链霉素等治疗月余,并行胸腔穿刺抽胸腔积液,症状无明显改善,遂出院来诊。刻诊所见:胸闷胸痛,左侧尤甚,烦躁欲死,咳嗽痰少,身体消瘦,右腋下淋巴结肿大(如鸽子蛋大),舌质红、苔薄黄,脉细弦数。既往史:1992 年 6 月因左上臂外侧恶性神经鞘瘤在武汉某医院做过切除术;1992 年 10 月因右侧臂部恶性神经鞘瘤在黄冈某医院做过切除术;1993 年 4月左上臂内侧又发恶性神经鞘瘤,在该院手术。几次手术后行病理切片检查,结果均证实为恶性神经鞘瘤。且近月来,手术瘢痕处又长出硬节,有疼痛感。CT 检查结果提示左上肺块影,考虑转移性肺癌,左侧胸膜肥厚并有包裹性积液。胸腔穿刺检查结果:胸腔积液为血性物。李老谓:病者曾患恶性神经鞘瘤,做过 3 次手术,而屡有复发,毒热内蕴,转移于肺,肺失清肃,痰瘀阻络,水道失于通调,而有胸痛、咳嗽、瘰疬痰核之证也。当以清热解毒、宣肺化痰、软坚散结为治。处方:桑白皮 10 g、冬瓜子 20 g、薏苡仁 30 g、川贝母 10 g、桃仁 10 g、炒黄芩 10 g、炙枇杷叶 15 g、白花蛇舌草 18 g、炒瓜蒌皮 15 g、连翘 15 g、橘皮络各 10 g、白茅根 30 g。

1993 年 12 月 27 日二诊：服上药 10 余剂，胸闷、胸痛减轻，咳嗽已平，腋下肿大淋巴结竟告消退，精神振奋，纳食正常，二便通利，舌脉同前。药中肯綮，守上法而适当增损为治。处方：冬瓜子 20 g、夏枯草 30 g、薏苡仁 50 g、川贝母 10 g、橘络 10 g、半枝莲 10 g、炙枇杷叶 15 g、炒瓜蒌皮 15 g、桑白皮 10 g、蒲公英 15 g、连翘 15 g、炒黄芩 10 g、白茅根 15 g、芦根 15 g、车前子 10 g。前后加减服至 30 余剂，诸证缓解，体重增加，继以宣肺化痰、清热解毒、软坚散结、健脾益气之剂调理善后。

按：此例为热毒内蕴，痰瘀阻络，肺失清肃，以清热解毒、宣肺化痰、软坚散结为治。药用白花蛇舌草、炒黄芩、连翘等清热解毒，消肿散结；川贝母、冬瓜子、薏苡仁、桑白皮等宣肺化痰，软坚散结；桃仁行血化瘀，畅通血脉；炒瓜蒌皮、炙枇杷叶、橘皮络等宽胸理气、健脾化痰；白茅根清热生津，利尿排痰。合而用之，则清热解毒、宣肺化痰、软坚散结、通利水湿之功昭然。10 剂后患者胸闷、胸痛缓解，咳嗽即平，腋下之肿大淋巴结消失，其他证候亦有好转。中医药力量之神奇如斯，令人莫不信服也。而其中奥妙，贵在辨证论治矣。虽曰其预后难以逆料，然其近期疗效如此，亦可供来者研究参考。

顽固咳嗽案

痰湿热结，肺气失宣

金某，女，36 岁，1991 年 8 月 30 日初诊。

咳嗽断续发作 3 年。

初诊：3 年来频发咳嗽，胸部胀痛，发作时间长短不一，与气候无明显关系。始用麦迪霉素、螺旋霉素、氨苄青霉素等稍能缓解，继用无效。近半年来，咳嗽频繁加剧，辗转数地，经中西医多方诊治，病情如故。1991 年 6 月 2 日在某医学院附属医院住院，经胸部 X 线、纤维支气管镜等检查，诊断为"右支气管化脓性炎症伴右上肺感染性化脓性肺不张"。给予抗炎、祛痰、抗过敏及对症处理，症状无明显改善。1个月后患者要求出院,出院结论为"右肺支气管壁大量白色坏死物附着,无法清除,仍频繁咳嗽"。随后慕名求诊于先生。刻诊所见,咳嗽频作,无一息之停,咳嗽甚时小便失禁,彻夜难眠,唯靠镇咳、镇静药方能入睡 2~3小时,痰少咽痒,咳痰不畅,胸部疼痛,口干且苦,不欲饮食,精神疲惫,舌质红苔薄黄,脉弦细数。断为外邪入肺,寒热内合,肺失清肃,拟用化痰排脓宣肺止咳之法。处方:川贝母 9 g,炙枇杷叶 15 g,炙紫菀 10 g,杏仁 10 g,桔梗 10 g,蒸百部 10 g,白前 10 g,橘红 10 g,冬瓜子 15 g,车前子 10 g,紫苏梗 10 g,通草 6 g。5 剂。

二诊:药后咳嗽减轻,夜间能睡 4~5 小时,原所依赖之止咳西药完全停用。唯觉胸部闷痛,舌质红苔薄黄而干,脉弦细数。仍宗上法,适当参入宽胸散结、清肺生津之品。处方:紫苏梗 10 g,前胡 10 g,蒸百部 10 g,炙紫菀 10 g,炒瓜蒌皮 12 g,炙枇杷叶 15 g,炒枳壳 10 g,冬瓜子 15 g,芦根 15 g,通草 6 g。5 剂。

三诊:咳嗽已止,胸痛消失,精神转佳。唯感纳食稍差,舌质红、苔薄黄有津,脉弦细。守上方加炒二芽各 15 g,续服 20 余剂。1 个月后做纤维支气管镜复查,结果提示"右侧化脓性支气管炎,与前一次纤维支气管镜检查结果比较,明显好转"。继以清肺化痰、理气健脾之法调治而愈。随访半年,未见复发。

按:本案西医诊断为化脓性支气管炎,长期选用抗生素及镇咳祛痰药等无效。外邪入肺,寒热内合,肺失清肃,故频发咳嗽。肺主气,心主血,两脏同居上焦,而肺朝百脉(《素问·经脉别论》)。肺气失宣,血脉失和,则胸闷疼痛;咳嗽剧烈,心神不宁,则彻夜不寐。又肺司呼吸,肾主纳气,肺气不利,吸入之气,不能下纳于肾,肾失封藏,则咳甚时小便失禁。治从化痰排脓、宣肺止咳入手,清肺达邪,佐以滋益肾阴,药用川贝母、蒸百部、炙紫菀润肺止咳;杏仁、白前宣肺降气,祛痰止咳;桔梗、橘红宣肺理气,利咽化痰;炒瓜蒌皮、炙枇杷叶宽胸散结,清肺化痰;冬瓜子、芦根清热排脓,兼能生津。用通草者,妙在泻肺热而助气下降,使邪从下去也。车前子一味,据李老经验,此药开合同功,双向调节,既可养阴滋肾,治遗尿遗精;又能通利小便而消湿利水。如此则肺气清,咳自平,邪自出,而病可愈矣。

荆楚中医药继承与创新出版工程·
荆楚医学流派名家系列（第一辑）

李培生

创新成果

验方寒凉止崩汤

（1）药物组成：黄芩 10 g，白芍 10 g，生地黄 15 g，牡丹皮 6 g，旱莲草 15 g，白茅根 15 g，乌贼骨 10 g，血余炭 6 g，茜草根 6 g。

（2）适应证：月经不调，或经期错行，或经来不断，血大下如崩，或淋漓不止。

（3）制法：上药除白茅根、旱莲草用鲜者外（干品亦可），黄芩、白芍、乌贼骨宜微炒用。茜草根、血余炭、牡丹皮炒炭用。上药先用水浸泡 30 分钟，然后再放火上煎 30 分钟，每剂煎二次。

（4）用法：每日一剂，将二次煎出的药液混合，日服三次。病重者可日服两剂。

（5）验案举例：某年五月，我院在大悟县办中医学习班时，适有学员刘某妻，年龄 30 岁，患病住院甚急而危。急邀余会诊。至时知患者经水来而不止，血注如崩，全身出现斑点多处，口鼻亦见衄血，身发热。住院期间，曾经输血治疗，血略止，倏忽又大发。并有心烦不寐、口干、溲赤、脉数、舌红等症状，血热之证显然。余遂用上方加阿胶，药量加倍，药取浓煎，不分昼夜，时时频服。三剂后发热已退，斑点渐少，血亦渐止。后仍以此方略作加减，又服六剂，直至病愈，后未再发。

（6）评按：本方是笔者自 1936 年起，在临床治疗妇科崩漏常用的有效验方。对于阳盛阴虚及血热偏重的患者，疗效确实可靠。以所下血色较鲜，心烦口干，夜眠不安，舌质红、苔黄等症状最为适宜。方用生地黄、白芍育阴滋液；黄芩、旱莲草、牡丹皮、白茅根清冲任伏热而凉血止血；血余炭、乌贼骨、茜草根炒黑止血，并有消瘀和血的作用。如兼血热发热可加青蒿、白薇以清透伏热；兼腹痛可略加砂仁、制香附以开郁行气；久病漏下淋漓不止，可加清阿胶 10～15 g，以加强育阴止血的作用。

（原载《中医杂志》1988 年第 6 期第 48 页）

验方选介

1. 清化解郁汤

组成：黄芩 10 g，玄参 12 g，浙贝母 12 g，海蛤粉 12 g，炒牛蒡子 10 g，白僵蚕 10 g，昆布 18 g，牡蛎 24 g，夏枯草 18 g，制香附 6 g，青橄榄 10 g。

用法：水煎服，每日一剂，日服三次。吞咽困难者，可少量多次频频呷服。

主治：食管炎、食管良性狭窄、食管痉挛及食管癌等。另某些癔症，自觉咽中如有物梗阻，或某些胃肠神经官能症、溃疡病等见胸腹满闷作痛者，亦可运用本方化裁为治。

加减：阴虚火旺、口燥咽干者，可重用玄参，加麦冬、生地黄、牡丹皮以滋阴降火；痰火较盛、口苦痰黏者，可重用浙贝母，酌加瓜蒌、海浮石等以清热化痰；食管狭窄、伴有肿块者，可重用牡蛎，酌加海藻、炮甲珠等以软坚消肿；肝气不舒、胸胁胀痛者，加柴胡、白芍、延胡索、青皮等疏肝解郁，理气止痛；痰血瘀阻、胸膈疼痛、吞咽困难者，加桔梗、红花、桃仁、枳实、陈胆南星等以化痰消瘀止痛；气逆于上、呕吐呃逆者，加半夏、竹茹、旋覆花、代赭石等以降逆止呕；津液伤损、大便干结者，于增液药中酌加大黄、芒硝等以润肠通便；食管癌肿、隔塞不通者，石见穿、半枝莲、急性子、白花蛇舌草等亦可加入。

案例　李某，男，70 岁，农民。初起吞咽梗阻，胸骨后疼痛，于进食后发生，平卧时明显，渐至吞咽困难，饮食由固体食物改为软食。经西医钡剂造影与食管镜检查，诊断为食管炎、食管狭窄，用抗菌药及对症处理等无显效。后经原安怀堂药店店东介绍，求余治。时见吞吐困难，食入则吐，呕吐物多为痰水黏液，舌质红，苔黄略腻，脉弦数。直断为痰火内郁，气机壅结，阻塞食管，遂用上方加半枝莲 30 g，白花蛇舌草 30 g，蒲公英 15 g，代赭石 30 g，旋覆花（布包）12 g，芦根 30 g，与服，服至 30 余剂，症状缓解。唯患者不能禁酒，后又复发加剧，继以本方加减服用多剂，病症消失。之后数年，尚无他变。

评按:清化解郁汤,是从时方并结合余数十年治疗食管病症之有效药味加减变化而来。方用黄芩清火解毒,玄参滋阴降火,浙贝母、海蛤粉清热化痰散结,是为主药。炒牛蒡子辛苦而凉,助主药解毒消肿;白僵蚕、昆布、牡蛎消痰软坚;夏枯草清火消痰;制香附辛而微苦,理气开郁;青橄榄(一名青果),辛而微温,解毒生津,理气开胃,食管、胃肠久病者,用之极佳。合而用之,可清火化痰,理气开郁,软坚散结,是临床治疗食管、胃肠病久之有效方剂。在使用过程中,关键是要抓住痰热内壅、气机郁滞、闭塞不通的病理变化,若属寒痰内结、气机壅塞之证,则非本方所宜。

2. 清上定痛汤

组成:夏枯草 30 g,钩藤 30 g,苦丁茶 12 g,野菊花 10 g,天麻 10 g,石决明 12 g,香附 10 g,槐实 12 g,全蝎 6 g,僵蚕 10 g,昆布 30 g,赤芍 30 g,当归尾 12 g,怀牛膝 12 g。

用法:水煎服,每日一剂,日服三次。

主治:偏头痛、三叉神经痛、神经血管性头痛、颅内血管瘤及某些颅内占位性病变引起的头痛等。

加减:若痰热上攻,头痛剧烈,加蜈蚣、黄连以清热涤痰镇痛;心情烦躁者,加郁金、石菖蒲以解郁除烦;心悸失眠者,加远志、龙骨、牡蛎等以潜镇安神;恶心、呕吐者,加半夏、竹茹、旋覆花、代赭石、生姜汁(呕甚时呷服)以降逆止呕;脾虚纳差者,加薏苡仁、白术、茯苓健脾和胃;痰血郁阻、颅内肿块者,酌加海藻、浙贝母、山慈菇、三棱、莪术等以活血化瘀,软坚散结。

案例 夏某,男,40 余岁。头痛月余,痛如锥刺,有时伴短暂性偏盲,夜不能寐。曾在武汉某医学院附属医院做脑电图、脑血流图等检查,疑有脑血管瘤、颅内占位性病变,动员其手术探查,其未允。经西医对症处理及中医活血化瘀治疗等,无明显效果。延余诊治,时见头部左侧有一拇指大硬结,头痛剧烈如锥刺,以布裹头,呻吟之声不绝于耳,痛甚时恶心欲吐,伴头晕目眩,彻夜不眠,心情烦躁,舌质红,苔薄黄略腻,脉弦数。

直断为痰火内郁，血络瘀阻，遂用上方加薏苡仁 30 g、牡蛎 15 g 与服。服至 30 剂，头痛减轻，夜间已能入睡数小时，后守此方略为增损，前后服至 100 余剂，头痛诸症缓解，头部左侧硬结亦见消失。之后 10 余年，再未复发。

评按：清上定痛汤，是余数十年来治疗头痛类病症总结出的经验方。主要针对痰火内结、脉络瘀阻而设。方中夏枯草、钩藤、天麻清热化痰，平肝息风止痛，为治头痛主药；苦丁茶、野菊花、石决明助主药清热泻火，疏利头目；槐实清热明目，散瘀止痛；全蝎、僵蚕化痰散结，定痛镇痉；昆布软坚化痰散结；赤芍、当归尾活血化瘀，通络止痛；怀牛膝逐瘀下行。全方共奏清热化痰、活血化瘀、软坚散结之功。对痰火瘀结、清窍不宁之诸般头痛有良好效果。

（原载《光明中医》1992 年第 2 期第 2 页）

大事记

1914 年 1 月　出生于湖北省汉阳县一个中医世家。

1920 年　进汉阳私塾学堂读书并随父习医。

1930 年　父因病逝世,始独自悬壶于汉阳城乡一带(今古琴台附近)。

1931 年　上海名医恽铁樵开办中医学校,遥从受业两年。

1935 年 7 月　恽铁樵先生在上海逝世,寄上一挽联:"医界几老成,造物无情,恸此日又弱一个;少年作弟子,宫墙远望,知我公自足千秋。"后载于《药盦医学丛书》。

1936—1937 年　撰《药物考证集》之人参、桂枝、草房子等,相继在《光华医学杂志》《中国医学》杂志上发表。

1937 年　返归乡里,在汉阳官桥李家集坐堂行医。

1950—1956 年　在汉阳县索河联合诊所、柏林诊所行医。

1957 年　经过考试进入湖北省中医进修学校(湖北中医学院前身)第一届师资班学习。

1958 年　湖北中医学院成立之初,被选拔留校从事中医教学、临床、科研工作。曾任大内科副主任、伤寒教研室主任等职。

1965 年　撰《柯氏伤寒论翼笺正》,由人民卫生出版社出版。

1975—1976 年　卫生部委托湖北中医学院主办首届"全国《伤寒论》师资班",担任组长、主讲。

1978 年　"文革"后国家首次在中医中评审专业技术职称,被评为副教授。并率先在全国招收伤寒论专业硕士研究生。同年主编全国西医学习中医普及教材《伤寒论》，由人民卫生出版社出版。

1980 年　卫生部委托湖北中医学院主办第二届"全国《伤寒论》师资班"，担任主讲。

1979 年　主编全国高等中医药院校试用教材《伤寒论选读》，由上海科学技术出版社出版。

1982 年　卫生部聘请先生为"高等医药院校中医专业教材编审委员会委员"，同年被评审为教授。

1985 年　主编全国高等中医药院校教材《伤寒论讲义》，由上海科学技术出版社出版。

1986 年　撰《柯氏伤寒附翼笺正》，由人民卫生出版社出版。主编全国高等中医药函授教材《伤寒论讲义》，由湖南科学技术出版社出版。同年被评为"湖北省教育系统劳动模范"及"湖北省委科教部优秀党员"，从 1981 年起，连续 5 年被评为"中共湖北中医学院委员会优秀党员"，曾任湖北省晋升正副主任医师及相当职称评审领导小组中医组负责人。

1987 年　主编全国高等中医药院校教学参考丛书《伤寒论》，由人民卫生出版社出版。

1989 年　被国家教委、人事部、中国教育工会全国委员会评定为"全国优秀教师"，授予优秀教师奖章。

1991 年　被国家人事部、卫生部、中医药管理局聘为"全国首批继承老中医药专家学术经验指导老师"，同年被聘为"中国中医药学会仲景学说专业委员会顾问""湖北中医学院中医急症研究所顾问"。

1992 年　中华人民共和国国务院批准，享受政府特殊津贴并颁发证书。

1996 年　撰《柯氏伤寒论注疏正》，由人民卫生出版社出版。

2003 年　仍每周坚持 3 个半天专家门诊时间，为群众治病服务。从 1979 年起，在国内多种中医学术刊物上发表《略论〈伤寒论〉中之烦躁》《〈伤寒论〉合病并病证治规律探讨》《标本学说在〈伤寒论〉中的具体运用》《试探〈伤寒论〉证治之常与变》《略论〈伤寒论〉六经证候之传与不传》《辨〈伤寒论〉厥逆的证治》《伤寒十辨》《附子汤的临床运用》《运用经方治疗胃脘痛的经验》《运用下法治疗臌胀的体会》等 60 余篇论文；撰写序文类、书评类等文近 20 篇。多次被邀请到广东、湖南、陕西、江西、贵州等地讲学及诊疗疾病。

2009 年　仙逝于武昌家中。